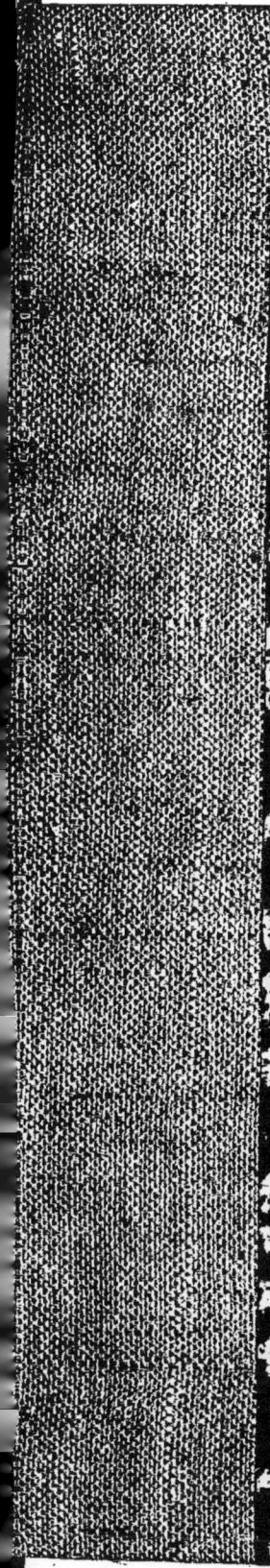

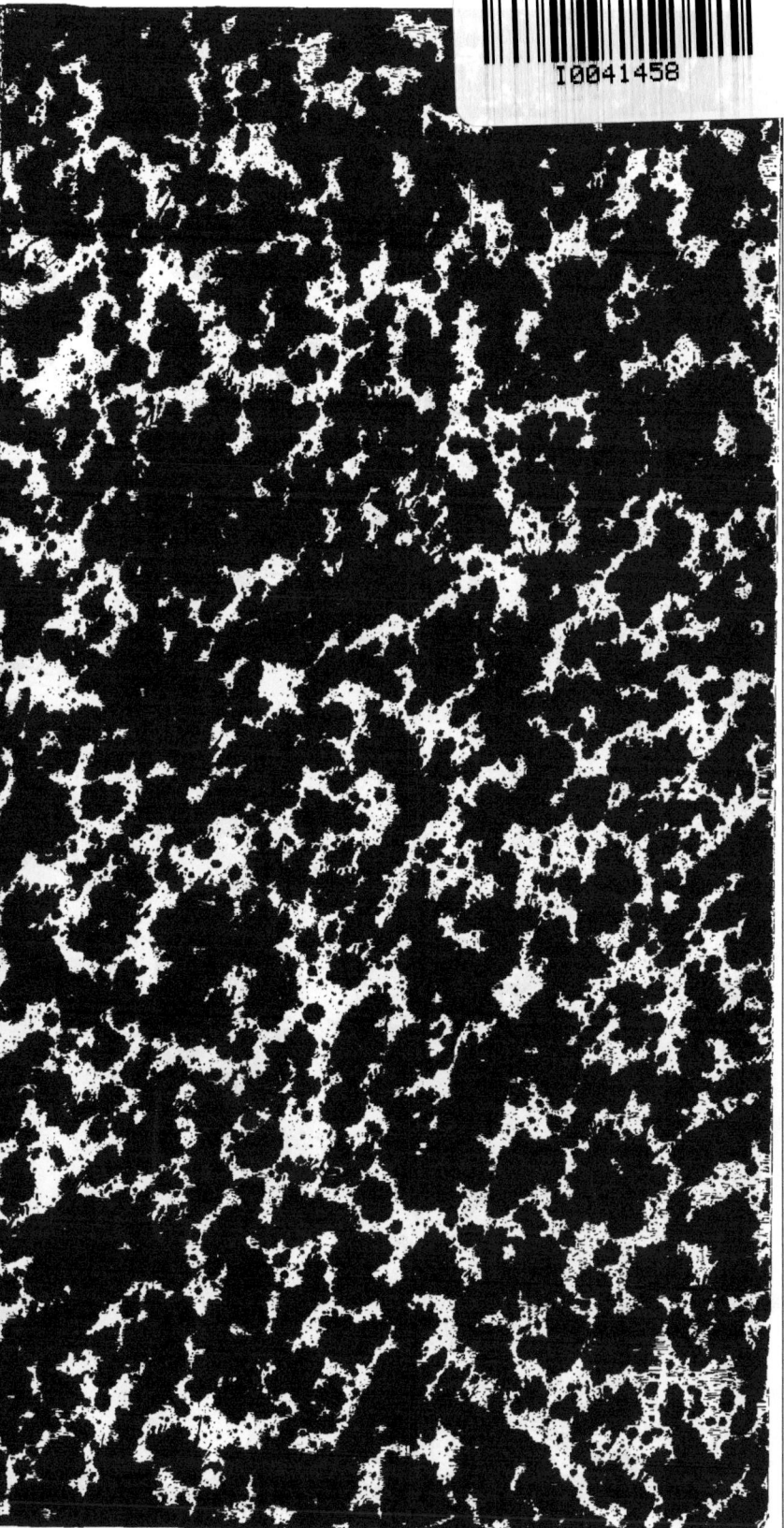

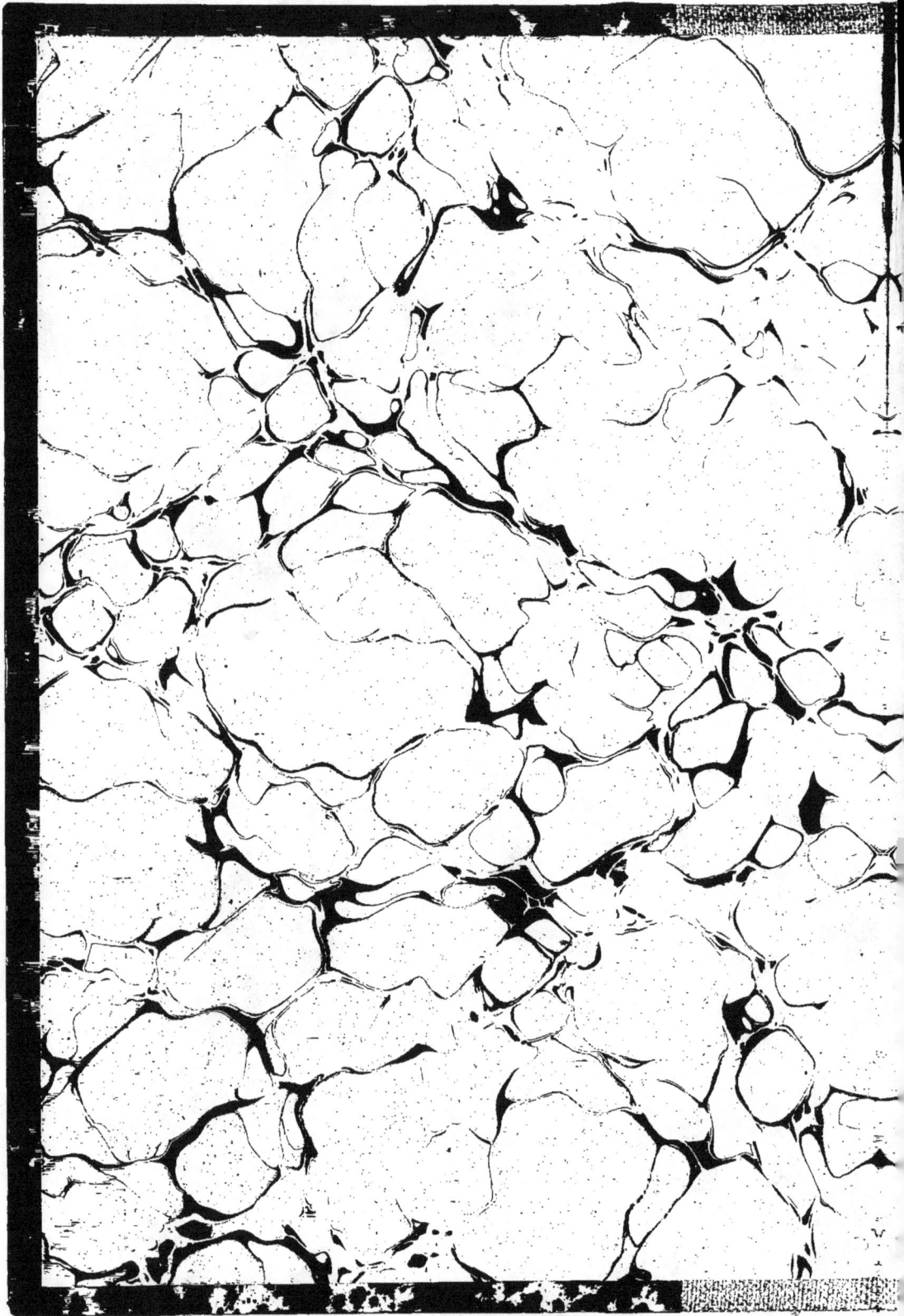

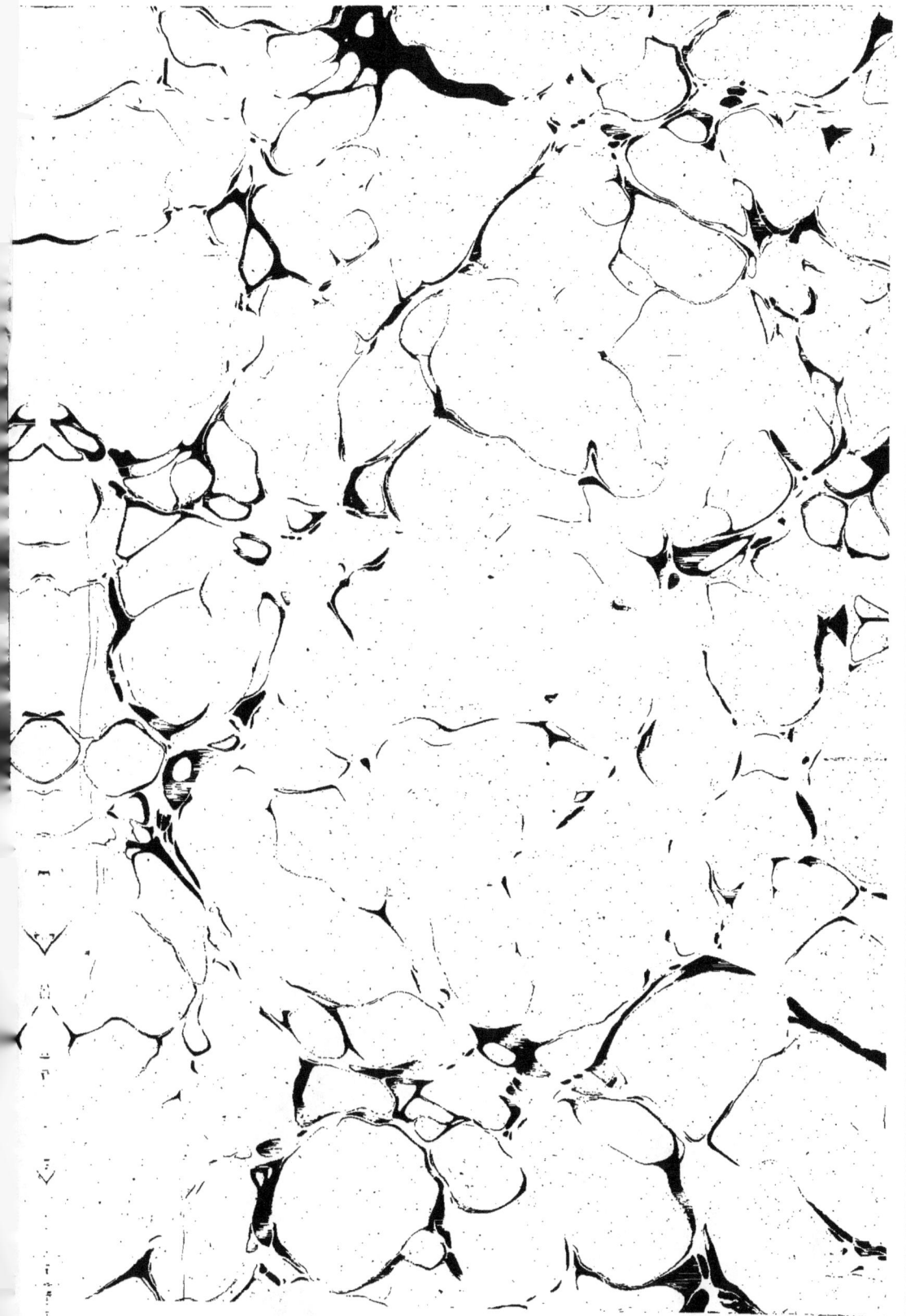

TRAITÉ D'HYGIÈNE

A. CHANTEMESSE

PROFESSEUR D'HYGIÈNE
FACULTÉ DE MÉDECINE
TECHNIQUE SANITAIRE
DE L'INTÉRIEUR
MEMBRE DE L'ACADÉMIE DE MÉDECINE

XVII

ÉTIOLOGIE ET PROPHYLAXIE

MALADIES TRANSMISSIBLES

JEANSELME
RIBIERRE, J.

Avec figures

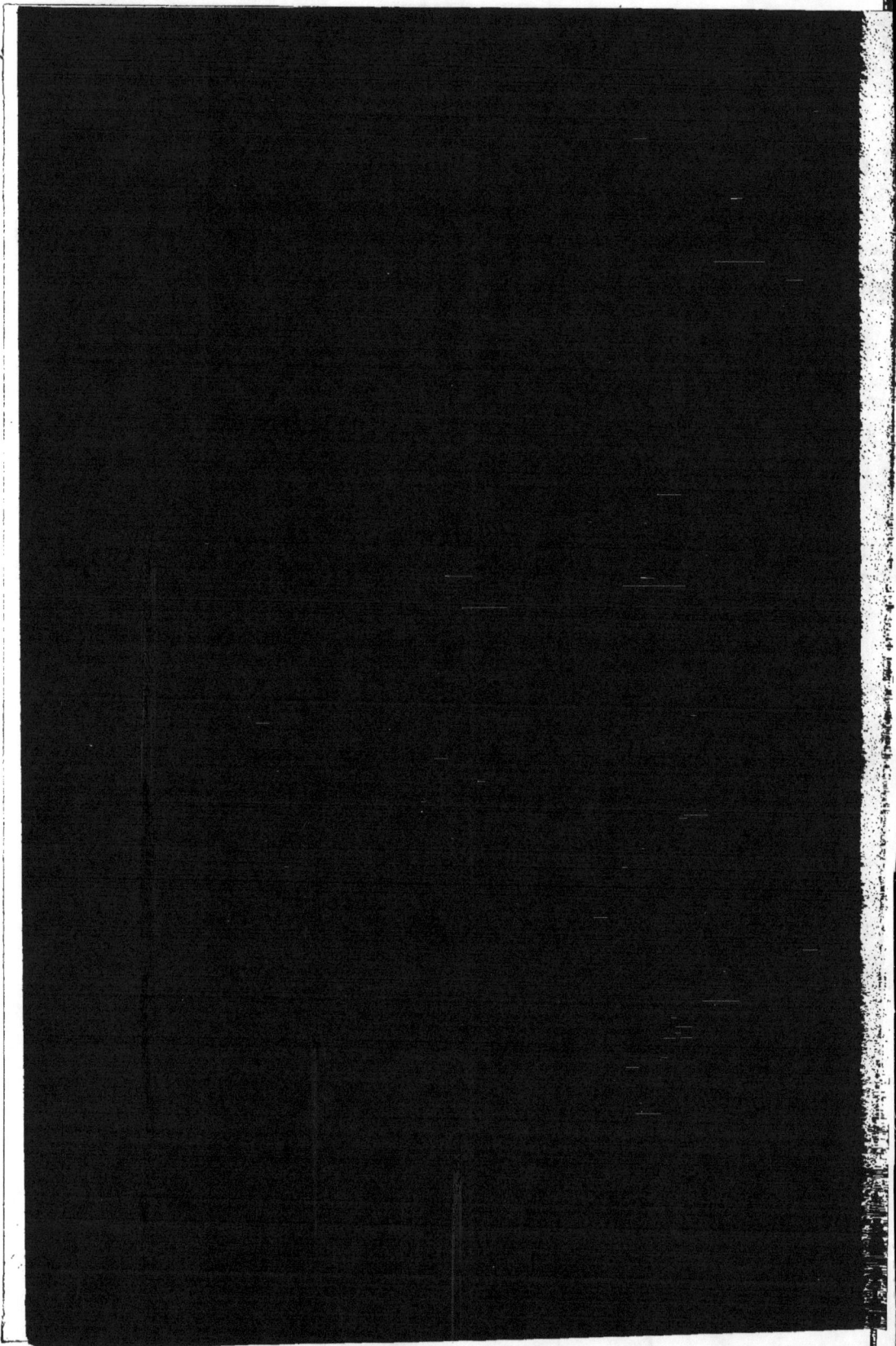

XVIII

ÉTIOLOGIE ET PROPHYLAXIE

DES

MALADIES TRANSMISSIBLES

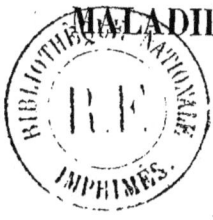

LISTE DES COLLABORATEURS

ACHALME .... Directeur du Laboratoire colonial de l'École des Hautes-Études.
ADAM (Paul) .... Inspecteur principal des établissements classés à la Préfecture de Police.
ALLIOT .... Médecin des troupes coloniales.
ANTHONY .... Secrétaire de la Société d'anthropologie.
BEZANÇON .... Professeur agrégé à la Faculté de médecine de Paris, médecin de l'Hôpital de la Charité.
BLUZET .... Insp. g⁴¹ des Services administratifs du Ministère de l'Intérieur.
BONJEAN .... Chef du Laboratoire du Conseil supérieur d'hygiène.
BOREL .... Directeur de la 11ᵉ Circonscription sanitaire maritime.
BOULAY .... Ancien interne des Hôpitaux de Paris.
BOULIN .... Inspecteur divisionnaire du travail.
BROUARDEL (G.) .... Médecin des Hôpitaux de Paris.
BROUARDEL (P.) .... Professeur à la Faculté de médecine de Paris, membre de l'Institut et de l'Académie de médecine.
CALMETTE .... Directeur de l'Institut Pasteur de Lille, professeur à la Faculté de médecine de Lille.
CHANTEMESSE .... Professeur d'hygiène à la Faculté de médecine de Paris, médecin de l'Hôtel-Dieu, membre de l'Académie de médecine.
CLARAC .... Médecin principal du Service de Santé des troupes coloniales. Direct. de l'École du Service de santé des troupes coloniales.
COURMONT (J.) .... Professeur d'Hygiène à la Faculté de médecine de Lyon.
COURTOIS-SUFFIT ..... Médecin en chef des Manufactures de l'État.
DE JONG (Israël) ...... Ancien interne des Hôpitaux de Paris.
DOPTER .... Professeur agrégé à l'École du Val-de-Grâce.
DUCHATEAU .... Directeur du Service de Santé de la Marine, à Lorient.
DUPRÉ (E.) .... Professeur agrégé à la Faculté de médecine de Paris, médecin de l'hospice La Rochefoucauld.
FONTOYNONT .... Professeur à l'École de médecine de Tananarive.
GENEVRIER .... Ancien interne des Hôpitaux de Paris.
IMBEAUX .... Ingénieur des Ponts et Chaussées, directeur du Service municipal de Nancy.
JAN .... Médecin en chef de la Marine.
JEANSELME .... Professeur agrégé à la Faculté de médecine de Paris, médecin de l'Hôpital Broca.
KELSCH .... Membre de l'Académie de médecine.
KERMORGANT .... Inspecteur général du service de santé des Colonies.
LAFEUILLE .... Médecin-major de l'Armée.
LAUBRY .... Médecin des hôpitaux de Paris.
LAUNAY (de) .... Ingénieur en chef des Mines, professeur à l'École des Mines.
LECLERC DE PULLIGNY. Ingénieur en chef des Ponts et Chaussées, secrétaire de la Commission d'hygiène industrielle près le Ministère du Travail.
LESIEUR (Ch.) .... Professeur agrégé à la Faculté de médecine de Lyon.
LEVADITI .... Chef de Laboratoire à l'Institut Pasteur.
LEVY-SIRUGUE .... Ancien interne des Hôpitaux de Paris.
MARCH (L.) .... Chef des Services de la Statistique générale de France.
MARCHOUX .... Médecin principal de deuxième classe des troupes coloniales.
MARTEL (E.-A.) .... Membre du Conseil supérieur d'hygiène.
MARTIN (L.) .... Médecin en chef de l'Hôpital Pasteur.
MÉRY ... . Professeur agrégé à la Faculté de médecine de Paris, médecin de l'hôpital des Enfants-Malades.
MORAX .... Ophtalmologiste des Hôpitaux de Paris.
MOSNY (E.) .... Médecin de l'Hôpital Saint-Antoine, membre de l'Académie de médecine.
MOUCHOTTE .... Chef de clinique à la Faculté de médecine de Paris.
NOC .... Médecin-major de deuxième classe des troupes coloniales.
OGIER (J.) .... Chef du Laboratoire de toxicologie de la Faculté de médecine de Paris.
PIETTRE .... Inspecteur vétérinaire du département de la Seine.
PLANTÉ .... Médecin principal de la Marine.
POTTEVIN .... Secrétaire général de l'Office international d'hygiène.
PUTZEYS (E.) .... Ingénieur en chef de la Ville de Bruxelles.
PUTZEYS (F.) .... Professeur d'hygiène à l'Université de Liège.
RENAULT (J.) .... Médecin des hôpitaux de Paris.
REY .... Architecte, membre du Conseil supérieur des habitations à bon marché.
RIBIERRE .... Médecin des Hôpitaux de Paris.
ROLANTS .... Chef de Laboratoire à l'Institut Pasteur de Lille.
ROUGET .... Professeur à l'École du Val-de-Grâce.
SERGENT (Éd.) .... De l'Institut Pasteur.
SERGENT (Et.) .... De l'Institut Pasteur.
SIMOND (L.) .... Médecin principal de 2ᵉ classe des troupes coloniales, professeur à l'École du service de santé des troupes coloniales.
THOINOT .... Professeur à la Faculté de médecine de Paris, médecin de l'Hôpital Laennec, membre de l'Académie de médecine.
TOREL .... Directeur de la Santé à Marseille.
WIDAL .... Professeur à la Faculté de médecine de Paris, médecin de l'Hôpital Cochin, membre de l'Académie de médecine.
WURTZ (R.) .... Professeur agrégé à la Faculté de médecine de Paris, médecin des Hôpitaux de Paris, membre de l'Académie de médecine.

BROUARDEL et MOSNY

TRAITÉ D'HYGIÈNE

PUBLIÉ EN FASCICULES

SOUS LA DIRECTION DE MM.

A. CHANTEMESSE   ET   E. MOSNY

PROFESSEUR D'HYGIÈNE
A LA FACULTÉ DE MÉDECINE DE PARIS
CONSEILLER TECHNIQUE SANITAIRE DU MINISTÈRE
DE L'INTÉRIEUR
MEMBRE DE L'ACADÉMIE DE MÉDECINE

MÉDECIN
DE L'HÔPITAL SAINT-ANTOINE
MEMBRE
DU CONSEIL SUPÉRIEUR D'HYGIÈNE
MEMBRE DE L'ACADÉMIE DE MÉDECINE

XVIII

ÉTIOLOGIE ET PROPHYLAXIE

DES

MALADIES TRANSMISSIBLES

PAR

JEANSELME, KELSCH, THOINOT,
RIBIERRE, J. RENAULT, DOPTER, BEZANÇON,
S. I. DE JONG, CLAIR

Avec 14 figures dans le texte.

PARIS

LIBRAIRIE J.-B. BAILLIÈRE ET FILS

19, Rue Hautefeuille, près du Boulevard Saint-Germain

1912

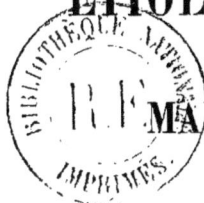

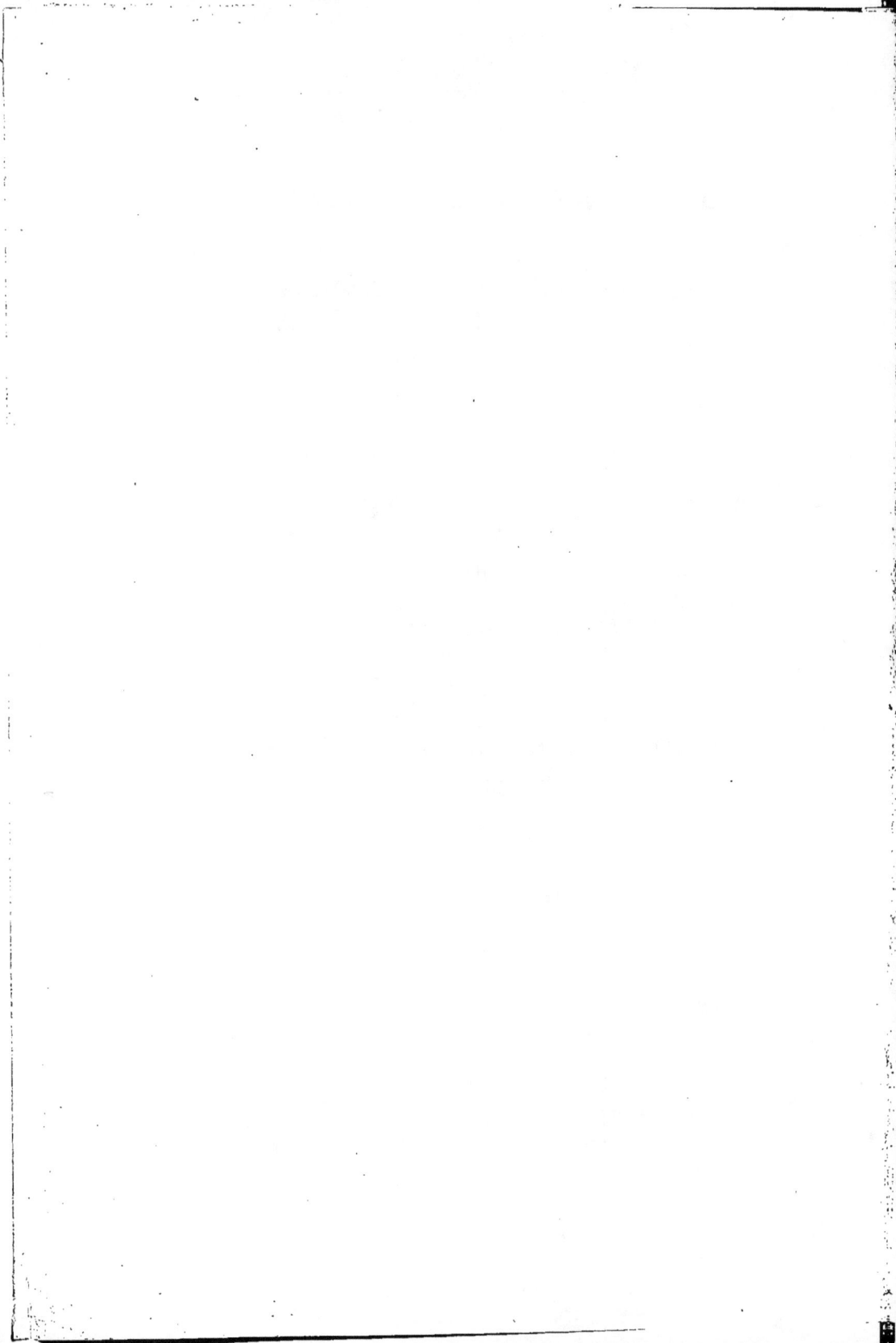

BROUARDEL et MOSNY

TRAITÉ D'HYGIÈNE

PUBLIÉ SOUS LA DIRECTION DE

MM. CHANTEMESSE et E. MOSNY

ÉTIOLOGIE ET PROPHYLAXIE

DES

MALADIES TRANSMISSIBLES

LÈPRE

PAR

le Dr **JEANSELME**

Professeur agrégé à la Faculté de médecine de Paris,
Médecin de l'hôpital Broca.

ÉTIOLOGIE ET PROPHYLAXIE SPÉCIALES DE LA LÈPRE

La lèpre est une maladie inoculable et contagieuse dont les foyers sont disséminés sur toutes les régions du globe.

L'agent figuré qui cause cette infection a été découvert en 1874 par le léprologue norvégien Armauer Hansen.

1. *LE BACILLE DE LA LÈPRE.* — C'est un bâtonnet délié, à peu près semblable au bacille de la tuberculose. Cependant il est plus rigide que ce dernier, plus court, moins grêle, et parfois ses extrémités sont effilées au lieu d'être arrondies.

Le bacille de Hansen et le bacille de Koch sont tous deux pourvus d'une enveloppe de matière grasse ; aussi leurs réactions microchimiques sont-elles à peu près identiques. Neisser puis Unna ont démontré, en effet, que l'osmium colore en noir ces deux espèces bacillaires. Babès, en traitant des produits lépreux par la chaleur, a obtenu un extrait glycériné de la substance qui donne au bacille de la lèpre la propriété de résister à la décoloration. Ce corps offrirait de grandes analogies avec la nouvelle tuberculine de Koch et produirait, comme celle-ci, des phénomènes réactionnels quand on l'injecte à des lépreux ou à des tuberculeux. Ces recherches tendent à établir que le bacille de Hansen, comme le bacille de Koch, sécrète des toxines, et que celles-ci sont intimement liées à la substance qui retient énergiquement les matières colorantes. Celle-ci peut s'isoler spontanément des corps microbiens et se réunir en gouttelettes dans les gaines des nerfs, les canaux séminifères et les glandes sudoripares.

Le bacille de la lèpre, surtout quand il forme des amas, est entouré d'une *capsule* ou *glée* réfringente et d'apparence homogène qui se colore comme lui-même, mais d'une manière moins intense. On la considère généralement comme un produit de sécrétion du microbe ; d'après Unna, elle résulterait de la transformation des individus bactériens, gonflés et morts, en une matière muqueuse. Elle réunit les bacilles en *colonies*, dont l'aspect a été comparé à un paquet de cigares, à une gerbe, à une boule épineuse.

Les méthodes d'Ehrlich et de Ziehl doivent être quelque peu modifiées pour s'adapter à la recherche du bacille de la lèpre. Quand celui-ci est jeune et vivace, il se colore plus rapidement que le bacille de la tuberculose et retient mieux les couleurs d'aniline : mais, en vieillissant, il devient granuleux et se décolore par l'acide nitrique au tiers ou l'acide sulfurique au quart. Pour la différenciation, il vaut mieux employer des solutions très étendues, au dixième et même au vingtième.

Pour juger si la décoloration est convenable et pour l'arrêter en temps opportun, il est bon d'en suivre les progrès sous le microscope à l'aide d'un faible grossissement qui permet de distinguer les gros amas bacillaires. Si la solution n'est pas assez diluée, ou si elle reste trop longtemps en contact avec la préparation, une partie des bacilles se décolore et prend la teinte de contraste qui sert à nuancer le fond. Les bacilles de la lèpre apparaissent alors, les uns en rouge, les autres en bleu. Si la décoloration est poussée encore plus loin, les bacilles peuvent passer complètement inaperçus. C'est pour parer à cet inconvénient que Schœffer, après avoir traité la préparation par le liquide de Ziehl, substitue à l'acide l'éthylènediamine à 10 p. 100. Babès, qui emploie comme bain colorant une solution anilinée de safranine, remplace l'acide par l'iodure de potassium et par l'alcool. Baumgarten colore cinq minutes à froid dans le violet d'Ehrlich, puis décolore avec de l'alcool absolu additionné d'un dixième d'acide nitrique.

Bien que le bacille de la lèpre et celui de la tuberculose aient à peu près la même forme et qu'ils possèdent des réactions presque identiques, ils se distinguent pourtant par des caractères importants.

D'abord, dans la lèpre, le nombre des bacilles qui infiltrent les tissus est colossal. Ils forment, dans les nodules ou lépromes, de gros amas nommés *boules épineuses* ou *globi*. Ce sont ces amas qui avaient été vus et décrits par A. Hansen sous le nom de *gelbe Schollen*. En second lieu, presque toutes les tentatives faites pour cultiver ou pour inoculer le bacille de la lèpre aux animaux ont échoué.

Cependant Ch. Nicolle est parvenu tout récemment, en injectant sous la peau du *Macacus sinicus* (Bonnet chinois) le suc de tubercules lépreux en activité, à produire des nodules indurés. Ceux-ci avaient la plus grande analogie de structure avec les lépromes humains et contenaient des bacilles de Hansen, en nombre beaucoup moins considérable, il est vrai, que dans les lésions de l'homme. Le stade d'incubation se prolongeait jusqu'au soixante-deuxième et même jusqu'au quatre-vingt-quatorzième jour. Les nodules persistaient, sans grandes modifications, durant un, deux ou trois mois, puis disparaissaient. L'infection ne s'est donc pas généralisée. Une notion capitale qui découle de ces expériences, c'est que la réceptivité des singes déjà inoculés avec des produits lépreux devient de plus en plus grande. Les réinoculations successives abrègent la durée de l'incubation et retardent la rétrocession des nodules. Partant de ce fait d'expérience, Nicolle en fait l'application à l'espèce humaine. D'après lui, si la lèpre est actuellement peu virulente, cela tient, peut-être, à une immunité relative de même ordre, laquelle ne cède qu'après une série d'atteintes répétées et fugaces. En outre, ces recherches semblent ruiner définitivement une hypothèse émise par plusieurs léprologues, à savoir que le bacille de Hansen ne serait qu'une modalité du bacille de Koch. On sait quels ravages la phtisie fait parmi les singes en captivité ; or aucun de ceux qui furent inoculés par Nicolle ne devinrent tuberculeux (1).

En 1907, E. Marchoux et G. Bourret ont répété cette expérience sur un chimpanzé. Ils ont introduit un petit fragment de léprome dans une poche pratiquée sous la peau du pavillon de l'oreille. Il s'agissait d'un tubercule ancien, peu saillant, qui avait subi, sous l'influence des rayons X, une résorption partielle. Le reste de la pièce fut fixé et coupé. Un certain nombre de cellules renfermaient des *globi* de petites dimensions, mais composés de bacilles bien colorés et paraissant bien vivants.

Il s'est développé, au point d'inoculation, un nodule qui a grossi lentement jusque vers la fin du troisième mois après l'inoculation ; ensuite, il a légèrement diminué de volume. Le chimpanzé est mort peu après ; le nodule avait encore les dimensions d'un haricot aplati.

_____

(1) Nicolle, *Annales de l'Inst. Pasteur*, 1906, n° 5, p. 389-406, avec 1 planche.

Des coupes pratiquées sur le foie et la rate n'ont montré aucun signe d'infection lépreuse (1).

Kitasato a tenté l'expérience sur un orang-outang. « Le 22 mai 1909, dit-il, j'ai injecté dans la chambre antérieure de l'œil gauche une petite quantité du liquide obtenu en broyant un tubercule lépreux.

« Le 25 du même mois, on observait un léger trouble qui disparut complètement après une semaine. Au 1er juillet, soit quarante jours après l'inoculation, se développèrent sur l'iris trois tubercules, légèrement saillants, ponctiformes et blanchâtres. Ils s'accrurent jusqu'au nombre de sept, le 8 juillet. Ils sont maintenant d'un blanc jaunâtre (2). »

Kitasato dit, en outre, qu'il a réussi quelquefois à rendre réceptifs, dans une faible mesure, de jeunes chats par des inoculations sous-cutanées ou intrapéritonéales. Mais ce résultat n'était pas constant.

Tout récemment, Ch. Nicolle et L. Blaizot ont fait de nouvelles tentatives d'inoculation (3). Ils ont seulement utilisé des lépromes jeunes et répété les inoculations virulentes. Celles-ci ont été pratiquées sur deux bonnets chinois, pour l'un dans la peau seule et à la face (1 goutte d'émulsion chaque fois), pour l'autre de la même façon et, de plus, dans la cavité péritonéale (de 0cc,5 à 2 centimètres cubes). Après une période d'incubation, qui a varié de trente et un à cinquante-trois jours, les expérimentateurs ont obtenu, aux points inoculés, des lésions semblables aux lépromes humains contenant des bacilles de la lèpre par paquet, et souvent fort nombreux, ayant tous les caractères des microbes vivants et jeunes, en pleine multiplication.

Les essais de cultures ont été généralement infructueux. Cependant Czaplewski, en 1898, a retiré du mucus nasal d'un lépreux un bacille qui pousse bien sur le sérum de mouton additionné de 6 p. 100 de glycérine. Ce bacille, qui rappelle par sa forme celui de la lèpre, possède la réaction colorante de Koch-Ehrlich.

En 1899, Bezançon, Griffon et Leredde ont ensemencé sur sang gélosé des tubercules lépreux; une seule fois ils ont obtenu une colonie minuscule, mais ils n'ont jamais pu repiquer cette culture. P.-Émile Weil, en partant de tubercules lépreux jeunes et non ouverts, a réussi à ensemencer le bacille de la lèpre sur divers milieux et surtout dans l'œuf. Le grain de culture est sec et ferme ; les bacilles qu'il contient se colorent rapidement à froid par le Ziehl et gardent leur coloration après l'action de l'alcool nitrique au dixième : ils prennent le Gram et ne se colorent pas par les bleus basiques. Ils ont tous les caractères objectifs des bacilles contenus dans les lésions virulentes. La culture commence le cinquième jour; elle ne végète

(1) E. Marchoux et G. Bourret, Bull. de la Soc. de path. exotique, 8 juillet 1908, t. I, no 7, p. 416.

(2) Cette expérience est rapportée par Kitasato dans son rapport sur la lèpre au Japon à la deuxième conférence de la lèpre, Bergen, 16-19 août 1909. J'ignore quelles ont été les suites de l'inoculation.

(3) Ch. Nicolle et L. Blaizot, Soc. de biol., 30 juillet 1910.

guère que trois semaines et meurt quand les bacilles ont digéré toutes les cellules du léprome accompagnant la semence. Cependant, deux fois, P.-Émile Weil a vu nettement la culture rayonner dans le jaune d'œuf après la disparition de tous les éléments cellulaires ; ces cultures n'ont pu être repiquées.

On ignore l'habitat du bacille de la lèpre en dehors de l'organisme. On l'a cherché en vain dans le sol, même dans la terre des cimetières de lépreux, et dans les aliments (poisson et porc salé, pois d'Angole), qui passent pour favoriser le développement de la maladie.

Le fait que la lèpre se propage par contagion dans certaines contrées, alors que, dans d'autres, elle paraît dénuée de toute virulence, porte à supposer que le bacille de Hansen ne s'inocule pas directement d'homme à homme, mais doit être transporté par un hôte intermédiaire. On a donc cherché si les ectoparasites jouaient un rôle dans la dissémination de la lèpre.

Déjà Leloir, en 1886, considère les moustiques comme des agents possibles de transmission du virus. Arning, en 1891, fait la remarque que la lèpre et les moustiques ont envahi les îles Hawaï à peu près à la même époque. R. Blanchard constate que les pays à lèpre sont aussi des pays à moustiques. Hallopeau, Chantemesse, Sommer, Scott, Joly formulent la même hypothèse. Noc (1903) a constaté dans le tube digestif des moustiques, nourris sur des lépreux, la présence de bacilles acido-résistants. Goodhue (1906) dit avoir trouvé le bacille de la lèpre dans le moustique femelle *Culex pungens*. En outre, il l'aurait découvert dans la punaise, *Cimex lectularius*. E. von Bassewitz (1905) accuse les acares de la gale et croit avoir observé un cas de transmission de la lèpre par cet arachnide. Mugliston (1905) a remarqué la fréquence extraordinaire de la gale chez les lépreux. Sur 77 malades, il compte 44 galeux, et 11 ayant été atteints de cette affection parasitaire (1). Römer (1906) a trouvé des bacilles de la lèpre sur une espèce de philodrome, le *Solfuga arachnoides*, de la famille des arthrogastes, sorte d'araignée qui cherche sa nourriture principalement la nuit. Dans les frottis provenant de la mouche ordinaire, qu'il fit capturer dans les dortoirs, Römer a souvent trouvé des bacilles de la lèpre, soit isolés, soit groupés sous la forme caractéristique de faisceaux. La recherche qu'il a faite sur les culicides et sur les poux a toujours été négative.

En 1908, E. Marchoux et G. Bourret ont cherché quel pouvait être le rôle des ectoparasites dans un petit foyer de lèpre situé dans le petit hameau de Saint-Dalmas, commune de Valdeblore (Alpes-Maritimes).

De leur enquête, il résulte qu'on ne peut incriminer à Saint-Dalmas ni moustiques, ni punaises, ni acariens. On ne trouve, dans

---

(1) Ces chiffres sont rien moins que probants. La gale est parfois si commune chez les indigènes qu'on pourrait aisément trouver une proportion aussi élevée de galeux parmi des sujets non lépreux.

cette localité, que deux espèces d'insectes parasites, des puces et
aussi, au printemps et en été, des Simulies, diptères très répandus
dans les pays à lèpre. Les membres de la mission envoyée aux
Antilles danoises (1909), Ehlers, With, Bourret et Verdier ont essayé
de déterminer le rôle que pourraient jouer certains arthropodes
suceurs de sang (punaises, puces, poux de tête, moustiques, argas)
comme agents de transmission de la lèpre.

Leurs expériences, répétées des centaines de fois, ont consisté à
faire piquer des lépreux par les parasites énumérés plus haut, à dis-
séquer leur tube digestif et à en examiner le contenu au microscope ;
enfin à pratiquer des coupes en séries de leurs organes inclus dans
la paraffine. Ces expérimentateurs n'ont trouvé que de temps à autre
des bacilles isolés et quelques amas bacillaires dans certains insectes
et seulement très peu de temps après la piqûre. Ils inclinent à penser que les insectes piqueurs n'ingèrent qu'une faible quantité de
bacilles, ce qui se conçoit aisément, puisque la bacillémie dans la lèpre
n'existe qu'au cours des poussées aiguës.

A. Borrel (1909) suppose que le *Demodex folliculorum*, en passant
d'un sujet à un autre, peut véhiculer le bacille de la lèpre.

Malgré ces nombreuses recherches, le mécanisme de la contagion
est encore inconnu à l'heure actuelle (1).

Le bacille de Hansen est l'hôte habituel des macrophages. Si le
pouvoir digestif de ces phagocytes n'est pas assez énergique pour
entraver la multiplication bacillaire, les cellules parasitées acquièrent
des proportions gigantesques et s'immobilisent dans les mailles du
tissu conjonctif. « Malheureusement, ajoute Marchoux, toutes les
cellules migratrices ne sont pas chargées de bacilles au point d'être
immobilisées. Un grand nombre d'entre elles, qui en renferment
seulement quelques-uns, gardent leur mobilité originelle.

« Au cours des infections de toute nature qui atteignent l'organisme, entraînées par l'attraction chimiotactique, elles se déplacent
comme les cellules indemnes et disséminent les germes. Comme le
tissu conjonctif représente leur lieu de repos principal, c'est le tissu
conjonctif qui est spécialement atteint.

« Toutes les maladies infectieuses provoquent ainsi des migrations
du bacille de la lèpre. Celles qu'accompagnent l'apparition dans le
sang d'une mononucléose abondante, comme les maladies à protozoaires et le paludisme en particulier, doivent être classées parmi les
plus redoutables. C'est sans doute à la fréquence de ces dernières affections dans les pays chauds qu'il convient d'attribuer, pour une part,
la marche plus rapide de la ligne dans ces mêmes régions. »

Machoux cite, à titre d'exemple, le cas d'un malade porteur d'ulcé-

(1) Stefansky a découvert, à Odessa, une maladie du rat produite par un bacille
acido-résistant et très analogue à celui de la lèpre. Elle a été signalée en divers
pays, notamment à Paris, sur les rats d'égouts.

ration de la muqueuse pituitaire qui servent de point de départ à des poussées fréquentes d'érysipèle. Au cours d'une d'entre elles, bénigne cependant, puisque la température n'a jamais dépassé 38°,5, il a, sans grand'peine, trouvé le bacille de Hansen dans des préparations de sang pris au doigt. Le parasite était, comme toujours, intracellulaire. Avant, comme après cette maladie, tout examen du sang de la circulation générale, pratiqué chez le malade, restait infructueux.

Je puis fournir un fait qui vient à l'appui de l'opinion avancée par Marchoux. Sur un lépreux atteint d'un panaris, compliqué d'angioleucocyte et d'adénite axillaire, j'ai constaté dans le pus de l'abcès streptococcique de l'aisselle un certain nombre de phagocytes chargés de bacilles de Hansen.

II. *LES CAUSES ADJUVANTES DE L'INFECTION LÉ-PREUSE*. — La lèpre existe sous toutes les *latitudes*, aussi bien dans les zones circumpolaires que dans les régions équatoriales. L'influence des *climats* sur la genèse de la lèpre paraît donc être nulle.

Aucune *race* n'est à l'abri de cette infection. Dans certains pays, la race noire semble jouir d'une immunité relative ; dans d'autres régions, au contraire, c'est la race blanche ou la race jaune qui luttent avec le plus d'avantages contre le fléau. Il est donc impossible de dégager de ces faits contradictoires une loi générale démontrant l'importance des conditions *ethniques*, et si certaines races résistent mieux que d'autres à l'invasion de la lèpre, c'est dans l'application consciente ou inconsciente des règles de la prophylaxie, bien plutôt que dans une prétendue immunité ethnique, qu'il faut chercher la raison d'être de cet état réfractaire.

Les conditions *pathologiques* qui, d'après certains léprologues, favoriseraient l'éclosion de la lèpre ne sont pas plus solidement établies. Cette maladie apparaît souvent chez des individus couverts de gale invétérée ou entachés de scrofule, de tuberculose, de syphilis ou de paludisme. Mais l'influence de ces affections sur le développement de la lèpre semble insignifiante, ou du moins banale. Car ces maladies se bornent à affaiblir l'organisme ou à créer des solutions de continuité qui peuvent servir de porte d'entrée au virus lépreux.

De temps immémorial, les écarts de régime, l'usage et l'abus de certains *aliments* ont été accusés d'engendrer la lèpre (1). Un peu partout, c'est le *poisson* qui a été incriminé. En Orient, c'est le poisson mariné, le caviar et la viande de porc ; au Brésil, ce sont les fruits de certains arbres (*Araucaria brasiliensis*). Cette diversité même des aliments suspectés n'est pas faite pour entraîner la con-

---

(1) « A Alexandrie, dit Galien, elle se produit très fréquemment à cause du régime. On y mange, en effet, beaucoup de bouillie de gruau, de lentilles, beaucoup d'escargots et de poissons salés. Il en est même qui se nourrissent de chairs d'âne et autres semblables, lesquelles engendrent une humeur épaisse et mélancolique. L'air ambiant étant chaud, cette humeur tend à se porter à la peau » (Traduct. DAREMBERG, 1856, t. II, p. 782 et suiv.).

viction, et d'ailleurs les exceptions sont fort nombreuses. Il est donc présumable que le rôle de cause prédisposante attribué à l'alimentation a été beaucoup exagéré.

Tandis que les conditions énumérées précédemment sont impuissantes à créer des foyers de lèpre, les différents facteurs qu'on peut réunir sous la désignation de conditions *sociales* ont au contraire une valeur très grande.

L'importance prépondérante de la *misère* et de ses conséquences, la promiscuité, l'incurie, le fatalisme, expliquent pourquoi la lèpre s'attache de préférence aux populations ignorantes et dégradées qui vivent dans l'insouciance la plus absolue des règles de l'hygiène publique ou privée (fellahs d'Égypte, parias de l'Inde).

A notre époque, en Orient, comme au moyen âge en Europe, toute calamité publique, qu'il s'agisse d'une guerre ou d'une disette, est suivie presque inévitablement d'une recrudescence de la lèpre parmi les classes pauvres et imprévoyantes.

Presque toujours les misérables et les faméliques sont entassés sur un territoire restreint. Plus une population est dense, plus les contacts entre habitants sont multiples et plus, par conséquent, les chances d'extension de la lèpre sont grandes.

A l'heure actuelle, toute explication qui suppose la *lèpre spontanée*, c'est-à-dire *ne naissant pas de la lèpre*, est à peu près abandonnée. Les facteurs étiologiques invoqués jadis en première ligne, climat, misère, alimentation défectueuse, sont passés au rang de causes occasionnelles ou adjuvantes. Seules deux théories restent en présence, celle de l'*hérédité*, celle de la *contagion* (1).

III. *LES PREUVES DE LA CONTAGION.* — Chaque fois que le fléau s'est abattu sur une population encore à demi barbare elle y a exercé de si grands ravages que la notion de contagion s'est imposée avec le caractère irrésistible de l'évidence et a provoqué l'application instinctive des mesures propres à enrayer le mal. Cette idée de contagion domine toute la lèpre. Elle apparaît à chaque page sous la plume des médecins, des historiens et des législateurs.

Mais, quand le fléau déserta l'Europe occidentale, cette notion s'obscurcit. Dans la première moitié du xixᵉ siècle, des observateurs tels que Danielssen et Boeck, Virchow, et plus tard Zambaco, en arrivèrent à considérer l'hérédité comme l'unique mode de transmission.

Pourtant l'idée de contagion persistait dans les contrées où survivait la lèpre. La découverte de l'agent pathogène, les recherches modernes sur l'étiologie des maladies infectieuses, les épidémies qui

---

(1) De tout temps, elles ont tenu la plus grande place dans l'étiologie de la lèpre ; « corruption d'air et attouchement de ladres, meschantes viandes et tache de génération », sont au xiiiᵉ siècle, pour Guy de Chauliac, les *éléments générateurs de la lèpre* ; et deux siècles plus tard, Ambroise Paré dit qu' « un ladre engendre un ladre ».

ont éclaté à l'époque contemporaine ont ramené à la doctrine de la contagion la plupart des léprologues, entre autres Hansen, Neisser, Besnier, Brocq, Leloir, etc. La Conférence de Berlin (1897) nous a fait assister au triomphe définitif de cette idée.

Si l'on étudie la lèpre dans ses migrations, on la voit suivre dans ses déplacements les grands courants militaires et commerciaux, bien différente en cela du paludisme, maladie tellurique qui ne diffuse guère au delà de ses foyers d'origine. C'est donc une maladie humaine, sans attache avec le sol. Elle se propage par les contacts de peuple à peuple, trop rapidement d'ailleurs pour que l'hérédité seule puisse être mise en cause. Jamais elle ne se montre dans un pays sans y avoir été importée.

Si telle race, telle tribu semble jouir d'une immunité spéciale au milieu de ses voisines, c'est parce qu'elle en est isolée soit par ses mœurs, soit par la configuration du sol. Les montagnards Davaks, qui ne descendent jamais dans la plaine annamite, ne connaissent pas la lèpre (E. Jeanselme). Les Indiens des Guyanes hollandaise et française, qui n'entrent pas en contact avec les nègres et les blancs, restent indemnes. Vergnes signale l'immunité des Serères du Sénégal, qui ne se mêlent pas aux autres noirs.

Parmi les facteurs de diffusion, la densité de la population occupe un des premiers rangs : l'endémie, en effet, s'accroît en raison directe de la multiplicité des contacts entre habitants. En Indo-Chine, où, comme dans beaucoup d'autres pays, la lèpre affectionne le littoral et les estuaires des grands fleuves, c'est-à-dire les régions fertiles, les graphiques qui expriment la distribution de l'endémie et la densité de peuplement sont exactement superposables. Aux quatre centres de population correspondent quatre foyers de lèpre réunis par des bandes longeant les côtes, tandis que d'autres petits foyers s'égrènent à l'entour, sur les voies de trafic (E. Jeanselme).

La misère ne fait que faciliter la propagation de la maladie, mais à elle seule elle est impuissante à engendrer la lèpre. Celle-ci est inconnue chez des peuples tels que les Fuégiens, qui sont les êtres les plus déshérités de la terre.

En revanche, les bons effets de l'isolement fournissent un argument sérieux à la doctrine contagionniste. Sans remonter au moyen âge, où la séquestration des lépreux fut pratiquée avec persévérance, la Norvège contemporaine, où le système de l'isolement mitigé est en vigueur, nous offre un exemple démonstratif de sa valeur prophylactique.

Dans les régions où l'endémie lépreuse sévit avec violence, il est difficile d'apprécier l'œuvre de la contagion. Celle-ci apparaît au contraire, en toute évidence, quand on étudie la naissance et le développement des foyers limités.

Nombre d'*épidémies insulaires*, de date récente, donnent la notion d'importation. Un des exemples les plus souvent cités est celui des îles

Sandwich ou Hawaï. A l'époque contemporaine, l'épidémie néo-
calédonienne ne prouve que trop la contagiosité de la lèpre.

Mieux encore que les précédentes, certaines petites épidémies
partielles, circonscrites à une *localité* peu peuplée, à un *petit groupe
d'individus*, à une *famille*, ont permis de reconnaître avec certitude la filiation des cas. Quelques-unes sont restées classiques. Telle
est l'épidémie du cap Breton : une femme née en Angleterre et
habitant l'île du Prince-Édouard (Canada), meurt en 1864 d'une lèpre
contractée en 1852 ; ses cinq enfants, dont une fille, succombent à la
même maladie. Puis le mari de cette fille et leurs deux enfants, enfin
deux amis intimes de la famille sont frappés à leur tour. Il faut noter
que, depuis 1815, la lèpre a toujours existé dans les établissements
français du golfe du Saint-Laurent, voisins de l'île en question.

A Abbeville (Louisiane), une femme lépreuse, dont le père était
originaire du Midi de la France, meurt de la lèpre en 1870. Sur ses
quatre fils, trois deviennent lépreux en 1871 et 1872; puis une de
ses filles, enfin un neveu sont atteints. Une jeune femme, sans parenté
avec la malade, est contaminée après l'avoir soignée. Il en est de
même d'un ami intime du dernier fils malade et de plusieurs personnes du voisinage. La lèpre, introduite en Louisiane par les Aca-
diens bannis du Nouveau-Brunswick, y avait sévi avec force autrefois, mais semblait depuis lors s'être éteinte complètement.

Les épidémies des provinces d'Alicante et de Valence (Espagne),
relatées par Zuriaga, ont pris de plus vastes proportions. A Parcent
(Alicante), un lépreux venu d'un bourg voisin contamine d'abord
l'ami qui l'avait reçu, puis un ami de celui-ci. La lèpre se répand
dans la famille, — respectant les membres qui s'éloignaient, — puis
gagne les voisins, si bien que dans ce village où la lèpre était encore
inconnue en 1859, elle avait fait soixante victimes en 1887. A Lima
Valldegna (Valence), un lépreux, né de famille lépreuse, a des frères
qui restent indemnes ; il ne contamine pas ses enfants, que la mère
éloigne de lui, mais il communique son mal à un ami exempt de tous
antécédents héréditaires. Celui-ci infecte sa propre sœur, et non ses
enfants, qui étaient tenus isolés.

Chantemesse et Moricz ont donné la relation de quatre petites épidémies qui ont sévi dans les Alpes-Maritimes.

Reissner, inspectant les hôpitaux de Riga, y découvrit trente lépreux,
dont huit provenaient de l'hospice Saint-Nicolaï. Aucun de ces malades n'avait d'antécédents héréditaires.

L'épidémie que j'ai observée à Ban-Hat-Sao, village laotien qui
compte une soixantaine d'habitants, a fait cinq victimes depuis
vingt ans.

1° Elle apparut d'abord sur un Chinois, né dans le village, mais dont le
père était originaire de la Chine méridionale. Ce lépreux fut isolé dans
la forêt, sur la rive opposée du Nam-Ou, où il y resta jusqu'à sa mort.

2º Trois ans après la constatation de ce premier cas, un autre Chinois, né à Ban-Hat-Sao, d'un père originaire de la province du Quang-Si, fut reconnu lépreux. Ce malade, qui vivait encore quand je visitai le village (1899), était atteint d'une forme maculo-anesthésique et mutilante dont l'évolution était extrêmement lente.

3º et 4º. — Le premier Chinois, étant déjà lépreux, se maria avec une veuve laotienne. Il communiqua la lèpre à cette femme et à un fils qu'elle avait d'un précédent mariage. Chez ce jeune homme, la maladie affectait une forme nerveuse remarquable par la multiplicité des ulcérations trophiques.

5º Enfin le premier lépreux a contaminé sa nièce.

Au dire des anciens du village, la lèpre était totalement inconnue à Ban-Hat-Sao avant l'arrivée des Chinois. C'est une affirmation qu'il m'a été impossible de vérifier. Mais l'enquête que j'ai faite sur l'origine de divers petits foyers m'amène à cette conviction que le rôle du Chinois dans la dissémination de la lèpre au Laos ne saurait être nié.

Les cas *individuels* de contagion, survenant en pays lépreux, sur des sujets originaires de contrées exemptes de lèpre, sont encore plus probants. En Nouvelle-Calédonie, la lèpre ne frappe pas seulement les autochtones, elle gagne aussi les blancs, et elle s'accroît chez eux d'une manière fort inquiétante. Or il s'agit ici d'individus tous nés en France, indemnes par conséquent de tare lépreuse héréditaire.

J'ai été le témoin d'une épidémie de famille où le rôle de la contagion est indéniable. Un Lyonnais vient s'établir dans un pays où la lèpre est endémique : il ne devient pas lépreux. Il se marie avec une blanche également indemne de lèpre. Leur fils, né dans la colonie, s'unit avec une Française originaire du Loir-et-Cher. J'ai pu m'assurer que ni l'un ni l'autre n'est atteint de lèpre. Or ils ont cinq enfants, dont les trois premiers sont lépreux. D'hérédité, il ne peut être ici question. La maladie fut évidemment introduite dans cette famille par une négresse qui éleva l'aîné des enfants et mourut plus tard de la lèpre.

Pour ne citer que ce que j'ai vu personnellement, une religieuse et un ecclésiastique d'origine française ont contracté la lèpre en Birmanie. Il existe, à ma connaissance, en Indo-Chine française, un missionnaire, un négociant et un soldat qui sont devenus lépreux dans la colonie.

Tout le monde connaît le cas du P. Damien, qui, méprisant la contagion, vivait à Kalawao, dans l'archipel hawaïen, au milieu des lépreux, dont il partageait l'écuelle : il devint lépreux à son tour.

Parmi les arguments des non-contagionnistes, l'un des principaux a toujours été l'échec des inoculations pratiquées soit sur l'homme, soit sur les animaux. En ce qui concerne ces derniers, l'objection perd de sa valeur, si les résultats annoncés par Ch. Nicolle, par E. Marchoux et Gr. Bourret se confirment. Je dois, toutefois, faire remarquer que ces expérimentateurs n'ont réalisé sur le singe qu'une lèpre *locale*, sans généralisation ultérieure.

Pour ce qui est de l'inoculation à l'homme, il est de fait qu'elle a le plus souvent échoué. On cite pourtant des faits d'inoculation accidentelle consécutive à une piqûre ou à la vaccination. Une seule expérience a donné un résultat positif, celle que fit Arning sur le convict Keanu, auquel on promit la vie sauve s'il acceptait de subir l'inoculation de la lèpre. Un tubercule cutané, provenant d'une enfant qui venait d'avoir un accès de fièvre lépreuse, fut fixé dans une incision de l'avant-bras gauche par cinq points de suture. Un mois après, apparurent des douleurs rhumatoïdes dans les articulations du membre supérieur gauche et un gonflement des nerfs médian et cubital du même côté. Plus tard, de nombreux tubercules se disséminèrent sur tout le tégument. Keanu n'était pas lépreux avant l'expérience. Mais son neveu et son beau-frère, paraît-il, étaient atteints. En outre on a fait remarquer que, les iles Hawaï étant décimées par la lèpre, Keanu s'était sûrement trouvé en contact avec des lépreux, soit avant, soit après sa captivité. Malgré les critiques dont cette observation est passible, on ne peut guère se défendre d'attribuer les accidents du début à l'inoculation expérimentale, car les premières manifestations furent circonscrites au membre inoculé.

IV. *LES CONDITIONS DE RÉCEPTIVITÉ.* — Si la contagiosité de la lèpre se manifeste parfois avec beaucoup d'évidence, il faut reconnaître que, dans d'autres circonstances, elle semble abdiquer et se montre sujette à des caprices déconcertants. Que de personnes vivant en cohabitation intime avec des lépreux ne contractent pas la lèpre, tandis que d'autres, rarement à la vérité, sont victimes d'un contact fortuit! Près de la source sulfureuse de Kusatu (Japon), vivent 46 familles avec un total de 192 personnes; sur ce nombre, 2 familles seulement composées de 14 personnes sont idemnes de lèpre, du moins à l'examen clinique. Ces deux familles habitent dans cette localité depuis plusieurs générations et sont restées constamment indemnes, tandis que les 44 autres familles, comprenant en tout 178 membres, ont fourni 175 lépreux (1).

En dépit de quelques exceptions, la transmission de la lèpre exige des rapports non seulement directs, mais prolongés, entre le malade et sa victime. Si la contagion *médiate* semble possible, du moins ne se fait-elle que par des objets d'usage intime et longtemps continué, comme des vêtements par exemple. Les blanchisseuses qui lavent le linge des lépreux paient un assez fort tribut à la maladie.

Sans revenir sur les conséquences de la misère et de la promiscuité, je ferai remarquer que l'immunité relative de certaines races tient, pour une large part, à leurs habitudes d'hygiène : *la propreté*

(1) KITASATO, Die Lepra in Japan (*II* Conf. internat. de la lèpre, Bergen. août 1909, Bd. II, p. 144).

corporelle crée, en quelque sorte, un isolement relatif de l'individu vivant en milieu infectieux.

a. Ainsi se comprend l'*immunité habituelle des blancs résidant en pays lépreux.* Ceux qui sont atteints ont, le plus souvent, vécu longtemps au milieu des indigènes et à leur manière. Aussi la lèpre fait-elle surtout des victimes parmi les missionnaires et les religieuses, plus rarement parmi les colons, exceptionnellement parmi les soldats ou fonctionnaires;

b. Des considérations du même ordre s'appliquent à l'*immunité relative des médecins* dans les léproseries : immunité d'ailleurs inconstante et variable suivant les établissements envisagés;

c. C'est encore pour la même raison que *la lèpre importée dans les pays de civilisation européenne fait en général peu de progrès.* Les malades soignés dans les grands centres européens, à Paris même, n'ont jamais créé de foyers autour d'eux. A l'hôpital Saint-Louis, les lépreux sont admis dans les salles communes, sans qu'on ait jamais eu à déplorer, jusqu'ici, un seul cas de contagion. Chez les Norvégiens immigrés aux États-Unis, la lèpre s'éteignit naturellement, sous l'influence d'un nouveau genre de vie. Pourtant les exemples ne manqueraient pas pour prouver que, même en Europe, des épidémies peuvent naître, pour peu qu'on néglige certaines précautions.

d. *Tous les immigrants entachés de lèpre ne sont pas dangereux au même degré.* En maints pays, parqués dans les plantations ou dans des quartiers spéciaux, ils ne se contaminent guère qu'entre eux; ailleurs, au contraire, comme à Hawaï, ils se sont mêlés intimement aux habitants blancs ou de couleur, et l'on sait ce qui en est résulté. Les Chinois sont particulièrement nocifs, car beaucoup d'entre eux exercent des métiers qui les mettent en contact direct avec les Européens.

V. *LES PORTES D'ENTRÉE DU BACILLE*. — La plus grande incertitude règne touchant le mécanisme qui préside à l'inoculation de la lèpre. La contamination s'opère-t-elle directement d'homme à homme, ou se fait-elle par l'intermédiaire d'un insecte suceur ou d'un acarien? Cette question n'est pas élucidée, nous l'avons dit plus haut. Bidenkaf, la Commission indienne et d'autres observateurs pensent que le bacille de Hansen ne peut être transmis par inoculation directe. Il devrait, avant de pouvoir de nouveau coloniser dans l'organisme humain, passer par une phase saprophytique. Il aurait besoin de séjourner dans l'eau ou dans le sol pour atteindre le stade de maturité qui le rendrait de nouveau pathogène. Cette métamorphose du bacille serait subordonnée à certaines conditions de terrain, et ainsi s'expliqueraient nombre de particularités étiologiques. Cette théorie n'est appuyée sur aucune preuve sérieuse, aucune preuve bactériologique notamment.

La période de germination silencieuse qui précède les premières manifestations est fort longue. La durée de l'incubation se prolonge pendant des années, ce qui rend bien difficile l'enquête rétrospective sur le mode d'inoculation. En outre, aucun signe n'attire l'attention sur le point d'insertion du virus. Lorsque la lèpre semble débuter par une lésion locale et unique, il n'est nullement prouvé que cette lésion visible soit réellement la première en date et qu'elle constitue une sorte de chancre lépreux développé au lieu où s'est faite l'infection.

a. Ces objections s'adressent particulièrement à la *théorie nasale.* Si les localisations sur la pituitaire, en raison de leur fréquence, de leur importance et de leur précocité, peuvent être considérées avec vraisemblance comme l'origine d'un certain nombre de cas de lèpre, il faut se garder de généraliser et de conclure que toujours la lèpre débute par le nez ;

b. On ignore si l'*appareil respiratoire* est l'une des voies d'accès de la lèpre. Les lésions pulmonaires, rares d'ailleurs, appartiennent presque toujours à un stade avancé ;

c. Il en est de même pour l'*appareil digestif*, si l'on fait abstraction des premières voies (bouche, pharynx), dont les altérations sont d'ailleurs moins précoces que celles du nez ;

d. La pénétration des bacilles par la *surface cutanée* est une hypothèse fort plausible. Arning fait observer que, dans les régions tropicales, où les indigènes marchent pieds nus, les premières manifestations s'observent souvent aux membres inférieurs.

En dehors des faits expérimentaux, il en existe une série d'autres où l'insertion du virus semble s'être faite accidentellement. Tantôt il s'agit de blessures par des instruments septiques, tantôt de plaies préexistantes mises au contact avec des produits lépreux.

Souvent on a accusé la *vaccination* d'avoir propagé la lèpre : on l'a soutenu pour les îles Sandwich, où la grande poussée épidémique aurait suivi la diffusion de la vaccine. Quelque opinion qu'on se fasse sur de pareils faits, ils contre-indiquent formellement la vaccination de bras à bras, dans les contrées où un individu, sain en apparence, peut toujours être en incubation de lèpre. Gairdner (de Glasgow) a rapporté l'histoire d'un enfant qui aurait contracté la lèpre, pour avoir été vacciné avec de la lymphe prise sur un autre enfant, contaminé lui-même peut-être de la même façon.

e. La *voie génitale* a été souvent incriminée, elle aussi. Un grand nombre de malades, d'Européens revenant de pays à lèpre, attribuent leur mal à un coït infectant. Pendant l'acte génital, des boules bacillaires entraînées par le sperme peuvent se déposer dans le vagin, et d'autre part la muqueuse vaginale, même saine, éliminerait chez les lépreuses des bacilles qui pourraient se greffer sur le gland ou dans l'urètre de l'homme (1). Au Yun-nan, sur un mendiant chinois,

---

(1) Il ne faut enregistrer ces constatations qu'avec la plus expresse réserve. Car tout bacille acido-résistant observé sur un lépreux n'est pas nécessairement un bacille de Hansen.

j'ai constaté une urétrite lépreuse. Une goutte de pus obtenue par expression du méat fourmillait de bacilles de Hansen.

A cette question, se rattache celle de la *lèpre conjugale*. Assez d'exemples en sont connus aujourd'hui pour qu'on ne puisse plus, de sa non-existence, tirer un argument contre la contagion. Ils n'en sont pas moins d'une fréquence beaucoup moindre qu'on ne le croirait *a priori*, encore que cette fréquence augmente avec l'ancienneté des unions.

VI. *LES VOIES D'ÉMISSION DU BACILLE*. — Le pouvoir nocif n'est ni égal d'un malade à l'autre, ni constant chez un même malade. Il n'y a aucune comparaison à établir, à ce point de vue, entre un neuro-lépreux qui présente, pour toutes lésions, des amyotrophies, et un léonin affecté d'un coryza intense et d'ulcérations suppurantes. Nous avons donc à rechercher par quelles voies les bacilles sont projetés hors de l'économie.

Il suffit de parcourir la liste des localisations lépreuses pour avoir la notion des voies multiples par où les germes pathogènes s'échappent de l'organisme.

Les *tubercules ulcérés* viennent en première ligne. La sécrétion des ulcères cutanés contient parfois, suivant l'expression de Babès, une véritable émulsion de bacilles. En revanche, les ulcères trophoneurotiques sont, en règle, dépourvus de bacilles spécifiques.

Chez les lépreux, le bacille de Hansen peut exister dans les *sécrétions pathologiques d'origine non lépreuse*, la sérosité d'un vésicatoire par exemple. Il peut exister aussi dans la lymphe vaccinale. Si la Commission indienne, sur 500 examens pratiqués chez des neuro-lépreux, n'a jamais constaté l'agent spécifique dans les pustules de vaccine, Arning, par contre, l'y aurait toujours décelé chez les tubéreux. Enfin les bacilles peuvent recouvrir la couche cornée de l'épiderme intact, à la surface duquel ils sont probablement amenés par les follicules pileux et les glandes sudoripares.

La *muqueuse nasale* est une voie de dissémination très importante, en raison de la fréquence et de la précocité des lésions. *Le sang des épistaxis initiales, comme le muco-pus du coryza chronique, contient un nombre colossal de bacilles.*

J'ai eu, plusieurs fois, l'occasion de pratiquer l'examen d'un léprome nasal, excisé au moment d'une poussée. Le derme était remplacé par un tissu lépreux contenant une telle quantité de bacilles que la préparation colorée au Ziehl gardait une nuance rose vif après l'action des acides. Les amas bacillaires formaient à certains éléments une coque complète. Au point où le foyer affleurait l'épiderme, celui-ci était infiltré de petits paquets bacillaires. Quelques-uns de ceux-ci étaient inclus dans les cellules malpighiennes. D'autres étaient enrobés dans les traînées de mucus qui tapissaient la surface

libre de l'épithélium. La rhinite lépreuse est donc une des causes
les plus efficaces de contamination, et celle-ci s'effectue d'autant
plus aisément que les malades ne portent souvent à cette époque
aucun signe extérieur de la lèpre et ne sont pas réputés dangereux
par leur entourage (1).

Kitasato a recherché le bacille de Hansen dans la muqueuse
nasale de 68 personnes saines, issues de familles lépreuses, et vivant
en milieu lépreux à Kusatu et à Yamanashi (Japon).

Dans 3 cas, dont il donne le détail, il a obtenu un résultat positif.
Les bacilles étaient en très grand nombre, en amas, parfois situés
dans les cellules épithéliales. Ils étaient acidophiles, ne pouvaient
être cultivés et inoculés aux animaux.

Bref, ils ne pouvaient être distingués des bacilles de la lèpre.

Ces cas, ajoute Kitasato, soulevèrent diverses hypothèses :

1° On peut supposer que les bacilles ont pénétré accidentellement
dans les fosses nasales de ces personnes en relation intime avec des
lépreux ;

2° Ou bien qu'il s'agit du stade initial de la lèpre ;

3° Ou encore que des sujets sains portant des bacilles de la lèpre,
comme d'autres portent des bacilles de la fièvre typhoïde ou de la
diphtérie, sans être eux-mêmes atteints de ces maladies.

Pour ma part, j'incline vers la seconde hypothèse. La preuve que
ces faits sont des exemples de *lèpre incipiens*, en d'autres termes que
la contamination est déjà faite, c'est que les bacilles ont déjà forcé
la barrière épithéliale de la pituitaire.

Ces recherches devront être poursuivies, car, si elles se vérifient,
il peut en découler des mesures de la plus haute portée pratique.

Kitasato cite le cas suivant : un grand-père succombe à la lèpre ;
son fils et sa femme restent indemnes ; le petit-fils, né après la mort
du grand-père, devient lépreux. Kitasato suppose que les parents
étaient porteurs de bacilles (2).

Les tubercules ulcérés de la *muqueuse bucco-pharyngée* contaminent
souvent la salive. Les expériences si démonstratives instituées par
Schæffer méritent une mention spéciale. Cet auteur établit que, par
la toux, l'éternuement et en particulier par le simple parler, les
bacilles sont projetés par milliers à une distance du lépreux qui peut
excéder 1ᵐ,5. D'après les évaluations de Schæffer, les gouttelettes de
mucus projetées par un lépreux, pendant une conversation de
dix minutes, peuvent contenir le nombre énorme de 40 000 et même
de 185 000 bacilles. Ces constatations l'amènent à conclure que le

_____

(1) Les recherches de Sticker confirment les miennes. Sur 153 lépreux dont il
a fait l'examen bactériologique des fosses nasales aux Indes et en Égypte, il a
pu constater le bacille dans 128 cas. Auché a trouvé le bacille dans le mucus
nasal de 48 malades néo-calédoniens sur 64, tous examinés à plusieurs reprises.

(2) Kitasato, La lèpre au Japon (*IIᵉ Conf. internat. de la Lèpre*, Bergen,
août 1909, Bd. II, p. 144).

nez et la gorge sont les voies par lesquelles le bacille abandonne de préférence l'organisme (1).

Les crachats d'origine *bronchiques* ou *pulmonaires* renferment rarement des bacilles et seulement à une période avancée (2).

Les *sécrétions conjonctivales* contiennent parfois des bacilles, moins fréquemment toutefois que ne le croit Babès. Avec Morax, j'ai examiné à plusieurs reprises la sécrétion conjonctivale de six lépreux atteints de lésions oculaires; une seule fois, nous avons constaté de très rares bacilles. Auché n'a obtenu que deux résultats positifs sur vingt-cinq examens, et dans ces deux cas il y avait des lésions ulcéreuses prononcées.

Le *lait*, les sécrétions du *vagin* et de l'*urètre* peuvent aussi entraîner le bacille de Hansen au dehors. Non seulement des boules bacillaires cheminent dans les canaux spermatiques, mais aussi dans le canal déférent. Le méat, encastré d'un gros tubercule semblable à un chancre, peut contenir une grosse goutte de pus bacillifère.

Le terme de « lèpre ouverte » ne doit pas s'appliquer seulement aux cas où le malade est couvert de tubercules suppurants. Alors même qu'il ne présente aucune ulcération, il peut par la toux, par la parole, par ses sécrétions nasales et autres, par sa desquamation cutanée, répandre autour de lui des germes dangereux. Les bacilles projetés au dehors sont, selon toute vraisemblance, de virulence très variable. Au dire de quelques histologistes, la plupart ne seraient que des cadavres de microbes.

VII. *LA LÈPRE EST-ELLE HÉRÉDITAIRE ?* — Si la notion de contagion est assise sur des bases solides, la notion d'hérédité perd constamment du terrain depuis qu'on la soumet à une rigoureuse analyse. Elle ne saurait expliquer l'extension rapide de certaines épidémies. D'ailleurs, en dépit de tout ce qui a été dit et écrit sur les capacités prolifiques des ladres, leur faculté de procréation diminue en réalité très rapidement, à tel point que, si la lèpre ne se transmettait que par l'hérédité directe, elle serait en voie d'extinction dès la seconde génération. D'après Alvarès, les lépreux des îles Hawaï n'ont en général pas d'enfants. Zambaco lui-même, partisan si convaincu de l'hérédité, reconnaît qu'il y a peu de naissances dans les familles lépreuses, et que l'avortement, la mort des nouveau-nés y sont fréquents.

C'est en publiant leurs célèbres arbres généalogiques des lépreux que Danielssen et Bœck avaient cru établir définitivement l'hérédité

---

(1) Auché a examiné 27 fois les mucosités de la gorge; il n'a obtenu que 7 résultats positifs. Elles sont donc moins bacillifères que les sécrétions nasales, et d'ailleurs les bacilles reconnus peuvent provenir des arrière-narines.

(2) Dans les crachats, sur 24 recherches, Auché a obtenu 5 résultats positifs. La présence de *globi* permettait d'affirmer qu'il ne s'agissait pas du bacille de Koch. Mais, là encore, beaucoup de mucosités n'étaient que des sécrétions nasales rejetées par la bouche.

de la lèpre. En réalité, comme plus tard Zambaco, ils étaient enclins à voir dans toute *maladie familiale* une maladie héréditaire. Trouvaient-ils dans les ascendants, collatéraux ou descendants du malade, un individu atteint de lèpre, ils considéraient aussitôt l'origine héréditaire comme établie. Mais tous ces cas rapportés à l'hérédité ne peuvent-ils pas être imputés à la contagion familiale. Nulle part mieux que dans la vie en commun ne sont réunies les conditions qui réalisent la contagion.

Pourquoi, dès lors, invoquer l'hérédité ? L'étude minutieuse des lèpres familiales rend d'ailleurs celle-ci peu probable. Dans le milieu domestique, l'apparition de la lèpre n'est pas régie par la parenté : les membres de la famille qui vivent au loin restent indemnes; par contre, les amis intimes, les serviteurs ne sont pas épargnés. *Les enfants de lépreux, soustraits dès leur naissance au foyer infectieux, restent indemnes.*

D'après la statistique de Kitasato, la contamination familiale a lieu dans les proportions suivantes :

Parmi les serviteurs, 2,7 p. 100 ; entre époux, 3,8 p. 100 ; entre frères et sœurs, 4,2 p. 100 ; entre parents et enfants, 7,03 p. 100.

La lèpre exerce de grands ravages dans la descendance des lépreux. Kitasato établit qu'au Japon plus de la moitié des enfants issus de lépreux sont atteints de cette maladie (57,1 p. 100). Il est digne de remarquer que, sur 12 enfants dont les deux parents sont lépreux, 10 sont lépreux.

Le nombre moyen des enfants, si l'un des parents est lépreux, est en moyenne de 2,5 ; il est de 1,7 seulement si les deux sont malades de la lèpre. Quand c'est la mère qui est lépreuse, les enfants sont contaminés dans la proportion de 9,3 p. 100 ; quand c'est le père, dans la proportion de 4,6 p. 100 ; quand les deux parents sont lépreux, dans la proportion de 33,3 p. 100 (1).

L'*âge* de première apparition de la lèpre est peu en faveur d'une origine héréditaire. Loin d'être la règle, la *lèpre infantile* est l'exception : les enfants de lépreux ne naissent pas lépreux : ils ne le deviennent qu'après un certain temps, pendant lequel la contagion a pu s'exercer. Au-dessous de trois à cinq ans, la lèpre est extrêmement rare ; elle ne devient commune que vers la dixième année.

La plupart des cas de *lèpre des nouveau-nés* ont été observés sur des enfants âgés de plusieurs mois. Tel celui d'Azavedo Lima concernant un enfant atteint à quatorze mois, dont la mère était devenue lépreuse pendant la grossesse ; tel aussi celui de Babès et Kalindero, ayant trait à un enfant de lépreux qui présenta, à six mois, des nodules dont la nature fut vérifiée microscopiquement. Ces faits montrent que la lèpre peut débuter fort tôt ; mais ils ne prouvent

(1) Kitasato, Die Lepra in Japan (*II° Conf. internat. de la lèpre*, Bergen, août 1909, Bd. II, p. 144).

nullement qu'elle est héréditaire. C'est surtout Zambaco qui a réuni un grand nombre d'observations de lèpre précoce. Il s'agit d'enfants issus de lépreux, malingres, d'aspect vieillot, atteints de dystrophies et de cachexies infantiles ne différant en rien de celles qu'on observe chez les descendants de tuberculeux ou de syphilitiques. Ou bien il s'agit d'enfants venus au monde avec des taches ; mais ces taches, pourquoi les imputer à la lèpre plutôt qu'à la syphilis ; sont-elles anesthésiques ? renferment-elles des bacilles ? On a négligé ces recherches, qui seules pourraient authentiquer leur origine lépreuse. J'ajoute qu'un examen personnel ne m'a révélé aucune lésion microscopique dans le placenta et le cordon d'une femme atteinte de lèpre en période d'activité (1).

En résumé, l'*hérédité de graine*, de même que pour la tuberculose, peut être tenue pour négligeable. Tout ce qu'on peut accorder aux partisans de la théorie héréditaire, c'est une *hérédité de prédisposition*. Il existe certainement des familles dont les membres possèdent une grande réceptivité pour la lèpre. La contagion est le fait primordial ; le terrain héréditaire se borne à la favoriser.

VIII. *PROPHYLAXIE INDIVIDUELLE.* — La lèpre se transmet d'homme à homme par contagion ; l'hérédité, si elle existe, est exceptionnelle. C'est donc la contagion qu'il faut s'efforcer de prévenir.

La prophylaxie *individuelle* consiste à tarir les différentes sources d'émission bacillaire que présente le lépreux. Les ulcérations de la peau et des muqueuses seront soigneusement pansées ; les ustensiles de toilette et de table du malade seront stérilisés périodiquement ; les vêtements et pièces de pansement désinfectés ou détruits par le feu. Les personnes qui vivent dans l'entourage du lépreux devront occlure sur-le-champ les moindres érosions cutanées qui pourraient servir de porte d'entrée au bacille.

La prudence la plus élémentaire commande d'interdire la vaccination de bras à bras dans les pays à lèpre.

L'enfant né de parents lépreux doit-il être confié à une nourrice, allaité par sa mère, ou soumis à l'allaitement artificiel ? En principe, cet enfant doit être présumé indemne de lèpre à sa naissance ; cependant, comme il est impossible d'affirmer qu'il n'est pas déjà contaminé, *il ne doit pas être confié à une nourrice.*

Une femme lépreuse qui habite un pays à lèpre doit-elle ou peut-

----

(1) Parmi les cas rapportés par Zambaco, le plus intéressant est le suivant : un enfant né d'un lépreux et d'une femme non lépreuse présentait, dès sa naissance, quelques taches et trois petites papules de la face. Après quelques jours apparut, au milieu de phénomènes fébriles, une éruption de macules étendues à contours géographiques ; elles étaient anesthésiques, et des lépromes se développèrent. Non seulement Zambaco, mais les médecins de la léproserie de Chio, où mourut l'enfant, et même les médecins de l'hôpital Saint-Louis (sur la vue de dessins) jugèrent qu'il s'agissait bien de la lèpre. Par malheur, l'examen bactériologique ne fut pas pratiqué.

elle allaiter son enfant ? Je pense que celui-ci doit être séparé de sa mère dès sa naissance et, si possible, élevé au biberon dans une contrée où la lèpre est inconnue.

Si l'enfant est né dans une région où la lèpre n'a aucune tendance extensive, faut-il conseiller l'allaitement maternel ou l'allaitement artificiel ? Si la mère est atteinte d'une *lèpre tégumentaire à foyers ouverts*, tels que des tubercules ulcérés ou de la rhinite lépreuse, je pense qu'on ne peut autoriser l'allaitement par la mère. Mais, si la lèpre maternelle est du type tropho-neurotique, s'il n'y a pas de mammite lépreuse et que le lait ne contienne pas de bacilles, je pense qu'on peut consentir à l'allaitement par la mère, sous la réserve d'une surveillance attentive et de la suppression immédiate de l'allaitement, s'il se produisait des accidents de caractère virulent. La lèpre, dans les pays où elle n'est pas endémique, est extrêmement peu contagieuse, et les risques de contamination pour l'enfant sont donc fort problématiques.

Un enfant sain ne doit être confié à une nourrice ou à une servante indigène qu'après s'être assuré que celle-ci ne présente aucun signe suspect.

J'ai signalé plus haut le cas d'une famille où la maladie fut évidemment introduite par une négresse, qui éleva l'aîné des enfants et mourut plus tard de la lèpre.

Un individu né de parents lépreux, ou plus généralement issu de souche lépreuse, présente-t-il une aptitude spéciale à contracter la lèpre ? A cette question qui est parfois posée au médecin, en vue d'une union projetée, il faut répondre, selon moi, qu'un descendant de lépreux possède une prédisposition qui est surtout marquée s'il réside dans un pays où la lèpre est endémique.

ÉTIOLOGIE ET PROPHYLAXIE SOCIALES

I. *EXTENSION GÉOGRAPHIQUE DE LA LÈPRE A L'ÉPOQUE CONTEMPORAINE.* — De multiples obstacles s'opposent au dénombrement des lépreux et, par suite, à l'établissement de statistiques indiquant d'une manière précise le siège, l'étendue et l'importance des foyers d'endémie lépreuse.

Les victimes de cette inexorable maladie savent fort bien que le recensement n'est qu'une opération préliminaire aux mesures de rigueur. Or, si quelques indigents acceptent avec résignation l'isolement obligatoire, la plupart des lépreux préfèrent la liberté, même au prix des humiliations et de la misère. Ils fuient donc devant l'enquête et parviennent souvent à déjouer la vigilance des autorités, grâce à la complicité de leurs amis et de leurs proches.

S'ils réussissent à se dérober aux recherches, c'est que la lèpre élit domicile dans les régions populeuses, dans les gros centres urbains, où il est malaisé de suivre leur trace ; c'est aussi que la lèpre prédomine dans les contrées du globe où la civilisation occidentale ne s'est pas encore infiltrée, où la population indigène est mouvante et l'identité des personnes souvent incertaine en l'absence d'actes de l'état civil.

Il y a plus encore. En maintes régions, les coutumes sont hostiles à toute immixtion de l'étranger dans le milieu familial, fût-ce au nom de l'hygiène. En pays musulmans, en Égypte par exemple, sur 100 sujets atteints de lèpre, le nombre des femmes déclarées lépreuses n'excède pas 20. Dans l'Inde anglaise, où la femme de haute caste vit dans un sorte de réclusion perpétuelle, l'agent du cens se borne souvent à transcrire les chiffres qui lui sont fournis. Il serait mal venu à vouloir les contrôler. Aussi le nombre des malades du sexe féminin portés sur les tables statistiques est-il notoirement inférieur à la réalité.

Pour inexactes que soient la plupart des statistiques, elles n'en permettent pas moins d'évaluer avec une approximation suffisante l'ampleur des foyers de lèpre.

En général, ce sont les chiffres forts qui doivent être pris en considération. Car on n'inscrit guère, au nombre des lépreux, que les indigents. Encore faut-il, pour cela, dans les pays où la lèpre est très répandue, qu'ils exhibent des lésions ulcéreuses ; quant aux autres, ceux qui ne sont pas réduits à la mendicité, ceux qui sont atteints de formes légères, frustes ou tropho-neurotiques, ils échappent presque tous aux investigations ou ne sont pas inquiétés quand ils sont reconnus.

Les chiffres suivants, que j'ai puisés aux meilleures sources (1), donnent une idée assez nette de la répartition de la lèpre dans les diverses parties du monde. Il m'a paru intéressant de mettre en regard de ces chiffres bruts les nombres qui indiquent la densité de la lèpre par rapport à la population et à la superficie évaluée en kilomètres :

(1) La plupart de ces chiffres sont tirés des *Mitteilungen und Verhandlungen der internationalen Wissenschaftlichen Lepra-Conferenz*, Berlin, oct. 1897, du Ve *Congrès international de dermatologie*, Berlin, sept. 1904, t. Ier, et de la IIe *Conf. internat. de la lèpre*, Bergen, août 1909.

Europe.

NATIONALITÉS.	POPULATION.	SUPERFICIE.	NOMBRE des lépreux.	DATE du recensement ou de l'évaluation.	PROPORTION des lépreux par rapport à la population.	PROPORTION des lépreux par rapport à la superficie, évaluée en kilomètres.
	Habitants.	Kilom. carrés.				
Norvège	2 240 000	323 429	525	1902	$\frac{1}{4\,266}$	$\frac{1}{619}$
Islande	70 927	104 785	133	1901	$\frac{1}{533}$	$\frac{1}{787}$
Russie	105 400 000	5 515 000	864 (1)	1901-1903	$\frac{1}{122\,000}$	$\frac{1}{6\,383}$
Roumanie	6 250 000	131 020	276	1904	$\frac{1}{22\,645}$	$\frac{1}{474}$
Ville de Constantinople	900 000		600	1897	$\frac{1}{1\,500}$	
Bosnie-Herzégovine	1 568 000	51 110	133	1897	$\frac{1}{11\,789}$	$\frac{1}{384}$
Grèce	2 433 800	64 679	110	1897	$\frac{1}{22\,000}$	$\frac{1}{588}$
Crète	300 000	8 618	600	1902	$\frac{1}{500}$	$\frac{1}{17}$
Italie	32 500 000	286 648	120	1904	$\frac{1}{270\,000}$	$\frac{1}{2\,388}$
Espagne	18 089 500	504 903	Plusieurs centaines.		$\frac{1}{?}$	$\frac{1}{?}$
Portugal	5 021 657	88 954	600	1900	$\frac{1}{8\,369}$	$\frac{1}{148}$

(1) Renseignements fort incomplets. — En 1897, Petersen estimait le nombre des lépreux à 1 200; Grebenschtschikow, en 1899, à 1 660.

Asie.

NATIONALITÉS.	POPULATION.	SUPERFICIE.	NOMBRE des lépreux.	DATE du recensement ou de l'évaluation.	PROPORTION des lépreux par rapport à la population.	PROPORTION des lépreux par rapport à la superficie évaluée en kilomètres.
	Habitants.	Kilom. carrés.				
Inde anglaise.............	290 575 000	5 068 340	97 340 (1)	1901	$\frac{1}{3\,000}$	$\frac{1}{52}$
Ceylan................	3 685 267	65 695	560	1902	$\frac{1}{6\,580}$	$\frac{1}{117}$
Indo-Chine française.......	18 000 000	600 000	15 000	1899	$\frac{1}{1\,200}$	$\frac{1}{45}$
Philippines........	7 000 000	300 220	3 288	1902	$\frac{1}{2\,000}$	$\frac{1}{91}$
Japon......	46 541 976	417 396	40 000	1905	$\frac{1}{1\,163}$	$\frac{1}{10}$
Indes néerlandaises........	33 560 000	1 915 464	40 915	1904	$\frac{1}{3\,000}$	$\frac{1}{175}$

(1) Ce chiffre est certainement trop faible. — Les instructions officielles recommandant de n'inscrire que les formes ulcéreuses, tous les cas de lèpre blanche furent écartés. Un grand nombre de femmes, même de basse caste, prirent la fuite à l'approche de l'agent de recensement, de sorte que 24 937 seulement furent enregistrées. La plupart des enfants furent dissimulés. — Le recensement de 1891 accusait : 126 244 lépreux dans l'Inde.

Amérique.

NATIONALITÉS.	POPULATION. Habitants.	SUPERFICIE. Kilom. carrés.	NOMBRE des lépreux.	DATE du recensement ou de l'évaluation.	PROPORTION des lépreux par rapport à la population.	PROPORTION des lépreux par rapport à la superficie évaluée en kilomètres.
États-Unis	76 000 000	7 836 000	278	1902	$\frac{1}{273\,000}$	$\frac{1}{28\,187}$
République de Colombie	4 500 000	1 024 000	4 301	1903–1906	$\frac{1}{1\,000}$	$\frac{1}{237}$
Guyane hollandaise	70 000	129 000	2 000	1904	$\frac{1}{35}$	$\frac{1}{64}$
Cuba	1 700 000	118 833	1 500		$\frac{1}{1\,133}$	$\frac{1}{78}$
Brésil	16 000 000	8 000 000	3 000		$\frac{1}{5\,333}$	$\frac{1}{2\,666}$

Afrique.

NATIONALITÉS.	POPULATION.	SUPERFICIE.	NOMBRE des lépreux.	DATE du recensement ou de l'évaluation.	PROPORTION des lépreux par rapport à la population.	PROPORTION des lépreux par rapport à la superficie évaluée en kilomètres.
Égypte	10 000 000	1 021 354	3 000	1890	$\frac{1}{3\,333}$	$\frac{1}{340}$
Madagascar	1 600 000	592 000	8 500	1904	$\frac{1}{180}$	$\frac{1}{69}$
Colonies anglaises sud-africaines	3 000 000	1 000 000	2 177		$\frac{1}{1\,500}$	$\frac{1}{459}$

La lèpre exerce de grands ravages dans des contrées pour lesquelles il ne nous est pas possible de donner les chiffres approxima-
tifs. En Abyssinie et en Chine, notamment dans les provinces méri-
dionales et sur le cours inférieur du Yang-Tse, le nombre des lépreux
est considérable. Dans les îles du Pacifique, le fléau a pris des proportions effrayantes. Cette maladie est, avec la tuberculose, la
syphilis, la variole et l'alcoolisme, une des causes d'extermination
de la belle race maorie.

A l'époque contemporaine, deux grandes épidémies insulaires ont
étonné le monde par leur brutale soudaineté : celle des îles Hawaï
ou Sandwich, qui s'éternise en dépit des mesures prophylactiques
les plus énergiques (1); celle qui décime les Canaques de la Nouvelle-
Calédonie et qui a déjà fait de nombreuses victimes parmi les
blancs.

Depuis la rédaction de cet article, la IIe Conférence internationale de la lèpre s'est réunie à Bergen (16-19 août 1909). Il est
intéressant de comparer les statistiques apportées à cette conférence
avec celles qui furent publiées douze ans auparavant.

La Norvège, en 1907, ne comptait plus que 438 lépreux, dont 204
dans les districts et 234 isolés.

En Suède, le nombre des lépreux à la fin de 1907 était de 89, dont
49 isolés et 40 soignés à domicile.

En Islande, la lèpre paraît en baisse. En 1896 : 181 lépreux ; en
1906 : 114.

La loi d'isolement fut promulguée le 4 février 1908, à la suite des
voyages de reconnaissances d'Ehlers en 1894 et 1895.

En Finlande, d'après Saltzmann, directeur du service sanitaire,
au 1er juillet 1897, il y avait dans cette contrée 67 lépreux dont
42 hommes et 25 femmes sur une population de 2 555 462 habitants,
soit 2,6 lépreux pour 200 000.

D'apès L.-W. Fagerlund, au 1er juillet 1904, il y avait en Finlande
95 lépreux, dont 57 hommes et 38 femmes, soit 3,37 lépreux
pour 100 000.

Grebenschtschikow et v. Petersen ont donné en 1899 la statistique
suivante de 1 669 cas de lèpre en Russie :

Gouvernement de Livonie		520
—	Courlande	186
—	Astrachan	108
—	Cosaques du Don	102
—	Esthonie	53
—	Pétersbourg	42
—	Crimée	52
—	Cherson	20
—	Bessarabie	16

(1) En 1900, il y avait environ 1 600 lépreux internés à la léproserie de
Molokaï.

Gouvernement de Charkow	....	10
—	Pjeskow	10
—	Kowno	5
—	Witebsk	3
—	Smolensk	8
—	Koursk	5
—	Kouban	122
—	Terek	66
—	Ouralsk	44

Ces chiffres sont bien au-dessous de la vérité. Ainsi Dehio, en 1909, comptait en Livonie 823 lépreux au lieu de 520 ; Hoschkewitsch connaissait 46 lépreux dans le gouvernement de Cherson au lieu de 20, etc.

En Roumanie, Pétrini (de Galatz), et Kalindéro évaluaient, en 1897, le nombre des lépreux à 208 ; — à la fin de 1908, Babès donne le chiffre de 338 lépreux.

En Serbie, Lazarewitsch ne signalait que 3 lépreux en 1898.

En Bulgarie, d'après Béron (1908), il n'y aurait que 9 lépreux.

Au Monténégro, en 1897, il y avait, au dire de Millanitsch, une centaine de lépreux.

En Bosnie-Herzégovine, une statistique de 1909 accuse le chiffre de 317 lépreux, dont 602 hommes et 57 femmes sur une population de 1 700 000 habitants, soit 18,6 p. 100 000.

En Turquie, on ne possède aucune donnée certaine sur le nombre des lépreux. En 1897, v. Düring estimait le chiffre des lépreux circulant dans Constantinople à 500 ou 600.

Ehlers et Canheim, en 1900, ont reconnu en Crète l'existence de 378 lépreux, dont 210 hommes et 168 femmes. Ils évaluent le nombre des lépreux vivant dans l'île à 600.

Mitaftsis, en 1897, constatait l'existence de 116 lépreux en Grèce, sans compter la Thessalie, alors envahie par les Turcs. Or la lèpre paraît fréquente dans cette région, puisque Ehlers, en 1897, a découvert 15 lépreux, rien que dans la presqu'île du Pélion.

Une statistique de l'année 1878 accuse la présence de 521 lépreux en Espagne. D'après l'estimation de J. Franscisco Tello (1909), il y en aurait plus d'un millier.

En Portugal, il n'y a pas de statistique officielle. Falcao a prouvé, en 1904, que cet État est avec l'Espagne et la Turquie un des pays les plus atteints de l'Europe.

Le nombre des lépreux officiellement reconnus en Italie était, en 1898, de 167.

En Sicile, d'après Mantegazza, il y avait, en 1904, 77 lépreux.

En Sardaigne, le même auteur compte 59 lépreux en 1904 ; P. Colombi et A. Serra (de Cagliari), 50 en 1907.

En France, la lèpre autochtone est presque éteinte. Cependant on observe des vestiges de la lèpre du moyen âge, sous forme de cas sporadiques, notamment en Bretagne, en Normandie, dans les régions du Sud-Ouest et du Centre. Le foyer le plus cohérent est celui qui s'étend le long de la Riviera. Ehlers et Boinet (1901) estime à une soixantaine le nombre des lépreux des départements du Var et des Alpes-Maritimes.

A Paris, circulent 160 à 200 lépreux. A l'hôpital Saint-Louis, il y en a toujours une douzaine environ. En moins de dix ans, j'ai pu y étudier près de 80 cas provenant tous de pays notoirement lépreux. Dans nos grands centres maritimes, comme dans la capitale, les cas de provenance exotique ne sont pas rares. En moins de vingt ans, d'après Pitres, il en a été observé 30 cas à Bordeaux. Perrin, à Marseille, en une quinzaine d'années, a pu suivre 39 cas de lèpre.

En 1906, Jadassohn et Bayard ont décrit un petit foyer de 6 lépreux situé en Suisse, dans le village de Guttet (Valais).

En Angleterre, il y a environ une centaine de cas d'importation.

En janvier 1908, la statistique de l'Empire d'Allemagne accusait 28 lépreux, dont 21 en Prusse et 7 à Hambourg. Il y avait à cette date, à la léproserie de Memel, 15 lépreux.

En Autriche-Hongrie, il subsiste quelques petits foyers de lèpre autochtone.

En Égypte, les lépreux sont libres de toute contrainte, et il n'est pas possible d'en évaluer le nombre.

A Madagascar, 8 480 lépreux étaient officiellement reconnus, en 1904 ; 3 299 étaient internés.

Dans l'Inde Anglaise, le recensement de 1891 signalait 114 239 lépreux, soit 1 p. 2 000 ; le recensement de 1900 : 97 340 lépreux sur 320 000 000 d'habitants, soit 1 sur 3 000.

A Ceylan, en 1903, il y avait 589 cas de lèpre reconnus sur une population de 3 740 562 habitants.

L'endémie lépreuse sévit dans toutes les parties de l'Union Indo-Chinoise. D'après l'enquête que j'ai faite en 1899, j'estime que le nombre des lépreux disséminés dans cette colonie est de 12 000 à 15 000.

Dans la Presqu'île de Malacca, la lèpre est très répandue. A la léproserie de Poulo-Jerajak, en 1906, il y avait 496 Chinois lépreux, et à l'asile de Pangkor-Laut, en 1905, 27 Malais lépreux.

Aux Philippines, la statistique officielle mentionne 2 330 lépreux sur une population de 6 000 000 d'habitants.

Au Japon, d'après une statistique de 1906, il y aurait 23 815 lépreux, soit 5 p. 10 000.

En Nouvelle-Calédonie, le fléau continue de s'accroître avec une rapidité inquiétante. Primet évalue à une trentaine le nombre des lépreux qu'on découvre chaque année dans la population blanche. La lèpre a causé 19 décès parmi les forçats en 1904.

Dans l'Archipel Hawaïen, en 1909, on connaissait 764 cas sur une population indigène de 37 000 habitants (recensement de 1900).

En 1909, aux États-Unis, le chiffre officiel des lépreux était de 146.

D'après Mathias Duque (de La Havane), il y avait environ 1 500 lépreux à Cuba en 1909.

C. Solano affirme qu'on a considérablement exagéré le nombre des lépreux existant en Colombie. La statistique officielle de 1909 ne mentionne que 4 350 lépreux sur 5 000 000 d'habitants, soit 0,80 p. 1 000. Le recensement de 1905-1906 accusait 4 304 lépreux pour 4 500 000 habitants, soit 0,956 p. 1 000.

Au Brésil, le dernier recensement a donné le chiffre de 5 000 lépreux, lequel, d'après Lutz, serait trop faible de moitié (1897). D'autre part, Octavio de Freitas (1907) soutient que la lèpre au Brésil est actuellement en pleine décroissance.

Dans la République Argentine, Sommer a fourni le chiffre de 730 lépreux sur 5 410 028 habitants, soit 0,13 lépreux pour 1 000 habitants.

II. LES COURANTS D'ÉMIGRATION ET L'EXPANSION DE LA LÈPRE.

— Maladie exclusivement humaine, sans attache avec le sol, la lèpre suit l'homme dans toutes ses migrations, sous toutes les latitudes, bien différente, par ses allures et sa mobilité, du paludisme, maladie tellurique, qui diffuse rarement au delà de ses foyers d'origine. Les limites du domaine géographique de la lèpre ne peuvent donc pas être fixées d'une manière immuable.

L'histoire nous apprend que l'évolution de cette maladie à travers les âges a présenté de nombreuses alternatives de régression et d'expansion, et ce que nous observons de nos jours prouve aussi que la carte de la lèpre, pour être exacte, doit subir des remaniements incessants.

Marchant dans l'ombre de l'homme, la lèpre se déplace avec lui. Ses arrêts, ses retours offensifs sont commandés par les grands faits politiques et économiques qui déplacent les centres de l'activité humaine.

A l'origine des temps modernes, les trois principaux foyers d'endémie lépreuse étaient la côte occidentale de l'Afrique, l'Inde et la Chine méridionale.

Importée ou non en Amérique par les Conquistadores, — ce point d'histoire n'est pas élucidé, — la lèpre fut alimentée par les énormes cargaisons de noirs que les négriers déversèrent, durant des siècles, dans les plantations du Nouveau Monde. Il n'est pas douteux que les nègres de la côte occidentale de l'Afrique, très sujets à la lèpre dans leur pays d'origine, ont importé ou tout au moins provoqué une recrudescence de ce fléau dans toute l'Amérique latine.

La côte orientale de la Chine, depuis Shanghaï jusqu'à Canton, est à la fois l'une des contrées les plus peuplées du globe et l'un des foyers les plus actifs d'endémie lépreuse. Des courants continus d'émigration, conséquence obligée du surpeuplement et de son corollaire la misère ont rayonné à diverses époques de cet immense réservoir d'hommes sur tout l'Extrême-Orient, le Pacifique, l'Océanie, l'Amérique.

De temps immémorial, les Chinois se sont infiltrés dans la presqu'île Indo-Chinoise. Leur nombre s'accroît de jour en jour. Ils forment des groupes compacts au cœur ou au voisinage des grandes villes. Cholon, situé aux portes de Saïgon, est une cité en majeure partie chinoise. Dans cette agglomération, comme dans toutes celles où l'élément chinois prédomine, la lèpre fait de nombreuses victimes.

En Birmanie, les Chinois, qui ont pour concurrents les immigrants hindous, ont envahi les gros centres tels que Mandalay et Rangoun.

Mais c'est assurément dans les établissements du Détroit (Straits Settlements) que la densité chinoise atteint son maximum. La ville de Singapour, quoique aux mains des Anglais, est une véritable colonie chinoise (122 000 Chinois sur 150 000 habitants). A Poulo Pinang et dans les plantations de Wellesley, la plupart des coolies sont de race chinoise. Or la lèpre est si répandue parmi ces immigrants, en dépit des lois rigoureuses qui s'opposent à l'introduction des lépreux étrangers dans la colonie, que le Gouvernement anglais a créé, dans l'îlot de Jerajak, une léproserie spécialement affectée aux Chinois. Elle contenait 270 internés lors de mon passage.

Depuis des siècles, un important courant d'émigration s'est établi de la côte chinoise vers les Philippines et l'archipel Indo-Malais, où de nombreux coolies chinois travaillent dans les plantations et dans les mines de Java, de Sumatra et de Bornéo.

Or, de l'avis des observateurs autorisés, l'établissement de tout nouveau centre chinois est suivi, à brève échéance, de l'apparition ou de la recrudescence de la lèpre dans la région.

La découverte des mines d'or en Australie date de 1851. Aussitôt les Chinois affluent dans les placers. Dix ans plus tard, on en compte 42 000 dans la colonie de Victoria et 12 000 dans la Nouvelle-Galle du Sud. L'arrivée des jaunes et des Canaques originaires du Pacifique ensemence quelques petits foyers sur le continent australien.

La lèpre avait été introduite à diverses reprises dans l'Amérique du Nord, longtemps avant la venue des jaunes, d'abord par les Espagnols dès le début de la conquête, puis par les esclaves noirs, plus tard par les Français établis au Canada et à la Louisiane, enfin par les Norvégiens. Mais, à l'époque contemporaine, ce sont encore les Chinois qui ont joué, ici comme ailleurs, le principal rôle dans la propagation de la lèpre. Cette maladie était probablement inconnue à San-Francisco et en Californie avant cette invasion de jaunes, qui se poursuivit pendant plus d'un demi-siècle.

Dans la seconde partie du xixe siècle, l'abolition de l'esclavage a causé de graves perturbations économiques dans les colonies situées sous les tropiques.

Le nègre, devenu libre, se refusant au travail, les planteurs durent chercher une autre main-d'œuvre pour cultiver leurs terres. De nombreux coolies hindous et chinois remplacèrent les noirs dans les plantations des Guyanes et des îles à sucre : les Antilles, La Réunion et Maurice.

Dans ces contrées, l'émancipation des noirs a donc eu pour conséquence indirecte et inattendue une aggravation de l'endémie lépreuse. Du reste, les Chinois paraissent n'avoir tenu qu'un rôle assez effacé dans cette recrudescence. L'influence nocive des Hindous, qui d'ailleurs furent importés en beaucoup plus grand nombre, semble avoir été prépondérante.

En résumé, dans les temps modernes, les grands faits politiques et économiques qui ont provoqué des courants d'émigration sont : la conquête de l'Amérique, la traite des noirs, l'abolition de l'esclavage, l'exploitation de vastes régions jusque-là inexplorées et la découverte des mines d'or.

Trois races affligées par la lèpre ont surtout contribué à disséminer cette maladie :

Les Nègres, qui l'ont diffusée dans toute l'Amérique latine ;

Les Chinois, qui l'ont importée ou réimportée dans la péninsule Indo-Chinoise, la Malaisie, l'Australie, la Californie et l'archipel Hawaïen ;

Les Hindous, qui ont aggravé l'endémie lépreuse, régnant avant leur arrivée, dans les Indes occidentales, les Guyanes, les îles Maurice et de La Réunion, enfin les possessions anglaises sud-africaines (1).

III. *ROLE RESPECTIF DES DIFFÉRENTES RACES DANS LA DISSÉMINATION DE LA LÈPRE.* — Pour que la lèpre se transmette d'homme à homme, il faut qu'un ensemble de conditions, soumises à un déterminisme très étroit, soient réalisées. Ainsi s'explique pourquoi la lèpre n'a pris qu'une très faible extension en Australie et dans l'Amérique du Nord, tandis qu'elle a décimé avec une rapidité surprenante la population hawaïenne.

Malheureusement, ces causes adjuvantes, sans lesquelles la contagion ne peut se produire, sont encore inconnues. Cependant l'étude des épidémies permet de préciser les circonstances de milieu qui accroissent ou diminuent le pouvoir extensif de la maladie.

1° *Quand la lèpre est importée dans une contrée où la race blanche et la civilisation européenne prédominent, elle fait, en général, peu de progrès.*

Sur le continent australien et dans l'Amérique du Nord, le climat a permis aux Européens de vivre, de travailler et de se multiplier. Les

---

(1) Pour plus de détails, consulter : E. JEANSELME, Les courants d'émigration et l'expansion de la lèpre (*Gaz. des hôp.*, 1902).

autochtones ont peu à peu disparu devant l'envahisseur blanc, par un mécanisme qui se réalise chaque fois que l'Européen entre en contact avec des races de couleur, sous un climat qui lui permet de conserver son activité physique et intellectuelle. Il faut remarquer que la propreté corporelle, la plus essentielle des règles de la prophylaxie privée, crée en quelque sorte un isolement relatif de l'individu vivant en milieu infectieux. Or les Anglo-Saxons, qui ont colonisé ces vastes territoires, ont apporté de la mère-patrie, le souci de l'hygiène.

L'Européen, dans ces colonies de peuplement, peut prendre une compagne de sa race et fonder une famille. La cohabitation avec l'indigène n'a donc pour ainsi dire pas existé.

Bien plus, les immigrants de couleur ont été parqués soit dans les plantations ou des bâtiments spéciaux au voisinage des exploitations minières, soit dans un quartier spécial quand ils affluaient dans une grande ville comme San-Francisco, par exemple. Au contraire, quand l'énorme masse d'immigrants vint s'abattre sur les îles Hawaï, à partir du milieu du xixe siècle, ils se répandirent partout sans entrave et se mélangèrent à la population. Celle-ci, d'ailleurs, ne montrait aucune répugnance pour la lèpre, ce qui a rendu à peu près inefficaces les mesures de coercition. Beaucoup d'indigènes, si l'on en croit des témoins oculaires, cherchaient même à contracter la maladie pour être envoyés à l'établissement d'isolement et vivre sans travailler (1).

2° *Tous les immigrants entachés de lèpre ne sont pas dangereux au même degré pour la population blanche.*

Dans la colonie de Queensland, par exemple, des Canaques et des Chinois furent importés en nombre considérable dans le même temps. Mais, tandis que les premiers étaient surtout destinés au travail des plantations, les Chinois exerçaient pour une part notable des métiers qui les mettaient en contact direct ou indirect avec l'élément blanc.

---

(1) Le Dr Meyer a vu une demi-douzaine d'indigènes mangeant dans la même écuelle avec un lépreux atteint d'une forme tuberculeuse à la période d'ulcération. Tous plongeaient leurs doigts dans la pâte poisseuse et les suçaient. Ce médecin, causant avec ces indigènes, obtint de l'un d'eux la réponse suivante : « Appelez-vous cela une mauvaise maladie? Moi, je dis qu'elle est bonne. Si je la prends, quoi alors? J'irai au *Settlement* et je ne travaillerai plus. » (*Dou you call it a bad disease? I say it is good. If I catch it, what then? I shall go to the Settlement and work no more.*)

Le Dr Swift, alors médecin résidant à l'établissement d'isolement, écrivait en 1892 au Bureau de santé : « Qu'il soit bien compris (car je peux le prouver) qu'être lépreux est un desideratum, sinon en dehors, du moins dans le *Settlement*. (*Leit it be understood (for I can prove it) that to be a leper is a desideratum, if not on the outside it is so at the Settlement*).

Ce même médecin dit encore en parlant des « kokuas », c'est-à-dire des indigènes non atteints de lèpre qui accompagnent les internés au *Settlement* en qualité d'aides ou de serviteurs : « Laissez-moi établir que je puis en un certain temps fournir vingt à vingt-cinq kokuas se soumettant à l'inoculation dans l'intention de contracter la maladie, à seule fin d'être dotés des privilèges et pourvus des rations alimentaires données aux vrais lépreux. »

Ils étaient boys, cuisiniers, blanchisseurs, tailleurs, maraîchers, etc.
On conçoit donc que les chances de transmettre la lèpre aient été
beaucoup plus multipliées pour les Chinois que pour les Canaques.
Et, si les cas reconnus chez les blancs ont été exceptionnellement
rares, il faut attribuer cette apparente immunité à l'observance scru-
puleuse de l'hygiène privée et de la propreté individuelle.

En arrivant dans un pays où les règles de l'hygiène sont généralement répandues, les immigrants s'y conforment en partie, en quelque sorte inconsciemment, et peu à peu la lèpre se raréfie parmi
eux. Cette maladie n'est pas commune chez les Chinois nés en Californie de parents venus de la côte de Chine. Même remarque a été
faite au sujet des Hindous, issus à la Trinitad de parents venus de
l'Inde anglaise.

Dans le même ordre d'idées, nul exemple n'est plus typique que
celui des Norvégiens, qui sont venus s'établir aux États-Unis dans
le Minnesota, le Wisconsin et le Dakota, dans le cours des cinquante
dernières années. Ces immigrants se sont multipliés au point qu'ils
forment aujourd'hui la majeure partie de la population de ces États
et que le territoire qu'ils occupent porte le nom de Nouvelle-Scandi-
navie. Or l'enquête personnelle faite par A. Hansen en 1888 a établi
que le nombre des lépreux immigrés de Norvège dans les États du
nord de l'Union avait été de 160, dont 13 seulement survivaient à la
date de l'enquête. De tous les descendants de lépreux norvégiens
qu'il a vus, et il les a vus jusqu'aux arrière-petits enfants, pas un seul
n'était devenu lépreux. Il faut donc conclure avec le savant léprolo-
giste que, si l'immigration norvégienne n'a pas propagé la lèpre dans
l'Amérique du Nord, c'est que sur le nouveau continent les conditions
d'existence sont tout autres que dans l'ancienne patrie. La propreté
est plus grande, les demeures plus spacieuses ; chaque habitant possède un lit et même une chambre individuelle (1).

3° *Quand des immigrants de race blanche, indemnes de lèpre,
s'établissent en pays lépreux, ils s'infectent rarement.*

Vivre longtemps au milieu des indigènes et à la manière des indigènes paraît être la condition essentielle pour contracter la lèpre.
Aussi s'observe-t-elle de préférence chez les missionnaires et les
religieuses, plus rarement chez les colons. Elle est, par contre, tout
à fait exceptionnelle parmi les officiers et les soldats des troupes
coloniales, parmi les fonctionnaires, qui prennent un contact moins
intime avec la population indigène.

Ce que je viens de dire se vérifie dans toutes les colonies : dans
l'Inde anglaise, la Birmanie, l'Indo-Chine française, les Indes néerlandaises, les possessions sud-africaines de l'Angleterre, etc. Seule,
la Nouvelle-Calédonie fait exception. Dans cette île, la lèpre a pris

_____

(1) Il faut remarquer combien cette extinction progressive de la maladie, grâce
aux bienfaits de l'hygiène, est contraire à l'hypothèse de la lèpre héréditaire.

en quelques années des proportions effrayantes parmi les blancs. Mais les conditions spéciales auxquelles sont soumis les Européens dans cette colonie expliquent cette apparente anomalie. En 1884, on reconnaît officiellement pour la première fois que la population indigène est contaminée (1). En 1888, Forné signale le premier cas observé sur un Européen. En 1894, Grall relève 37 cas sur des blancs ; enfin, en 1898, Auché compte 132 cas parmi la population blanche. Quant aux indigènes, ils sont littéralement décimés par le fléau. D'après l'estimation de Forné, le nombre des natifs atteints de la lèpre était en 1888 de 4000 sur un total de 25000 indigènes. Il y a en Nouvelle-Calédonie environ 21000 individus de race blanche, qui appartiennent à trois catégories distinctes.

Savoir :

Population libre....	Environ........................	7 000
Population pénale.. {	Condamnés aux travaux forcés....	10 000
	Relégués ....:.................	4 095

Si l'on s'en rapportait aux statistiques administratives, on serait porté à croire que la lèpre est rare parmi la population libre. Mais les chiffres officiels, 13 lépreux sur 7 000 blancs, sont beaucoup au-dessous de la vérité, car la plupart des malades, craignant d'être internés, se sont soustraits à l'enquête. Ce sont les habitants de la brousse, ou les fonctionnaires mobiles, c'est-à-dire ceux qui font pour ainsi dire vie commune avec l'indigène, qui ont été les plus éprouvés. Au contraire, les troupes d'occupation, les colons-commerçants de Nouméa, qui n'ont aucun contact avec les tribus contaminées, sont restés jusqu'ici indemnes.

Dans la population pénale, les relégués qui sont privés de toute communication avec les indigènes n'ont pas fourni un seul cas de lèpre. Pareillement, aucune des femmes de la population pénale n'a été atteinte, immunité qui s'explique probablement par ce fait que la femme, presque toujours mariée à un concessionnaire, vit loin des populations canaques.

Mais, parmi les forçats, encore au bagne, ou libérés, qui sont en rapport intime et journalier avec les Canaques, la lèpre sévit avec violence.

Nul exemple ne saurait mieux prouver la contagiosité de la lèpre.

IV. *PROPHYLAXIE PUBLIQUE ANTILÉPREUSE*. — La lèpre se transmet d'homme à homme par contagion.

L'hérédité de graine, c'est-à-dire le passage du bacille de Hansen des générateurs au produit, si toutefois elle existe, est si rare que ce mode de transmission doit être tenu pour négligeable. C'est donc contre la contagion qu'il faut engager la lutte.

Si les règles de la prophylaxie individuelle étaient rigoureusement

(1) Au dire des Canaques, la lèpre existait en Nouvelle-Calédonie dès 1865.

observées, leur efficaci é serait certaine. Mais, à ne considérer que
les nations les plus civilisées, bien peu d'individus sont capables de
se soumettre aux préceptes de l'hygiène la plus élémentaire. Force
est donc de préserver, par des mesures législatives, la population
saine, quelque répugnance que l'on éprouve à restreindre la liberté
individuelle.

Isoler les indigents atteints de lèpre ; soumettre ceux qui ne sont
pas internés à une active surveillance ; interdire l'accès du territoire
aux lépreux étrangers, telles sont les mesures prophylactiques auxquelles on est obligé de recourir dans l'intérêt de la population saine.

Mais on ne saurait trop méditer cette vérité, que 'oute mesure
violemment imposée et contraire aux aptitudes et au génie d'une
race n'est pas viable. Donc, pour éviter un échec certain, il faut
renoncer à tout projet de réglementation symétrique et uniforme. On
ne peut pas assujettir aux mêmes lois les tribus canaques, si peu
fixées au sol qu'elles se déplacent pour peu qu'on les moleste ; les
races jaunes de l'Extrême-Orient qui, depuis de longs siècles, sont
habituées à l'obéissance passive ; et les colons européens, qui ont
importé de la mère patrie l'amour de l'indépendance.

**A Premier groupe : pays de race blanche et colonies de
peuplement.** — Où la tâche est plus simple, c'est lorsque la lèpre
n'existe qu'à l'état de rare exception ou de petits foyers aisément
circonscrits. Tel est le cas pour la plupart des nations de l'Europe
occidentale et pour les États de l'Amérique du Nord et de l'Australie.
Les quelques malades existant dans ces régions presque indemnes
sont facilement connus, suivis et rendus inoffensifs sans recourir à
la séquestration forcée.

Nombre de missionnaires ou de religieuses, de colons, de marins ou
de soldats, de fonctionnaires contractent la lèpre dans les possessions
françaises, puis rentrent dans la métropole, soit lorsque la terrible
maladie s'est déjà démasquée, soit pendant le cours de sa longue
incubation. Des étrangers, originaires des contrées où la lèpre est
endémique, dès les premiers indices révélateurs du mal, accourent en
France, dans l'espoir d'y trouver la guérison.

Grâce à la multiplicité et à la rapidité des transports qui abrègent
les distances, l'afflux de ces lépreux vers la France va toujours grandissant. Ce sont les États de l'Amérique latine (Cuba, Saint-
Domingue, la Guadeloupe, la Martinique, le Mexique, la Colombie,
le Vénézuéla, les Guyanes et le Brésil) qui fournissent le plus gros
contingent. Les autres sources d'importation sont, par ordre de fréquence décroissante : la Nouvelle-Calédonie et Taïti, la Réunion, le
Sénégal, l'Inde anglaise, la presqu'île Indo-Chinoise et Java.

Ces lépreux étrangers se rendent à Paris pour la plupart. Mais,
dans nos grands centres maritimes, les cas de provenance exotique,
sans être communs, ne sont point rares.

Ces agglomérations artificielles de lépreux ne constituent pas de foyers à proprement parler, car, jusqu'à présent, elles ne paraissent pas avoir contribué à propager la lèpre en France. Il y a pourtant quelques exceptions à cette règle. Les cas ressortissant à cette catégorie sont d'une extrême rareté. Mais certains sont très démonstratifs, tel celui d'une Française dont Lande a rapporté l'histoire et qui, sans avoir jamais quitté le sol natal, fut contaminée par un enfant lépreux qu'elle soignait depuis plusieurs années ; tel encore celui de Perrin, ayant trait à une femme qui, sans sortir de France, prit la lèpre au contact de son mari devenu lépreux en Indo-Chine(1).

L'apport incessant de lèpre exotique puisée aux sources les plus virulentes ne laisse pas d'être inquiétant. Contre elle, rien n'a été entrepris. La lèpre en France ne figure pas sur la liste des maladies dont la déclaration est obligatoire(2). Le médecin ne peut donc intervenir utilement en faveur de la société. Son rôle de protection sociale se réduit à donner au lépreux des conseils pour éviter la contamination de son entourage ; ces avis, qui ne sont pas impératifs, sont rarement écoutés.

Suivons la piste d'un de ces lépreux de la classe aisée depuis le moment où il débarque dans un port français. Que va-t-il faire ? D'abord il gagnera la capitale ou quelque autre grand centre dans l'espoir d'y obtenir la guérison : il se logera dans un hôtel ou une maison meublée, prendra des domestiques à son service, circulera par la ville en employant tous les moyens publics de transport. L'été il ira dans une ville d'eau ou une station balnéaire. Bref, sous le couvert de son incognito, il se mêlera sans aucune entrave à la population saine, semant partout sur son passage des germes infectieux. J'ai même soigné deux jeunes lépreux qui faisaient leurs études dans un grand lycée voisin de Paris. Je connais une domestique atteinte de lèpre maculeuse qui a élevé deux enfants dans une famille parisienne.

La prudence conseille de ne pas s'endormir dans une quiétude parfaite. Mais que faire ? Trois ordres de moyens préventifs ont été proposés : *a.* la surveillance sanitaire des lépreux ; *b.* l'interdiction faite aux lépreux d'entrer en France ; *c.* la création d'un sanatorium.

a. Thibierge, à la Conférence internationale de Berlin, a préconisé la première mesure.

La visite sanitaire, obligatoire pour tous les sujets provenant des pays contaminés, est impraticable, dit-il ; cependant celle-ci pourrait être appliquée à certaines catégories de suspects, tels que les mili-

(1) Lande. *Mém. et Bull. de la Soc. de méd. et de chir. de Bordeaux*, 13 nov. 1885, p. 453.
(2) Cette déclaration est *facultative*.

taires et les marins ayant fait campagne en pays lépreux, les fonctionnaires du service colonial et pénitentiaire. Les sujets reconnus lépreux seraient signalés par leurs administrations respectives aux autorités sanitaires du lieu de la résidence, qui connaîtraient ainsi les cas importés, assureraient leur surveillance, leur faciliteraient la pratique de la désinfection et, au besoin, l'hospitalisation (1).

b. Hallopeau tient pour la seconde mesure. Il demande : 1° que l'entrée des lépreux par les ports maritimes soit interdite ; 2° que, dans chaque port de mer, un médecin spécial examine à ce point de vue les passagers ; 3° que les médecins des navires soient tenus de faire la déclaration de la lèpre existant à bord (2).

En ce qui concerne les lépreux provenant de nos colonies, la tâche serait assez facile, car la plupart des coloniaux français sont des fonctionnaires et comme tels soumis à une visite sanitaire avant d'être rapatriés. Mais il reste à savoir s'il est expédient d'user d'une telle rigueur envers des compatriotes qui ont contracté la lèpre au service de la France. Vis-à-vis des lépreux étrangers, l'interdiction serait illusoire. Elle ne deviendra efficace que le jour où la France conclurait avec les États de l'Amérique latine et les autres pays à lèpre une convention semblable à celle que les gouvernements allemand, persan, roumain, russe et turc ont signé récemment. Ladite convention décide que, dans l'avenir, les puissances intéressées ne délivreront pas de passe-port pour l'étranger aux lépreux, ni même de carte de légitimation (3).

c. Le lieu opportun pour fonder un sanatorium serait la côte de Bretagne ou, mieux encore, le littoral méditerranéen ; mais les nombreuses stations balnéaires et hivernales qui s'échelonnent sur ces rivages ne toléreraient à aucun prix le voisinage d'un asile de lépreux.

Je crois, pour ma part, que les trois solutions proposées peuvent être prises en considération. Empêcher l'afflux des lépreux en France, surveiller ceux qui y résident et leur offrir un asile secourable sont des mesures salutaires et nullement contradictoires. Mais l'application de ces principes ne va pas sans de grandes difficultés, car elle lésera nécessairement des droits acquis et des intérêts fort respectables.

En 1897, Gémy et Raynaud ont signalé l'immigration en Algérie de lépreux espagnols provenant, pour la plupart, de la région de Valence et d'Alicante. Ceux-ci ont créé dans un quartier d'Alger, appelé la Cantère, un véritable foyer qui s'étend progressivement.

Cet afflux de lépreux espagnols fait courir à la colonie un danger d'autant plus réel que ces immigrants exercent des professions qui

---

(1) THIBIERGE, La prophylaxie de la lèpre dans les pays où elle n'est pas endémique, Paris, 1897. et *Lepra-Conf.*, t. II, p. 180.
(2) HALLOPEAU, *Lepra-Conf.*, t. II, p. 185.
(3) Depuis 1894, il est interdit de débarquer des lépreux dans les ports des États-Unis d'Amérique.

les mettent en contact plus ou moins intime avec la population européenne. Les hommes, pour la plupart, se placent comme ouvriers
ou comme domestiques chez l'habitant et, quant aux femmes, elles
allaitent les enfants des colons, car toutes les nourrices de l'Algérie
viennent de la province d'Alicante.

Sur la proposition de l'Académie de médecine, le 10 juin 1898, un
arrêté du ministre de l'Intérieur a classé la lèpre au nombre des
maladies dont la déclaration est obligatoire en Algérie, par application
de l'article 15 de la loi du 20 novembre 1892.

En outre, les navires espagnols sont soumis à une visite médicale
et, grâce à cette mesure, un certain nombre de lépreux ont été
écartés. En principe, les malades porteurs de plaies ouvertes doivent
être isolés. Malheureusement, ces prescriptions sont difficilement
applicables.

D'après certains indices, il est à supposer que les ouvriers maltais,
italiens et siciliens peuvent introduire la lèpre dans le département
de Constantine et en Tunisie. Bastide et Nicolle estiment qu'il
existe une centaine de lépreux vivant dans la Régence. Ils proposent
d'abord l'interdiction du territoire tunisien à tout lépreux et, comme
mesure complémentaire, le renvoi dans leur pays d'origine des
lépreux de nationalité étrangère, lorsqu'il sera démontré qu'ils ont
contracté la lèpre ailleurs qu'en Tunisie. Les autres malades seraient
soignés dans deux léproseries : l'une, pour les Européens, serait
établie au cap Bon ou à la pointe Porto-Farina ; l'autre, pour les indigènes, serait située à Djerba ou aux îles Kerkenna. Elles affecteraient
le type de colonies agricoles, où les lépreux pourraient travailler et
jouir d'une certaine liberté.

Jusqu'à présent aucune suite n'a été donnée à ce projet. La déclaration obligatoire est la seule mesure prise contre la lèpre.

Les pays d'origine anglo-saxonne exercent depuis longtemps une
surveillance sur les courants d'immigration et repoussent impitoya-
blement tous les lépreux qui tenteraient de s'introduire sur leur
territoire. Aux États-Unis, le règlement quarantenaire concernant
la lèpre s'exprime ainsi : « Le navire arrivant à la quarantaine avec
un lépreux à bord ne peut obtenir la libre pratique avant que le
lépreux avec son ou ses bagages ne soit débarqué du navire à la
station de quarantaine... Si le lépreux est un étranger et fait partie
de l'équipage et si le navire est d'un port étranger, ledit lépreux
sera retenu à la quarantaine aux frais du navire jusqu'à ce que le
navire en partance le reprenne (1). »

Plus récemment un projet de loi envisageant l'ensemble des mesures
prophylactiques a été présenté le 22 juin 1902 au sénat des États-

(1) Quarantine Regulations concerning leprosy promulgated by the United
States Treasury, 1894. Cette loi a été revisée en 1903.

Unis. Les principales dispositions sont les suivantes : 1° nomination
d'un commissaire de la lèpre ; 2° création d'un établissement national
pour y installer les lépreux des États-Unis (*national leper home*), à
l'exclusion des îles de Hawaï, de Porto-Rico, de Cuba et des Philippines; 3° obligation pour chaque État d'isoler les lépreux de leur territoire dans un asile spécial et de soumettre à la surveillance du bureau de santé ceux qui peuvent être soignés à domicile ; 4° défense aux
lépreux de résider dans les hôtels, de manger dans les restaurants,
de laver leurs vêtements en même temps que ceux des individus
sains et dans les lavoirs publics. Il leur est enjoint de ne se servir que
de leurs ustensiles de table personnels et de les laver eux-mêmes, de
dormir seul à moins qu'ils ne soient mariés, de s'abstenir de tout
contact corporel, d'embrasser par exemple les membres de leur
famille. Le bureau de santé de l'État, approuvé par le commissaire
national de la lèpre, a le devoir de tenir la main à la stricte observation de ces règles ; 5° transport à la léproserie nationale, aux frais
du gouvernement national, des lépreux incapables de se soigner eux-
mêmes ; 6° interdiction à toute compagnie de navigation à vapeur
ou chemin de fer d'amener aux États-Unis un lépreux, ou d'accepter
un émigrant venant d'une contrée à lèpre, spécialement : le Canada,
le Mexique, les îles de Hawaï, le Japon, la Chine, l'Inde, l'Espagne,
le Portugal, la Norvège, la Suède, la Finlande, la Russie, l'Islande,
les Indes occidentales, les États de l'Amérique du Sud, sans un certificat spécial délivré par le bureau de santé du pays de l'émigrant et
contresigné par le médecin de l'hôpital maritime attaché au consulat
au port d'embarquement de l'émigrant (1) ; 7° stricte surveillance par
le bureau local de santé, pendant une période de sept années, des
émigrants de familles notoirement lépreuses : à l'expiration de ce
terme, les individus suspects, s'ils sont reconnus indemnes de lèpre,
seront libres de toute surveillance ; 8° si un lépreux, en dépit des précautions sus-mentionnées, pénétrait aux États-Unis, le bureau local
de santé devrait le renvoyer, par les soins du consul de son pays, à
son port de débarquement.

Ce bill fut présenté au Congrès, qui, avant de l'adopter, fit procéder
à une enquête. Le nombre total des lépreux reconnus ne dépassa pas
278, dont 165 en Louisiane et 123 dans les autres États. Le Congrès,
considérant que la lèpre était fort peu répandue aux États-Unis, ne
prit aucune décision, et il y a peu d'apparence qu'il vote le projet de
loi dans un avenir prochain.

Des mesures analogues ont été adoptées ou discutées dans le Domi-

---

(1) A la Conférence internationale de la lèpre (1897), Arning avait proposé, pour
éviter la diffusion de la maladie par l'émigration, qu'un contrôle fût établi au point
de départ de l'émigration, que le contrôle se poursuivît, sous la garantie du consulat du pays de destination, au port de rassemblement et d'embarquement, et
qu'il se terminât au port de débarquement.

nion du Canada. En 1898, un paragraphe ajouté aux règlements de quarantaine oblige le navire qui a amené un lépreux à le reprendre à son départ. Un projet de loi interdisant aux lépreux de débarquer au Canada, d'exercer certains métiers, de vivre à l'hôtel et de se servir des véhicules publics, est actuellement à l'étude.

Depuis près de vingt ans, les États de l'Australie possèdent une législation qui les met à l'abri de l'invasion lépreuse.

Les États australiens sont le type de la colonie de peuplement. Le climat et les productions du sol permettent à l'Européen d'y vivre comme dans la mère patrie.

La population blanche ne s'accroît pas seulement par l'immigration : elle peut y faire souche, tandis que l'élément indigène est en voie de disparition rapide. Dans ces colonies prospères, le nombre des lépreux est très minime ; il n'y a pas à proprement parler d'endémie lépreuse. La législation doit, par conséquent, s'appliquer surtout à empêcher l'établissement de foyers.

Les trois mesures qui s'imposent sont donc : la déclaration obligatoire de tous les cas de lèpre ; l'isolement immédiat et rigoureux des lépreux ; la surveillance des immigrants.

Les *Acts* de la Nouvelle-Galles du Sud (1890) et du Queensland (1892) sont à peu près identiques. Voici, en substance, les principales dispositions de ce dernier :

Art. 4. — Quand il y aura des raisons de croire qu'une personne est atteinte de la lèpre, le locataire ou le propriétaire de la maison devra rapporter immédiatement le cas, par écrit, au plus prochain magistrat de police, qui fera au ministre un rapport dont il enverra copie au bureau central de santé. Quand un médecin praticien vient à observer un cas de lèpre, il est astreint aux mêmes formalités. Toute infraction à cette injonction est punissable d'une amende n'excédant pas 100 livres sterling (2 500 francs).

Art. 5. — Le ministre fera examiner l'individu suspect par un ou plusieurs médecins praticiens, et, si le diagnostic de lèpre est confirmé, il fera envoyer le lépreux au lazaret.

Si celui-ci refuse d'obéir, s'échappe ou tente de s'échapper, il peut être arrêté par telle force que le cas requiert et conduit au lazaret.

Art. 9. — Toute personne qui désobéit volontairement empêche l'exécution d'un ordre, pénètre dans les limites du lazaret, communique avec un détenu ou intervient sans motif pourra être condamnée à une amende de 10 à 20 livres sterling (250 à 500 francs).

Les Acts de la Nouvelle-Galles du Sud et du Queensland ne contiennent aucune disposition contre les immigrants lépreux. Mais cette omission est en partie réparée en fait.

Les Parlements de la Nouvelle-Galles et de Victoria ont frappé d'un droit de 100 livres l'entrée des Chinois dans ces États. Cette mesure a été prise au point de vue économique ; mais, au cours de la

discussion du projet, on a fait valoir en sa faveur le danger que
l'entrée des Chinois, sans contrôle, faisait courir à ces colonies.

**B. Deuxième groupe : pays de race blanche où il existe
des foyers de lèpre.** — Nous prendrons pour type la Norvège (1).
Le premier recensement complet date de 1856; il accuse un total de
2833 lépreux. Dans les quatre années suivantes, on enregistra
901 nouveaux cas et, dans la période quinquennale 1861-1865, 1028.
En 1880, on ne comptait plus que 85 cas nouveaux; en 1890, 46, et en
1900, 23 seulement.

Le chiffre des lépreux diminuait parallèlement avec une sorte de
régularité mathématique. De 2833, en 1856, le nombre des lépreux
existant en Norvège est tombé à 2058 en 1876, à 1317 en 1886, à 725
en 1896 et à 525 en 1902.

Il n'est pas douteux que ce recul de la lèpre en Norvège est le
résultat des mesures énergiques qui n'ont cessé d'être prises depuis
e milieu du siècle dernier. En 1856, 235 lépreux en tout étaient
hospitalisés; en 1856, un établissement pouvant contenir 250 malades
fut ouvert à Bergen; en 1861, deux établissements fondés, l'un à
Molde et l'autre à Trondhyem, pouvaient recevoir ensemble
500 lépreux. De 1857 à 1860, 1964 lépreux furent isolés, et, dans
ces mêmes années, le nombre des lépreux en Norvège commence
à diminuer.

Mais, ce qui est encore plus suggestif, c'est l'examen comparatif
du mouvement des lépreux dans les diverses circonscriptions terri-
toriales. L'isolement, en effet, n'a pas été appliqué partout avec la
même rigueur. Dans le district de Nordmoer, le nombre des cas
nouveaux augmenta, à chaque période quinquennale, jusqu'en 1870,
et cela malgré l'isolement. Mais celui-ci était tout à fait insuffisant;
il ne portait que sur 13 p. 100 des cas. Au contraire, dans le district
de Soendfjord, où l'isolement atteignait 49 p. 100 des cas, le
nombre des faits nouveaux décrut rapidement.

Le gouvernement norvégien, après avoir constaté les bons effets
de l'isolement facultatif et volontaire, a promulgué en 1885 une loi
qui donne aux commissions sanitaires et aux autorités communales
le droit d'obliger les lépreux à s'isoler dans leur demeure.

S'ils refusent, où s'ils sont dans l'impossibilité d'obéir à cette
injonction, les autorités peuvent les contraindre à entrer dans un
établissement. Ainsi donc, comme le fait remarquer A. Hansen, c'est
administration municipale qui décide si les lépreux doivent être
isolés ou non sur le territoire de la commune (2).

Actuellement, le nombre des lépreux est si minime en Norvège

(1, G. ARMAUER HANSEN et H. P. LIE, Die Geschichte der Lepra in Norwe-
gen) IIe Lepra-Conf., Bergen, 1909, Bd I, p. 77).
(2) G. A. HANSEN, Lepra-Conf., 1897.

que plusieurs établissements ont été fermés ou affectés à l'hospitalisation des phtisiques.

Les lépreux isolés peuvent se livrer à des travaux, et ce qu'ils gagnent leur appartient. Il n'y a pas de réglementation relative au transport des malades, et jusqu'ici on n'a jamais eu à déplorer de contaminations par véhicules.

La loi danoise relative à l'Islande, promulguée en 1898, reproduit en grande partie les dispositions de la loi norvégienne.

Les médecins ou assistants médecins de district doivent dresser une liste de tous les lépreux.

Quand un lépreux change de district, le médecin du premier district informe de ce déplacement le médecin de l'autre district.

Le médecin de district doit indiquer aux lépreux et aux individus sains qui vivent avec eux les moyens d'éviter la contamination.

Aux lépreux, il est interdit de nourrir des enfants, de servir des individus non lépreux et de faire la cuisine.

Les pièces qui ont été habitées par un lépreux doivent être désinfectées avant d'être affectées à un individu sain.

Les lépreux soutenus par l'assistance publique, si le médecin de district le juge nécessaire, seront dirigés sur l'hôpital destiné aux lépreux.

D'une manière générale, chaque fois que cela est possible, les couples mariés ne seront pas séparés contre leur gré.

Les enfants de parents lépreux soutenus par l'assistance publique seront transportés dans d'autres maisons. C'est surtout par ce dernier paragraphe que la loi danoise diffère de la loi norvégienne.

La léproserie islandaise est située dans la presqu'île de Longarnoes, près de Reykiavik. Le chiffre des malades isolés oscille entre 60 et 70. Ehlers, en 1904, écrivait que, depuis l'entrée en vigueur de la loi (1898), le nombre des lépreux islandais avait diminué de plus d'un quart.

Dans la Russie d'Europe, il y a deux foyers principaux de lèpre : l'un comprend la Finlande, les provinces baltiques et déborde sur la Prusse ; son maximum d'intensité est en Livonie, particulièrement à Riga (1 malade p. 10 000 habitants dans la province, mais jusqu'à 1 p. 100 dans certains districts, d'après Hellat).

L'autre foyer, situé au sud de la Russie, se continue avec ceux de la Turquie d'Europe et d'Asie ; il comprend tout le littoral de la mer Noire, avec la Crimée, le Caucase et le pourtour de la Caspienne ; il se prolonge du Don et de la Volga dans la direction de l'Oural.

Depuis la circulaire du 18 avril 1895, qui a rendu obligatoire la déclaration des cas de lèpre, d'assez nombreuses dispositions légales

ont été prises en Russie touchant les lépreux. En 1902, la Commission
médicale du ministère de l'Intérieur a publié un règlement qui dit
en substance :

1° Dans tout gouvernement où des cas de lèpre ont été observés,
une commission doit être formée dont font partie l'inspecteur médical et au moins deux médecins connaissant la lèpre. A la commission
incombe non seulement la tâche de reconnaître la contagiosité de
tout nouveau cas de lèpre, mais aussi d'examiner la situation pécuniaire du patient et de son entourage, pour savoir si l'isolement à
domicile est possible ;

2° Quand, dans le cas de forme contagieuse de la lèpre, l'isolement à domicile serait insuffisant pour protéger l'entourage du
malade contre la contagion, l'isolement doit être prescrit conformément aux règlements édictés contre l'extension des maladies
contagieuses ;

3° Le personnel médical du gouvernement a le devoir de surveiller tous les lépreux isolés à domicile et, dans le cas où ils
n'observent pas les mesures prophylactiques prescrites, d'en informer
la commission ;

4° Au cas où, chez un patient vivant dans une léproserie, il sera
constaté par le médecin de l'établissement que le stade infectieux est
terminé, ce patient, s'il exprime le désir de rentrer chez lui, pourra
être relaxé après qu'il aura été soumis à l'inspection de la commission
et que celle-ci se sera prononcée en faveur de la libération ;

5° Un lépreux, à la période infectieuse, qui se trouve dans une
léproserie où il avait été envoyé par la commission, peut en sortir et
être confié à ses proches, si ceux-ci apportent la preuve que sa
situation pécuniaire ou la leur est telle que le patient peut être isolé
à domicile avec l'observation de toutes les mesures prophylactiques
requises ;

6° Les règles qui devront être suivies en cas d'isolement à domicile
seront établies par le bureau médical local et portées à la connaissance
de la commission ;

7° Le transport des lépreux est régi par la circulaire du ministère
de l'Intérieur du 20 février 1900 (1).

En 1901, le ministre de l'Instruction publique posa au Département
médical la question de savoir si l'on pouvait laisser les enfants issus
de lépreux fréquenter les écoles primaires.

La réponse fut : 1° que les enfants de parents lépreux, avant d'être
admis dans les écoles primaires, doivent être soumis à une inspection
médicale et qu'il leur sera permis de suivre les classes s'ils n'offrent

_____

(1) Cette circulaire a été modifiée par des prescriptions contenues dans le Recueil
des décrets du gouvernement (*Regierungs Erlasse*) du 21 octobre 1903 ; le transport
des lépreux par wagon est soumis à des règles minutieuses, et le compartiment
doit être désinfecté dans les trois jours après avoir été évacué par le malade.

aucun signe de lèpre ; 2° que ces enfants seront placés sous la surveillance constante du médecin et qu'ils seront éloignés de l'école dès qu'ils présenteront des signes de lèpre.

En Russie, l'initiative privée a pris une part très active dans la lutte contre le fléau. Dès 1885, Hellat s'appliquait à répandre cette notion que la lèpre est fréquente en Livonie, qu'elle est contagieuse et qu'il faut arrêter son extension par l'ouverture de léproseries. A cette époque, dit-il, les neuf dixièmes de la population ignoraient totalement l'existence de la lèpre, tandis que, douze ans plus tard, la connaissance de cette maladie avait pénétré dans les couches sociales les plus pauvres. C'est à la création d'une société pour la lutte contre la lèpre (*Gesellschaft zur Bekämpfung der Lepra*) qu'on doit, en grande partie, ce résultat. Celle-ci fut constituée en 1870, peu après la mort de von Wahl, qui en avait été l'initiateur.

Elle a fondé plusieurs établissements où les lépreux peuvent être soignés et isolés. Les subsides lui sont fournis par les contributions régulières des membres et par des dons.

Dès la première année, elle possédait 90 000 roubles et ouvrait une léproserie de 20 lits, près de Dorpat.

En 1892, une léproserie de 80 lits fut établie au nord-est du gouvernement de Livonie, au bord du lac Peipus ; en 1896, une troisième contenant de 60 à 80 lits s'élevait au voisinage de Wenden. Une quatrième, pouvant abriter 100 lépreux, a été bâtie quelques années plus tard à Tarwost, un des centres d'extension de la lèpre.

En 1904, la province de Livonie disposait de 360 lits ; la Courlande, de 119 lits ; l'Esthonie, de 60 lits ; le gouvernement de Saint-Pétersbourg, de 80 lits ; celui d'Astrachan, de 50 lits ; en outre, des établissements situés dans le Caucase, le Turkestan, la Sibérie et le territoire de l'Amour pouvaient isoler 197 lépreux. En 1904, la Russie disposait déjà de 18 léproseries pouvant recevoir 866 lépreux et cinq autres établissements étaient en organisation.

Pour enrayer l'épidémie récente apparue dans le cercle de Mémel, le gouvernement prussien a pris, sur les indications de Blaschko, les mesures suivantes. Tous les lépreux sont examinés par le médecin du district une fois par semestre ; en outre, la population tout entière du district a subi un examen médical.

Des dix-sept localités infectées, quatorze se trouvaient situées près de la frontière russe ; les émigrants de ce pays sont soumis à une visite sanitaire.

Les lépreux du district de Mémel qui désirent s'expatrier ne reçoivent pas de passeport. Tous les lépreux ayant des bacilles dans leurs produits de sécrétion sont, si cela est nécessaire, isolés. Les personnes vivant dans de bonnes conditions sont autorisées à se soigner dans leur famille ; les autres sont internées dans un établissement spécial, aux frais de l'État.

En Crète, où le nombre des lépreux est d'environ 600, tous les malades sont concentrés depuis quelques années dans la presqu'île de Spina Longa, située sur la côte septentrionale de la grande île.

Lorsque la loi prescrivant l'isolement des lépreux fut promulguée, trois d'entre eux se suicidèrent et quatre quittèrent le pays.

Les autorités municipales reçurent l'ordre de conduire au chef-lieu, dans le plus bref délai, les malades de leur commune. Cet ordre fut exécuté sans grande résistance de la part des lépreux et de leurs familles.

Au chef-lieu, les malades subirent un examen médical ; puis ils furent transportés par bateau à Spina Longa (1).

C. Troisième groupe : populations indigènes ou métisses parmi lesquelles l'endémie lépreuse est entretenue par des courants d'émigration. — Les possessions anglaises sud-africaines, le Cap, le Natal et le Bechuanaland sont situées en grande partie entre le 30e et le 35e degré de latitude australe. L'Orange et le Transvaal, récemment annexés, s'étendent au sud du tropique.

Toutes ces colonies jouissent d'un climat tempéré. Ce sont, comme les États de l'Australie, des colonies de peuplement. Mais l'élément indigène est vivace et est resté prédominant : aussi la lèpre y exerce-t-elle de grands ravages.

D'après Grégory, il y avait en 1905 au moins un millier de lépreux en liberté dans la colonie du Cap. En un peu plus de douze ans, du 1er janvier 1892 au 30 avril 1904, 2 282 lépreux ont été signalés et 1 497 seulement, soit 65 p. 100, furent effectivement isolés (2).

La commission réunie au Cap en 1894-1895 a publié un rapport très important. Elle arrive à cette conclusion « qu'il n'y a pas de méthodes autres que l'isolement complet ou mitigé qui puissent enrayer effectivement l'extension de la lèpre. Elle recommande donc la déclaration obligatoire de tous les cas. Elle est d'avis toutefois que l'isolement dans un seul établissement, celui de Robben Island, conduit au recèlement (*concealment*) de beaucoup de cas, et elle demande que l'isolement soit assuré, suivant les circonstances, dans des maisons autorisées (*licensed houses*), dans des habitations privées (*privated dwelings*) ou dans des villages de lépreux ou des « locations » à établir sur le territoire. Sinon, ajoute-t-elle, l'isolement obligatoire

---

(1) Communication orale du Dr KÉFALOYANNIS, vice-président de la Chambre des députés de Crète.

(2) A. JOHN GREGORY, Leprosy in the colony of the Cape of Good Hope (*Report of the Medical Officer of Health for the Colony for year 1903*, Cape-Town, 1904, p. 37).

sera extrêmement difficile et rendu sans nécessité impopulaire (*unnecessarily repugnant to the people*) (1).

La loi sur la prophylaxie de la lèpre, promulguée au Natal en 1890, ne contient pas moins de quarante-deux articles. Elle ordonne l'isolement forcé, après examen médical, de tous les malades atteints de lèpre infectieuse (*infectious leprosy*), dénomination qui s'applique à tout cas « arrivé à un stade avancé et caractérisé par la perte d'un membre ou par toute autre marque évidente de la maladie ».

Mais, en réalité, ne sont isolés que les malades qui en font la demande ou ceux qui arrivent à la connaissance des magistrats.

L'entrée du territoire est interdite aux immigrants hindous ou noirs atteints de lèpre :

ART. 14. — Toutes les fois qu'il sera rapporté au gouverneur que la lèpre est prédominante (*prevalent*) dans une localité, il pourra ordonner au magistrat de la circonscription de faire une enquête. La lèpre sera jugée prédominante quand plus de cinq personnes résidant dans un cercle ayant 3 milles de rayon seront atteintes. Le médecin du district sera chargé de l'enquête, et il enverra avec le rapport la liste des lépreux indiquant en regard le sexe et approximativement l'âge.

ART. 17. — Le gouverneur, après avoir pris connaissance des conclusions de l'enquête, pourra décider que les personnes atteintes seront envoyées dans une *leper location*.

ART. 18. — Le magistrat délivrera à tout lépreux adulte, ou au père ou gardien d'un mineur lépreux, un avis enjoignant au malade d'entrer à la *leper location* dans le délai d'un mois à partir de la date de l'avis et d'y rester jusqu'à élargissement, conformément à la loi.

ART. 20. — Cet article énumère les voies de recours ouvertes aux personnes qui ont reçu l'ordre de se rendre à la *leper location*.

ART. 21. — Le magistrat peut autoriser les membres de la famille qui en manifestent le désir à suivre le lépreux à la *location*. Il doit, au préalable, s'assurer s'il y a réellement parenté entre l'isolé et ceux qui veulent l'accompagner.

Dans le gouvernement du Détroit, possession britannique située dans la presqu'île de Malacca, la prophylaxie de la lèpre est régie par les quatre dispositions suivantes :

1° Détention forcée des lépreux mendiants et vagabonds ;

2° Isolement des lépreux pauvres sur leur demande ou sur la demande de ceux qui en ont la charge légale ;

3° Interdiction pour le lépreux d'exercer certains métiers ou commerces ;

4° Défense de débarquer des lépreux dans la colonie.

Le courant d'émigration hindoue et surtout chinoise vers le gouvernement du Détroit est considérable. Il a déversé dans cette

(1) L'expression *leper location* semble désigner un emplacement plus ou moins vaste dans l'intérieur duquel les lépreux jouissent d'une liberté relative.

colonie un grand nombre de lépreux qui sont dirigés vers l'île de Jérajak, près de Poulo-Pinang.

L'ordonnance des Établissements du Détroit, publiée en 1899, s'est inspirée du rapport rédigé par le comité réuni à Pérak en 1893. Je ne cite que les articles principaux :

Art. 6. — Quand une personne est convaincue par un magistrat d'un délit punissable par l'article 32 du *The Summary criminal jurisdiction Ordinance 1872* (délit de vagabondage) et que ce magistrat a la certitude que la personne convaincue est lépreuse, il sera loisible à ce magistrat d'ordonner, par autorisation de sa main et de son sceau, la détention de ce lépreux dans un asile de lépreux, jusqu'à ce qu'il soit élargi par ordre du gouverneur.

Art. 16. — Tout lépreux désirant être admis dans un asile de lépreux doit faire une demande au médecin de la Santé (*health officer*) de la municipalité ou au *medical officer* du gouvernement en dehors des limites de cette municipalité, en la forme suivante :

Je, soussigné, vous fais requête par cet écrit de me faire admettre à l'asile des lépreux à   , et je m'engage à y rester pour   années au moins, si je ne suis pas dûment élargi plus tôt et à me conformer aux règlements de l'asile des lépreux.

Signature du demandeur.

Signature du témoin.

Au médecin de la Santé de   (ou au *medical officer*, du gouvernement à   ).

Art. 7. — Quand il apparaîtra à un magistrat qu'une personne, dans les limites de sa juridiction, est probablement une lépreuse : il sera loisible à ce magistrat, sur la demande de toute personne légalement chargée de l'entretien du supposé lépreux, d'ouvrir une enquête sur le cas, et, si le magistrat acquiert la certitude que le supposé lépreux est un lépreux et qu'il est devenu ou deviendra probablement une charge pour la personne qui est légalement chargée de l'entretenir, il sera loisible à ce magistrat, par autorisation de sa main et de son sceau, d'ordonner la détention de ce lépreux dans un asile de lépreux, jusqu'à ce qu'il soit élargi par ordre du gouverneur, et la personne légalement chargée d'entretenir ce lépreux devra payer chaque mois au gouvernement, durant la détention du lépreux, telle somme pour son entretien selon que l'ordonnera le magistrat, en ayant égard à toutes les circonstances du cas.

Art. 3. — Le gouverneur en conseil peut, par une notification publiée à la *Gazette officielle*, interdire aux lépreux l'exercice de certaines professions.

Une annexe de l'ordonnance donne la liste des métiers actuellement interdits aux lépreux ; ce sont ceux de :

Boulanger, boucher, cuisinier ou tout commerce ou métier dans lequel la personne employée manie (*handles*) des articles de nourriture ou de boissons, drogues, médicaments ou tabac, sous quelque forme que ce soit ;

Blanchisseur, tailleur ou tout autre commerce ou métier dans lequel la personne employée manufacture ou manie des vêtements ;

Barbier, ou tout autre commerce ou métier similaire dans lequel la personne employée vient en contact avec une autre personne ;

Domestique, nurse, conducteur de jinrikisha, conducteur ayant licence de conduire une voiture de louage.

Art. 4. — Tout lépreux qui continuera un commerce ou métier prohibé comme ci-dessus dit et toute personne qui, le sachant, emploiera un lépreux à ce commerce ou métier, seront condamnables, sur preuve, par un tribunal de deux magistrats, à une amende qui peut être de 50 dollars, ou à un emprisonnement, qui n'excédera pas un mois, ou aux deux peines ; et tout lépreux ainsi condamné pourra être envoyé à l'asile des lépreux pour y être détenu jusqu'à élargissement par ordre du gouverneur.

Tout lépreux qui entrera dans une voiture de louage, jinrikisha ou autre véhicule public, ou qui logera dans des pensions de famille (*boarding-houses*) ou des hôtels garnis (*lodging-houses*), ou se baignera dans un bain public, sera coupable d'un délit et sera punissable, sur preuve, devant un magistrat, à une amende n'excédant pas 50 dollars et pourra être envoyé à l'asile des lépreux pour y être détenu jusqu'à élargissement par ordre du gouverneur.

Art. 10. — Toute personne qui, sans la permission écrite de l'officier en charge d'un asile de lépreux, achètera ou recevra de tout interné de cet asile des vivres, vêtements ou autres articles, sera punissable sur preuve par un magistrat à une amende qui peut être de 50 dollars et à un emprisonnement n'excédant pas un mois ou deux, ou à ces deux peines.

Art. 14. Toute personne reçue dans un asile en vertu de cette ordonnance peut y être détenue jusqu'à ce qu'elle soit transférée ou élargie et, en cas d'évasion, elle peut être saisie par l'officier en charge de l'asile des lépreux ou par tout officier ou serviteur, ou par tout officier de police et de nouveau envoyée, reçue et détenue dans cet asile de lépreux.

Art. 11. — Un lépreux qui n'est pas originaire du *Settlement* ne doit pas être débarqué dans l'un des ports de la colonie, et le patron ou autre personne en charge du navire qui permet ou omet de prévenir le débarquement de toute personne qu'il sait ou a des motifs raisonnables de supposer être un lépreux sera condamnable sur preuve devant une cour de deux magistrats à une amende n'excédant pas 500 dollars (1250 francs).

Art. 12. — Chaque lépreux ainsi débarqué, comme ci-dessus dit, peut être envoyé à l'asile des lépreux par une autorisation de la main du gouverneur et peut y être détenu pour telle période qui sera désignée par cette autorisation.

Art. 13. — Chaque lépreux ainsi débarqué, comme ci-dessus dit, peut être amené devant un magistrat qui peut interroger ce lépreux et tous autres témoins sous serment touchant le lieu d'où il a été amené dans le *Settlement* et peut faire transférer ce lépreux au lieu d'où il a été amené. en telle façon que le gouverneur le décidera, et les frais convenables occasionnés par ce transfert seront supportés et payés par le patron ou autre personne en charge du navire.

Art. 15. — Les peines encourues par le supposé lépreux, par les personnes qui l'ont débarqué ou employé à un métier prohibé, etc., ne seront prononcées que sur certificats délivrés par deux médecins praticiens (*qualified medical practitionners*) attestant que le supposé lépreux est bien un lépreux.

D'une manière générale, les textes concernant les Antilles anglaises sont conçus sur le plan de l'ordonnance du gouvernement du Détroit, mais ils sont bien moins complets. Le *Lepers Act* de l'île d'Antigoa (1896) et l'ordonnance de Saint-Christophe et Newis (1890) contiennent, entre autres dispositions importantes, le droit d'envoyer à l'asile les prisonniers et aliénés lépreux.

Dans l'île de la Trinité, où le nombre des lépreux est d'environ 500 sur 300 000 habitants, 321 étaient hospitalisés dans un asile à la fin de l'année 1903.

La maladie est extrêmement rare parmi les blancs ; elle atteint de préférence les Hindous, qui constituent environ le tiers de la population de l'île.

L'isolement des lépreux n'est pas obligatoire. Cependant une ordonnance de 1898 autorise la détention des lépreux errants, et une ordonnance de 1901 défend d'employer des lépreux dans certains métiers.

Dans l'île Maurice, tous les lépreux qui entrent dans des hôpitaux publics sont dirigés, autant que possible, sur l'asile Saint-Lazare, qui reçoit des dons privés et des subsides de l'administration. Aucune loi restrictive n'interdit aux malades l'usage des moyens de transport publics. Toutefois, il leur est défendu d'exercer certaines professions et de séjourner dans les boutiques et bazars, où les aliments sont préparés et vendus.

Dans l'île de la Réunion, la lèpre est disséminée partout. Nombre de lépreux circulent dans les rues et montent dans les wagons. Toute enquête médicale serait impossible, car la maladie s'est infiltrée parmi les métis et les blancs qui s'opposeraient à toute recherche dans les familles. Aussi la lèpre gagne-t-elle constamment du terrain.

La léproserie de la Montagne est située à 14 kilomètres de Saint-Denis, la capitale, sur un vaste plateau de 400 mètres d'altitude. En 1903, il y avait en traitement dans cet établissement 61 pensionnaires : 54 hommes et 7 femmes. Pendant la période quinquennale 1897-1901, 126 malades sont entrés à la léproserie et 76 sont morts, soit 1 décès sur 2,25 malades.

Dans les autres vieilles colonies françaises, au Sénégal, à la Martinique, à la Guadeloupe, à la Guyane, où la fusion des races s'est effectuée, la population qui est représentée au Parlement s'opposerait à l'application de toute mesure restreignant la liberté individuelle.

En Guyane, de 1823 à 1891, date du dernier décret théoriquement en vigueur, il n'a pas été pris sur la lèpre moins de vingt décisions qui reflètent les fluctuations de l'opinion publique de la colonie, alternativement portée de l'extrême faiblesse à l'extrême sévérité.

Le nouveau décret, publié en 1891, contient les dispositions suivantes :

ARTICLE PREMIER. — Seront admises à la léproserie, située à l'Acarouany, toutes les personnes malades de la lèpre qui en feront la demande.

Y seront envoyées d'office, après un temps d'observation, toutes celles qui, étant reconnues atteintes de lèpre, n'auraient aucun moyen de se soigner, tels que les vagabonds, les mendiants, les gens sans asile et sans ressources, ainsi que les condamnés.

Art. 2.— L'état de maladie de la personne sera constaté par deux médecins civils ou militaires.

Ce décret n'a jamais été abrogé, mais jusqu'à présent il n'a pas été suivi d'un commencement d'exécution.

Et cependant, dit Clarac (1), la lèpre est pour la Guyane et pour Cayenne en particulier un véritable fléau. Elle s'infiltre progressivement, attaquant chaque jour des familles blanches jusque-là indemnes. D'après Pain, exerçant depuis plus de vingt ans dans la colonie, il y a au moins 200 lépreux à Cayenne pour une population de 12 000 habitants. En sept ans de séjour, Lafaurie a constaté 8 nouveaux cas dans le bourg de Mana, sur 1 602 habitants. Dans l'élément pénal, comprenant 8 515 individus, dont 7 000 Européens environ, on compte 35 cas de lèpre. D'après Clarac, le nombre des lépreux dans la Guyane française n'est pas moindre de 350, ce qui donne le pourcentage de 11,66 p. 100 (2). D'après A. Guillon, directeur de la léproserie de l'Acarouany, la lèpre en dix ans a fait, dans la Guyane française, des progrès que le plus pessimiste n'eût osé prévoir. Il évalue le nombre des lépreux de la circonscription de Cayenne, dont la population est de 13 460 habitants, à 1 000 ou 1 500 (3). Non seulement le décret de 1891 n'est pas appliqué, mais aucune tentative n'est faite pour contenir la lèpre dans ses limites actuelles. Des lépreux avérés exercent au vu et au su de tous la profession de boucher, de boulanger, de blanchisseuse, etc.; ils puisent avec leurs mains mutilées et suppurantes aux sources qui alimentent la population saine.

Dans les familles entachées de lèpre, aucune précaution n'est prise pour protéger la descendance. Aussi nombre de familles blanches sont décimées par la lèpre. Clarac a publié plusieurs arbres généalogiques qui démontrent qu'en Guyane comme ailleurs la lèpre s'acharne sur certaines familles douées d'une hérédité de prédisposition. Des parents sains confient par insouciance ou ignorance leurs nouveau-nés à des nourrices noires qui n'ont été soumises à aucun examen médical. De là ces malheurs irréparables dont j'ai cité plus haut (p. 11) un exemple.

Clarac ajoute encore à la liste des causes qui favorisent l'extension de la lèpre :

(1) Clarac, La lèpre à la Guyane (*Ann. d'hyg. et de méd. coloniales*, 1907, p. 76-88).

(2) Il n'y a pas d'exemple de lèpre authentique chez les Peaux-Rouges, qui vivent à l'écart. Toutes les autres races sont atteintes.

(3) A. Guillon. Quelques notes sur la lèpre en Guyane française (*Le Caducée*, 1er oct. 1910, n° 19, p. 258).

1° Le lavage en commun du linge des lépreux et des personnes saine ;

2° Le prêt, par la bibliothèque publique, des livres qui sont emportés à domicile et peuvent être feuilletés par les doigts ulcérés des lépreux ;

3° Les contacts multiples, directs ou indirects, des enfants dans les écoles.

Clarac, en moins de deux ans, a fait renvoyer 6 écoliers dont 5 étaient atteints de lèpre avérée. Beaucoup de ces enfants boivent au robinet des fontaines, et ceux qui ont un gobelet personnel le prêtent volontiers à leurs petits camarades.

Rien ne serait plus facile que d'interner de gré ou de force les vagabonds et les condamnés, par application du décret de 1891. Mais les difficultés commencent quand il s'agit de rechercher les malades dans leur famille. La population tout entière serait hostile à toute tentative de dénombrement des lépreux. Passer outre fomenterait un soulèvement général des familles blanches indemnes ou contaminées.

Étant donné cet état d'esprit, les autorités restent impuissantes, et les prescriptions du décret sont sans effet. A la léproserie destinée à recevoir les malades de la population libre, il n'y avait, en janvier 1900, que 31 internés, presque tous des immigrants sans famille, ou des indigents incapables de gagner leur vie.

Pour vaincre la résistance de la population, il faut d'une part l'instruire des dangers de la contagion ; cette tâche incombe au médecin ; il faut, d'autre part, ouvrir un asile au moins décent où tout lépreux consente à se réfugier : c'est le devoir des autorités administratives.

Dans la Guyane hollandaise, où le nombre de lépreux est évalué à 2 000, les malades se cachent parce qu'ils craignent d'être internés ; mais aucune mesure de prophylaxie n'est prise contre la lèpre. Dans la Guyane anglaise, au contraire, où le séjour à la léproserie est volontaire, les lépreux y séjournent volontiers : au 31 mars 1903, l'asile de Mahaica contenait 434 malades.

Aux îles Hawaï ou Sandwich, où un quinzième de la population était atteint, sous la pression d'une nécessité impérieuse, des mesures draconiennes ont été prises dès 1865. Un *Act to prevent the spread of leprosy* donna au président du bureau de Santé : 1° le pouvoir d'isoler les lépreux qui, d'après l'opinion de ce bureau ou de ses agents, favoriseraient l'extension de la lèpre s'ils étaient laissés en liberté ; 2° le pouvoir d'élargir les malades guéris ; 3° la mission de désigner un emplacement pour y réunir et y traiter les malades.

Dans chacune des îles de l'archipel, les suspects furent dirigés vers les points d'embarquement, où ils étaient examinés par un médecin qui pouvait les relaxer s'il les jugeait indemnes, les maintenir en observation quand le diagnostic était douteux ou les expédier par mer à la station de réception, à Honolulu, quand la lèpre était avérée. Là, ceux qui avaient déjà été examinés, subissaient une nouvelle inspection; ceux qui provenaient d'îles où il n'y avait pas de médecin étaient alors visités pour la première fois. Les individus reconnus lépreux étaient retenus à la station de réception jusqu'à ce qu'ils fussent en nombre suffisant pour être envoyés à l'établissement d'isolement situé dans l'île de Molokaï. Les individus déclarés indemnes étaient renvoyés dans leurs îles quand l'occasion le permettait.

Suivant les fluctuations de la politique, ces mesures furent appliquées avec indulgence ou sévérité. Dans les premiers temps, le rassemblement des malades fut entravé par la pénurie des moyens de transport. Sauf à Honolulu, le nombre des médecins était fort minime, et le bureau de Santé dut constituer des commissions médicales ambulantes. Mais les périmètres à inspecter étaient fort vastes, si bien que, dans certains villages, les visites étaient rapides et peu fréquentes.

Pendant bien des années, grâce à la difficulté des moyens de communication, grâce aussi à la constitution volcanique de ces îles hérissées de montagnes et coupées de vallées d'accès difficile, beaucoup de lépreux réussirent à échapper aux recherches.

L'absence complète de répugnance des indigènes pour les lépreux et même plus tard le désir de contracter la maladie pour couler des jours paisibles, à l'établissement de Molokaï, sans être astreint à aucun travail, ne permettaient pas aisément la sélection des sains et des malades.

Du reste, chaque jour, les agents étaient aux prises avec de nombreux problèmes dont la solution pratique était difficile à trouver. Que faire quand un ou deux membres seulement d'une famille étaient atteints de lèpre? Que faire des enfants laissés sans soutien, quand le père et la mère étaient tous deux lépreux? Que faire quand un individu sain insistait pour suivre à l'établissement un parent malade?

En trente années, de 1866 à 1895, il a été admis à l'établissement d'isolement plus de 5 000 lépreux. De 1888 à 1895, le nombre moyen des malades a été de 1 000 à 1 200; on en comptait 1 073 en 1901. D'après les personnes bien placées pour observer, l'épidémie serait sur son déclin.

Chez les Canaques de la Nouvelle-Calédonie, la lèpre s'est répandue avec une rapidité foudroyante. Il est impossible de fournir une statistique, même approximative, et d'établir le pourcentage des cas de lèpre, par rapport à une population saine. On ignore en effet le nombre total des habitants, et les malades se soustraient par la fuite à tout essai d'examen médical. Il y a quelques années, on estimait le nombre des lépreux à 4000 ou 5000 sur une population de 25 000 aborigènes. Des renseignements datant de 1899, mais dont il est impos-

sible de contrôler la valeur, portent le chiffre des lépreux à 2 000 sur
14 000 ou 15 000 indigènes. Sur 460 habitants formant le total de la
population des tribus de Ni, Bohé, Azaren, Bouiron, examinées par
Auché et Birolleau, 20 furent reconnus lépreux (1). Sous l'action combinée de l'alcoolisme, de la tuberculose, de la syphilis et de la lèpre,
la belle race canaque s'abâtardit, et il est à prévoir qu'elle aura
disparu dans un avenir prochain.

Aux îles Loyalty, dépendance administrative de la Nouvelle-Calédonie, sur 11 977 habitants, répartis dans trois îles, il y a environ
190 lépreux, soit 16 p. 100.

En 1898, Pierre et Auché avaient en observation, sur la Grande-Terre,
85 lépreux blancs, dont 8 seulement appartenaient à la statistique
de 1894. Il y avait donc 77 cas nouveaux. Dans les dix premiers mois
de l'année suivante, 45 cas n'ayant pas figuré sur les statistiques précédentes ont été relevés, dont 30 parmi les forçats. Primet évalue à
une trentaine le nombre des lépreux qu'on découvre chaque année
dans la population blanche. Au 31 décembre 1909, 137 lépreux blancs,
libres ou d'origine pénale, étaient isolés (2).

Ces chiffres sont certainement inférieurs à la réalité, car aucune
mesure n'a été prise par l'administration pénitentiaire pour dénombrer
les contaminés dans la population pénale. D'après Pierre, parmi les
libérés des centres de la Foa, Ouamenie, Bouloupari, Farino, il y a
de nombreux lépreux. La population européenne libre est très
éprouvée. Mais la majorité des cas échappent à l'examen. « La moindre
tentative d'enquête, dit Chédon, fait découvrir un nombre relativement considérable de gens de race blanche contaminés. »

Les ravages inquiétants que la lèpre exerce parmi les Européens
de la Nouvelle-Calédonie ne peuvent s'expliquer que par la contagion.
Il serait impossible, dit Auché, de faire remonter à l'hérédité un seul
cas de lèpre observé chez les blancs, car tous les lépreux qui figurent
dans la statistique, sauf quelques Belges, Italiens, Espagnols ou
Arabes, sont nés en France. Parmi les contaminés, quelques-uns nient
tout rapport intime avec les Canaques, mais la plupart les avouent.
Le travail en commun, la cohabitation avec les indigènes, la nécessité de chercher un abri pour se coucher dans les cases abandonnées
ont multiplié les chances de contagion.

Les victimes que la lèpre fait dans la population libre sont soit des
blancs vivant dans la brousse, soit des fonctionnaires mobiles qui ont
fréquenté des lépreux avérés ou qui ont eu à leur service des domestiques indigènes suspects. Par contre, toute la troupe (infanterie,
artillerie, flotte), tous les colons-commerçants de Nouméa, qui n'ont

---

(1) Auché, La lèpre en Nouvelle-Calédonie (*Arch. de méd. navale*, janvier-juin
1899. Tiré à part de 180 pages). — Primet, La prophylaxie de la lèpre en Nouvelle-Calédonie (*Ann. d'hyg. et de méd. coloniales*, oct.-nov.-déc. 1901).

(2) *Journ. officiel*, 30 juillet 1910.

aucun contact avec les tribus contaminées, sont restés indemnes.

Il serait trop long de rapporter ici la série des mesures contradictoires qui ont été prises sans conviction et exécutées comme à regret. Primet conseille de revenir à l'ancien système, celui d'une léproserie centrale, située dans l'île Art. Elle comprendrait deux quartiers distincts, un pour les Canaques, un pour les Européens de l'élément pénal.

Quelques léproseries partielles pourraient être maintenues à titre de stations sanitaires, où les suspects seraient mis en observation avant qu'il soit statué sur leur sort.

Créer une léproserie ne consiste pas à parquer des malheureux sur le même point. Il faut leur assurer un certain confort, leur permettre de se grouper suivant leur origine, leurs affinités et leurs mœurs; il faut leur distribuer des terres qu'ils transformeront en colonie agricole; il faut enfin soulager leurs souffrances en leur donnant des soins médicaux. Outre la léproserie centrale, Primet juge qu'il serait utile d'établir, à proximité de Nouméa, une léproserie-hôpital pour les lépreux de condition libre. Il fait remarquer, avec juste raison suivant moi, combien l'article 3 du décret de 1893, qui autorise, sous certaines conditions, les lépreux à se soigner à domicile prête à la critique. Il est à craindre que ces lépreux ne créent de nombreux foyers dans la banlieue de Nouméa. Il serait donc bien préférable de les grouper sur un espace isolé, tel que la presqu'île Sainte-Marie, où ils pourraient posséder chacun leur maison particulière et leur jardin.

Pour compléter le plan de défense contre la lèpre en Nouvelle-Calédonie, Primet réclame les mesures suivantes :

Poursuivre sans relâche l'enquête sur la lèpre en inspectant les tribus.

Visiter les écoles indigènes, n'y recevoir que des enfants reconnus sains.

N'admettre à un emploi quelconque que des indigènes munis d'un certificat sanitaire renouvelable tous les six mois.

Soumettre à un examen médical tout individu mis en état d'arrestation.

Surveiller avec vigilance les immigrants néo-hébridais, annamites, chinois, javanais, japonais, disséminés au nombre de 3 000 dans les centres miniers, industriels et agricoles, et dans les principales agglomérations urbaines, à Nouméa en particulier, et leur imposer une visite médicale deux fois par an.

Exiger, pour qu'un contrat d'engagement ou de rengagement soit valable, qu'il soit accompagné d'un certificat attestant que l'engagé n'est pas lépreux (1).

(1) Un arrêté du 17 novembre 1896 décide que tout engagiste est tenu de faire visiter par un médecin les immigrants et les indigènes qui sont à son service. Tout contrevenant, dit l'arrêté, sera passible d'une amende de 10 à 15 francs ; en cas de récidive, d'une amende de 15 à 100 francs et d'un emprisonnement d'un à cinq jours. Cette mesure n'est pas appliquée et, d'ailleurs, l'entrée de la colonie n'est pas interdite aux lépreux.

Interdire toute relation entre Canaques, condamnés ou relégués.

Renouveler la visite sanitaire des prisonniers de toute catégorie deux fois par an.

N'accorder la libération, l'envoi en concession ou l'obtention de la rélégation individuelle d'un condamné qu'après s'être assuré qu'il est indemne de lèpre.

Toutes ces mesures sont à prendre en considération; mais l'expérience seule peut indiquer celles qui sont pratiquemment réalisables. Quel que soit le projet qu'on adopte, il faut le suivre avec conviction et continuité. L'ère des atermoiements ne saurait durer sans compromettre à tout jamais l'avenir d'une des rares colonies françaises où le blanc peut vivre, travailler et multiplier comme dans la mère-patrie.

D. **Quatrième groupe : les grands foyers de l'endémie lépreuse.** — Ils comprennent l'Inde britannique (1), l'Indo-Chine, les Philippines, le Japon, Madagascar et la Colombie.

Inde anglaise. — Une grande commission envoyée dans l'Inde, en 1890, sous les auspices de la *National Leprosy Fund*, conseilla les mesures suivantes :

1° L'isolement volontaire des lépreux;

2° L'interdiction pour ceux-ci d'exercer certaines professions;

3° L'exécution des règlements municipaux contre les lépreux vagabonds;

4° L'agrandissement des asiles existants et la création de nouveaux établissements au voisinage des villes;

5° La fondation de colonies ou de fermes dans les districts ruraux ;

6° L'institution d'orphelinats pour y recevoir les enfants des lépreux.

Peu après, le gouvernement du Bengale passait un bill (*The Lepers Act*, 1894) ordonnant l'isolement des lépreux indigents et interdisant l'exercice de certaines professions à tout individu atteint de lèpre.

La Birmanie et d'autres gouvernements locaux de l'Inde demandèrent à ce que l'act du Bengale fût étendu à leurs provinces. Mais le gouverneur général, jugeant qu'une mesure uniforme serait préférable à des acts séparés, publia en 1896, dans la *Gazette officielle*, un *Lepers Act* qui pouvait être appliqué dans toute l'étendue de l'Inde anglaise. Depuis lors, il a été complété par des additions qui n'en modifient pas les parties essentielles, et il porte le nom de *The Lepers Act 1898.*

En principe, il s'étend à la totalité de l'Inde anglaise, y compris la Birmanie, le Béloutchistan anglais et les Parganas.

_____

(1) La lèpre est fréquente dans les établissements français qui sont enclavés dans le territoire anglais. A Pondichéry, 116 cas ont été traités en 1901, et ce chiffre est minime, eu égard au nombre des lépreux qui sillonnent les villages de l'établissement.

Mais, pour qu'il entre en vigueur dans une de ces circonscriptions administratives, il faut que le gouvernement local déclare par notification dans la *Gazette officielle* que la loi est applicable sur son territoire. Car toutes les régions de l'empire indien ne sont pas actuellement en état de supporter les dépenses que nécessitent ces mesures. Le *Lepers Act 1898*, d'abord limité au Bengale, fut étendu à toute la Birmanie, moins les États Shans (1899), et plus tard à l'Assam (1902). Mais les présidences de Bombay et de Madras, le Punjab ne l'ont pas encore adopté. Certaines dispositions de l'act ont été appliquées dans les Provinces-Unies.

En 1903, un nouvel act destiné à amender l'act de 1898 a reçu l'assentiment du gouverneur général. Il vise l'isolement et le traitement médical des lépreux habitant les États indigènes.

Dans les provinces qui sont disposées à combattre la lèpre, il ne pouvait être question de secourir et d'isoler l'ensemble des lépreux à cause de leur trop grand nombre. Aussi l'act de 1898 n'impose pas l'obligation de recevoir dans les asiles tous les lépreux qui demandent à y séjourner. Les ressources ne permettent de détenir que les lépreux mendiants et indigents, arrivés au stade d'ulcération. Encore ne sont-ils internés que dans le cas où personne ne s'engage à les soigner et à les nourrir à domicile.

L'act de 1898 comprend deux dispositions fondamentales :

1° L'isolement des lépreux indigents ;

2° L'interdiction pour les lépreux d'exercer certaines professions.

Je n'insiste pas sur cette dernière mesure, que j'ai déjà eu l'occasion de décrire en exposant la législation des établissements du Détroit. Quant à la première disposition, elle est réglée par les articles suivants :

ART. 6. — Dans toute région où le gouvernement local a décidé, par notification, que les lépreux indigents seront envoyés à l'asile, tout officier de police doit arrêter, sans autorisation, toute personne qui lui paraît être un lépreux indigent. Cet officier de police conduira immédiatement ou enverra la personne ainsi arrêtée à la plus prochaine station de police.

ART. 7. — Sans délai, la personne suspectée sera amenée devant un inspecteur de la lèpre. Si celui-ci trouve que la personne soumise à son observation n'est pas un lépreux dans le sens de l'article 2 (c'est-à-dire un lépreux chez lequel le processus d'ulcération a commencé), il lui délivrera un certificat en la forme A, après quoi le lépreux sera immédiatement relaxé (1).

Si, au contraire, l'inspecteur estime que la personne est bien un lépreux comme l'entend l'article 2, il délivrera à l'officier de police à la garde duquel le lépreux a été confié un certificat en la forme B, sur quoi le lépreux, sans

(1) CERTIFICAT A.

Je, soussigné...... certifie que le...... jour de...... à...... j'ai personnel-

délai inutile, sera envoyé devant le magistrat ayant juridiction d'après cet act (1).

ART. 8. — S'il apparaît au magistrat, sur la vue du certificat B, que la personne arrêtée est un lépreux et que de plus celui-ci est indigent, il lui décernera un certificat en la forme C (2) et le fera conduire par un officier de police à l'asile de la lèpre.

ART. 9. — Si l'individu déclaré lépreux proteste contre cette décision, le magistrat, après avoir interrogé l'inspecteur de la lèpre, pourra réformer ou maintenir sa sentence, ou ordonner que la personne suspecte sera mise en observation.

Enfin, si un parent ou un ami du lépreux indigent s'engage par écrit à lui donner les soins convenables et à l'empêcher de mendier, le magistrat confiera le lépreux à ce parent ou à cet ami ; s'il le juge nécessaire, il pourra exiger caution.

Dans l'Inde, le gouvernement est puissamment secondé par la coopération des institutions philanthropiques et des missions confessionnelles. La *Mission to Lepers in India and the East*, qui subvenait en 1898 aux besoins de 1 600 lépreux, vient en aide aujourd'hui à 4 200 lépreux et à leurs enfants. Cette société compte 63 centres dans l'Inde, la Birmanie et Ceylan, 12 en Chine, 2 au Japon et 1 à Sumatra. Récemment de nouveaux asiles ont été ouverts au Bengale, dans les provinces centrales et la présidence de Madras. De concert avec le Gouvernement, elle construit un asile à Poona. En 1903, pour secourir 3 830 lépreux, cette société a dépensé environ : 18 300 livres sterling, soit 457 500 francs.

lement examiné...... et que ledit...... n'est pas un lépreux comme le définit le *Lepers Act 1898.*

   Donné de ma main, le...... jour de...... 189......

          Signature,

        Inspecteur de la lèpre.

(1)   CERTIFICAT B.

Je, soussigné, certifie que le...... jour de...... à ..... j'ai personnellement examiné...... et que ledit...... est un lépreux comme l'entend le *Lepers Act 1898* et que j'ai établi cette opinion sur les motifs suivants, en particulier.......

   Donné de ma main, le...... jour de...... 189......

          Signature,

        Inspecteur de la lèpre.

(2)   CERTIFICAT C.

Au surintendant de l'asile de la lèpre. — Attendu qu'il m'est apparu évident que...... est un lépreux indigent comme l'entend le *Lepers Act 1898* :

Vous, ledit surintendant, vous êtes autorisé à recevoir ledit...... sous votre garde ensemble avec cet ordre, et à le maintenir jusqu'à ce qu'il soit élargi par ordre du bureau ou du magistrat du district.

   Donné de ma main et de mon sceau, le..... jour de...... 189......

          Signature,

        Magistrat.

La *Mission to Lepers* isole les enfants des lépreux. Or ceux qu'elle a élevés à part, durant les vingt dernières années, ont presque tous échappé à la lèpre. Selon toute probabilité, les quelques exceptions à la règle doivent être attribuées à la contagion plutôt qu'à l'hérédité. Beaucoup d'enfants ainsi préservés dans leur jeune âge ont été mariés depuis et ont eu des enfants. Sur eux et sur leurs descendants, il n'a pas été constaté de symptômes de lèpre. C'est là un excellent moyen de lutte contre cette maladie.

En outre, une Mission catholique romaine possède quatre maisons dans l'Inde et ses dépendances : 1 à Mandalay, 1 à Rangoon, 1 à Trombay (présidence de Bombay), 1 à Mangalore (Inde méridionale). En 1902 et 1903, cette mission recevait environ 300 livres sterling du gouvernement, 420 des municipalités et 1 000 d'autres sources.

Beaucoup d'autres établissements sont disséminés dans l'Inde. Les uns sont sous la surveillance du gouvernement ; d'autres sont municipaux ; quelques-uns sont des fondations charitables.

Les principaux hôpitaux destinés aux lépreux qui n'appartiennent pas aux missions sont : Madras Governement Leper Hospital ; — Matunga Leper Home, Bombay ; — Trevandrum State Leper Asylum ; — Calcutta Leper Asylum. Ils logent environ 1 600 lépreux.

Indo-Chine française. — L'endémie lépreuse sévit dans toutes les parties de l'Union indo-chinoise (1). Elle se cantonne de préférence dans les régions surpeuplées qui avoisinent l'estuaire des grands fleuves. Elle occupe deux foyers principaux. Le méridional couvre toute la superficie de la Cochinchine. Le foyer septentrional ou tonkinois a pour limites le delta du fleuve Rouge. Le long de la côte d'Annam, sur l'étroite bande fertile comprise entre la ligne de partage des eaux et le littoral, la population est nombreuse et la lèpre très commune.

Au Cambodge, région basse et marécageuse, en majeure partie couverte de forêts et fort peu peuplée, la lèpre ne fait pas beaucoup de victimes, si l'on excepte les centres importants (2). Dans le Laos français, où 800 000 hommes tout au plus sont disséminés sur un immense territoire, la lèpre ne forme que des îlots insignifiants.

Le système orographique du Yun-nan, province chinoise située dans la zone d'influence française, n'est pas compatible avec la formation de grandes agglomérations humaines. La population est donc peu fournie, et, comme elle est distribuée par îlots entre lesquels les moyens de communications sont difficiles, il n'y a pas au Yun-nan un foyer cohérent de lèpre, bien que cette maladie y soit partout répandue.

D'après l'enquête que j'ai faite sur lieux, j'estime que le nombre des lépreux disséminés dans l'Indo-Chine française est de 12000 à 15000.

Or, même dans les grands centres européens, les précautions les

(1) JEANSELME, Étude sur la lèpre dans la presqu'île indo-chinoise et au Yun-nan (*Presse méd.*, 1900).
(2) ANGIER, La lèpre au Cambodge (*Ann. d'hyg. et de méd. coloniales*).

plus élémentaires pour se prémunir contre la contagion sont négligées. Je pourrais citer quatre Européens qui ont contracté la lèpre dans l'Indo-Chine française. Et si des mesures énergiques ne sont pas prises, nul doute que la lèpre ne fasse tôt ou tard parmi la population blanche de cette colonie autant de ravages qu'en Nouvelle-Calédonie. Sous la domination annamite, les lépreux étaient groupés dans des villages. Mais, depuis la conquête, tous ceux qui ne sont pas indigents se sont mélangés avec la population saine.

Un village de lépreux, tel que celui de Ninh-Binh par exemple, est un vaste rectangle limité seulement par une levée de terre. Les lépreux parqués dans cet espace construisent de misérables paillottes où ils vivent avec leurs familles, de sorte que la population saine égale au moins celle des lépreux.

Comme l'allocation accordée par le Protectorat est notoirement insuffisante, les lépreux rayonnent dans les localités environnantes pour aller mendier dans les marchés. Ceux qui sont encore en état de travailler s'engagent au service des paysans voisins pour faire les semailles et la moisson.

Au lieu d'être des foyers d'extinction de la lèpre, ces villages sont donc en réalité des foyers de propagation.

Par suite de l'accroissement rapide de la population, le village des lépreux de Hanoï formait, il y a quelques années, une véritable enclave dans la ville même. Ce village était adossé à l'hôpital, et les logements des infirmiers européens et indigènes étaient contigus aux cases des lépreux sans qu'il y eût aucune démarcation.

Comme le terrain sur lequel s'étaient établis ces lépreux avait acquis une valeur considérable, ceux-ci furent en partie expropriés ou expulsés, et l'on construit actuellement sur ce sol imprégné de sanie lépreuse des habitations pour les colons européens.

Il faut donc, sans hésitation ni retard, appliquer les réformes les plus urgentes.

Mais, pour qu'elles soient efficaces, elles doivent être uniformes et coordonnées sur tout le territoire de nos possessions indo-chinoises. Des réglementations partielles et locales n'aboutiraient qu'au déplacement des lépreux fuyant devant les mesures de rigueur, grâce à la complicité de leurs familles et des autorités indigènes.

En 1900, j'ai proposé l'adoption des mesures suivantes :

A. A l'exemple des colonies anglaises, il faut interdire aux lépreux avérés l'exercice de certaines professions, entre autres celles de :

Boulanger, boucher, laitier, cuisinier, porteur d'eau ou tout métier dans lequel la personne employée manie des aliments, des boissons, des médicaments, du tabac ou de l'opium ; — blanchisseurs, tailleurs ou tout métier dans lequel la personne employée manufacture ou manie des vêtements ;

Barbier, ou tout métier similaire dans lequel la personne employée vient en contact avec d'autres personnes, serviteur, médecin, nourrice, sage-femme, infirmier, pharmacien, instituteur, conducteur de voiture de louage ou de jinrikisha (vulgairement appelée pousse-pousse en Indo-Chine), prostituée.

Il faut en outre interdire aux lépreux avérés de :

Se baigner, laver des vêtements ou puiser de l'eau à tout puits public ou réservoir qui n'est pas spécialement destiné à l'usage des lépreux par les règlements municipaux ;

Monter dans les voitures publiques, loger dans les hôtels garnis. Et ce sous peine d'une amende dont le montant et d'un emprisonnement dont la durée seront fixés par une décision du gouvernement.

Les mêmes peines seront encourues par toute personne qui emploie en connaissance de cause un lépreux à l'un des métiers ci-dessus désignés.

B. L'immigration jaune doit être surveillée, en particulier celle des Chinois qui viennent en grand nombre du Quang-Toung et du Fokien, provinces où la lèpre est endémique.

Ces immigrants sont tenus, d'après les règlements en vigueur, de se faire inscrire dès leur arrivée dans la colonie pour obtenir une carte de séjour et de se présenter au bureau anthropométrique.

Il est donc facile de leur faire subir une visite médicale et d'éliminer les lépreux. Ceux-ci seraient immédiatement rembarqués aux frais du capitaine ou du patron du navire qui les aurait débarqués.

Le médecin commis à l'examen des immigrants devra justifier d'une connaissance suffisante de la lèpre. Il sera soustrait au roulement afin qu'il acquière une compétence spéciale et qu'en cas de négligence les responsabilités puissent être établies.

Les instruments nécessaires pour faire un examen micrographique seront mis à la disposition de ce médecin.

C. Les indications ci-dessus énoncées peuvent être remplies sans entraîner des frais trop considérables.

Les mesures suivantes sont plus dispendieuses. Elles ne sont pourtant pas moins nécessaires, car il y va de l'avenir de la colonie.

En principe, tout lépreux doit être isolé. La grande difficulté qui s'oppose à l'application de cette mesure, c'est que beaucoup de familles ne consentent pas à se séparer de leurs parents ou de leurs enfants atteints de la lèpre. De là, parmi les lépreux, une distinction fondamentale :

1° Les uns peuvent pourvoir eux-mêmes à leurs besoins, ou être entretenus par ceux de leurs parents qui en ont la charge légale ;

2° Les autres sont dénués de moyens d'existence et n'ont pas de parents en état de leur venir en aide.

Les premiers seront internés, à leurs frais ou aux frais de ceux qui en ont la charge légale, dans les léproseries terrestres, situées dans les points de la colonie où l'endémie lépreuse est le plus considérable.

Chaque fois que cela sera possible, ces léproseries seront établies dans une île inhabitée du Mékong ou du fleuve Rouge, où les lépreux pourront se liver à la culture et construire des villages.

A défaut de léproseries insulaires, les lépreux seront groupés en colonies, toujours distantes des agglomérations urbaines et entourées d'une clôture effective.

En aucun cas il ne sera permis de construire une habitation quelconque dans un rayon de 200 mètres autour de la léproserie.

Chaque établissement comprendra des pavillons isolés pour les deux sexes, une salle d'observation pour les suspects, une infirmerie et une buanderie. Le cimetière des lépreux sera compris dans l'enceinte de la léproserie.

Un quartier à part sera réservé à la détention des prisonniers lépreux de la région.

Les enfants qui naîtront dans l'établissement seront immédiatement séparés de leur mère. Ils seront élevés dans un orphelinat annexé à la léproserie et soumis à l'allaitement artificiel. Une observation prolongée prouve en effet que jamais un enfant ne naît lépreux.

Les permissions de sortie accordées aux lépreux, les visites des parents à la léproserie, les peines disciplinaires en cas d'insubordination grave ou d'évasion, le régime alimentaire et l'entretien des lépreux feront l'objet de règlements particuliers. La direction de la léproserie pourra être confiée à un missionnaire assisté de religieuses pour panser et soigner les malades.

Le médecin des colonies du poste le plus voisin sera chargé de visiter l'établissement au moins deux fois par mois.

Tout lépreux vagabond ou indigent, dont la famille n'est pas en état de subvenir à ses besoins, devra être interné dans une léproserie maritime.

Il suffirait de deux établissements maritimes pour toute la colonie : l'un situé dans l'archipel Poulo-Condor ou toute autre île de ces parages, sur lequel seraient dirigés les lépreux de la Cochinchine, du Cambodge, du Bas-Laos et de la côte d'Annam jusqu'à Hué ; l'autre dans la baie d'Along, ou les îles côtières du Haut-Tonkin, qui recevrait les lépreux du Haut-Laos, du Tonkin et de la côte d'Annam depuis Hué.

Les autorités locales seront tenues, et ce sous peine d'amende ou d'emprisonnement, de faire conduire aux léproseries terrestres les lépreux trouvés sur leur territoire. Elles devront en outre déclarer au directeur si le lépreux est indigent ou s'il peut être entretenu à ses frais ou à ceux de ses parents qui en ont la charge légale. Ces suspects seront réunis dans un pavillon spécial, jusqu'à ce que le médecin chargé de la léproserie les ait examinés. S'ils sont reconnus sains, ils seront immédiatement mis en liberté. S'ils sont reconnus lépreux, ils seront, sur la délivrance d'un certificat par le médecin, soit immatriculés à la léproserie terrestre, soit dirigés sur une léproserie maritime.

Tout lépreux pourra se présenter spontanément à l'examen du médecin de la léproserie.

Aucun individu sain, ou atteint d'une maladie autre que la lèpre, ne pourra être admis dans une léproserie.

La série des mesures ci-dessus indiquées sera complétée ainsi qu'il suit :

Interdire le mariage à tout indigène reconnu lépreux.

Surveiller les foires, marchés et tous autres lieux de rassemblement.

Recommander aux médecins des postes médicaux et aux médecins en tournée de vaccine de visiter périodiquement, et à des époques indéterminées, les élèves des écoles, les prisonniers, les miliciens, les agents de la police indigène et les prostituées. Ces médecins dresseront, s'il y a lieu, des certificats, et les autorités locales devront soumettre à l'examen de ces médecins tout indigène soupçonné d'être atteint de la lèpre.

Défendre de pratiquer la variolisation et la vaccination de bras à bras.

Porter à la connaissance du public par voie d'affiches rédigées en français et en langue vulgaire les signes apparents de la lèpre, les dangers de la contagion et les moyens de s'en préserver.

Tout médecin des colonies devra faire un stage dans l'une des léproseries maritimes pour s'exercer au diagnostic clinique et bactériologique de la lèpre.

Les léproseries, terrestres et maritimes, devront être visitées, au moins deux fois par an, par un fonctionnaire délégué par le Gouverneur (résident de la province, etc.).

Les frais de transport et d'entretien des lépreux dans des léproseries maritimes seront à la charge des budgets municipaux et locaux.

Les frais d'installation des léproseries maritimes (personnel médical et administratif, laboratoire, pharmacie, etc.) seront supportés par le budget général de la colonie.

Douze ans se sont écoulés depuis que ce projet de réglementation sur la prophylaxie de la lèpre en Indo-Chine a été écrit. La situation reste à peu près la même. Un arrêté du 1er août 1903 a décidé qu'une léproserie pour la Cochinchine serait créée dans l'île de Culao-Rong, sur le Mékong, dans la province de Mytho. Y seront internés d'office tous lépreux circulant sur la voie publique ; pourront en outre y être admis sur leur demande tous les autres lépreux. Au Tonkin, une commission a été instituée à l'effet de rechercher un emplacement propice à la fondation d'une léproserie vers laquelle seraient dirigés les mendiants lépreux du Delta, dont le nombre est évalué à 1 500 environ. Il est question de les isoler soit dans une île de la baie d'Along, soit dans une presqu'île située près de Quang-Yen.

Le village de Mui, qui a remplacé l'ancien village de lépreux situé à Hanoï même, est distant de cette ville de 10 kilomètres environ (1). Il est placé sous la direction effective de la mission catholique, et un prêtre indigène y réside en permanence. Quatre chefs annamites sont préposés à la police. La superficie du village, habitations comprises, n'excède pas 25 maos (le *mao* est un carré ayant 72 mètres de côté). Aussi les rizières cultivées par les lépreux étant insuffisantes pour les nourrir, le budget provincial leur alloue une somme mensuelle de 400 piastres. Les naissances et les décès (seize environ par an) s'équilibrent à peu près.

Dans cette agglomération, des fautes nombreuses contre la prophylaxie sont accumulées.

a. Sur une population de 400 indigènes, 180 seulement sont des lépreux confirmés. Les autres sont sains ou considérés comme tels. Ces derniers ont le droit d'aller travailler au dehors. Les malades seuls sont sequestrés sous la garde d'un corps de miliciens. Mais comment, au milieu des allées et venues incessantes, une surveillance réellement utile peut-elle s'exercer?

b. Les habitants soi-disant sains, qui jouissent d'une liberté entière, sont certainement des agents de dissémination de la lèpre. Certaines femmes ou filles qui ont passé toute leur enfance en plein foyer lépreux vont vivre ensuite avec des Européens.

c. Les habitants des communes voisines ont libre accès au village de Mui. Des restaurateurs ambulants y viennent, chaque jour, pour vendre du riz et des potages. De là ils se rendent dans d'autres villages, et les mêmes bols, les mêmes baguettes servent aux clients non lépreux.

d. A l'intérieur du village de Mui, tout contribue à favoriser la contagion. Les cases des lépreux alternent avec celles des individus sains, afin que les infirmes puissent être assistés par les valides. La cohabitation est autorisée, et les enfants sont nombreux; c'est généralement vers l'âge de dix à quinze ans qu'apparaissent les premiers signes de la lèpre.

En terminant cet exposé, j'exprime le désir que l'on agisse sur l'heure. Aujourd'hui, dans cette colonie d'Indo-Chine encore jeune, les métis sont relativement peu nombreux, et ils ne sont pas acceptés dans les familles. Mais, quand la fusion des sangs sera accomplie, il faudra s'attendre aux mêmes résistances qui désarment les autorités dans les vieilles colonies, telles que la Guyane, les Antilles et la Réunion.

Depuis la rédaction de cet article, le gouverneur général de l'Indo-

(1) Les renseignements qui suivent m'ont été obligeamment fournis par le Dr Degorce, professeur à l'école de médecine indigène de Hanoï.

Chine a pris un arrêté (4 décembre 1909) en conformité des vœux émis par la Société de pathologie exotique.

En voici les principales dispositions :

ARTICLE PREMIER. — La circulation des lépreux sur les voies et lieux publics est interdite.

ART. 2. — Nul ne peut pénétrer sur le territoire de l'Indo-Chine s'il est lépreux.

ART. 3. — Nul ne peut occuper un emploi public s'il est lépreux.

ART. 4. — Sont interdites aux lépreux :

1° Toute profession dans laquelle le marchand ou l'employé manipule des aliments, des boissons, des drogues, du tabac, etc. (boulanger, boucher, aubergiste, cuisinier, marchand de détail, etc.) ;

2° Toute profession dans laquelle le marchand ou l'employé est en contact avec des vêtements destinés au public (blanchisseur, tailleur, fripier, etc.);

3° Toute profession dans laquelle la personne peut prendre contact avec le public (domestique, barbier, écrivain public, nourrice, conducteur de voiture ou de pousse-pousse, etc.).

ART. 5. — Tout lépreux avéré doit être isolé :

1° Exceptionnellement à domicile, s'il a les moyens d'existence nécessaires et si les garanties d'isolement ont été reconnues suffisantes par le service de santé ;

2° Dans tous les autres cas, dans une léproserie.

ART. 6. — Les léproseries sont en nombre variable, selon les besoins.

Elles sont organisées avec les ressources nécessaires à cette fin en établissement ou en colonie agricole d'assistance et dans la forme administrative la mieux adoptée aux mœurs et aux coutumes locales.

Les léproseries relèvent de l'autorité administrative et sont placées sous le contrôle et l'action techniques du service de santé, au même titre que les autres formations sanitaires de l'assistance médicale.

ART. 7. — Nul ne peut être interné dans une léproserie sans un arrêté du chef d'administration locale pris sur la proposition du directeur local de la santé et après examen clinique et bactériologique détaillé dans un certificat établi par deux médecins à la désignation du directeur local du service de santé.

De même, nul ne peut être l'objet d'une des mesures de sécurité publique prises à l'égard des lépreux, telles la répulsion du sol, la défense de circuler sur les voies publiques, l'interdiction de certaines professions ou métiers, sans une décision administrative prise au préalable et après constatation par deux médecins, à la désignation du directeur local de la santé, de l'état de la maladie dont il est atteint.

ART. 8. — Les léproseries sont visitées au moins deux fois par an par un médecin à ce désigné par le directeur local du service de santé.

ART. 9. — Les villages de lépreux et léproseries, libres ou appartenant soit à l'administration, soit à des particuliers, pourront être autorisés à fonctionner comme par le passé, sous la réserve de se conformer aux dispositions du présent arrêté relatives à l'isolement des lépreux, au caractère d'établissement ou de colonie agricole d'assistance donné aux léproseries, à leur surveillance par un médecin et au contrôle par un médecin à ce désigné par le directeur local du service de santé.

Madagascar. — La lèpre y est partout présente, mais l'endémie n'a pas en tout lieu la même intensité. Les provinces de l'Émyrne et de Betsiléo sont très éprouvées. La côte nord-ouest est aussi ravagée par la lèpre, surtout dans les régions riches et commerçantes, et particulièrement aux points où le trafic des esclaves africains, généralement pratiqué par des Arabes, était le plus actif (baie d'Ampasindiva, baie de Baly, villages du cap Saint-André). En ces régions, les cas sont nombreux ; ils s'observent dans toutes les races, mais surtout chez les Maquois, esclaves d'origine africaine. Bien que tous les types cliniques de la lèpre soient représentés, c'est la forme nerveuse mutilante qui est la plus répandue. Les lépreux pourchassés se groupent en villages, généralement situés dans des îlots, comme Sakatia, près de Nossi-Bé (1).

Les Sakalaves, qui occupent la plus grande partie du versant occidental de Madagascar, se sont mieux défendus contre l'extension de la lèpre. Ils la tiennent pour très contagieuse. Dès les premiers symptômes, le lépreux est expulsé de son village et parqué dans une case spéciale, où il vit séparé de sa femme et de ses enfants. La famille continue à assurer sa subsistance. Elle dépose des aliments devant la case d'isolement, mais sans y pénétrer. Le lépreux mort, son corps est enfoui dans une fosse remplie de boue. Le deuil n'est pas porté et les réjouissances qui accompagnent ordinairement les funérailles n'ont pas lieu. Le mort est redouté à l'égal du vivant. Tous les assistants couvrent le cadavre de pierres pour chasser son esprit et l'empêcher de faire de nouvelles victimes dans le village (2).

Le tableau ci-après, qui m'a été fourni par M. le général Galliéni, gouverneur de Madagascar, donne un aperçu de la répartition de la lèpre dans cette colonie :

I. — Plateau central.

PROVINCES.	POPULATION.	NOMBRE approximatif des lépreux.	PROPORTION des lépreux par rapport à la population saine.
	Habitants.		p. 1 000.
Tananarive. { Ville	55 000	1 200	3,7
{ Province	271 482		
Ankazobé	71 315	250	3,3
Manjakandriana	177 660	600	3,4
Miarinarivo	58 766	300	5,1
Antsirabé	105 087	1 000	9,5
Ambositra	151 000	1 000	6,6
Fianarantsoa	357 888	700	1,9
Totaux	1 248 198	5 050	

(1) JOLY, La lèpre à Madagascar (*Arch. de méd. navale*, juin 1901, p. 459).
(2) LASNET, Notes d'ethnologie et de médecine sur les Sakalaves du nord-ouest (*Ann. d'hyg. et de méd. coloniales*, 1899, p. 492).

II. — Provinces côtières (1).

PROVINCES.	POPULATION.	NOMBRE approximatif des lépreux.	PROPORTION des lépreux par rapport à la population saine.
	Habitants.		p. 1 000.
Côte ouest. { Majunga	33 252	130	3,9
Analalava.....	36 920	120	3,2
Grande-Terre..	32 000	100	3,1
Nossi-Bé......	30 000	80	2,6
Côte est... Farafangana...	280 000	3 000	10,7
Totaux.........	412 172	3 430	

De ce relevé, qui est certainement très inférieur à la vérité, il résulte que le nombre des lépreux officiellement reconnus à Madagascar dépasse le chiffre de 8 000, sur une population évaluée approximativement à 1 600 000 habitants.

Le gouvernement malgache, ému des progrès du fléau, avait prescrit des mesures d'isolement. Le Code des 305 articles, promulgué le 29 mars 1881 par la reine Ranavalomanjaka, contient la disposition suivante :

« Les lépreux doivent être conduits aux lieux qui leurs sont assignés. Si des personnes tolèrent le voisinage de lépreux sans en avertir l'autorité pour que leur expulsion soit ordonnée, elles seront punies d'une amende d'un bœuf et d'une piastre. Si elles ne peuvent payer l'amende, elles seront mises en prison à raison d'un *sikajy* (2) par jour jusqu'à concurrence du montant de cette amende » (art. 67).

Mais, sous le règne de Ranavalona III, ces sages prescriptions étaient tombées en désuétude. Les lépreux étaient tolérés sur les voies publiques, à proximité des villages. Échelonnés par petits groupes, quelquefois par familles, cachant sous leur lamba ramené jusqu'aux yeux les ravages de la hideuse maladie, ils chantaient aux passants leur mélodie plaintive : « Que Dieu vous récompense et que votre offrande devienne l'escalier qui vous permettra de monter au ciel (3). »

Les missions norvégiennes et anglaises avaient fondé des léproseries bien avant la conquête. Mais c'étaient des œuvres de charité et non de prophylaxie. Le but que se proposaient les missionnaires

(1) Si l'on excepte la province de Farafangana, le recensement des lépreux de la région côtière est très incomplet. Ces chiffres peuvent être majorés de 50 p. 100.

(2) Le *sikajy* représentait, dans l'ancien système monétaire malgache, le huitième de la piastre, soit une valeur de 0 fr. 625.

(3) JOURDRAN, La lèpre et les léproseries à Madagascar (*Ann. d'hyg. et de méd. coloniales*, 1901, p. 541).

était de secourir des malades indigents et de leur procurer un peu
de bien-être. De la contagion, ils n'avaient cure. Dans ces établissements, le lépreux entrait et sortait à son gré. Dans quelques-uns
même, la cohabitation des personnes saines et malades était tolérée.

I. — Léproseries du Plateau central.

PROVINCES.	LÉPROSERIES.	NOMBRE des lépreux internées.
Tananarive. { Ville...........	Ambohidratrimo.	750
} Province	Ramamandro.	110
Manjakandriana	Manankavaly.	250
Miarinarivo.	Miarinarivo.	160
Antsirabé	Antsirabé.	750
Ambositra....................	Midongy.	150
	(Officielle.	229
Fianarantsoa................	{ Norvégienne.	12
	/ Anglaise.	38
	(Pères jésuites.	55
	Total..........	2 504

II. — Léproseries du littoral.

PROVINCES.	LÉPROSERIES.	NOMBRE des lépreux internés.
Côte ouest. { Majunga.......	Case isolée.	100
{ Ananalava......	2 cases isolées.	60
{ Grande-Terre...	Cases isolées.	130
(Nossi-Bé	Nossi-Bé.,	35
Côte est... Farafangana....	Lazaristes.	450
	Total..........	775

On peut donc dire que tout restait à faire au moment où le général
Galliéni fut nommé gouverneur de Madagascar. Convaincu du rôle
capital que jouent l'hygiène et la prophylaxie dans l'œuvre de colonisation en favorisant l'accroissement de l'élément indigène, son premier
soin fut d'organiser l'assistance médicale. La lèpre, qui compromet
l'avenir de la race, ne fut pas oubliée, et, dès les premiers jours, la
lutte fut résolument engagée contre ce fléau. Aujourd'hui, sur les
8 480 lépreux officiellement reconnus, 3 299 sont internés dans des
léproseries nombreuses et bien aménagées, qui appartiennent au gouvernement ou qui sont subventionnées et surveillées par lui. Les
tableaux ci-joints indiquent la répartition des léproseries et le nombre
des malades hospitalisés.

Philippines. — Sous la domination espagnole, la lèpre n'était
l'objet d'aucune réglementation. Le gouvernement américain projette

l'établissement d'une colonie de lépreux dans l'île de Culion, distante de vingt heures environ de Manille par bateau à voile. Cette île a 20 milles de long sur 10 milles de largeur et contient de nombreuses vallées fertiles et propres à l'agriculture. Elle est boisée et abondamment arrosée. Les commissaires de la santé publique et l'ingénieur sanitaire pensent que la colonie pourra pourvoir à ses besoins sans recevoir de subsides. On y enverra d'abord 600 lépreux originaires de l'île de Cébu. On espère arriver à y concentrer presque tous les lépreux de l'archipel, soit 4 000.

Japon. — D'après S. Uchino, conseiller médical du ministère de l'Intérieur du Japon, la loi en vigueur depuis avril 1907 ordonne à tout médecin de signaler aux autorités compétentes les lépreux traités par lui. Les malades fortunés peuvent se faire traiter à domicile. Ils sont placés sous le contrôle de la police sanitaire. Ils doivent pour le moins disposer d'une chambre particulière; les vêtements, les lits et les autres objets à leur usage, doivent être lavés et désinfectés de temps en temps.

En cas d'absolue nécessité, il est permis aux malades de sortir de chez eux avec des vêtements et du linge propre et après avoir été récemment pansés. Il leur est interdit d'entrer dans les restaurants, théâtres, établissements de bains, boutiques de coiffeurs et, d'une manière générale, dans les lieux publics. En outre il ne leur est pas permis d'exercer certaines professions qui pourraient favoriser la dissémination de la maladie.

Enfin il est strictement défendu d'habiter dans un logement où a vécu un lépreux, de faire usage, de donner, de vendre ou de jeter les vêtements ou les objets quelconques qui leur ont appartenu.

D'après la même loi, l'entrée du Japon est interdite aux étrangers atteints de lèpre.

Le ministre de l'Intérieur, conformément à ladite loi, a ordonné l'érection dans chacune des cinq provinces de Tokio, Osaka, Aomori, Kagawa et Kumamoto d'un sanatorium, ce qui a entraîné une dépense totale d'environ 900 000 marks. Tous ces sanatoria sont, au point de vue de l'hygiène, très favorablement situés ; chacun d'eux couvre une superficie de 17 à 30 hectares de terre d'un seul tenant. L'un d'eux, dans la province de Kagawa, possède une grande île et occupe 60 hectares.

Chaque sanatorium est disposé pour recevoir 200 à 300 malades et les cinq établissements sont en état de contenir 1 300 lépreux. Outre les salles de malades, des laboratoires, des salles de désinfection, etc., il y a, dans chaque sanatorium, une chapelle pour les chrétiens, des oratoires pour les Indous et les Boudhistes, des vérandas couvertes, des salles de réunion, des jardins et des champs de culture.

Il existe de plus, au Japon, cinq établissements privés ouverts aux lépreux. Quatre de ceux-ci sont des fondations religieuses dues à l'initiative de chrétiens étrangers.

Ils hospitalisent ensemble 230 malades. Le cinquième établissement érigé par des bonzes bouddhistes contient environ 20 malades.

Indes néerlandaises. — En 1902, 4 442 lépreux ont été enregistrés à Java et à Madœra. A la fin de 1907, les rapports administratifs accusent le nombre de 2 570 lépreux pour Java et Madœra, et 5 686 pour les autres îles de l'archipel Malais appartenant à la Hollande.

J. Haga évalue le nombre réel des lépreux à 10 000 pour le moins. En 1906, fut fondée à Batavia une ligue pour la lutte contre la lèpre dans les Indes néerlandaises. Par les efforts de cette ligue, il est maintenant établi que dans Batavia, la capitale, il y a plus de lépreux qu'il n'y en a d'officiellement déclarés dans la résidence tout entière de ce nom.

La lèpre n'est pas encore officiellement reconnue comme une maladie contagieuse dans cette colonie. Il y a dix ans, quand je visitais Java, les condamnés atteints de lèpre n'étaient pas isolés et pouvaient contaminer leurs co-détenus. A l'heure actuelle, le gouvernement des Indes néerlandaises semble gagné aux idées contagionistes, car il enjoint, par décret du 23 octobre 1907 aux résidents des provinces de faire connaître aux populations que la lèpre doit être considérée comme une maladie contagieuse. La ligue contre la lèpre, à Batavia, reçoit chaque année environ 15 000 couronnes du gouvernement.

Tout reste donc à faire à Java, où seuls 167 lépreux sont isolés. En dehors de Java, la situation n'est pas meilleure; un seul asile est ouvert à Hœta Salem, où à la fin de 1908 il y avait 138 hommes et 68 femmes.

Colombie. — D'après Cenon Solano, le nombre des lépreux a été très exagéré. Il n'est pas de 30 000, mais en réalité de 4 350, d'après le dernier recensement de 1909. D'après le même auteur, 65 p. 100 des malades seraient isolés dans les hôpitaux. Le lazaret de Agua de Dios, établissement morne et malsain, a été transformé en une colonie saine et gaie, pourvue de laboratoires et d'une pharmacie. On a édifié des hôpitaux pour les malades inguérissables. Une section a été créée au ministère d'État, qui a pour attributions de surveiller les lazarets. Le laboratoire central où l'on examine cliniquement et bactériologiquement tous les malades qui arrivent des diverses parties du pays dépend de cette section.

« Une fois que le malade a été admis au lazaret, le gouvernement lui accorde une ration en argent, suffisante pour sa nourriture et en outre pour ses vêtements et ses drogues.

« Les lois qui existent aujourd'hui pour obliger les malades à entrer aux lazarets sont très sévères. Un malade qui ne se présente pas volontairement est poursuivi et conduit par force au lazaret.

« La vigilance exercée par les autorités est telle que les malades indolents et ceux qui ont des commodités et du secours se sont retirés dans les bois lointains ; il y a des endroits déserts où ils vivent dans un isolement complet » (C. Solano).

V. *LÉPROSERIES*. — Si l'on excepte les malades dont la situation de fortune permet l'isolement effectif à domicile, l'internement des lépreux atteints de formes ouvertes et virulentes dans une léproserie, c'est-à-dire dans un établissement spécial, privé de communications avec le reste du pays, est une mesure nécessaire et inéluctable.

Les malades y sont reçus sur leur demande ; ou bien ils y sont envoyés d'office. Les formalités d'entrée doivent être réglementées de manière à donner des garanties suffisantes contre les erreurs et l'arbitraire.

Les internés qui ont quelques ressources sont entretenus à leurs frais, ou aux frais de ceux qui en ont la charge légale ; les autres le sont aux frais du budget local ou général, suivant des conditions à préciser pour chaque pays.

La léproserie, tout en atteignant le but prophylactique qu'on se propose, ne doit pas causer des frais exagérés. Elle doit offrir aux internés une existence préférable à celle que ces malheureux mèneraient s'ils étaient libres.

La société qui prive ces malheureux de la liberté, le plus souvent pour la vie, a le devoir non seulement de leur assurer le bien-être matériel, mais aussi de leur procurer les distractions propres à adoucir la rigueur de leur sort. A chaque asile devraient être annexés des salles de conversation, de jeux, de lecture et de musique, des ateliers, enfin de vastes jardins où les malades pourraient se promener sans contrainte.

Quand une léproserie est conçue sur le plan d'une prison, il est impossible de prévenir les évasions. Les essais de séquestration trop rigoureuse vont à l'encontre du résultat cherché, en poussant les populations à la résistance et au recel des malades. Donc, par humanité et par intérêt bien entendu, l'isolement des lépreux doit toujours être pratiqué, comme le conseille Ambroise Paré, « le plus doucement et amiablement qu'il sera possible, ayant mémoire qu'ils sont semblables à nous... ».

L'internement idéal serait réalisé par une *colonie agricole* établie sur une île plus ou moins voisine du littoral. Les conditions requises de cette *léproserie maritime* sont les suivantes :

1° Être située dans une île assez distante des côtes pour que toute évasion soit impossible ;

2° Être susceptible de culture ;

3° Être abondamment pourvue d'eau, les ablutions fréquentes étant la base du traitement hygiénique de la lèpre ;

4° Être peu peuplée pour qu'elle puisse être évacuée par ses habitants avant l'arrivée des lépreux.

Les internés encores valides recevront des terres sur lesquelles ils pourront construire des villages à leur guise. Ils auront tous les privilèges de la liberté, à la condition qu'ils ne fassent aucune tentative pour sortir de l'île.

Les lépreux dont les mutilations sont trop avancées pour permettre un travail quelconque seront réunis dans des pavillons de construction légère et peu coûteuse.

Les prisonniers lépreux seront détenus dans un quartier à part.

Une infirmerie, une pharmacie avec dispensaire pour la délivrance des médicaments, une buanderie compléteront l'établissement.

Tout lépreux décédé devra être enterré dans l'île. Aucun corps ne pourra être transporté sur la terre ferme.

Aucun produit de culture, aucun objet fabriqué ne pourra être exporté de l'île.

Un bateau, exclusivement affecté à l'usage des lépreux et remorqué par une chaloupe à vapeur, fera le service de la léproserie et effectuera le transport des lépreux.

L'administration de la léproserie maritime pourra être confiée à un missionnaire assisté de sœurs.

Un médecin exercé au diagnostic de la lèpre résidera dans l'île. Il procédera à l'examen des lépreux dès leur arrivée.

Un laboratoire de bactériologie sera mis à sa disposition.

Le mode d'isolement dans une île convient surtout aux colonies encombrées de vagabonds et d'immigrants sans famille. Mais il est difficilement accepté des indigènes qui se refusent à vivre loin de leurs parents et de leur village. A cette catégorie de malades conviennent mieux des *léproseries terrestres*, établies sur le plan des précédentes, dans une île fluviale par exemple. Toutes ces agglomérations devront être closes effectivement, distantes des villes et séparées de toute habitation par un espace d'au moins 200 mètres. Les sorties et visites sont réglementées.

Toutes les fois que des personnes saines seront autorisées à vivre dans la léproserie, elles seront soumises aux mêmes obligations que les malades. Les unions ne seront pas prohibées d'une façon absolue, mais les enfants devront être, *dès la naissance*, soustraits à la contagion (1).

En Europe, des asiles ont été ouverts pour recevoir les lépreux en Norvège, en Suède, en Islande, en Finlande, dans les provinces

(1) Ce plan d'organisation des léproseries est extrait de mon Étude sur la lèpre dans la presqu'île Indo-Chinoise et au Yun-nan (*Presse méd.*, 1900). Il a été incorporé dans le projet de la Commission de la lèpre. rapport présenté par la Commission de la lèpre à la Société de pathologie exotique et voté par cette dernière (séances des 10 mars et 14 avril 1909).

baltiques, à Memel dans la Prusse orientale et dans le sud
de la Russie. Les uns sont d'anciens bâtiments modifiés et adaptés
à leur nouvelle destination ; d'autres sont des constructions neuves.
Tantôt la léproserie se compose de pavillons isolés où les malades
sont réunis dans des salles communes, semblables à celles de nos
hôpitaux : c'est le *bloc system*. Tantôt chaque malade possède une
maison entourée d'un enclos : c'est le *cottage system*.

En Livonie, moyennant une somme de 300 roubles, tout lépreux
peut avoir une maison composée d'une grande et d'une petite pièce,
d'une cuisine, de water-closet et d'une garde-robe. Chacun de ces
cottages a son jardin particulier.

La ville de Rigo s'est efforcée de rendre le plus agréable possible
le séjour dans sa léproserie. Elle a atteint ce but, car des malades
qui vivaient auparavant chez eux, sous la surveillance du médecin
sanitaire, sont entrés à la léproserie parce qu'ils s'y trouvaient mieux
et à meilleur compte qu'à domicile.

L'établissement de Memel, construit d'après les indications de
Kirchner, est bien adapté à sa destination.

D'abord on avait pensé à rattacher cette léproserie à la clinique
de l'université de Kœnigsberg, ce qui aurait facilité les recherches
scientifiques. Après réflexion, ce projet fut écarté parce que cette
ville est trop éloignée du centre de lèpre de Memel (fig. 1). L'attention
se porta ensuite sur un emplacement situé dans le voisinage de l'rökuls,
dans la partie méridionale du cercle de Memel, mais on abandonna
aussi ce plan et on décida de bâtir la léproserie dans le voisinage
même de Memel. Il fut question de l'établir à la pointe septentrionale
de la « Kurische Nehrung », auprès de la quarantaine. Bien que le
choix de ce point offrit de multiples avantages : belle vue sur le
port et sur la ville de Memel, protection contre le vent par les dunes
et voisinage d'un bois de sapins, cette proposition fut rejetée parce
qu'on jugea que les communications entre la ville et la léproserie
seraient trop difficiles pendant la période ou le havre est glacé.

Finalement, on se décida à construire la léproserie dans le voisinage du village de Bommelswite, au nord de la ville de Memel, dans
un bois de sapins. Le plan de l'établissement rappelle, par ses principales dispositions, la léproserie livonienne située près de Birkenruh,
non loin de Riga.

La léproserie (fig. 2) se compose de trois bâtiments situés sur la même
ligne, reliés ensemble par deux passages couverts. Ces bâtiments
donnent en arrière sur une cour où se trouve une étable pour les
vaches et les porcs, un bûcher, une salle des morts avec chambre de
désinfection et des latrines.

Le pavillon central destiné à l'administration comprend : un par-
loir pour le médecin ; — un laboratoire de bactériologie avec une
armoire pour les instruments de chirurgie ; — le logement de la

Supérieure des Sœurs, composé d'un salon, d'une chambre à coucher,
et d'une salle de bains ; — la cuisine avec l'office ; — la buanderie ;
— la lingerie ; — les water-closets. A l'étage mansardé, se trouvent
sur le devant une chambre pour les deux sœurs et en arrière deux
chambres pour les servantes.

Les deux ailes servent à l'hospitalisation des malades. Elles avaient
originairement la même distribution intérieure; chacune d'elles
contenait une salle de réunion à trois fenêtres, regardant vers le
nord, quatre chambres à deux lits éclairées par une seule fenêtre

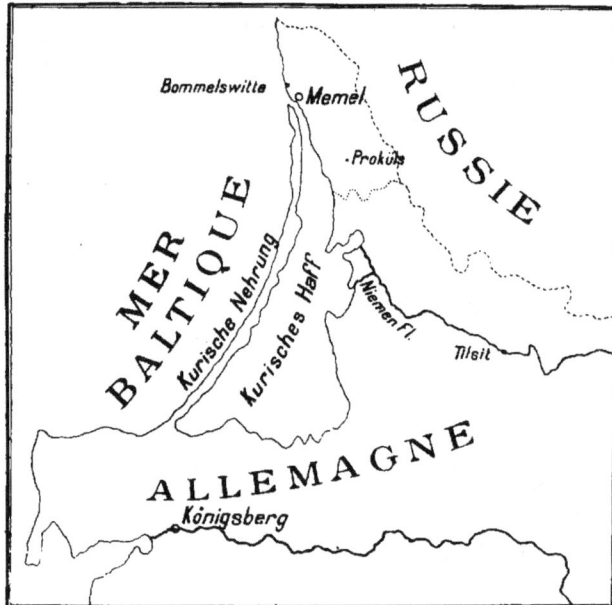

Fig. 1. — Cercle de Memel.

ouverte vers le midi, une chambre de garde, une petite office, une
salle pour les ablutions des malades, une salle de bains et un water-
closet. La hauteur des pièces est de 3^m,50. Le cube d'air dans les
chambres est de 38 mètres cubes par tête. Le sol est en asphalte et
couvert de linoléum ; les murs sont peints à l'huile. Au centre de la
salle des ablutions est disposée une grande plaque de marbre noir
dans laquelle on a creusé un lavabo particulier pour chaque malade.
Les latrines sont munies de chasses-d'eau.

Ces deux bâtiments devaient rendre possible la séparation des
sexes. Celle-ci ne put pas être réalisée parce que le nombre des
femmes hospitalisées pour la lèpre fut constamment presque double
de celui des hommes. On fut donc obligé de loger des femmes dans

le pavillon des hommes, ce qui ne fut pas sans inconvénients. Pour y remédier, en 1908, l'aile des femmes a été prolongée par une annexe de trois chambres à un, deux et trois lits. Désormais, huit hommes et quatorze femmes pourront être logés à la léproserie ; il sera possible d'y recevoir des lépreux non originaires de Prusse.

Les chambres et les salles de réunion sont confortablement meublées et ornées de fleurs. L'établissement est entouré d'un vaste espace clos de murs planté d'arbres et garni de parterres. Mais peu de malades se livrent au jardinage, car même ceux dont la maladie est peu avancée sont incapables de se livrer à des travaux fatigants. Une bibliothèque et des jeux de société sont à la disposition des malades.

Le médecin du cercle de Memel visite l'établissement en cas de besoin. Les malades peuvent obtenir la permission de recevoir, le dimanche, leurs proches et leurs amis. Ils peuvent être même autorisés à se rendre chez eux si leur présence est urgente.

Le 31 décembre 1908, il y avait à l'établissement de Memel quinze lépreux.

Aux États-Unis, où il est question de fonder deux léproseries nationales, *national leper homes*, le comité d'étude recommande que ces maisons soient « attractives et confortables », de sorte que les indigents, victimes de cette maladie, demandent eux-mêmes leur admission.

La presqu'île de Spina Longa, où ont été récemment relégués les lépreux de l'île de Crète, est séparée de la terre ferme par un canal

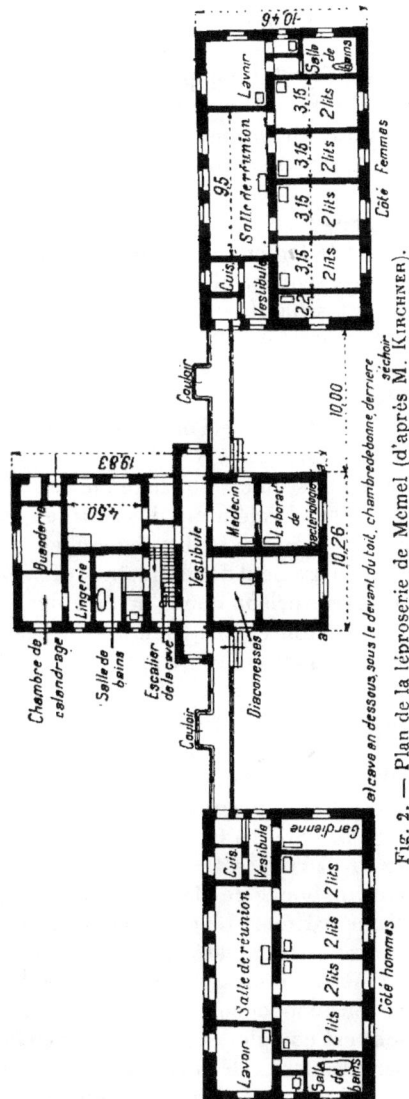

Fig. 2. — Plan de la léproserie de Memel (d'après M. KIRCHNER).

de 160 mètres de longueur sur quelques mètres de largeur, qui a été creusé en 1898-1899 par les troupes françaises d'occupation. Un pont relie les deux rives.

Cette île est fertile et offre l'ensemble des conditions requises d'un sanatorium. Elle était habitée, avant l'insurrection, par des familles turques. Elle fut complètement évacuée avant l'arrivée des lépreux. Ceux-ci y vivent en liberté, y bâtissent des villages et cultivent les terres. Le gouvernement leur alloue des subsistances ; mais aucun lépreux, aucun produit agricole ou fabriqué ne peut sortir de l'île.

Léproserie des Antilles françaises. — En 1725, la lèpre était devenue tellement menaçante à la Guadeloupe que les colons réclamèrent la séquestration des lépreux. En 1728, une inspection générale de tous les habitants de l'île fut ordonnée. Cette visite fit découvrir 125 lépreux, dont 22 blancs, 6 mulâtres et 97 nègres sur une population de 43 000 habitants environ. Une léproserie fut créée dans la petite île de la Désirade, située à 2 lieues de la côte la plus proche de la Guadeloupe, et l'on y transporta sans aucune distinction de races tous les lépreux.

Cet établissement subsiste encore aujourd'hui, et c'est vers lui que sont dirigés les lépreux des Antilles françaises (Martinique, Guadeloupe, etc.) qui en font la demande.

L'aménagement des bâtiments, divisés en cellules étroites, est plutôt celui d'une prison que d'un hospice. Le nombre des internés était de 83 en octobre 1902. Bien que les sexes soient séparés, en principe, il naît quelques enfants à la léproserie. Noël (1), le médecin directeur, les fait transporter aussitôt après l'accouchement dans un bâtiment à part. Toutes les trois heures, pendant le jour, ils sont apportés à leur mère, dont le sein préalablement aseptisé est garni d'une tétière en caoutchouc. Aucun des enfants ainsi élevés, dont le plus âgé, il est vrai, n'a que dix ans, n'est atteint de la lèpre.

Léproserie de la Guyane française. — Cet établissement est situé sur la rivière Acarouany. Il est distant d'une trentaine de kilomètres du bourg de Mana, par voie fluviale, et de 100 kilomètres de Cayenne par mer. Le choix de l'emplacement, dit Lafaurie, est très heureux : c'est un vaste plateau, d'une salubrité incontestable, élevé de 17 mètres au-dessus de la rivière et, par conséquent, pourvu d'eau douce en abondance. Les terres de cultures sont nombreuses. L'isolement est complet et la surveillance facile, car une ceinture de bois impénétrables et de savanes noyées entoure de toutes parts la léproserie, qui ne communique que par eau avec Mana, son centre de ravitaillement.

Dans quelques bâtiments en planches, sont entassés, sans égard

(1) Noël, Douze années de pratique à l'hospice des lépreux de la Désirade. Thèse de Paris, 1903.

pour les affinités de races, les malheureux que la faim a poussés à entrer dans cet asile.

Lafaurie, qui a été longtemps le médecin de cette léproserie, a proposé les réformes suivantes, qui me paraissent fort judicieuses : les malades seraient divisés en trois catégories :

a. Les valides se livreraient à la culture. Ils se grouperaient à leur guise, au nombre de quatre à six, dans des cases qu'ils construiraient au besoin eux-mêmes ;

b. Les lépreux encore capables d'effectuer quelques petits travaux seraient aussi répartis dans des cases autour desquelles ils cultiveraient des plantes potagères ;

c. Les malades infirmes seraient réunis dans un bâtiment unique. où ils seraient assistés par des infirmiers choisis parmi les lépreux de la première catégorie.

Lafaurie demande en outre la création d'un parc à bestiaux, afin de distribuer aux malades du lait et de la viande fraîche en remplacement des salaisons, et en particulier du bacalian, sorte de morue salée, qui est à peu près la nourriture exclusive des pensionnaires de l'Acarouany.

Les lépreux de la population pénale sont internés dans une des îles du Maroni, l'île Saint-Louis ; sur 30 malades, on compte 20 blancs ; les autres sont des Arabes, des noirs ou des Indiens.

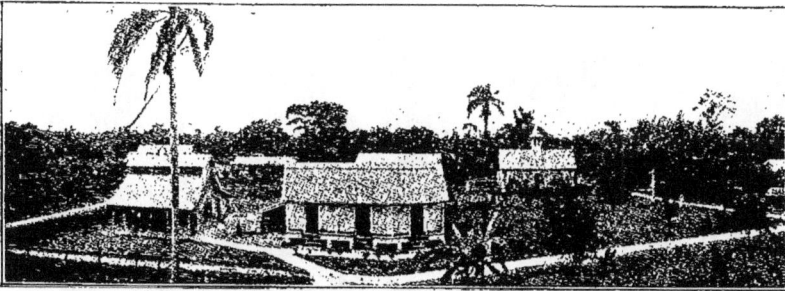

Fig. 3. — Léproserie de Bethesda (d'après J. HAGA).

Léproserie de la Guyane anglaise. — L'asile de Mahaica est l'une des plus grandes léproseries du monde. Le nombre des internés est d'environ 400. L'admission est volontaire, sauf pour les lépreux qui peuvent être nuisibles pour la santé publique. Toutes les races y sont représentées : noirs et mulâtres de la colonie, Portugais, Chinois, coolies indiens en forte proportion.

L'asile possède des églises, des écoles, des ateliers de cordonnerie, d'habillements et de menuiserie, des exploitations agricoles. Cette léproserie ressemble à un village (1).

(1) F. A. NEAL, Journ. of tropical medicine, avril 1900.

Léproseries de la Guyane hollandaise. — Elles sont au

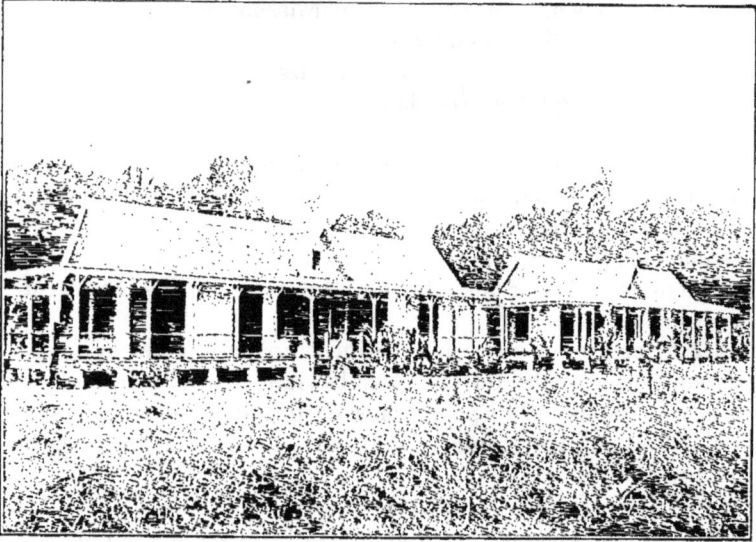

Fig. 4. — Baraque de la léproserie de Bethesda (d'après J. HAGA).

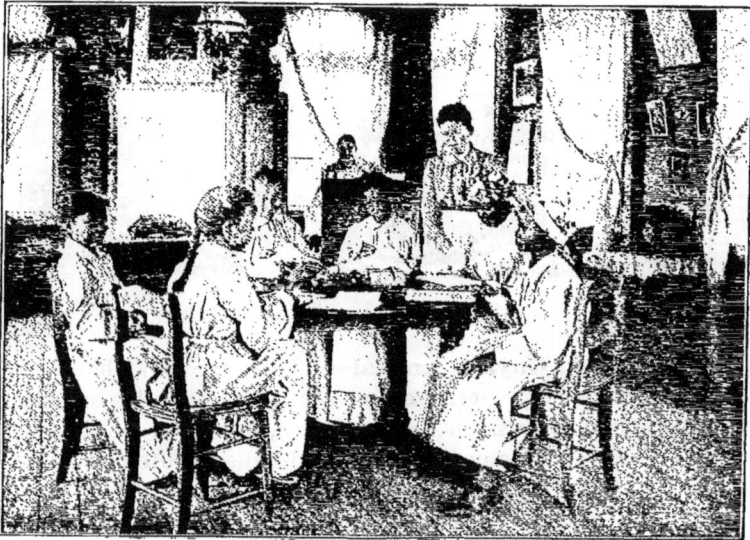

Fig. 5. — Léproserie de Bethesda (d'après J. HAGA).

nombre de trois : Bethesda (fig. 3, 4, 5), contenant 32 lépreux, dont

15 hommes, 14 femmes et 3 enfants: Grott Chatillon, avec 123 lépreux (91 hommes, 31 femmes et 1 enfant); Gerardus Majella, avec 85 lépreux (51 hommes, 23 femmes et 11 enfants).

Léproserie de Pondichéry. — Les coutumes ont empêché jusqu'à ce jour l'isolement effectif des lépreux internés dans cet établissement.

Tous les mardis, dans la soirée, dit Lhomme, on voit un défilé ininterrompu d'Européens et d'Indiens qui viennent accomplir leurs dévotions hebdomadaires à la chapelle de la léproserie pour obtenir de saint Lazare la guérison des maladies cutanées.

En outre, a lieu une fois par an un grand pèlerinage. La fête dure huit jours pendant lesquels la chapelle ne désemplit pas.

« Les lépreux décédés, réclamés par leur famille, sont, suivant la religion à laquelle ils appartiennent, incinérés aux lieux habituels ou inhumés dans leurs cimetières respectifs. Aucune mesure de désinfection n'est prise, ni avant, ni pendant le transport qui se fait suivant le mode habituel. Les morts appartenant à la religion brahmanique sont portés habillés et à visage découvert sur une sorte de civière... Il n'est pas besoin d'insister davantage pour montrer les inconvénients qui peuvent résulter de ces pratiques religieuses, quand il s'agit de personnes décédées à la suite de maladies contagieuses (1). »

Léproserie de la Cochinchine. — Elle est située dans l'île de Culao-Rong, au milieu du Mékong, à une trentaine de kilomètres de son embouchure. Elle est balayée par la brise de mer pendant la mousson du nord-est; elle est exposée aussi, grâce à son orientation, à la mousson du sud-ouest. Culao-Rong est en face de la ville de Mytho, dont elle n'est séparée que par un bras du fleuve de quelques centaines de mètres de largeur. Elle peut donc être facilement ravitaillée.

L'île, large de 4 kilomètres, est affectée tout entière aux lépreux qui pourront se livrer à la culture. Les principales productions agricoles sont le riz et la noix de coco.

Ouverte le 1er janvier 1904, cette léproserie contenait, au commencement de 1907, 158 lépreux installés dans des cases spacieuses sur un domaine de 80 hectares.

On compte que le nombre des lépreux atteindra 600, chiffre qui correspond approximativement à celui des lépreux de la Cochinchine sans moyens d'existence.

Asile des lépreux pour la « Plantersvereeniging, » à Sumatra. — Aux Indes néerlandaises, où la contagiosité de la lèpre n'est pas encore officiellement reconnue, les établissements qui recueillent les lépreux sont dus à l'initiative privée. D'après R. Römer,

(1) LHOMME, Note sur la léproserie de Pondichéry (*Ann. d'hyg. et de méd. coloniales*, 1904, p. 596).

l'asile créé et entretenu par l'Association des planteurs de Sumatra peut être proposé comme un modèle.

Sur un terrain ombragé, bien drainé, entouré de palissades, deux dortoirs sont disposés de manière à recevoir les rayons du soleil pendant toute la journée et pendant toute l'année. Chacune de ces salles peut contenir 50 pensionnaires. En outre des chambres spéciales peuvent recevoir les individus atteints de maladies graves et éventuellement des femmes.

Le sol des salles est en ciment et entouré de profondes rigoles et d'une clôture à hauteur d'appui. Le toit est recouvert d'*atap* (variété de rotang). Au-dessous du toit, les parois, sur une hauteur de 2ᵐ,50, sont en treillis, de sorte que la ventilation est parfaite.

La propreté est méticuleuse; la discipline est très sévère. Les visites sont interdites, de sorte que le lépreux est exclu de toute relation avec le monde extérieur.

L'admission dans cet asile est prononcée après examen clinique et contrôle bactériologique. Le service intérieur est fait par les pensionnaires eux-mêmes. Le jour, les malades doivent se réunir sous un vaste hangar ouvert et très largement ventilé. Pendant ce temps, toutes les salles sont aérées et nettoyées.

Certains lépreux valides cultivent des légumes pour leur usage personnel.

L'établissement présente un aspect riant.

Léproseries des îles Hawaï (1). — Dès 1865, une petite presqu'île qui se détache de la côte septentrionale de l'île de Molokaï fut consacrée à l'isolement des lépreux. Cette presqu'île a 8 milles carrés environ; sa largeur à sa base, où elle joint la falaise, est de 2 milles trois quarts; elle mesure seulement 1 mille de longueur.

Une chaîne de montagnes abruptes, ayant une altitude de 2000 à 3000 pieds, court de l'est à l'ouest et sépare cette langue de terre du reste de l'île. Une piste à pente rapide et le plus souvent impraticable relie seule l'établissement des lépreux aux autres centres de l'intérieur. Deux fois par semaine, quand le temps est beau, un petit vapeur s'arrête en vue de la léproserie; mais le rivage est bordé de grands rochers qui en rendent l'accès difficile; aussi, quand la mer est grosse, tout débarquement est impossible, et la colonie de lépreux reste souvent plusieurs semaines sans avoir aucune relation avec le reste du monde. Le sol de la presqu'île est constitué par de la lave désagrégée et du sable; grâce à l'irrigation, il est propre aux cultures tropicales. Des réservoirs alimentés par des torrents qui descendent des montagnes fournissent de l'eau en abondance.

(1) JUDSON-DALANG, Leprosy in the Hawaian Islands (*Journ. of the amer. med. Assoc.*, 7 nov. 1903). — H. SCHANINSLAND, Une visite à Molakaï, broch. de 33 p., Brême, 1900.

Les lépreux sont groupés en deux centres. A Kalanpapa, s'élève l'asile destiné aux femmes et aux filles. Les maisons sont toutes construites en bois sur le même type. Le plancher est élevé à 1 mètre au-dessus du sol, et les lits sont disposés sur deux rangées, la tête contre le mur. Cette agglomération possède un établissement de bains, un lavoir, une école et une église. Partout règne la propreté la plus parfaite.

Kalawao, le second centre, est à courte distance de Kalanpapa. Le chemin qui les réunit est parsemé de maisonnettes appartenant pour la plupart à des lépreux aisés qui ont l'autorisation de s'installer dans leurs meubles.

Les lépreux ayant la permission de se marier, beaucoup vivent en famille. Les célibataires sont séparés autant que possible, les femmes à Kalanpapa, les hommes à Kalawao.

Quant aux enfants issus des ménages lépreux, ils sont placés en observation aux environs d'Honolulu. Dans la suite, ils sont rendus à la liberté s'ils restent indemnes de lèpre.

En 1901, il y avait à l'établissement d'isolement 1073 lépreux, 78 enfants sains issus de parents lépreux et 67 aides soignant les malades.

Comme dans les autres villages de l'archipel hawaïen, la colonie de lépreux possède ses églises, ses écoles, ses tribunaux, sa prison. Les internés jouissent d'une grande liberté ; ils peuvent se livrer à divers jeux, aller à la pêche ou à la chasse, monter à cheval, etc.

Récemment le gouvernement américain a décidé d'élever à la léproserie de Molokaï un hôpital et un laboratoire pour l'étude des modes de transmission de la lèpre et de son traitement (1).

Léproseries des établissements du Détroit (presqu'île de Malacca). — Dans le gouvernement du Détroit (*Straits Settlements*), un Comité de la lèpre s'est réuni en 1893 à Pérak. Il a exprimé le vœu qu'un établissement d'isolement pour les indigènes malais soit ouvert dans l'île de Pang-Kor-Laut. Il demande que l'île soit exclusivement réservée aux lépreux malais et que les mesures restrictives soient réduites au minimum nécessaire pour maintenir la discipline et prévenir les évasions. Les malades ne devront pas être hospitalisés dans des salles communes ; ils jouiront dans l'île de la même liberté que leurs compatriotes dans l'État. Les familles pourront n'être pas désunies : le mari pourra accompagner sa femme à la léproserie ou réciproquement, sous la condition expresse de se soumettre aux règles de l'établissement et de ne pas en sortir sans la permission expresse du *medical officer*. Mais les enfants indemnes ne seront par admis à suivre leurs parents.

Poulo-Jerajak (*poulo* en malais signifie île) est un établissement

(1) An Act to provide for the investigation of Leprosy, with special reference to the care et treatment of lepers in Hawaï.

destiné à recevoir les lépreux étrangers de toutes les colonies anglaises
du gouvernement du Détroit (Penang, Dindings, Malacca, Pérak et
Singapour). Il est situé dans une petite île de quelques milles de tour,
sur la côte est de Poulo-Penang. Cet îlot allongé est parcouru du
nord au sud par une crête montagneuse. Entre le pied de celle-ci
et le rivage occidental, s'étend une longue bande de terres cultivables
située à peu près au niveau de la mer. C'est sur cette bordure que
sont disséminés les pavillons de la léproserie. Il y a en moyenne à
Jérajak de 240 à 270 lépreux, tous du sexe masculin (1). A part une
vingtaine d'Hindous, tous les autres internés sont des Chinois provenant pour la plupart de Singapour, d'où ils sont amenés par séries
de 20 à 40 sur un bateau qui leur est spécialement affecté et qui est
remorqué par un steamer.

Un médecin anglais, M. Foston, à l'amabilité duquel je dois
d'avoir pu visiter la léproserie de Jérajak, vient inspecter cet établissement deux fois par semaine. Il a sous ses ordres un médecin-
résident d'origine malaise. Ce sont les lépreux valides qui assurent
tous les services; il n'y a ni religieuses, ni infirmiers, ce qui réduit
au minimum les chances de contagion.

Sauf les prisonniers et vagabonds lépreux, qui sont, en vertu de
l'ordonnance de 1899, internés dans un pavillon spécial sous la garde
de la police, les autres malades sont entrés volontairement à l'établissement. Parmi ceux-ci, bien peu exigent leur mise en liberté. Ce
sont pour la plupart des Chinois qui n'ont pas de famille, et comme
ils sont bien nourris, qu'on leur permet de fumer l'opium et qu'on
leur en distribue au besoin, ils n'ont aucune raison de quitter l'établissement.

M. Foston, après avoir essayé sans résultat les divers traitements
en usage contre la lèpre, tels que le chaulmoogra, l'ichtyol, le gur-
gum, etc., a renoncé à tout traitement thérapeutique.

Les lépreux disposent d'une grande quantité d'eau pour faire
leurs ablutions. Des travaux importants ont été entrepris pour
capter les ruisseaux qui descendent des montagnes et les recueillir
dans un grand bassin cimenté.

La nourriture est abondante; elle se compose de riz, de curry, de
poisson salé ou frais, de légumes, etc. Il y a deux cuisines, car les
Chinois et les Hindous n'emploient pas les mêmes condiments pour
préparer leurs aliments.

En outre, des prescriptions extraordinaires de lait, d'alcool, etc.,
peuvent être ordonnées aux malades.

Les bâtiments de la léproserie sont disséminés sur un assez vaste

(1) Les lépreuses de Poulo-Penang sont soignées à l'hôpital général de George-
town, capitale de l'île de Penang. Celles de Singapour sont isolées, au nombre
d'une vingtaine, à quelques kilomètres de la ville, dans un asile entouré d'une
haute palissade et voisin de l'hôpital des pauvres.

espace. Les uns sont complètement en maçonnerie, massifs et percés d'ouvertures insuffisamment larges; ils ne contiennent que dix à vingt lits.

D'autres sont beaucoup plus vastes et atteignent 180 pieds de longueur. Ils sont établis sur une plate forme cimentée, élevée de 50 à 80 centimètres au-dessus du sol et supportée par des arcades surbaissées, qui laissent circuler l'air sous les substructions. Sur ce terre-plein, s'élèvent de distance en distance des piliers en maçonnerie qui supportent la toiture. Celle-ci est couverte en tuiles, et sur toute la longueur des deux versants règne une large fente horizontale par laquelle s'échappe l'air vicié. Les espaces compris entre les piliers de ces pavillons qui ne sont, à proprement parler, que des hangars, sont comblés par des panneaux en planches ou en nattes de bambou tressé. Ces cloisons légères ne montent pas jusqu'à la naissance du toit. Elles en restent séparées par une ouverture de 80 centimètres de hauteur. Inférieurement, les panneaux ne descendent pas jusqu'au sol cimenté afin de ménager une prise d'air et de faciliter l'écoulement des eaux de lavage, de sorte que le sol peut être complètement inondé comme le pont d'un navire. Les salles ne sont pas plafonnées, ce qui augmente encore le cube d'air contenu dans les pavillons.

Les lavatories, nombreux et toujours indépendants des salles, sont très propres, garnis de carreaux en faïence vernissée et abondamment pourvus d'eau.

Il y a une infirmerie contenant douze petites chambres.

Les salles sont entourées de jardins cultivés par les lépreux.

Ce mode d'isolement dans une île, tel qu'il se pratique à Jérajak, convient surtout aux colonies qui sont encombrées de vagabonds et d'immigrants sans famille. Mais il est difficile de le faire accepter par les indigènes, qui se refusent à vivre loin de leurs parents et de leur village.

Peut-être arriverait-on à vaincre leur répugnance si l'on renonçait à les parquer dans des salles communes et si on les autorisait à créer dans la léproserie insulaire, devenue pour eux une nouvelle patrie, des villages et des colonies agricoles où ils jouiraient de la plus grande liberté.

Léproseries de la Birmanie. — L'asile de Mandalay (*Saint-John's Leper Asylum*) reçoit les lépreux de la Haute-Birmanie, tandis que le *Leper Asylum* de Rangoun recueille ceux de la Basse-Birmanie.

Ces deux établissements sont des fondations privées, dues à l'initiative des prêtres des missions étrangères. Depuis que l'act est entré en vigueur, ces léproseries sont officiellement reconnues et touchent des allocations calculées d'après le nombre et la durée du séjour des lépreux hospitalisés.

Le missionnaire qui remplit les fonctions de surintendant dans chacun de ces asiles soumet à l'approbation d'une commission administrative le plan et le devis estimatifs des pavillons à construire.

Il reçoit une somme dont il dispose lui-même pour faire exécuter les travaux. Vivant depuis de nombreuses années dans la contrée, connaissant la langue et les mœurs du pays, possédant une grande autorité morale sur les indigènes catholiques, travaillant à une œuvre qu'il a fondée et qu'il veut voir prospérer, le missionnaire arrive à construire les bâtiments projetés à un prix incomparablement plus bas que ne pourrait le faire l'administration anglaise. Par ces conventions passées entre missionnaires et administrateurs, des économies très réelles sont réalisées chaque année au profit de la colonie.

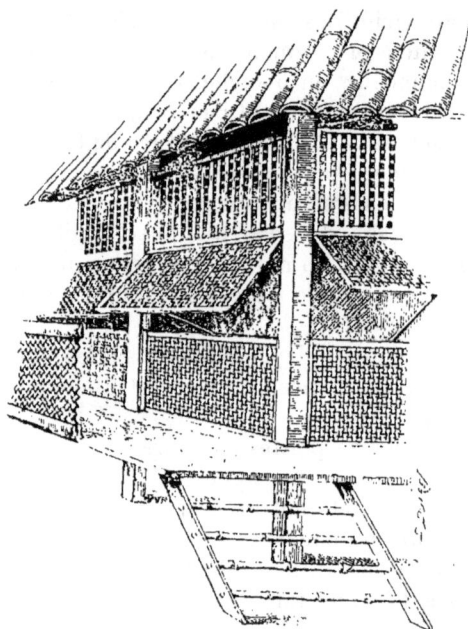

Fig. 6. — Léproserie de Mandalay
(d'après E. Jeanselme).

La léproserie catholique de Mandalay est située à 2 milles à l'est de la ville, dans une plaine déserte, sur l'emplacement des anciens jardins royaux. Elle fut créée vers la fin de 1891, par le Père Wehinger, sur un terrain qui fut concédé gratuitement à la mission par le gouvernement.

Aux simples paillottes qui furent élevées d'abord, on avait déjà substitué en 1900 des bâtiments en bois, au nombre de neuf pour les hommes et de trois pour les femmes. Chaque corps de logis contient de seize à trente-deux lits ; c'est un long rectangle élevé sur pilotis. Cette disposition est commandée par le climat. Il est nécessaire que la construction soit isolée du sol et que l'air circule librement au-dessous d'elle, car la saison des pluies se prolonge pendant plusieurs mois en Birmanie. Le toit, à double versant, couvert de tuiles en bambou, se prolonge au delà des façades, de manière à garantir de la pluie et du soleil le promenoir ou véranda qui règne sur les quatre côtés.

Les parois du pavillon sont extrêmement minces. L'espace compris entre les piliers qui soutiennent la charpente du toit n'est comblé que par une ou deux épaisseurs de natte en bambou écrasé, maintenues de distance en distance par des cadres de bois qui donnent à l'ensemble une rigidité suffisante.

Les fenêtres sont garnies de panneaux en bambou tressé qui se lèvent comme des trappes et abritent l'intérieur de la salle contre les ardeurs du soleil. Les parois en natte n'arrivent pas jusqu'au toit. Elles sont surmontées d'une large bande en treillis qui fait le tour du pavillon. Enfin un espace libre de 15 à 20 centimètres de hau-

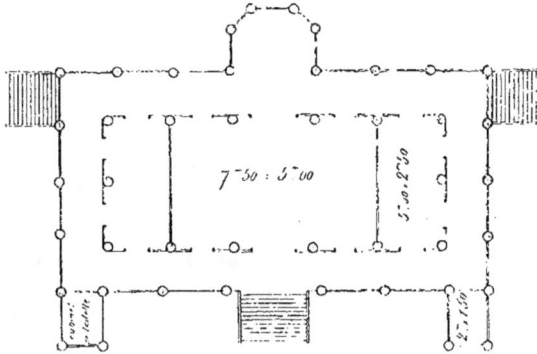

Fig. 7. — Plan d'un pavillon de la léproserie de Mandalay (d'après E. JEANSELME).

teur compris entre cette claire-voie et la face inférieure du toit établit une large communication entre le dehors et le dedans. Le comble n'est pas plafonné, de manière à augmenter le cube d'air contenu dans la salle.

Ce mode de construction peu coûteux et admirablement adapté au climat réalise au mieux l'aération continue. L'air filtre à travers les interstices du plancher et des parois en nattes et, après s'être échauffé, il s'échappe par la claire-voie située à la partie supérieure. Grâce à cette disposition, un nombre élevé de malades, arrivés à la période d'ulcération, peuvent être réunis dans une salle de faibles dimensions sans que l'atmosphère exhale une odeur fétide. Il n'est donc pas nécessaire de calculer le cubage d'air proportionnellement au nombre des malades aussi exactement qu'on le fait pour des habitations closes (1). Les dépendances qui pourraient contribuer à vicier l'air, — la salle des ablutions dont les lépreux doivent faire un usage journalier et les water-closets, — ne font jamais corps avec le pavillon principal, mais sont situées à proximité et abondamment pourvues d'eau.

Les malades ne reçoivent que des soins hygiéniques, les traitements médicaux ayant été reconnus complètement inefficaces. Les

(1) D'après le règlement, chaque lit doit disposer de 40 pieds superficiels et de 500 pieds cubes. Le pied anglais superficiel $= 9^{dcq},29$; le pied anglais cubique $= 28^{dme},3153$.

pansements sont faits par des sœurs franciscaines, sous la surveillance du missionnaire auquel est confié le service de la pharmacie.

Deux fois par mois, et plus souvent si sa présence est nécessaire, le médecin de l'hôpital civil de Mandalay se rend à la léproserie. Il pratique les opérations nécessaires et examine les malades reçus à l'asile depuis sa dernière visite.

Il n'y a pas de régime alimentaire spécial. L'allocation journalière de vivres non cuits faite à chaque lépreux est la suivante :

	Pounds.	Oz (1).
Riz...............................	1	4
Viande de boucherie, poisson ou dâl.............	0	6
Huile de sésame................................	0	1
Légumes	0	8
Oignons..	0	1
Fournitures pour le curry. { Chillies.......... / Gingembre.......... / Safran............. / Coriandre.......... }	0	1
Pulpe de tamarin.............................	0	1/2
Sel..	0	1/2

Les lépreux qui ne sont pas en état de consommer la ration entière reçoivent en compensation les « extras » jugés nécessaires.

Du tabac et du bétel sont distribués à tout lépreux qui ne donne lieu à aucun reproche.

Chaque interné indigent est pourvu de deux vêtements de coton.

Le surintendant de l'asile peut accorder par écrit à un lépreux la permission de sortir de l'établissement pour aller voir ses parents ou amis, à la condition que le lépreux ne sera pas absent de l'asile plus de quinze jours par an. Avec l'approbation du surintendant, les lépreux indigents peuvent recevoir la visite de leurs parents ou de leurs amis. Ces derniers peuvent être autorisés à apporter aux lépreux des vêtements et de la nourriture.

Cependant, dans le cas de désobéissance ou de mauvaise conduite, le surintendant peut retirer l'autorisation et priver le lépreux de tabac et de bétel pour une période de trois mois au maximum. Il peut même (ce qui est excessif et n'est d'ailleurs jamais appliqué) supprimer toute sortie ou toute visite pendant une année.

Pour le délit d'évasion ou autres faits graves, le surintendant peut confiner le lépreux indigent dans son dortoir ou dans une cellule pour une durée de sept jours, et les visiteurs désignés par le règlement peuvent porter cette peine à un mois.

Les lépreux internés peuvent être employés à tout travail que le surintendant de l'asile juge convenable.

Six cents malades environ ont été reçus à l'asile au cours des dix premières années qui ont suivi sa fondation. Le nombre des internés, lors de mon passage à Mandalay (septembre 1899), était de 218.

(1) Un pound = 450 grammes. — Un oz = 28gr,5 environ.

L'entretien des lépreux coûte en moyenne 1 500 roupies par an. Ces frais sont, en grande partie, couverts par les allocations du gouvernement et des municipalités et aussi par les dons faits par les particuliers. Actuellement la mission reçoit par mois, pour l'entretien de chaque lépreux vivant à l'asile, 5 roupies (dont 2 du budget général et 3 des villes de Mandalay et de Rangoon) (1).

Le gouvernement local a voté récemment des fonds (environ 3 000 roupies) pour construire sur le terrain de la léproserie, d'accord avec

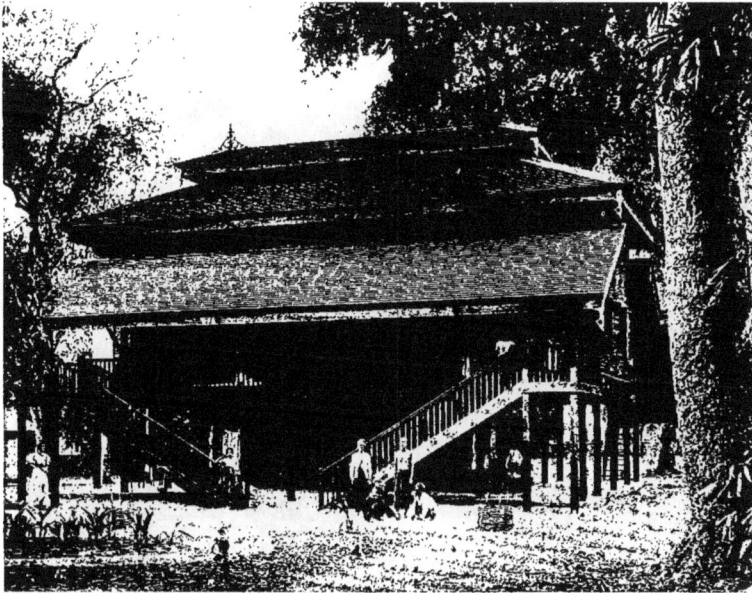

Fig. 8. — Un des pavillons de la léproserie de Rangoon.

la mission, deux nouveaux bâtiments pouvant contenir quarante-huit lits. 7 roupies seront allouées par lépreux et par mois, ce qui couvrira à peu près les frais de nourriture, de vêtements et de médicaments.

Malgré ces additions, l'établissement sera encore notoirement insuffisant. Le surintendant de l'asile évalue à 500 environ le nombre des lépreux en liberté dans la région, et il va visiter dans la ville de Mandalay au moins 150 lépreux (2).

La presse locale fait en ce moment une campagne pour obtenir la séquestration de tous les lépreux.

L'asile de Rangoon, fondé et dirigé par le P. Freynet, prêtre français des missions étrangères, date d'une quinzaine d'années. Il est conçu sur le plan de celui de Mandalay et alimenté en partie par des subven-

(1) Au cours actuel, la roupie vaut à peu près 1 fr. 20.
(2) Une léproserie protestante, contiguë à la léproserie catholique, hospitalise une soixantaine de lépreux.

tions du budget colonial. Il est situé à 2 milles de Rangoon, dans
une région boisée et isolée de toute habitation. Il contient une
soixantaine de lépreux, dont les uns sont des vagabonds qui ne peuvent sortir et sont ramenés par la police, s'ils s'évadent, les autres
sont entrés volontairement à l'asile et obtiennent la permission
d'aller en ville ou de recevoir des visites à l'asile. Cet établissement,
qui est destiné en principe à recevoir tous les lépreux vagabonds de
la Basse-Birmanie, n'en hospitalise actuellement qu'un nombre insignifiant.

Ces léproseries, malgré leur insuffisance, rendent assurément des
services; mais il faut reconnaître qu'elles ne réalisent l'isolement

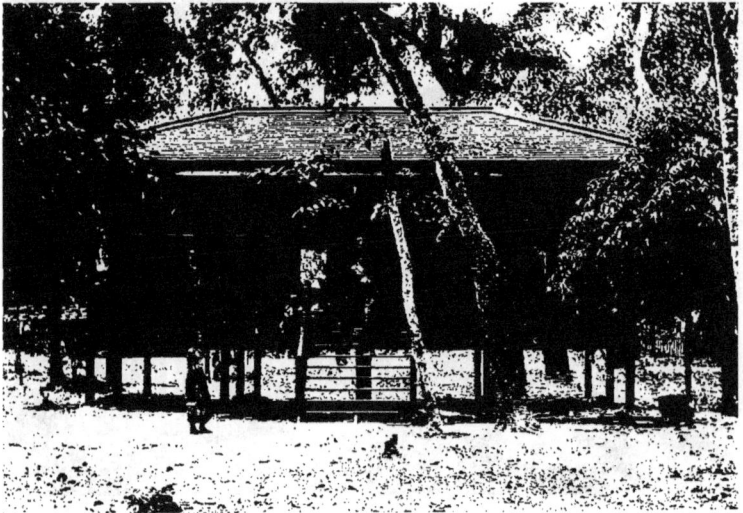

Fig. 9. — Un des pavillons de la léproserie de Rangoon.

que d'une manière fort imparfaite. Les lépreux sortent souvent et
peuvent même, aux termes du règlement, passer quinze jours par an
en dehors de l'asile.

En outre, si la léproserie de Rangoon est bien à l'écart, au milieu
de bois, celle de Mandalay est contiguë à une agglomération d'une
centaine d'habitants. Les internés s'y rendent journellement, et il
est probable, sans qu'on puisse l'affirmer, qu'ils ont propagé la contagion dans ce petit village, où j'ai vu beaucoup de lépreux.

Léproseries de Madagascar. — Plusieurs asiles du Plateau
central sont très bien aménagés et méritent une description.

a. **Léproserie de Ambohidratrimo** (1). — Cet établissement est

_____

(1) Pour la description des léproseries, j'ai consulté les Rapports sur le fonctionnement de l'assistance médicale à Madagascar en 1902 et en 1903 et l'excellent

situé à flanc de coteau, dans un endroit isolé, distant de 15 kilomètres

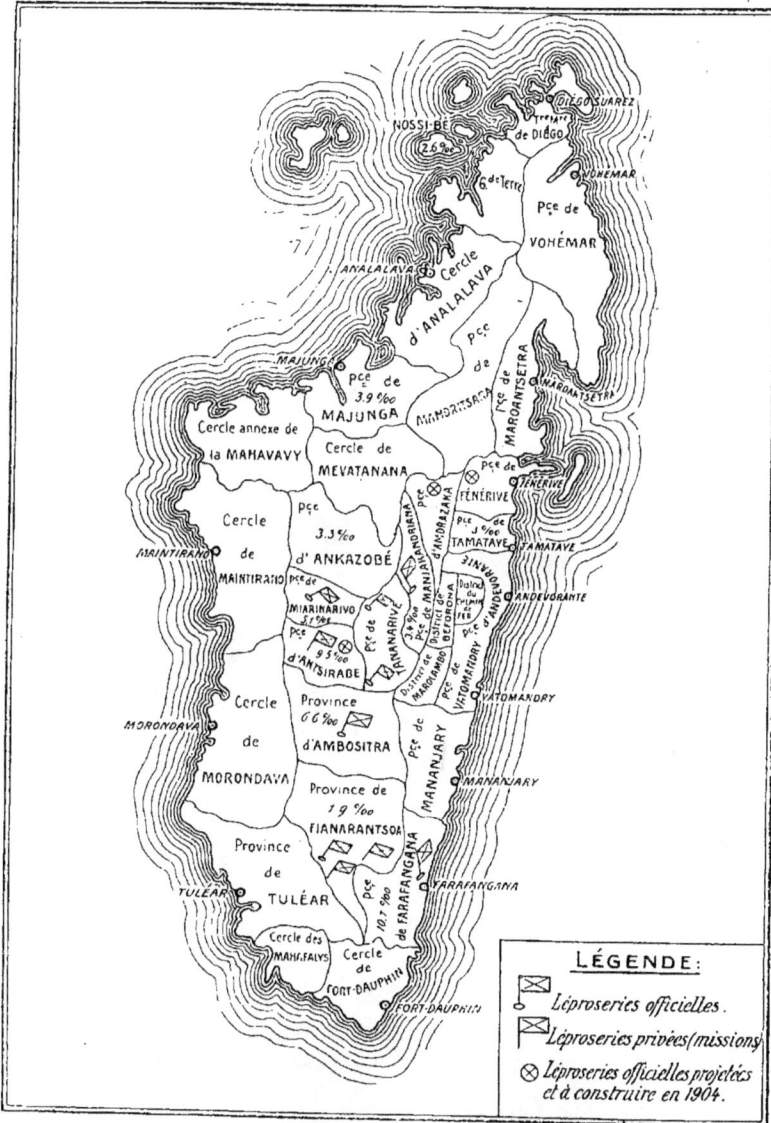

Fig. 10. — Répartition de la lèpre à Madagascar (les chiffres indiquent
la proportion de lépreux pour 1 000 habitants).

environ de Tananarive, dont il reçoit les lépreux. Il est entouré d'un
mur continu, en pisé, haut de 2 mètres.

article de JOURDRAN, La lèpre et les léproseries à Madagascar (*Ann. d'hyg. et de
méd. coloniales*, 1901, p. 541).

Ouvert en avril 1900, il a reçu d'abord 400 pensionnaires, puis 600, et enfin, actuellement, 750.

Les bâtiments sont étagés sur trois terrasses, dont les différences de niveau sont peu sensibles.

La terrasse supérieure est réservée aux religieuses, qui sont logées

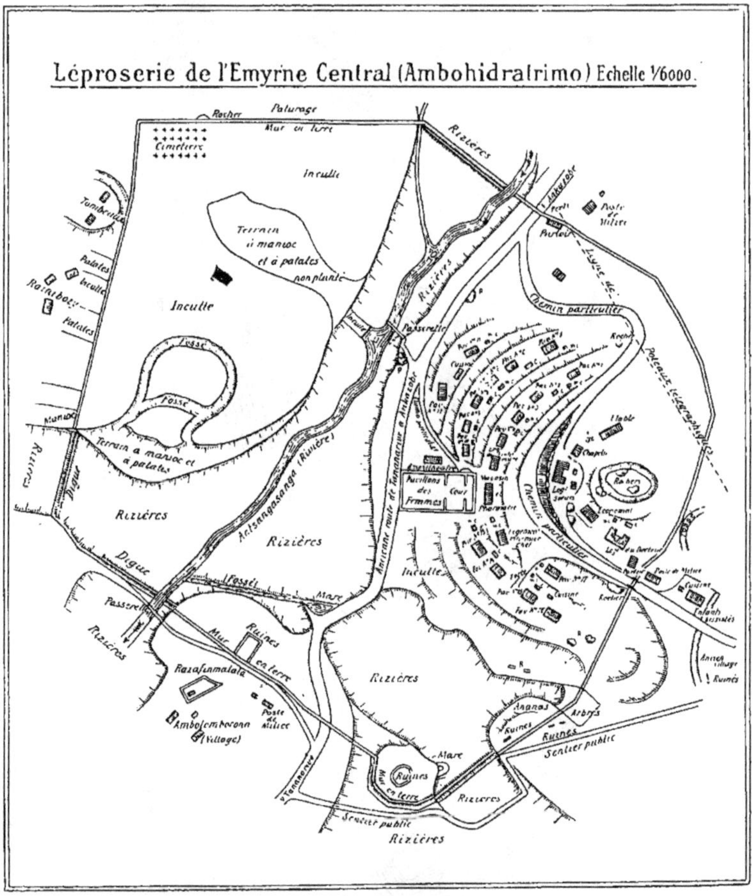

Fig. 11. — Léproserie de l'Émyrne central (Ambohidratrimo).

dans un pavillon bien aéré et entouré d'un jardin. De cette position élevée qui domine tout l'établissement, la surveillance est facile.

Sur la terrasse moyenne sont disposés les magasins et la pharmacie.

Sur la terrasse inférieure, beaucoup plus vaste que les deux autres, sont groupés les vingt-six pavillons destinés aux lépreux. Ils forment trois quartiers distincts : celui des hommes, celui des femmes, celui des enfants ou orphelinat. Ce dernier est lui-même subdivisé en trois parties : la maternité, la section des enfants sains, la section des enfants lépreux.

Ces pavillons sont spacieux, bien ventilés et construits en briques. Chaque lit comprend un bâti rectangulaire en maçonnerie, blanchi à la chaux, sur lequel est étendue une couchette en zozoros (espèce de jonc). La désinfection est peu coûteuse et facile à réaliser. Il suffit de badigeonner à la chaux le bâti et de changer le matelas. Des cuisines et des latrines sont aménagées auprès de chaque pavillon de malades.

Les familles ne sont pas désunies. Elles sont logées dans des cases spéciales. Jusqu'à présent, les jeunes enfants étaient laissés à leurs parents. A l'âge de deux ans seulement ils étaient placés à l'orphelinat.

Aujourd'hui les nouveau-nés sont enlevés à leur mère aussitôt après l'accouchement. Ils sont élevés dans une partie distincte de la léproserie, sorte de nursery où ils sont nourris au biberon. Malgré ces précautions, deux enfants que l'on avait tenté de soustraire à la contagion familiale, en les séparant de leur mère le jour même de leur naissance, ont été reconnus atteints de la lèpre pendant le cours de l'année 1902 et rendus à leurs parents lépreux. Quant aux enfants restés sains, ils sont gardés à l'orphelinat jusqu'à la puberté.

Au nord de l'établissement, la buanderie est établie sur un petit ruisseau qui ne dessert aucun village. Les linges et vêtements des malades sont lessivés à l'eau chaude dans un grand bassin.

Au bas du côteau s'étalent des rizières, des champs de maïs, de manioc et de patates. L'ensemble des bâtiments et des terrains de culture qui en dépendent occupe une superficie de 60 hectares, dont 39 en rizières. Toute la récolte est versée au magasin de la léproserie et sert à l'alimentation des malades.

La ration allouée aux internés est la suivante :

Tous les jours, riz ou manioc.	Hommes	750	grammes.
	Femmes	750	—
	Enfants	350	—
Une fois par semaine, viande.	Hommes	250	grammes.
	Femmes	250	—
	Enfants	125	—

Une fois par semaine également, des légumes ou du poisson sont distribués.

Les lépreux peuvent élever des volailles et des porcs pour améliorer leur ordinaire.

L'enclos est arrosé par une source claire et abondante dont le trop-plein se déverse uniquement dans les rizières de la léproserie.

Le service médical comprend : 1° un médecin des troupes coloniales qui remplit les fonctions d'inspecteur et visite la léproserie

une fois par semaine ; 2° un médecin résident indigène ; 3° un auxiliaire indigène pour la pharmacie ; 4° des religieuses franciscaines
au nombre de six, qui sont chargées de la surveillance générale, de
la direction de l'orphelinat et des soins à donner aux enfants ; 5° des
infirmiers et des infirmières choisis parmi les lépreux valides.

L'internement est très strict. Les lépreux ne peuvent obtenir leur
exeat que sur un certificat du médecin inspecteur. Cette autorisation
n'est délivrée qu'aux malades, dont les ulcérations sont depuis longtemps cicatrisées.

Le chiffre des décès est très élevé. Il a été de 248 en 1902. Le cimetière est situé sur une montagne voisine.

Les frais d'entretien de l'établissement et des malades dépassent
60 000 francs par an.

b. **Léproserie de Farafangana.** — Parmi les léproseries qui des-
servent les provinces de la côte, il en est une, celle de Farafangana,
dont l'aménagement mérite d'être décrit.

Le nombre des lépreux de cette province n'est pas moindre
de 3 000. C'est particulièrement sur le littoral qu'ils abondent : vient en
première ligne le district de Vangaindrano, puis ceux de Farafangana, d'Ankarana, de Vandrozo, etc.

La population Antaimoro, encore murée dans ses antiques coutumes musulmanes et strictement parquée sur les côteaux de Vohi-
peno, paraît un foyer de contamination qu'il faudrait assainir par
l'expropriation.

Dans une province aussi peuplée (280 000 habitants) et aussi florissante, l'assistance aux lépreux devait être organisée à bref délai.

Par suite d'un contrat passé en 1902 entre le général Galliéni, gouverneur général de Madagascar, et l'évêque des provinces du sud, la
mission des Lazaristes s'engage à créer à ses frais, sur le terrain qui
lui est concédé à Ambatoabo, un établissement destiné à recevoir les
lépreux. Il est accordé à la mission, outre une somme pour frais
de première installation, une subvention annuelle de 60 francs par
lépreux hospitalisé.

La léproserie est située au sud-est de la ville de Farafangana, sur
la rive droite de la Manambato, au sommet d'un mamelon verdoyant
dont le pied est baigné par un coude de la rivière. 25 hectares
de terre arable ont été attribués à l'établissement. Deux sources
abondantes et un ruisseau qui n'est jamais à sec suffisent amplement
aux besoins des lépreux, de sorte qu'il est rigoureusement interdit
à tout malade de puiser de l'eau dans la Manambato, d'y laver son
linge ou d'y faire ses ablutions.

Les eaux des sources et du ruisseau qui pourraient être contaminées ont été détournées et se perdent dans les rizières de la léproserie.

Sur le coteau d'Ambatoabo souffle régulièrement le vent sud-sud-est pendant la saison fraîche, le vent nord-nord-est pendant la saison chaude.

Une large route, dirigée du nord au sud, sépare nettement les bâtiments destinés au personnel des villages des lépreux. A droite de la route et dominant la rivière, s'élève le logement des sœurs de Saint-

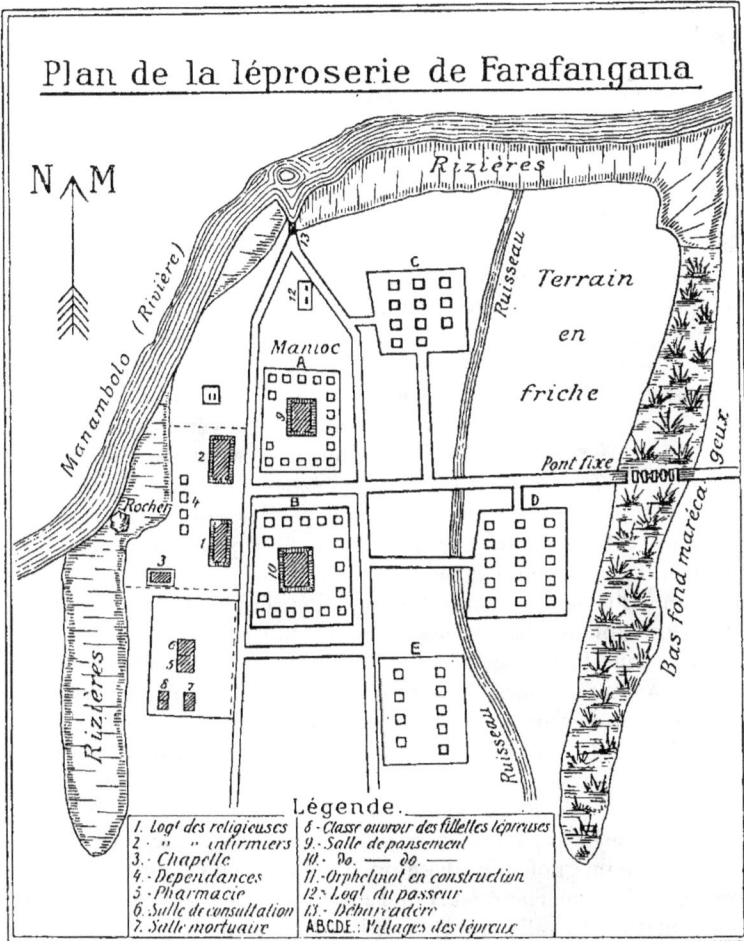

Plan de la léproserie de Farafangana

Légende.

1. Log.t des religieuses
2.   "   " infirmiers
3. - Chapelle
4. - Dépendances
5. - Pharmacie
6. Salle de consultation
7. Salle mortuaire

8 - Classe ouvroir des fillettes lépreuses
9.- Salle de pansement
10.- Do. —— do.——
11.- Orphelinat en construction
12.- Log.t du passeur
13.- Débarcadère
ABCDE.: Villages des lépreux

Fig. 12. — Plan de la léproserie de Farafangana.

Vincent de Paul, grande case en falafa, recouverte en tôle, exhaussée au-dessus du sol d'un mètre environ, et pourvue d'une véranda sur ses quatre façades. Lui faisant vis-à-vis, le logement des infirmières laïques est bâti sur le même modèle; puis s'étendent les dépendances: réfectoire, grenier à riz, cuisine, communs, etc. Tous ces bâtiments, y compris la chapelle, sont isolés par une clôture circulaire en rondins jointifs. Du même côté droit de la route, mais en dehors de cette enceinte, sont disposés : la pharmacie, la classe et l'ouvroir des fillettes lépreuses. Le côté gauche de la route est occupé par cinq villages. Deux d'entre eux, très importants, sont situés à proximité des bâtiments de l'administration. Ce sont les villages des infirmes (hommes au nord, femmes au sud), au centre desquels s'élèvent deux salles de pansement, fort bien aménagées, avec claires-voies circulaires et portes-fenêtres pour l'aération, avec canalisation pour l'écoulement des eaux usées. Dans ces deux villages, de nombreuses cases abritent les invalides et les infirmes qui ne pourraient venir chaque matin pour se faire panser.

A une plus grande distance de la route, sont échelonnés, du nord au sud, trois villages spacieux, donnant asile aux lépreux que la maladie n'a pas trop mutilés. Dans chaque agglomération, les cases, au nombre d'une vingtaine, sont correctement alignées et espacées les unes des autres de 10 mètres pour limiter les ravages du feu en cas d'incendie. Des allées plantées d'eucalyptus et de cocotiers séparent les habitations, auxquelles on accède par des routes plates et faciles.

Les cases ne diffèrent pas sensiblement des habitations de la côte. Chacune d'elles, construite en falafa, avec vérandas sur deux faces, est élevée de 50 centimètres au-dessus du sol. La toiture a une pente suffisante pour permettre l'écoulement rapide des eaux de pluie. L'air est sans cesse renouvelé par les portes percées sur les façades est et ouest. Les planchers en rapaka et couverts de nattes sont fréquemment lavés.

Une salle d'isolement pour les maladies épidémiques, un dépôt mortuaire complètent la léproserie. Les malades savonnent eux-mêmes leur linge dans le ruisseau, dont l'eau alimente les rizières. Les objets de pansement hors d'usage sont incinérés et mis en terre.

Le personnel comprend : la supérieure de la mission, quatre sœurs de Saint-Vincent de Paul, dont une est chargée des enfants lépreux et de l'atelier de couture, deux infirmières laïques qui exécutent les pansements et donnent aux malades les soins nécessaires.

Le lépreux a le droit de désigner le village où il veut vivre et de choisir ses compagnons de chambre. La cohabitation des époux est autorisée, mais le mariage est rigoureusement refusé aux célibataires.

Dès le matin, les valides vont cultiver leur champ, dont la récolte leur appartient. A dix heures, ils assistent à la distribution des aliments pour la journée :

Tous les jours : riz	Hommes	750 grammes.
	Femmes	750 —
	Enfants	630 —
Dimanches et fêtes, viande.	Hommes	300 grammes.
	Femmes	300 —
	Enfants	150 —

Dans la journée, a lieu la visite médicale.

Chaque lépreux est pourvu d'une couverture en laine grise qu'il utilise comme lamba pendant la saison fraîche et qui sert à son couchage.

L'internement est absolu. Aucun lépreux ne peut sortir, mais des autorisations spéciales sont accordées aux parents qui peuvent, à our fixe, venir visiter leurs malades.

L'état sanitaire des lépreux internés est en général satisfaisant, bien que le nombre des phtisiques atteigne 10 p. 100. Durant l'année 1903, il y a eu 18 décès sur 430 internés, soit 4,1 p. 100, et 8 naissances. Les enfants ont été laissés à leurs mères, mais dans l'avenir l'ouverture d'une nursery permettra d'élever les nouveau-nés loin de tout contage.

Les dépenses pour l'entretien de la léproserie de Farafangana ont été, dans la période 1902-1903, d'une quarantaine de mille francs.

c. **Léproseries projetées.** — Il est question d'ouvrir trois nouveaux établissements :

Un pour la côte sud-ouest, car la petite léproserie norwégienne située près de Morondava n'abrite qu'une trentaine de malades;

Un pour la côte nord-ouest, situé près de Nossi-Bé ;

Un dans la province de Fénérive pour isoler les lépreux de la côte nord-est.

En résumé, Madagascar est la seule colonie française où la lutte contre la lèpre ait été engagée avec énergie, conviction et persévérance.

Le nombre des lépreux reconnus officiellement à Madagascar dépasse le chiffre de 8 000 sur une population évaluée à 1 600 000 habitants. En 1904, huit ans après la conquête, près de la moitié de ces malheureux étaient internés ou plutôt hospitalisés, car ils sont traités non comme des prisonniers, mais comme des malades.

Malgré ces résultats, il reste beaucoup à faire. Si, en principe, tout indigène atteint de la lèpre doit être envoyé d'office dans une léproserie, en pratique, les malades qui peuvent subvenir à leurs besoins achètent facilement le silence des gouverneurs indigènes. Il faut, en outre, reconnaître que, dans les provinces du littoral où l'organisation de l'assistance médicale est encore à l'état rudimentaire, les établissements d'isolement sont rares et insuffisants, de sorte que la majeure partie des lépreux vivent encore en liberté.

L'internement est ordonné par décision du chef de la province, après un examen médical fait par le médecin inspecteur qui a, dans ses attributions, la surveillance des léproseries officielles ou privées.

En cas de doute, les sujets suspects sont mis en observation et, chaque fois que cela est possible, on a recours à l'examen bactériologique de la peau, du mucus nasal ou vaginal.

La surveillance et la direction administrative des léproseries incombent au chef de la province. Dans chaque établissement, le service médical, sous la haute autorité du médecin inspecteur, est confié à un médecin-résident indigène, qui est assisté par des religieuses et des infirmiers choisis de préférence parmi les lépreux encore valides.

L'internement est absolu. Aucun malade ne peut franchir l'enceinte de la léproserie, mais les parents, sous certaines conditions, sont autorisés à visiter leurs proches. Les sexes sont séparés; mais, si le mariage entre lépreux est interdit, on ne désunit pas les époux. Les enfants, dès leur naissance, sont transportés dans un orphelinat annexé à chaque établissement, où ils sont soumis à l'alimentation artificielle.

Les léproseries de Madagascar sont de véritables colonies agricoles où les malheureux peuvent cultiver des terres et se grouper en villages, ce qui leur donne l'illusion de la liberté.

Toutes ces mesures vexatoires seraient sans objet, toute cette législation restrictive de la liberté individuelle deviendrait caduque, le jour où les modes de propagation de la lèpre seraient connus dans leurs moindres détails.

Il appartient donc à l'hygiéniste de répandre cette notion que les laboratoires d'études annexés aux léproseries comptent parmi les moyens les plus efficaces dont puisse disposer la lutte antilépreuse.

La connaissance précise des facteurs étiologiques de la lèpre aurait pour effet de substituer, dans l'avenir, à la prophylaxie aveugle du présent une prophylaxie rationnelle n'imposant aux malades que le minimum d'entraves à l'exercice de leurs droits, et à la société que les charges strictement nécessaires pour assurer sa sécurité.

VI. *VŒUX ÉMIS PAR LES DEUX CONFÉRENCES INTERNATIONALES DE LA LÈPRE.* — La première conférence internationale de Berlin (1897) avait pour objectif principal de réunir en une formule concise l'ensemble des mesures à prendre pour arrêter l'extension de la lèpre.

La proposition de Armauer Hansen, amendée par E. Besnier, a réuni l'unanimité des suffrages :

PROPOSITION DE M. A. HANSEN.

1° La lèpre ne peut être prévenue que par l'isolement des malades;

2° Le système de la déclaration obligatoire, de la surveillance et de l'isolement, comme il est pratiqué en Norvège, est à recommander à tous les peuples qui ont des communes autonomes et un nombre suffisant de médecins;

3° Il faut laisser, dans chaque pays, aux autorités sanitaires le soin d'établir, avec l'agrément du parlement ou du gouvernement, les règlements particuliers qui doivent s'adapter aux rapports sociaux de chaque peuple (1).

PROPOSITION DE M. E. BESNIER.

1° Dans tous les pays où la lèpre forme des foyers, ou prend une grande extension, l'isolement est le meilleur moyen d'empêcher la propagation de la maladie.

2° La déclaration obligatoire, la surveillance et l'isolement, tels qu'on les pratique en Norvège, doivent être recommandés à toutes les nations dont les municipalités sont autonomes et possèdent un nombre suffisant de médecins.

3° Il faut laisser aux autorités administratives le soin de fixer, sur l'avis des conseils sanitaires, les mesures de détail en rapport avec les conditions sociales de chaque peuple (2).

(1) A. HANSEN, Die Isolirung der Aussätzigen und die dazu erforderlichen Maasregeln (*I*re *Conf. internat. de la lèpre*, Berlin, oct. 1897, discussion, p. 162).
(2) E. BESNIER, *I*re *Conf. internat. de la lèpre*, Berlin, oct. 1897, discussion, p. 193)

Au V⁰ Congrès international de dermatologie (1904), les propositions formulées par Neisser et adoptées par le Congrès ont maintenu les résolutions prises par la Conférence de Berlin, en y ajoutant certaines dispositions spéciales, concernant la manière dont l'isolement devrait être organisé, la nécessité de l'isolement obligatoire et d'une statistique de la lèpre pour tous les pays, la dissolution des mariages contractés avec des lépreux, la séparation des enfants sains des parents lépreux et l'établissement d'un contrôle sur l'immigration lépreuse.

La deuxième conférence internationale de la lèpre, réunie à Bergen en 1909, a voté les propositions suivantes :

I. La II⁰ Conférence internationale scientifique contre la lèpre maintient sur tous les points les résolutions adoptées par la I⁰ Conférence internationale de Berlin, 1897.

La lèpre est une maladie contagieuse de personne à personne, quelque soit le mode suivant lequel s'opère la contagion.

Aucun pays, à quelque latitude qu'il se trouve, n'est à l'abri d'une infection éventuelle par la lèpre.

Il serait donc utile de prendre des mesures de protection.

II. Vu les heureux résultats obtenus en Allemagne, Islande, Norvège et Suède, il est désirable que les pays à lèpre procèdent à l'isolement des lépreux.

III. Il est désirable que les lépreux soient exclus des professions qui sont spécialement dangereuses au point de vue de la transmission de la lèpre.

En tout cas et dans tous les pays, l'isolement strict de tous les mendiants et des vagabonds lépreux est indispensable.

IV. Il est désirable que les enfants sains des lépreux soient séparés de leurs parents lépreux aussitôt que possible et qu'ils restent en observation.

V. Ceux qui ont partagé le domicile de personnes lépreuses doivent être examinés de temps en temps par un médecin ayant des connaissances spéciales.

VI. Toutes les théories sur l'étiologie et le mode de propagation de la lèpre doivent être soigneusement examinées pour savoir si elles peuvent s'accorder avec nos connaissances sur la nature et la biologie du bacille de la lèpre.

Il est désirable que la question de transmissibilité de la lèpre par les insectes soit élucidée et que la possibilité de l'existence des maladies léproïdes chez les animaux (les rats, etc.) soit étudiée de près.

VII. L'étude clinique de la lèpre conduit à croire que cette maladie n'est pas incurable.

Nous ne possédons pas encore un remède sûr. Il est donc désirable que l'on continue à chercher un remède spécifique (1).

---

(1) II⁰ Conf. internat. de la lèpre, Bergen, août 1909, t. III, p. 419. — Le paragraphe III a été ajouté sur les instances de Engel-bey et les miennes.

VARIOLE

PAR

le Dr **KELSCH**

Membre de l'Académie de médecine,
Directeur de l'Institut supérieur de la vaccine.

ÉPIDÉMIOLOGIE ET ÉTIOLOGIE GÉNÉRALE

S'il était dans notre tâche de tracer le rôle historique de la variole, nous le résumerions en deux mots. Elle fut, dans les siècles passés, la plus redoutable et la plus redoutée des maladies populaires. Par l'étendue illimitée de son domaine géographique et la permanence de son règne dans toutes les contrées du globe, elle a fait plus de victimes que les pestes les plus meurtrières. Depuis un siècle, elle recule devant l'immortelle découverte de Jenner. A l'heure actuelle, elle est cantonnée dans les circonscriptions qui s'obstinent systématiquement à repousser les bienfaits de la vaccine, ou qui sont assez peu soucieuses de la santé publique pour en négliger la rigoureuse observation.

Il est peu d'affections qui, dans leur développement et leur mode de propagation, soient aussi indépendantes des influences climatériques et telluriques que la variole. Douée au plus haut degré des caractères propres aux maladies essentiellement virulentes et contagieuses, là variole est étroitement et exclusivement rivée à l'homme et à ses migrations, elle ne relève des conditions géographiques qu'autant qu'elles favorisent ou entravent ces dernières. Elle surgit partout où sa graine vient à être ensemencée et à rencontrer une population réceptive. La cause constante de la variole est donc un virus, un contage, dans le sens rigoureux du mot, c'est-à-dire un moteur pathogène élaboré par le malade lui-même : toute atteinte de variole impose la notion de la préexistence d'une autre, dont elle procède, plus ou moins directement. Il semble que le germe de cette affection est incapable de se conserver dans les milieux ambiants, que son habitat exclusif est l'organisme de l'homme, qu'il ne se maintient vivant que par son transit ininterrompu d'un sujet à l'autre.

Toutefois, cette pathogénie, si simpliste en théorie, ne laisse pas d'être en contradiction avec une foule d'observations enregistrées par l'épidémiologie de la variole.

Nous avons montré, dans notre *Traité des maladies épidémiques* (1), que l'enquête instituée pour dépister l'origine des atteintes de cette fièvre éruptive est loin d'être toujours couronnée de succès : elle se trouve parfois placée en face de faits qu'elle est impuissante, malgré les plus minutieuses investigations, à attribuer à la contagion directe ou médiate.

Dans ses admirables rapports à la Société médicale des hôpitaux de Paris sur l'épidémie de variole de 1870-1871, le regretté Besnier a établi qu'il fallait faire deux catégories distinctes dans les observations recueillies à l'hôpital. Dans l'une, les malades dénoncent nettement les circonstances de la transmission ; dans l'autre, certainement la plus large, se rangent tous ceux qui ignorent absolument à quelle source ils ont contracté leur affection. Quelque soin que l'on mette à les interroger, quelque insistance que l'on apporte à ramener leurs souvenirs vers l'époque présumée à laquelle, d'après la durée approximative de la période d'incubation, ils avaient été exposés à la contagion, on n'arrive qu'à un résultat négatif. Des enquêtes dirigées dans ce sens avec l'attention la plus minutieuse par les médecins des hôpitaux de Paris en 1870, à l'occasion de l'épidémie de variole qui y régnait, n'ont permis de dépister que pour un tiers à peine des sujets examinés la circonstance précise du contact infectant.

Sur 130 varioleux interrogés par Besnier de la manière la plus approfondie à la maison municipale de santé, d'avril à juillet 1870, il s'en est trouvé 25 seulement dont les antécédents portassent quelque témoignage en faveur d'une contagion d'origine. Chauffard n'a pu déceler la source de la contamination chez aucun des nombreux varioleux soumis à son observation. Les investigations les plus scrupuleuses ne lui ont fait découvrir chez eux aucun rapprochement, aucun contact avec les malades ou les convalescents de variole.

Assurément, il n'entre dans la pensée de personne de considérer les faits négatifs comme étant tous indépendants de la contagion, attendu que celle-ci peut s'effectuer à l'insu du sujet par l'intermédiaire d'effets contaminés, ou d'individus en état d'incubation, en dehors par conséquent du contact avec un malade proprement dit. Toutefois, il n'est pas certain pour nous que la contagion, quand elle n'a pu être dépistée par une enquête rigoureuse, doit toujours être admise quand même. De pareilles observations portent à supposer que les germes des fièvres éruptives sont toujours en nous ou épars autour de nous, de sorte que, lorsque leur pouvoir pathogène, à peu

(1) KELSCH, Traité des maladies épidémiques, t. II, p. 8 et 35.

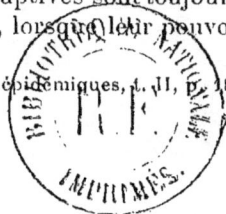

près éteint dans les conditions normales, vient à s'exalter éventuellement à la faveur de l'impulsion épidémique, ils se répandent non
seulement par la contagion, mais aussi par l'infection du milieu
ambiant qui en recèle la graine (1).

Nous nous sommes fait un devoir de signaler ces faits, sans y
insister davantage et sans en tirer des conclusions fermes. Ils repor-
tent notre pensée au cow-pox et au horse-pox, qui, eux aussi, se
développent souvent dans les étables et les écuries, sans importation
apparente, sans contagion d'origine, comme s'ils étaient nés par auto-
genèse. La similitude du mode pathogénique entre ces deux ordres
de faits les recommande à toute notre attention.

Les annales épidémiologiques de la variole nous font connaître que
ses chances d'éclosion, comme celles des autres fièvres éruptives,
ne sont pas uniquement livrées au hasard de son importation dans
les groupes ou au degré de réceptivité de ces derniers. Elles repré-
sentaient à l'époque prévaccinale, et elles représentent encore actuellement dans les pays qui repoussent la vaccine, le point culminant d'un cycle d'évolution complet, dans lequel la maladie s'élève
et s'abaisse alternativement, traduisant des modifications corrélatives non seulement dans la réceptivité des masses, mais aussi et
surtout dans l'énergie de sa cause.

Ces imposantes observations de l'épidémiologie ne se comprennent
guère, si on n'applique à leur interprétation que la notion de la
contagion pure et simple. Ils deviennent accessibles à l'entendement,
si l'on veut bien se pénétrer de l'enseignement qu'ils portent en eux,
à savoir que les contages subissent à travers les années des modifications incessantes, des exaltations et des atténuations de leur
énergie qui alternent plus ou moins régulièrement entre elles, et
auxquelles correspondent les modes épidémiques et sporadiques des
maladies populaires. Rien n'est mieux établi que cette variabilité à
travers le temps du pouvoir contagieux de la même affection dans
une localité déterminée. Les fièvres éruptives sont toujours représentées au milieu desgrands centres par des unités éparses qui restent
stériles malgré des contacts réitérés des contagifères avec des sujets
sains, ou qui aboutissent à des explosions toutes locales, limitées à
un rayon très restreint. Le virus qui, en temps ordinaire, donne
naissance aux atteintes sporadiques, n'est point comparable à celui
qui suscite les épidémies. Le premier n'a qu'une énergie faible,
suffisante pour vaincre la résistance d'organismes éminemment
réceptifs, mais qui ne le laisse engendrer que des cas stériles, incapables de répandre la contagion. Le deuxième est élevé à la plus haute
puissance ; il triomphe des organismes réfractaires au contage vulgaire : les vaccinés, les anciens variolés même ne sont pas à l'abri

(1) KELSCH, *ibid.*, p. 18-19.

de ses effets. L'exaltation de son pouvoir se révèle, en outre, par l'excessive transmissibilité des atteintes, en particulier par l'aptitude de chacune d'elles à créer des foyers secondaires apparaissant d'abord à petite distance, puis à des intervalles plus considérables du sujet générateur.

Les causes qui exaltent la virulence des germes nous sont inconnues ; leur nature nous échappe. Elles résident probablement dans des influences d'ordre cosmo-tellurique ou autres, dont les effets se manifestent tantôt sur de grandes étendues de territoire, d'autres fois dans des circonscriptions plus ou moins restreintes, si bien qu'on peut voir, au même moment, la même maladie stérile ou féconde dans deux villes unies entre elles par d'incessantes relations (1).

ÉTIOLOGIE SPÉCIALE

Le sol, le climat et les saisons n'ont qu'une place des plus effacée dans le développement et la propagation de la variole. Elle a promené ses ravages indifféremment sur tous les points du globe, sur les flancs des montagnes et les plaines, dans les climats moyens et les latitudes extrêmes ; elle a sévi en hiver et en été, au printemps et en automne ; partout et toujours elle a manifesté une grande indépendance vis-à-vis des influences du milieu ambiant.

Le contage et la réceptivité organique, tels sont les facteurs essentiels et suffisants de son développement épidémique.

Différente du choléra, de la grippe, et de bien d'autres maladies populaires, qui sont susceptibles de naître sur place, par genèse autochtone, comme nous l'avons démontré dans plusieurs de nos écrits consacrés à l'épidémiologie générale, la variole naît toujours, sous les réserves formulées plus haut, d'un contage dans le sens strict du mot, c'est-à-dire d'un moteur pathogène élaboré par le malade lui-même. Toute atteinte de variole impose la notion de la préexistence d'une autre dont elle procède.

Il en résulte qu'elle est le type des maladies contagieuses, uniquement redevable de sa dissémination sur le globe aux migrations humaines. On peut se faire une idée du concours que celles-ci ont prêté à son essor dans le temps et l'espace depuis les invasions des Sarrasins qui l'ont introduite dans le Sud de l'Europe, en prenant en considération sa rapide extension en France pendant l'année 1870, à la faveur des mouvements de troupes qu'ont rendus nécessaires les terribles événements de cette époque.

Nous ne connaissons pas l'infiniment petit de la variole ; il s'est dérobé jusqu'aujourd'hui aux recherches exécutées avec les appareils

(1) KELSCH, *ibid.*, p. 14 et 15.

de grossissement dont nous sommes armés. Mais, grâce aux enseignements de l'épidémiologie, nous sommes familiarisé avec les propriétés fondamentales de l'agent infectieux, les voies, moyens et conditions de sa transmission, en un mot avec les modes pathogéniques de cette affection que nous allons essayer d'esquisser en suivant dans cet exposé le plan général que nous avons adopté dans notre ouvrage (1).

Du virus et de ses degrés d'énergie. — La virulence de l'agent infectieux est assurément fort variable, aussi variable que celle des moteurs scarlatineux et morbilleux. La gravité plus ou moins grande des unités morbides isolées ou des atteintes agglomérées est fonction de ces oscillations de l'énergie de la cause, auxquelles il faut ajouter l'influence parallèle et similaire exercée dans l'espèce par la réceptivité variable des individus ou des groupes.

Les fluctuations de la virulence se manifestaient avec le plus de netteté dans la période prévaccinale, où l'on enregistrait des épidémies bénignes et graves de variole, comme on observe aujourd'hui des épidémies légères et meurtrières de scarlatine et de rougeole. Les différences de gravité, imprimées par la succession des temps à ces maladies, relevaient avant tout des variations qui abaissent et exaltent alternativement l'énergie de leur moteur pathogène respectif, et qui ressortissent à des influences réelles, bien que mal déterminées encore dans leur essence. Mais, actuellement, ces oscillations lentes et continues de l'énergie de l'agent virulent, que l'épidémiologie saisit dans l'évolution multi-annuelle de la plupart des maladies infectieuses, ces oscillations sont en quelque sorte effacées, ou reléguées à l'arrière-plan dans la variole. La gravité de celle-ci est fonction surtout du nombre des non-vaccinés ou revaccinés; les variations de l'activité de sa cause n'interviennent qu'en deuxième ligne.

Modes de transmission et véhicules de l'agent infectieux. — 1° Le malade. — Tout d'abord l'agent infectieux adhère au malade lui-même, qui est apte à le transmettre directement à son entourage : transmission par contact. Il est produit, on ne saurait élever de doute à cet égard, dans les éléments éruptifs de l'affection : la pratique de la variolisation en fournit le témoignage formel. Le contenu de ces derniers est doué du maximum de son pouvoir infectant, au moment où il commence à se troubler, c'est-à-dire où l'éruption passe du stade vésiculeux au stade pustuleux. C'est encore à la pratique de la variolisation que nous devons la connaissance de cette notion. Mais il est certain que, avant la perte de la transparence, la lymphe possède déjà des propriétés virulentes, et que celles-ci, d'autre part, se conservent dans les sécrétions purulentes qui se substituent à

(1) KELSCH; *ibid.*, p. 44.

celles de la lymphe. Même les croûtes desséchées qui se détachent
pendant la convalescence sont encore douées d'activité spécifique,
au point qu'elles ont pu servir aux inoculations. Gatti les recommandait dans ce but à l'époque de la variolisation (1).

Il est peu probable que les sécrétions et excrétions physiologiques
des varioleux, telles que la salive, le mucus naso-bronchique, les
urines, les fèces servent de véhicules au contage, à moins qu'il n'y ait
été mêlé accidentellement, avec les particules virulentes ou les
croûtes essaimées par les efflorescences du tégument. Dans tous les
cas, ces produits ont été inoculés sans résultat à l'époque de la variolisation.

En ce qui concerne le sang, d'anciens auteurs affirmaient l'avoir
inoculé avec succès. Osiander aurait réussi à donner ainsi la variole
à la brebis, et certainement Zuelzer l'a communiquée par ce moyen
au singe. En inoculant du sang frais de varioleux à cet animal, il a
réalisé chez lui une variole typique, avec fièvre initiale et éruption
pustuleuse.

D'autre part, L. Pfeiffer avance que, par l'inoculation du sang
recueilli pendant la période prééruptive, aussi bien que par celle de
ce liquide prélevé au cours de l'état papuleux de l'exanthème, on
produisait chez les veaux des éruptions pustuleuses locales vaccinoïdes. Il est donc certain que le sang possède, dès la période
d'invasion de la variole, des propriétés contagieuses.

2° ATMOSPHÈRE DU MALADE. — Le contage n'adhère pas seulement
au corps du malade; il se mêle également à l'atmosphère qui l'enveloppe, englobé par les particules solides et liquides qui se détachent
de ses téguments cutanés et muqueux. La puissance infectante de
cette couche diminue à mesure qu'on s'éloigne du patient. Les sujets
réceptifs y ont d'autant plus de chance d'être atteints qu'ils restent
plus longtemps dans le voisinage de ce dernier, que le local est plus
petit, que le nombre des varioleux y est plus considérable et que la
gravité de l'affection est plus grande. Toutefois, dans le grand
hôpital de varioleux de Bicêtre, qui, durant le siège de Paris, reçut
plus de 8000 malades, le personnel hospitalier n'a pas été plus
éprouvé par la contagion que la population ambiante, ni que le personnel médical des ambulances, où les varioleux étaient en bien moins
grand nombre. Le Pʳ Colin, qui a fait cette observation à peu
près unique dans son genre, estime, en conséquence, qu'une atmosphère saturée de virus varioleux, comme devait l'être celle de l'hôpital
de Bicêtre, n'est pas plus dangereuse que celle d'un hôpital moins
encombré de pareils malades. Bien que cette conclusion soit devenue
une vérité classique, elle ne laisse pas de nous surprendre, car elle est
en désaccord formel avec la pathologie générale, qui nous enseigne

---

(1) CURSCHMANN, Die Pocken. Handb. der acut. Infectionskrankh. (Handb. der
Speciel. Path. u. Therap. von Dr von Ziemssen, 2ᵗᵉʳ Theil, p. 311).

que la résistance de l'organisme à l'infection diminue en raison inverse de la quantité de virus qui y pénètre.

3° Rayon de propagation. — Si nous possédons la certitude que le varioleux est dangereux pour son voisinage immédiat, nous ne savons guère jusqu'à quelle distance il exerce ce funeste pouvoir. Il est difficile de limiter la sphère au delà de laquelle la contagion atmosphérique n'est plus à redouter. Cet embarras est d'autant plus regrettable qu'il nous importerait de connaître si elle est à même de compromettre la sécurité du voisinage des pavillons ou des hôpitaux de varioleux, comme on en a maintes fois exprimé la crainte. C'est une question qui intéresse au premier chef la prophylaxie, mais à laquelle les observations éparses dans la littérature médicale n'ont apporté que des solutions contradictoires. Entre ces témoignages si divergents, celui de l'hôpital de Bicêtre, qui reçut pendant le siège plus de 8000 varioleux sans exercer une influence appréciable sur le voisinage, est assurément le plus important. Il a accrédité l'opinion, soutenue avec une inébranlable conviction par Colin, de l'innocuité de ces établissements vis-à-vis des groupes installés à leur proximité, à la condition, bien entendu, qu'il ne subsiste aucune communication directe ou indirecte entre les uns et les autres. Nous nous sommes rallié depuis fort longtemps à cette doctrine (1).

Toutefois, nous ne voudrions pas soutenir qu'un hôpital de varioleux peut être élevé impunément au milieu d'un quartier populeux, à la seule condition de renoncer à tout rapport avec le voisinage. Il est possible que les produits desséchés des pustules ou de la sécrétion bronchique qui tombent sur les planchers des salles arrivent à se mêler à l'atmosphère qui enveloppe l'hôpital si, au lieu d'être incinérés avec les poussières, ils sont projetés dans les cours ou dépendances de ce dernier.

Nous avons montré dans notre ouvrage que c'était vraisemblablement ainsi que le voisinage de l'hôpital Villemansy fut contaminé en 1875-1876; mais nous ne croyons pas que l'air puisse porter bien loin ces produits. Le transfert à une distance dépassant quelques dizaines de mètres est démenti par l'observation et l'expérimentation. Et quand même les apparences seraient en sa faveur, il y aurait toujours lieu de se demander si les insectes ou quelque autre véhicule inconnu n'en ont pas été les agents. Il ne faut pas oublier, d'autre part, que ce rôle est parfois rempli par les personnes qui portent ou accompagnent les varioleux à l'hôpital. Elles font des haltes réitérées dans les cabarets qui se groupent généralement autour de ces établissements et répandent à leur insu le germe infectieux dont elles se sont contaminées dans leur contact avec les malades.

4° Transmission par les objets. — Si le contage se mêle difficilement

(1) Kelsch, loc. cit., p. 37 et suiv.

à l'air, il a, en revanche, la fâcheuse propriété de se fixer sur les objets qui sont à l'usage des malades et d'y adhérer avec une certaine ténacité. Les vêtements, le linge de corps et de lit, les coussins, matelas, tapis, rideaux, etc., sont particulièrement aptes à cette fixation. Les objets à surface lisse et à structure compacte : verre, métal, porcelaine, bois, sont moins susceptibles, sans être pour cela des quantités négligeables parmi les agents de transmission; ils sont d'ailleurs exposés à être souillés directement par les produits de sécrétion des patients.

Il importe d'autant plus de signaler l'aptitude de tous ces objets à s'imprégner du contage qu'ils sont capables de le porter à de grandes distances et de propager ainsi la maladie bien loin de la sphère où s'exerce le pouvoir infectieux du malade lui-même. Nous en avons rapporté plusieurs témoignages dans notre ouvrage précité.

5° TRANSMISSION PAR LES PERSONNES ET LES CADAVRES. — Les personnes qui vivent au contact des varioleux sont parfois les agents inconscients et ignorés de la contagion. Elles portent le virus dans leurs cheveux, leur barbe et les plis de leurs vêtements et, tout en y restant réfractaires, le répandent dans les milieux qu'elles fréquentent, si elles négligent de prendre les précautions antiseptiques nécessaires. La littérature médicale contient de nombreuses preuves de cette transmission de la variole par des intermédiaires indemnes (1).

Les cadavres des varioleux ne laissent pas que d'être également très infectants; leur dissection, leur ensevelissement et même la simple participation aux funérailles ont été assez souvent l'occasion de contaminations indiscutables. Que l'agent infectieux actionné dans ces dernières ait été élaboré pendant la vie et adhère simplement au corps, ou qu'il continue à se reproduire pendant quelque temps encore après la mort, peu importe : toujours est-il que le contact avec les cadavres de varioleux exige à peu près les mêmes précautions que les rapports avec les malades. Obermeyer cite trois observations où l'infection par les cadavres demeure hors de doute (2).

Période à laquelle la variole est transmissible. — Il est difficile de préciser à quel stade de l'affection les patients sont le plus aptes à infecter leur entourage. On considère d'ordinaire comme particulièrement dangereuses la première période de la suppuration et celle de la desquamation. Mais des exemples précis permettent d'affirmer que la transmissibilité n'est nullement liée à la présence de l'exanthème, car elle se manifeste déjà avant l'apparition de ce dernier, dès la période des prodromes. Le pouvoir infectant appartient également aux varioles sans exanthème, qui n'aboutissent pas à l'éruption typique. En définitive, on peut avancer que la maladie est transmissible pendant toute sa durée, depuis la fièvre initiale jusqu'à

(1) KELSCH, *ibid.*, p. 43.
(2) KELSCH, *ibid.*, p. 43.

la fin de la décrustation, mais que les stades présentent, au point de
vue des dangers qu'ils comportent respectivement, des différences
quantitatives sensibles.

Peu développé au début, le pouvoir contagieux semble croître avec
les progrès de la maladie, pour atteindre son maximum à la période
de desquamation. Du temps de la variolisation, on ne se servait, pour
cette pratique, que de la lymphe encore transparente, c'est-à-dire
d'un virus jeune. On avait, en effet, maintes fois remarqué que le
varioleux au début ne communiquait que des varioles légères,
même frustes, tandis que les formes graves naissaient plus volontiers
du contact avec les varioles parvenues à la suppuration ou à la
desquamation. S'inspirant de ces observations, des médecins
modernes, tels que Hoffmann, recommandent de ne pas isoler le
varioleux pendant les huit premiers jours de la maladie, afin que
l'entourage puisse se confirmer dans l'immunité s'il la possède, ou
l'acquérir au prix d'une atteinte légère s'il en est dépourvu. Il est
à peine besoin d'ajouter qu'il y a certainement une meilleure
prophylaxie à conseiller aux personnes obligées d'affronter le contact
des malades.

Il se peut que la variole soit même transmissible dans la période
d'incubation. C'est ce qui semble résulter d'une observation fort
originale du Dr Schapper. Une femme ayant été amputée du bras à
la Charité de Berlin, des fragments de peau furent pris sur le
membre enlevé et greffés sur d'autres individus. L'amputée, qui
n'avait pas le moindre trouble au moment de l'opération, fut prise,
quelques heures après, de frissons intenses avec une fièvre violente
qui aboutit au bout de deux jours à une éruption variolique typique.
Or, l'un des quatre individus qui avaient subi la greffe présenta les
symptômes initiaux de la variole le sixième jour après cette opération. Peut-être faut-il rapporter à la contamination effectuée par des
malades en état d'incubation ces innombrables atteintes de variole
notées chez des sujets ayant contracté celle-ci sans avoir été en
contact avec un varioleux. Toutefois, on peut objecter à l'observation de Schapper qu'il serait téméraire de généraliser sa signification : elle démontre en effet que le sang d'un varioleux est virulent
vers la fin de l'incubation, mais non que la variole se propage par les
procédés naturels à cette période de son évolution. Mais il existe
d'autres faits, et des plus graves, qui déposent dans le même sens
qu'elle. Ce sont ces cas de variole assez nombreux pour constituer
une épidémie qui reconnurent pour cause une vaccination pratiquée
avec du vaccin recueilli chez un sujet en incubation de variole.
Nous en avons rapporté un certain nombre dans notre livre, auquel
nous renvoyons le lecteur (1).

_____

(1) KELSCH, _ibid._, p. 47-49.

Durée et résistance du contage. — A l'air, le contage perd rapidement ses propriétés actives, probablement parce qu'il s'atténue de plus en plus par sa diffusion illimitée et qu'il est finalement détruit par la lumière et l'oxygène. A l'abri du contact de l'air, sa résistance est des plus tenace. Du pus de pustules varioliques desséché et conservé en vase clos a été inoculé avec succès au bout de plusieurs années.

Mais les vêtements, le linge et la literie des malades sont également capables, lorsqu'ils sont soustraits à l'accès de l'air, de conserver longtemps leur pouvoir infectieux : on a vu, dans ces conditions, celui-ci se manifester encore au bout de quelques semaines, voire même de quelques années. Cette funeste propriété mérite toute l'attention. Il importe de ne pas l'oublier en face de ces manifestations de la variole qui naissent sans contagion d'origine apparente, et sur lesquelles nous avons attiré l'attention plus haut.

Modes de pénétration du virus dans l'organisme. — Nous n'avons pas de notions précises à cet égard. On s'accorde universellement à admettre que l'introduction du virus dans le corps est assurée par l'acte de la respiration, et qu'en conséquence les voies aériennes lui servent communément de porte d'entrée. Il est certain du moins, d'après le mode de variolisation jadis en usage chez les Chinois, et d'après les recherches de Zuelzer sur le singe, que les organes respiratoires sont aptes à lui livrer passage. Celui-ci peut-il s'effectuer à travers la muqueuse intacte, ou exige-t-il pour s'accomplir une solution de continuité de l'épithélium ? Il est difficile de le décider ; la première alternative toutefois est vraisemblable, étant donnée la fréquence et la facilité avec lesquelles a lieu l'infection naturelle.

Il est possible que, à l'occasion, la muqueuse digestive se prête également à l'introduction du virus. Cette voie de pénétration fut notée par d'anciens observateurs, dont quelques-uns, tels que Camper et Eimer, la tenaient même pour la porte d'entrée habituelle de l'infection. D'après Eimer, c'était une coutume générale naguère au Bengale d'inoculer cette maladie par l'ingestion de croûtes desséchées.

Cette pratique aurait été également suivie à Constantinople, et même en France d'après le témoignage du Pr Masse (de Montpellier). Toutefois Zuelzer, en faisant avaler des croûtes au singe, n'est arrivé qu'à des résultats négatifs. L'infection naturelle par la bouche est en somme possible, mais non établie scientifiquement.

La pratique de la variolisation démontre amplement que le virus peut s'introduire dans l'organisme par une solution de continuité de la peau. Mais ce n'est certainement pas son mode de pénétration habituel. Il est peu probable que le passage puisse s'effectuer à travers le tégument externe intact. Des observations qui datent de l'époque de la variolisation établissent sans doute que des frictions énergiques, pratiquées sur la surface du corps avec du pus virulent,

suffisent à déterminer l'infection. Mais il est vraisemblable que
cette opération n'est couronnée de succès qu'autant qu'elle entame
l'épiderme, et qu'elle détermine ainsi une solution de continuité du
tégument.

Incubation. — La durée de l'incubation, qu'il importe à l'épidémiologie autant qu'à la clinique de connaître, est difficile à établir, car
il est rare que l'on puisse préciser le moment exact de l'infection. Cette
détermination ne peut guère se faire que sur des sujets qui n'ont eu
qu'un contact unique et momentané avec des varioleux ; or ils se
présentent rarement à l'observation. On relève cependant, dans la
littérature médicale, des faits qui se sont prêtés à cette appréciation ;
ils ont permis d'attribuer à la période silencieuse de la maladie une
durée de dix à treize jours. Rarement elle en comprend quinze ; plus
souvent on l'a vue osciller entre cinq et dix jours, notamment dans
les varioles graves hémorragiques. C'est en vain que l'on se retran-
cherait, pour arriver à plus de précision, derrière les enseignements
de l'inoculation variolique, qui attribuent une période à peu près fixe
de huit à onze jours à l'incubation. Ils ne sauraient être invoqués dans
un pareil débat, car, ainsi que Trousseau l'a fait remarquer, « contact
et inoculation ne sont pas la même chose » ; la variole naturelle
diffère à bien des égards de celle qui est inoculée. Elle en diffère
notamment par la durée de sa phase latente : presque invariable pour
celle-ci, cette durée n'a qu'une fixité relative pour celle-là, ainsi que
l'établit l'observation clinique rigoureuse ; et nous le comprenons
sans peine, car elle est nécessairement fonction de facteurs divers.
Elle varie suivant que la variole génératrice est discrète ou confluente, que le sujet contaminé est vacciné ou non, que la contagion
est directe ou indirecte, que l'individu séjourne dans le foyer épidémique ou ne fait que le traverser, qu'il est à l'état physiologique
ou pathologique, etc. Ces éventualités expliquent comment la
durée de l'incubation, tout en oscillant entre d'étroites limites, est
cependant susceptible de subir, à titre exceptionnel, des écarts
considérables. Dans l'espèce, il est aussi important de connaître les
maxima et les minima que la moyenne ; il appartient à la clinique
de les déterminer ; ses résultats sont aussi sûrs et doivent être enregistrés avec autant de soin que ceux de l'expérience.

En résumé, la durée de l'incubation variolique peut être évaluée
en moyenne à un ou deux septénaires. Elle admet des chiffres inférieurs et supérieurs à ces limites ; pour être exceptionnels, ils
n'en doivent pas moins entrer en ligne de compte avec les
préoccupations de l'étiologie.

L'incubation de la variole inoculée, ainsi que l'a appris la longue
expérience du XVIIIe siècle, comporte une durée plus courte que
celle de la variole spontanée. Les manifestations locales apparaissent
dès le troisième ou le quatrième jour dans le voisinage du point

inoculé, et les symptômes généraux qui annoncent la période d'invasion se montrent généralement déjà dès le huitième jour. Cette différence tient sans doute à ce que, dans la variole spontanée, le virus, pénétrant dans l'organisme par les voies détournées de la respiration, arrive plus lentement dans le sang que lorsqu'il s'introduit directement dans le corps par effraction au moyen de l'inoculation.

Aptitude à contracter la variole. — La disposition à contracter la variole est une des plus répandues et une des plus générales dans l'espèce humaine. La réceptivité de celle-ci pour cette fièvre éruptive est presque absolue. Avant la période vaccinale, on ne rencontrait, parmi les vieillards, que peu de sujets qui eussent été épargnés par elle. On cite, parmi ces rares privilégiés, Boerhave, Morgagni et Diemerbrock, qui, malgré leur contact incessant avec les varioleux, demeurèrent constamment indemnes. Heim fait allusion à une famille où cette immunité s'est transmise par hérédité à travers plusieurs générations (1). De nos jours, il se trouve également çà et là quelques sujets constamment réfractaires à la variole et à la vaccine. Il est impossible de savoir à quoi tient cette immunité naturelle et permanente.

L'immunité temporaire est moins rare que cette dernière. Dans la période prévaccinale, on voyait assez souvent des individus qui étaient restés exposés impunément à la variole pendant une partie de leur vie, qui se l'étaient même inoculée sans résultat dans cet intervalle, contracter cette affection sur le tard de leur existence. Des observations semblables sont encore faites de nos jours chez des personnes non vaccinées. La cause intime de cette immunité temporaire est aussi obscure que celle qui crée l'immunité permanente.

Une atteinte légère ou grave de variole laisse presque toujours à sa suite une extinction durable de la disposition naturelle à cette affection. Cette notion fondamentale, aussi ancienne que la maladie elle-même, a été exploitée par la prophylaxie aux temps les plus reculés dans l'Extrême-Orient. Pourtant une première attaque de la maladie ne confère pas une sécurité absolue. On a vu des individus contracter deux et même plusieurs fois la variole. Mais, avant de se prononcer à cet égard, il convient de se mettre à l'abri d'une confusion possible, soit entre la variole et la varicelle, soit entre les deuxièmes atteintes légitimes et les récidives ou rechutes (2). L'intervalle qui sépare la deuxième atteinte de la première est très variable. Il peut s'étendre de la jeunesse à la vieillesse. Tel est l'exemple de Louis XV, se mourant à soixante-quatre ans de la petite vérole qu'il avait déjà subie à vingt ans. De même qu'il y a des générations qui échappent à la variole, il en est qui sont recherchées par elle. Même lorsque la première atteinte a été sévère, elle ne prémunit pas toujours contre une

(1) PEIPER. Die Schutzpockenimpfung, etc., Berlin-Wien, 1901, p. 10.
(2) KELSCH, *loc. cit.*, p. 50.

seconde, et celle-ci ne laisse pas que d'être parfois mortelle. De pareils sujets ont une disposition en quelque sorte inextinguible pour la variole. Ils rappellent les observations de Heine et de beaucoup de médecins militaires sur les remarquables succès que donnent parfois les revaccinations chez les soldats marqués de la petite vérole ou porteurs de larges et belles cicatrices vaccinales. Nous avons fait plus d'une fois la même constatation dans les contrôles auxquels sont soumis les revaccinations pratiquées à l'Académie.

La vaccination, de même que la variolisation, supprime la disposition à la variole. La variole en récidive est plus rare que la variole après vaccine et apparait d'ordinaire plus tard. La vaccination n'est qu'un préservatif temporaire ; elle est capable toutefois d'éteindre à nouveau l'aptitude morbide lorsque celle-ci vient à se réveiller. En général, elle atténue la maladie, quand elle est impuissante à la prévenir.

Toutefois, ces propositions n'ont rien d'absolu. En temps d'épidémie surtout, les irrégularités, sinon les exceptions se multiplient. On voit des sujets, vaccinés et revaccinés, frappés de varioles confluentes à côté d'individus non vaccinés, qui n'en présentent que de discrètes. A Paris, en 1870, nous voyions parfois la variole se développer immédiatement ou peu de temps après une vaccination ou une revaccination heureuse. Cette anomalie tient à ce que le virus des épidémies est exceptionnellement fort, et elle fait comprendre pourquoi certains médecins ont proposé de renforcer vis-à-vis de lui la vaccination par la variolisation. Mais ces faits sont à vrai dire exceptionnels. Bien plus souvent, il arrive que la variole se déclare après une revaccination pratiquée sans résultats : l'observation des faits n'autorise à conclure de l'insuccès de cette dernière à la persistance de l'immunité conférée par la primo-vaccination qu'autant que la vaccination a été réitérée deux ou trois fois.

Causes secondes. — 1° RÔLE DES AGGLOMÉRATIONS. — Naguère, on accusait les services et les hôpitaux de varioleux d'être non seulement des foyers d'irradiation capables de répandre la contagion dans le voisinage, mais de constituer en outre des milieux essentiellement dangereux pour les malades eux-mêmes, qui étaient exposés à y trouver une cause d'aggravation de leur état en tant que varioleux, c'est-à-dire une occasion de survariolisation, due à la saturation de l'atmosphère par le virus varioleux.

Cette opinion, soutenue en 1870 avec autant d'éloquence que de conviction par Hervieux, a été réfutée victorieusement à la même époque par Isambert, Vidal et Colin.

Ce dernier a apporté à la discussion l'appoint de l'imposante expérience acquise à l'hôpital des varioleux de Bicêtre. Dans cet établissement, qui a reçu plus de 8 000 malades en cinq mois, où il s'en est trouvé toujours au moins 1 500 en traitement pendant cet intervalle, où l'atmosphère devait être constamment saturée de particules virulentes, le nombre des varioles confluentes ou hémorragiques n'a pas été plus considérable, toute proportion gardée, que dans les hôpitaux et ambulances où les varioleux étaient relativement moins nombreux et répartis entre les malades ordinaires. Quant aux exemples de survariolisation, rapportés à ce propos par Hervieux à l'appui de sa cause, il faut les considérer comme des erreurs d'interprétation, comme des observations de varicelle suivies immédiatement de variole, ou des récidives à courte échéance de cette dernière (1).

Il est à peine besoin d'ajouter que, si les agglomérations de varioleux dans des locaux spéciaux ne créent point la survariolisation, l'encombrement, d'une manière générale, multiplie les chances de contagion et dispose aux infections secondaires.

2° AGE. — La disposition à contracter la variole appartient à toutes les époques de la vie. L'enfance paraît avoir pour cette maladie l'exquise prédisposition dont elle est affligée à l'égard des autres fièvres exanthématiques. Mais la variolisation et surtout la vaccination ont déplacé cette disposition naturelle, pour la reléguer dans la période comprise entre quinze et trente ans. Diminue-t-elle spontanément avec les progrès de l'âge ? L'observation le laisse supposer, mais nous manquons de statistiques précises pour l'affirmer. Nous avons du moins la certitude qu'aucune période de la vie, pas même l'extrême vieillesse, n'amène avec elle une extinction complète de la disposition ; la statistique enregistre des décès à tous les âges.

Dire que la petite vérole est une maladie de l'enfance, c'est n'exprimer qu'une partie de la vérité. Sur les tables de mortalité dressées par Constantin Paul (2) et Bertillon (3), les deux premières années de la vie laissent bien loin derrière elles les autres, ce qui prouve que le nombre des enfants privés de la vaccine est encore extrêmement grand. Rare dans les trois premiers mois de la vie, la petite vérole prend à six mois un accroissement extraordinaire, jusque vers quatre ans. Après quoi, elle se ralentit jusque vers vingt ans, où elle cause environ 20 décès sur 100000 habitants. A vingt ans, elle sort de son assoupissement et sévit sur les adultes presque avec autant de fureur que sur l'enfance. A partir de cinquante ans, le mouvement de décroissance reprend et se continue jusque dans l'âge le plus avancé. La petite vérole est donc une maladie de la jeunesse autant que de l'enfance ; elle s'étend, d'autre part, à toutes les périodes de la vie, jusqu'à l'extrême vieillesse : *omnem ætatem occupat*. Et si, comme cela paraît probable, ses atteintes varient en diminuant avec le

---

(1) HERVIEUX, De l'agglomération des varioleux (*Bull. et mém. de la Soc. méd. des hôp. de Paris*, séance du 26 janv. 1871, t. VII, p. 217 et 326).
(2) CONSTANTIN PAUL, *ibid.*, p. 268.
(3) BERTILLON, *Stat. municipale*, 1891, p. 113.

nombre des années, elles sont en revanche plus graves, elle n'est jamais plus dangereuse que lorsqu'elle est plus tardive : *senibus pejor* (1). Les variations introduites dans la réceptivité par l'âge, les vaccinations et les revaccinations sont cause que le même virus est susceptible de réaliser, suivant les individus, tous les degrés de la variole, depuis la variole noire confluente jusqu'aux formes légères ou même abortives.

L'énorme tribut payé par l'enfance à la variole dès l'époque pré-vaccinale a fait attribuer à cette période de la vie une prédisposition toute spéciale, supérieure à celle que l'on prête à l'âge adulte. Cette interprétation n'est pas absolument exacte. La véritable raison de la prédominance des atteintes chez les enfants aux temps passés se trouve dans le caractère éminemment contagieux de la maladie, et dans le retour incessant des épidémies, deux circonstances qui, en l'absence de la vaccine, devaient favoriser l'infection d'une fraction importante de tous les vivants, y compris ceux qui se trouvaient placés au seuil de l'existence. La variole se comportait alors comme le fait aujourd'hui la rougeole.

Telle est la subtilité de la contagion, qu'elle n'attend pas toujours que l'enfant soit né pour l'atteindre. Le fœtus est apte à prendre la variole déjà dans le sein de la mère, si celle-ci la contracte pendant la grossesse. Inversement, si la mère est apte à donner la maladie au produit de la conception, elle peut aussi lui conférer l'immunité variolique et vaccinale par une variole subie pendant la gestation. Déjà Mead avait avancé que la petite vérole qui survient à la mère dans les derniers mois de la grossesse confère l'immunité à l'enfant ; et depuis lui, plusieurs observations sont venues confirmer cette opinion. Desnos, entre autres, raconte l'histoire d'une malade qui, ayant eu pendant sa grossesse une variole grave, accoucha à terme d'un enfant bien portant, exempt de traces d'éruption variolique, et que l'on vaccina trois fois sans succès avec un vaccin des plus actif pendant le mois qu'il passa avec sa mère au service des varioleux, après sa naissance. Si cet enfant est resté impunément plusieurs semaines dans une salle de varioleux, et s'il s'est montré réfractaire aussi bien à la vaccine qu'à la variole durant cet intervalle, c'est que, pendant la vie intra-utérine, il a dû être doté par la mère de moyens de préservation suffisants contre l'une et l'autre affection. La femme vaccinée pendant la grossesse peut même transférer le bénéfice de cette opération au produit de la conception, ainsi que l'ont démontré notamment les recherches faites en 1877 et 1878 par Roloff dans le service d'accouchement de Bischoff, à Bâle (2).

3° Sexes. — La variole attaque indistinctement les deux sexes.

_____

(1) Bousquet, Nouveau traité de la vaccine, p. 148.
(2) Roloff, *Revue d'hyg. et de police san.*, 15 janv. 1880.

On a toutefois remarqué que, chez la femme, la menstruation et la grossesse paraissent exalter momentanément la disposition à son égard ; on sait du reste qu'elle est particulièrement grave chez les femmes enceintes.

4° RACE. — Les races colorées, et parmi elles les races nègres, sont affligées d'une aptitude toute spéciale aux atteintes de la variole. Dans leur pays d'origine, comme dans toutes les autres parties du monde, les nègres sont les premiers et les derniers à subir l'influence variolique. A peine arrivés en Égypte, ils sont attaqués de la fièvre éruptive, même si elle est momentanément éteinte dans la population autochtone. Des témoignages analogues sont fournis par Daniel (1), Rufz (2) et Bajon (3) pour les nègres de la côte occidentale d'Afrique, de la Martinique et de Cayenne.

Nos médecins des colonies s'accordent à la proclamer la maladie la plus meurtrière des nègres du Soudan (4). Enfin rien ne fait mieux ressortir la différence d'aptitude des races à l'égard de cette affection que le tracé que nous avons donné naguère de son évolution comparative dans les troupes blanches et noires pendant la guerre de la sécession (5).

5° MÉTÉORES. — La variole est peut-être de toutes les maladies infectieuses celle qui est la moins subordonnée dans son règne aux influences cosmo-telluriques. Elle a pris pied partout où les courants humains l'ont portée, c'est-à-dire dans toutes les régions habitées de la terre. Mais, si elle est affranchie de l'action du climat, son évolution annuelle témoigne pourtant de sa subordination partielle aux influences météoriques. Sans doute, elle est de toutes les saisons comme elle est de tous les âges, car aucun obstacle n'arrête la contagion. Mais partout les recrudescences coïncident avec les mois froids de l'année. Déjà, au moyen âge, Rhazès avait signalé ses affinités pour la saison froide en Arabie. Et depuis cette observation a été confirmée dans tous les climats, par Pruner en Égypte, par Rigler à Constantinople, par Rendu au Brésil, par Morache et Lagarde en Chine, enfin par les médecins anglais aux Indes.

Dans nos climats tempérés, la variole affecte très nettement les allures d'une maladie hivernale. A l'époque où elle régnait encore dans l'armée, les salles qui lui étaient réservées restaient toujours fermées en été ; sur un tracé que nous avons sous les yeux et qui représente son évolution en France et en Algérie pendant une période de huit ans, nous voyons constamment les recrudescences annuelles se produire pendant la saison froide. Sur 99 épidémies réunies par

(1) DANIEL, Skatches of the med. topog. of the Guinea, London, 1849.
(2) RUFZ, *Arch. de méd. nav.*, août 1869, p. 137.
(3) BAJON, Documents sur l'histoire de Cayenne, 1778.
(4) KELSCH, Voy. mes rapports généraux sur le service vaccinal des années 1904, 1905 et 1906.
(5) KELSCH, Traité des maladies épidémiques, t. II, p. 64.

Hirsch, et ayant eu pour théâtre l'Europe et le nord de l'Amérique, 67 ont eu leur apogée dans la saison froide et 32 seulement en été.

Origine et mode de développement des épidémies. — Après avoir établi, d'une façon générale, les propriétés du contage, il convient passant à un point de vue plus concret, d'examiner comment celui-ci se répand dans les masses, de quelles manières naissent et se propagent les épidémies.

La variole apparaît suivant tous les modes épidémiques, depuis les manifestations isolées, les épidémies de maison, de localité, jusqu'aux pandémies qui promènent leurs ravages sur de vastes régions et ne cèdent que lorsqu'elles ne rencontrent plus d'organismes réceptifs devant elles. Elle est peut-être de toutes les maladies infectieuses celle dont il est le plus facile de dépister l'origine et de suivre le développement, du moins dans les groupes restreints et isolés. Comme elle est, en effet, d'un diagnostic aisé, grâce à l'éclat de ses symptômes, car les varioles sans exanthème sont une rare exception, on n'a pas à compter, dans les enquêtes dont elle est l'objet, avec ces formes frustes qui masquent si souvent certaines maladies infectieuses, telles que la rougeole et la diphtérie, et tiennent en échec les investigations destinées à en découvrir l'origine. Dans presque toutes les petites localités où elle vient à sévir, l'importation est évidente, bien mieux déterminée qu'elle ne l'est en général dans d'autres maladies infectieuses, telles que la scarlatine, la fièvre typhoïde ou le choléra.

Les épisodes consignés dans les rapports de l'Académie de médecine donnent une idée nette et précise du mode de développement de la variole épidémique, du moins dans les centres urbains secondaires et surtout dans les campagnes, et nous ne pouvons mieux faire que d'en exprimer ici les enseignements essentiels.

Ce début de l'épidémie est à peu près le même partout : il coïncide avec la venue, dans une localité, d'un étranger qui tombe malade à son arrivée, ou avec le passage d'un nomade, mendiant, saltimbanque, chemineau, etc., qui sort de l'hôpital voisin, convalescent ou même encore couvert de croûtes à peine sèches. Toutefois, dans certains cas, l'origine de la première atteinte reste inconnue, malgré de consciencieuses investigations. Les personnes qui se sont trouvées en contact avec le malade ou le convalescent sont, en général, atteintes les premières, et l'épidémie progresse, réglant sa marche sur la filiation des contacts, et sa densité sur le nombre des individus non vaccinés, ainsi que sur la rigueur déployée dans l'isolement des malades et la revaccination. D'une localité la maladie est importée dans une autre ; elle se répand bien plus régulièrement que ne le font d'autres maladies infectieuses, telles que le choléra ou la grippe, qui sont plus subordonnés qu'elles aux influences locales. Elle s'étend ainsi de proche en proche, frappant toujours avec une prédilection marquée les sujets non vaccinés, ou ceux qui ne l'ont pas été depuis longtemps, ménageant généralement les anciens militaires qui jouissent encore du bénéfice de la revaccination à laquelle ils furent soumis pendant leur séjour sous les drapeaux.

Les épidémies rurales sont encore très communes. On n'en sera pas étonné si l'on considère que, dans de nombreuses campagnes, la vaccination est toujours très négligée, ainsi que le montre d'ailleurs l'énorme proportion d'enfants du premier âge qui y succombent à la variole.

Dans les grands centres, le point de départ des épidémies est difficile à saisir. Elles sont, en général, dues à la reviviscence des germes entretenus sur place par la permanence des manifestations sporadiques de la maladie. Ces recrudescences se reproduisent avec une certaine périodicité, qui, depuis Rhazès, a fixé l'attention des épidémiologistes. Elles embrassent une durée de plusieurs mois et sont séparées par un intervalle de cinq à dix ans, pendant lequel la maladie décline, puis se relève lentement et progressivement, sans cesser d'obéir aux fluctuations que lui imprime la saison. Telles étaient du moins les allures de la variole avant la généralisation de la vaccine.

Évolution multiannuelle. — Le point culminant de ce cycle marquait l'épidémie proprement dite. On admettait généralement que le retour de ces recrudescences n'était soumis à aucune régularité, que, subordonné uniquement aux fluctuations de la population, il se reproduisait chaque fois que l'agglomération urbaine s'était accrue d'un nombre suffisant d'individus nouveau-nés ou immigrants privés de l'immunité conférée aux anciens résidents par l'épidémie antérieure. Nous avons montré dans notre ouvrage l'insuffisance de cette interprétation. Il est certain que la perte de l'immunité acquise dans une épidémie antérieure n'était pas totalement étrangère à la périodicité de ces recrudescences du fléau. Mais elle n'en donnait pas une explication satisfaisante. N'était-ce pas lui prêter une complaisance bizarre que de supposer qu'elle attendît, pour punir les non-vaccinés de leur coupable omission, qu'ils fussent réunis en assez grand nombre pour donner lieu à une épidémie par leur atteinte collective ? Pourquoi n'aurait-elle pas liquidé au jour le jour le sort de pareils sujets ? Est-ce que, dans un foyer palustre, les nouveaux venus ne paient pas leur tribut à la maladie régnante au fur et à mesure de leur arrivée ? Oublie-t-on que la propriété contagieuse de la variole, comme celle de la plupart des maladies infectieuses transmissibles à l'homme, subit des variations extrêmes dans le temps et l'espace, et que les influences qui régissent cette évolution multiannuelle, pour être obscures dans leur essence, n'en sont pas moins manifestes dans leurs effets? Ce sont elles notamment qui attribuent à la même maladie tour à tour le mode sporadique et épidémique, voire même pandémique. Besnier a consacré à ces questions de pathologie générale de magnifiques développements qu'on relit toujours avec le plus vif intérêt.

Physionomie clinique des épidémies. — La physionomie clinique des épidémies varie suivant les temps et les lieux. Elle est subordonnée à l'énergie du contage, au régime des vaccinations, à l'individualité des malades, à l'état social des populations, enfin à l'association entre la variole et les maladies concomitantes. Ce dernier point se recommande spécialement à l'attention.

On conçoit qu'une affection pustuleuse généralisée ouvre d'innombrables brèches à la foule des infections secondaires, et notamment aux infections septiques dont les germes sont répandus avec tant de profusion autour de nous, et surtout à la surface de la peau. Les suppurations circonscrites ou diffuses, les phlegmons et les gangrènes sont des accidents communs dans la variole, et peut-être certaines formes hémorragiques relèvent-elles plutôt d'une association microbienne que de l'essence même du virus.

La plus curieuse de ces associations est celle qui s'accomplit entre la variole et la vaccine. Nous l'envisagerons à l'occasion de l'étude que nous consacrerons à cette dernière.

VARIOLOÏDE

La variole qui, de 1815 à 1830, reprit une place importante parmi les maladies populaires, et qui, vers la fin de cette période, se déploya dans les deux hémisphères en véritables pandémies, ne suscita plus alors la terreur que son nom seul évoquait jadis dans le monde. C'est que, envisagée dans son expression la plus générale, elle n'avait plus le même caractère qu'autrefois. Sans doute, elle se signalait toujours çà et là par des épidémies meurtrières, mais ce qui émergeait dans l'ensemble de ses manifestations, ce qui dominait dans sa constitution épidémique, c'était une forme spéciale, modifiée dans ses traits et atténuée dans sa gravité, laquelle a imprimé son sceau à toute cette période variolique : c'est la modalité clinique à laquelle, depuis Thomson, on donne le nom de *varioloïde*. On désigne ainsi un type adouci de la variole, une variole modifiée (Trousseau), qui s'observe le plus communément chez les personnes vaccinées ou revaccinées, auxquelles le cours des temps a ravi l'immunité absolue. Anatomiquement, elle est caractérisée par un exanthème superficiel qui ne laisse pas sur la peau de stigmates durables ; cliniquement, elle se distingue de la variole vraie, en ce que la suppuration et la fièvre y font défaut, que l'affection des muqueuses y est à peine ébauchée et que l'évolution tout entière du processus est plus courte et plus bénigne que dans la forme ordinaire. Malgré tout, elle est de la même essence que celle-ci, comme en témoignent les degrés intermédiaires qui les unissent ensemble et la genèse respective de l'une par l'autre.

Cette modalité clinique était-elle réellement nouvelle, dérivée uniquement de la variolisation ou de la vaccination, ou antérieure à ces deux pratiques, anciennes comme la variole elle-même ? Cette question a été l'objet de savantes controverses. Elle n'a pu recevoir une réponse nette et précise du simple témoignage de l'histoire. On ne sait au juste comment étaient constituées les épidémies bénignes dont elle fait mention. Sans doute, depuis Rhazès, on décrit des fausses varioles, des varioles vésiculeuses, verruqueuses ou cornées ; mais il est probable que ces dénominations s'appliquaient au moins en partie à la varicelle, qui est restée confondue avec la variole jusqu'au milieu du xviiie siècle.

L'observation clinique est peut-être plus à même de nous fixer sur ce point de l'histoire de cette dernière que cette histoire elle-même. En effet, dans toute épidémie de variole, nous voyons constamment des varioloïdes typiques se manifester chez des individus non variolés ni vaccinés antérieurement, et notamment chez ceux qui sont restés réfractaires aux vaccinations réitérées. Möhl fait ressortir que sur 158 enfants non vaccinés qui, au cours d'une épidémie de variole à Copenhague, contractèrent la maladie régnante, 17 n'eurent que la varioloïde (Bousquet). De pareils sujets sont doués d'une force de résistance naturelle, dont les virus énergiques seuls sont capables de triompher, et qui correspond à une sorte de transition au rare privilège de l'immunité absolue. Ce que la vaccine fait pour quelques personnes, la nature le réalise directement pour d'autres.

Or, ce qui se passe sous nos yeux a dû se produire dans tous les temps ; l'ancienneté de la varioloïde nous paraît aussi sûre que celle de sa sœur la variole. Mais ce qui n'est pas moins certain, c'est qu'elle se multiplia notoirement au xviiie siècle, avec l'extension de la variolisation, qui déjà avait fourni à la pratique le moyen de la produire à volonté pour la substituer à la variole. Et après le triomphe de la vaccination, au commencement du xixe siècle, elle devint d'année en année plus générale. A partir de 1830, elle se montra si prépondérante que la physionomie séculaire de la variole en parut profondément altérée.

Cette forme modifiée devait égarer le jugement des contemporains et successeurs de Jenner. Comme, d'une part, elle recherchait avec une prédilection manifeste les vaccinés et que, d'autre part, on avait une foi aveugle dans l'infaillibilité de la vaccine, il arriva qu'elle fut complètement séparée de la variole, pour être rapportée à la varicelle ou érigée en maladie spéciale, absolument indépendante de celle-ci et de celle-là.

En 1820, Thomson dissipa ces aberrations et remit les choses au point. Mais, tandis qu'en Angleterre la plupart des médecins, se ralliant à son sentiment, tinrent dorénavant la varioloïde pour une forme dérivée et atténuée de la variole vraie, l'incertitude continuait à planer ailleurs sur ce point de doctrine. En Allemagne surtout, elle fut entretenue par l'enseignement de Schönlein, qui considérait la varioloïde comme une entité distincte, intermédiaire entre la variole et la varicelle.

Les expériences entreprises en 1825, en Allemagne, par divers médecins, et surtout en France, en 1828, par Robert (1), témoin de la grande épidémie de Marseille, jugèrent définitivement la question : il en résulta clairement que l'inoculation de la varioloïde faisait naître l'une ou l'autre forme de la maladie, cette dernière chez les vaccinés ou les variolés, et la variole chez ceux qui n'étaient garantis par aucune espèce d'immunité. La genèse de l'une des formes par l'autre donnait la preuve irrécusable de l'identité de leur nature. La varioloïde est la variole modifiée et adoucie soit par une disposition naturelle de certains individus, soit par une atteinte variolique antérieure ou la vaccination. Les liens qui l'unissent à cette dernière nous font comprendre pourquoi, au commencement de ce siècle, son expansion s'est réglée dans le temps et dans l'espace sur celle de la découverte de Jenner, pourquoi extrêmement bénigne au point d'être méconnaissable immédiatement après l'application de celle-ci, elle est devenue, d'année en année, non seulement plus fréquente, mais encore plus sévère, sa gravité augmentant en raison directe du temps écoulé depuis les premières vaccinations.

La varioloïde, n'étant qu'un dérivé direct de la variole, reconnaît la même étiologie et réclame la même prophylaxie qu'elle.

Toutes les considérations pathogéniques consacrées à celle-ci s'appliquent rigoureusement à celle-là. La relation qui les unit l'une à l'autre est le seul trait qui mérite de retenir l'attention ; encore n'a-t-il plus qu'un intérêt historique. Une question d'actualité plus vivante est celle des rapports que l'observation a relevés entre la variole humaine et la variole des animaux domestiques. Nous avons cru devoir lui consacrer un court chapitre.

VARIOLES DES ANIMAUX DOMESTIQUES

Les animaux domestiques sont sujets à des affections qui, en raison de leur analogie avec la variole de l'homme, ont reçu le nom de *varioles animales*. Le type en est la vaccine. Les rapports qui les unissent entre elles et à la variole humaine présentent un haut

(1) ROBERT, Précis historique de l'épidémie qui régna à Marseille et vues nouvelles sur la vaccine, Marseille, 1828.

intérêt théorique et pratique et font de cette étude un complément intéressant de celle de la variole.

Envisagées dans leurs caractères généraux, les varioles se laissent diviser en deux groupes. L'un comprend des espèces susceptibles de prendre l'essor épidémique ou épizootique et de se propager à la fois par un contage fixe et un contage aérien : telles sont la variole humaine et la clavelée du mouton. Dans l'autre se rangent des espèces qui ne se manifestent que suivant le mode sporadique et se propagent toujours d'individu à individu par un contage fixe, à la façon de la syphilis. Le horse-pox et le cow-pox sont les principaux types de ce genre. La variole et la clavelée évoluent avec les caractères d'une maladie fébrile plus ou moins grave et une éruption étendue à toute la surface du corps. L'équine et la vaccine ne donnent point d'ordinaire lieu à des symptômes généraux ; l'éruption qui les caractérise reste toujours localisée et se montre d'habitude au niveau des régions où le contage fixe s'est introduit dans les couches profondes de l'épiderme, soit par l'inoculation, soit par le fait du hasard, à la faveur d'une solution de continuité accidentelle.

Clavelée et variole. — De toutes les varioles animales, la clavelée est celle qui se rapproche le plus de la variole humaine par les troubles généraux qu'elle suscite, par l'extension de l'éruption à toute la surface du corps, par l'emploi, enfin, dans un but de prophylaxie, de l'ovination, qui, dans l'espèce, s'est montrée aussi insuffisante, et parfois aussi dangereuse que la variolisation dans la lutte contre la petite vérole. La chèvre, si voisine zoologiquement du mouton, est réceptive, d'après Gerlach, pour le contage volatil de la clavelée. C'est le seul animal qui y réponde, et cette affection évolue chez lui comme chez le mouton avec de la fièvre et une éruption généralisée. Il n'a vraisemblablement pas de variole propre : celle dont il est atteint, très rarement d'ailleurs, est considérée par Bollinger comme un dérivé de la clavelée.

Hormis la chèvre, aucune autre espèce animale, y compris l'homme, n'est réceptive pour le contage volatil de la clavelée. Le passage spontané de la variole au mouton, et inversement de la clavelée à l'homme, n'a jamais été observé, du moins dans les conditions où s'effectue d'ordinaire la transmission des maladies contagieuses. La variolisation des moutons réussit, d'après Marson et Simonds, environ dans 10 p. 100 des essais. La vaccination de ces animaux est également suivie de succès. Il est remarquable que, dans cette expérience, le contage fixe de la vaccine se transforme en contage volatil. Il n'est pas certain que la variolisation des moutons les immunise contre leur variole propre. L'homme ne contracte jamais la clavelée spontanément, et il se montre même réfractaire au virus introduit dans les voies respiratoires. L'inoculation sous-cutanée de ce dernier est difficile à réussir, mais elle a parfois été couronnée de succès, témoin les tentatives heureuses faites au commencement de ce siècle, par Sacco, Legui, et quelques autres médecins italiens.

Villain a publié, en 1884, quelques observations de transmission accidentelle de la clavelée à des hommes du marché aux bestiaux de Paris ; et plus récemment, Bosc et Pourquier (de Montpellier) en ont cité un fait très précis chez une femme qui s'est inoculé cette maladie aux mains et aux bras, en raclant des pieds de mouton claveleux (1).

Intentionnelle ou accidentelle, l'inoculation donne lieu à des pustules localisées qui, par leur aspect et leur évolution ultérieure, ne diffèrent point de celles de la vaccine et, comme celle-ci, laissent les porteurs réfractaires à la variole.

La vache (Sacco et Reiter) et le lapin (Gerlach) sont moins difficiles à oviner que l'homme. L'éruption qui suit l'inoculation reste toujours localisée et confère à ces animaux, comme à l'homme, l'immunité vis-à-vis de la variole. L'ovination est donc capable de le préserver de cette maladie ; elle a été utilisée dans ce but au commencement du XIXᵉ siècle dans plusieurs villes de l'Italie.

Enfin, l'ovine humanisée, bovinisée, etc., reportée sur le mouton, se cultive chez lui avec plein succès. Le plus souvent, cette rétro-ovination donne lieu à une éruption purement locale, mais qui suffit à conférer au mouton l'immunité à l'égard de la clavelée et d'autres espèces de variole. Aussi Bohn a-t-il proposé naguère de vacciner les moutons en leur inoculant le virus claveleux après son passage sur l'homme ou les bovidés (2).

Horse-pox. — Le cheval est sujet à deux espèces de variole : une générale et une locale. La première se signale par la vivacité de ses réactions et la violence de ses symptômes ; contrairement à la clavelée, elle ne prend jamais l'expansion épizootique. Inoculée à d'autres espèces (homme, chèvre, vache), elle donne toujours lieu à une éruption locale, qui a les mêmes caractères objectifs et est douée de la même puissance préservatrice que la vaccine. Sa place nosologique n'est pas encore nettement déterminée ; il convient de rappeler à cet égard que, d'après Warlomont, l'injection de lymphe variolique humaine dans les voies sanguines du cheval est suivie d'une éruption variolique généralisée, qui n'est peut-être pas sans rapport avec l'exanthème spontané.

Bien plus intéressante est la variole localisée du cheval ; c'est l'équine, dans le sens étroit du mot (javart, eaux-aux-jambes, horse-pox, grease, giardoni, mauke). Jenner la considérait à tort comme la souche exclusive de la vaccine. Celle-ci en provient quelquefois (Woodville, Coleman, Viborg, Sacco), transmise du cheval

(1) Bosc et Pourquier. Un cas de transmission de la clavelée du mouton à l'homme (Sem. méd., 1897, nº 42, p. 331).
(2) Bohn, Handbuch der Vaccination, p. 112-113.

à la vache par les valets de ferme ; mais elle naît souvent dans des écuries qui ne reçoivent point de chevaux, ou dans des conditions qui excluent tout soupçon de contact avec un animal atteint de horse-pox. L'origine de celui-ci s'est dérobée jusqu'à présent à nos enquêtes, mais ses effets sur l'homme et les animaux sont connus depuis long-temps. Il s'inocule avec succès au cheval lui-même, au mouton, à la vache et à l'homme, et de ces diverses espèces il peut être reporté au cheval. Les pustules qu'il provoque chez l'homme ont le même aspect que celles de la vaccine, et l'équination (Sacco) n'est pas moins apte à préserver de la variole que la vaccination. Aussi a-t-on tenté parfois dans le passé de remplacer celle-ci par celle-là. Mais cette substitution n'a pas pu, et elle ne pourra jamais se généraliser, car elle exposerait l'homme à recevoir de la lancette la morve en même temps que la vaccine. L'Institut de l'Académie a exploité, à plusieurs reprises, des semences vaccinales originaires du horse-pox ; elles nous ont donné constamment les meilleurs résultats ; bien entendu, elles n'ont été employées qu'après un contrôle expérimental des plus rigoureux.

En ce qui concerne la signification nosologique de l'équine, cer-tains observateurs modernes, Bollinger, Pfeiffer, estiment qu'elle n'est rien autre qu'une aberration vers le cheval de la variole de l'homme ou de la vaccine. Cette hypothèse implique la croyance à l'identité entre ces deux dernières affections : nous examinerons plus loin cette importante question de nosographie.

Vaccine, cow-pox. — L'affection variolique du bétail, la vaccine (cow-pox), naît spontanément, en apparence du moins, chez les individus de l'espèce bovine. C'est la vaccine originaire ou natu-relle qui a servi de point de départ à la pratique bientôt séculaire de la vaccine humaine. De toutes les espèces de variole animale, c'est elle qui excite le plus haut intérêt théorique et pratique. La vaccine naturelle n'est pas une affection fréquente, et il semble qu'elle se manifeste encore plus rarement dans les temps actuels qu'autrefois. Elle s'observe d'ordinaire au printemps et en automne, et presque exclusivement chez les vaches laitières. Toujours localisée, elle n'apparaît guère que sur les trayons ou les parties avoisinantes. Sa prédilection pour cette catégorie de bovidés, et pour les régions plus spécialement exposées au contact des mains des personnes chargées de les traire, indique clairement que cette opération n'est pas étran-gère à son développement, ou du moins à sa généralisation aux divers sujets de l'étable. Ce sont en effet les mains et l'outillage du person-nel auxquels adhère le virus fixe du cow-pox qui assurent la dif-fusion ultérieure de celui-ci et lui donnent parfois une extension épidémique (1). Quant à son origine première, elle demeure enve-

(1) Hervieux, Variole-vaccine (*Bull. de l'Acad. de méd.*, 1895, p. 730). — Kaempf-fer, Sur une épidémie de vaccine chez des vaches laitières avec transmission de cette maladie à l'homme (*Sem. méd.*, 3 févr. 1897, n° 5).

loppée d'une grande obscurité. Nous essaierons de la pénétrer dans un des chapitres suivants.

La vaccine se transmet facilement par l'inoculation de la vache à l'homme et de l'homme à l'homme à travers un nombre illimité de générations; enfin cette vaccine ainsi humanisée peut être reportée non moins aisément sur le bovidé. Elle passe aussi accidentellement de celui-ci à l'homme, que cette atteinte spontanée rend réfractaire à la variole au même titre que l'inoculation intentionnelle. C'est l'observation fondamentale de Jenner, d'où est sortie son immortelle œuvre.

La chèvre et les animaux de l'espèce caprine sont aussi aptes que ceux de l'espèce bovine à la culture du vaccin, et la vaccination de chèvre à bras réussit bien, à la condition que l'inoculation soit pratiquée aussitôt après la récolte du vaccin (1).

Enfin la vaccine est également transmissible au cheval, au mouton et à quelques autres espèces (Jenner. Sacco).

Pratiquée sur l'homme ou sur l'animal, l'inoculation vaccinale détermine à peu près constamment une éruption vésiculo-pustuleuse, d'apparence variolique, limitée au lieu d'insertion du virus, sans réaction générale apparente. Seul, le mouton répond parfois à cette opération par une éruption générale qui fait suite à l'éruption locale et présente d'ailleurs tous les caractères de la clavelée (Wolf, Koch. Fürstenberger) sans en avoir la gravité. Il aurait, d'autre part, le pouvoir de *volatiliser* (*verflüchtigen*) le contage fixe de la vaccine et de le répandre sous cette forme dans sa propre espèce.

Variole des chèvres. — La chèvre est affligée également d'affections varioliformes. On en décrit deux variétés : l'une reste localisée au pis et ressemble à la vaccine dont elle dérive directement ou à laquelle elle se rattache par la communauté d'origine. La deuxième, qui se généralise à tout le corps, ressemble à la clavelée dont elle procède vraisemblablement. L'inoculation vaccinale de la chèvre, entreprise déjà du temps de Jenner, a été tentée à nouveau par Hervieux et couronnée de succès. La lymphe, incluse dans les pustules de cet animal, possède le pouvoir immunisant de la variole.

Variole du porc. — La variole du porc procède, d'après Bollinger, de la vaccine ou de la clavelée, et suivant qu'elle reconnaît l'une ou l'autre de ces deux origines, elle se déploie chez lui en maladie locale ou générale. La transmissibilité de la variole humaine au porc, et inversement de celle du porc à l'homme, n'est pas, paraît-il, contestable (2).

Variole du chien, du chat, du lièvre, du cobaye, du chameau, de la volaille. — La transmissibilité du contage variolique

---

(1) Hervieux, Du vaccin de chèvre (*Bull. de l'Acad. de méd.*, 1890. t. XXIII, p. 511).

(2) Peiper, Die Schutzpockenimpfung, etc., 1901, p. 20.

au chien et au chat n'est point établie avec certitude. Son inoculation au cobaye paraît avoir donné parfois un résultat positif. Bollinger révoque en doute l'existence d'une variole chez le lièvre. Chez le chameau, il a été constaté une éruption semblable à celle de la vaccine. D'après Bollioger, Sanfélice et Burnet, la variole de la volaille est absolument distincte de celle de l'homme et des animaux domestiques (1).

Variole des singes. — L'inoculation de la variole au singe a été réalisée tout d'abord par Zuelzer. Plus récemment, elle fut pratiquée sur trois de ces animaux par Eilerts de Haan ; il en résulta pour chacun d'eux une éruption locale accompagnée de quelques pustules éparses. Le contenu de ces éléments, reporté sur d'autres singes, donna lieu, du cinquième au septième jour, à des pustules caractéristiques. Son inoculation au veau aboutit également à un résultat positif. Par son passage réitéré à travers le corps du singe, le virus variolique se transformerait en virus vaccinal (2).

Enfin, dans ces derniers temps, l'inoculation de la variole au singe a été tentée avec plein succès par Béclère et Teissier, à l'hôpital Cl. Bernard.

Conclusions. — Ces développements sur les rapports qui unissent entre elles les diverses varioles aboutissent à des déductions dont l'intérêt théorique et pratique n'est pas contestable. Nous y relevons que les bovidés sont réceptifs pour la vaccine humanisée, la variole humaine, la clavelée et l'équine, qu'ils répondent à l'inoculation du virus de ces diverses affections par une variole localisée qui, réinoculée à l'espèce à laquelle elle appartient, y donne encore lieu à une éruption localisée au foyer d'insertion du virus, et continue à se manifester sous cette forme dans ses transplantations successives sur cette espèce Il est du plus haut intérêt de constater dans ces expériences que l'immunité temporaire ou durable acquise à l'individu vis-à-vis de la variole qui lui est propre par l'inoculation de celle-ci est valable également pour les varioles des autres espèces. Enfin non moins remarquable est l'aptitude des bovidés à transformer d'une façon durable les varioles générales, telles que la petite vérole et la clavelée, en varioles localisées et adoucies, sans porter aucun préjudice à leur pouvoir immunisant.

Bohn a consacré à ce sujet un chapitre magistral qui nous a servi de guide dans cette esquisse et qu'il a résumé dans les conclusions suivantes, qui, à la vérité, nous paraissent mériter d'être confirmées par de nouvelles recherches :

a. La variole de l'homme et les varioles d'un certain nombre d'animaux domestiques sont transmissibles réciproquement d'une espèce à l'autre ;

(1) Peiper, *loc. cit.* — Burnet, Contribution à l'étude de l'épithél. contag. des oiseaux (*Ann. de l'Inst. Pasteur*, 25 sept. 1906).

(2) Peiper, *loc. cit.*, p. 20.

b. Le cow-pox, le horse-pox et la clavelée sont inoculables à l'homme ;

c. La vache est réceptive pour la variole de l'homme, du cheval et du mouton ;

d. Le cheval et l'âne ont été inoculés avec succès avec la variole de la vache et de l'homme ;

e. Le mouton prend la vaccine et l'équine; la chèvre, la variole du porc et du mouton ;

f. Il est tout à fait remarquable que, dans ces inoculations réciproques, les formes générales et graves de la variole, telles que la variole humaine et la clavelée, s'atténuent et se localisent chez d'autres animaux, tandis qu'une variole, bénigne sur son terrain originel, ne dégénère jamais en une variole grave et généralisée sur un autre. Si l'on reporte sur le mouton la clavelée inoculée à l'homme ou à la vache, elle ne provoque plus chez lui qu'une variole locale, de même que la variole humaine, après son passage sur la vache, se trouve transformée en une affection circonscrite comme la vaccine. La vaccine ovinisée semble seule faire exception à cette règle ;

g. Les varioles de l'homme et des animaux domestiques sont susceptibles de se suppléer mutuellement. La vache qui a été variolisée refuse sa propre vaccine (?). Le mouton vacciné ne prend plus l'ovine. L'homme ovinisé est à l'abri de la variole, etc. Et, ainsi que le sujet inoculé avec un virus varioleux étranger n'est plus réceptif pour sa propre variole, de même il cesse de l'être pour les varioles des autres animaux et se montre réfractaire à toute tentative de les lui communiquer.

La possibilité de la transmission réciproque et de la suppléance mutuelle des varioles peut être considérée comme le témoignage du lien qui rattache ensemble toutes les maladies éruptives envisagées dans ce chapitre, et en quelque sorte comme le critérium de l'affection variolique en général. Mais quelque étroite que soit l'affinité qui unit les varioles entre elles, elle ne nous autorise pas, dans l'état actuel de la science, à en proclamer l'identité, car les efforts tentés jusqu'aujourd'hui pour les faire naître l'une par l'autre, ou les transformer l'une dans l'autre, ont généralement échoué, ou abouti à des résultats contradictoires. Force nous est donc d'admettre qu'elles se développent indépendamment l'une de l'autre dans les différentes espèces qui leur servent respectivement de terrain naturel. Mais, d'un autre côté, en méditant leurs attributs réciproques, on ne peut se défendre de la pensée qu'elles sont issues de la même souche primitive, d'un virus originellement unique, mais modifié de diverses manières, différencié et fixé dans chacun de ces nouveaux états par des conditions restées jusqu'alors impénétrables. Les varioles ne sont pas des maladies identiques, mais des proches parentes, étroitement unies entre elles par la communauté d'origine.

Un intérêt tout spécial, à la fois théorique et pratique, s'attache à la variolisation en général. Nous allons donner quelques développements à ce sujet, en commençant par la variolisation de l'homme lui-même.

VARIOLISATION

Variolisation de l'homme. — Las de lutter inutilement contre le redoutable ennemi, l'homme conçut le hardi projet de le combattre par lui-même. Longtemps avant l'inoculation, la tendresse des mères exposait les enfants à la contagion dans les temps où la variole se montrait bénigne pour en conjurer les atteintes dans les années où domineraient ses formes graves. Cette pratique devait conduire à l'inoculation.

La variolisation est aussi vieille que la variole et a naturellement le même berceau qu'elle. Elle était en usage aux temps les plus anciens dans l'Extrême-Asie, chez les Chinois et les Indiens, et sur le continent africain, notamment dans l'Éthiopie, dans la Nubie et la Barbarie. Il paraît que cette pratique était également très ancienne dans la Géorgie et la Circassie, où se recrutent les harems de Perse, de Turquie et d'Égypte. C'est moins la tendresse maternelle que le trafic qui s'y fait de la beauté qui y suggéra cette hardie méthode.

Des bords de la mer Caspienne, elle passa, vers la fin du xviie siècle, en Thessalie, puis à Constantinople. C'est dans cette dernière ville que lady Wortkley-Montagu, témoin des heureux résultats qu'elle donnait au milieu de la colonie grecque des Faniotes, fit inoculer son fils par une vieille Thessalienne, qui, possédant le monopole de la variolisation, avait, dit-on, variolé ainsi 4 000 enfants. De retour en Angleterre, vers 1720, elle s'efforça de propager cette pratique dans son pays et y réussit tout d'abord, grâce à son énergie, à des encouragements et même à des exemples venus de haut lieu. Les petits, comme le remarque Bousquet, aiment partout à imiter les grands. Mais cette faveur ne fut pas de longue durée, parce que, dans l'engoûment suscité tout d'abord par la méthode nouvelle, on se départit promptement de la prudence qui, dans le début, présidait au choix du virus et au mode d'exécution de l'inoculation. Tout le monde s'avisa de varioliser, les charlatans plus encore que les médecins, qui se tinrent plutôt sur la réserve. Les suites de cette légèreté ne tardèrent pas à se manifester. Très rares au début, les cas mortels résultant de la variolisation se multiplièrent d'une façon inquiétante. Aux légitimes craintes suscitées par ces revers, s'ajoutèrent des scrupules nés du sentiment moral et religieux, d'autant plus troublé que la nouvelle méthode venait de l'Orient, « le pays des infidèles ».

Comme il en arriva cent ans après pour la vaccine, l'opposition

que rencontra la variolisation vint moins des médecins que des
théologiens. Combattue par les prêtres, elle perdit peu à peu la confiance du public; moins de dix ans après ses débuts si pleins de
promesse, elle était tombée dans le discrédit, et de 1726 à 1746, elle
demeura comme lettre morte en Angleterre. 2000 personnes
seulement furent inoculées dans cet intervalle. En 1746, il se forma
une association privée, qui se donna pour mission d'imprimer un
nouvel essor à la variolisation, et fonda dans ce but un institut
d'inoculation variolique à Londres. 1809 personnes, dont 300 adultes,
saisirent l'occasion de se faire inoculer. Un certain nombre de médecins
revinrent à la pratique délaissée, et enfin, en 1754, le collège des
médecins de Londres rendit une déclaration favorable à son égard (1).

Sur le continent, l'innovation introduite en Angleterre par lady
Montagu excita sans doute un vif intérêt; mais elle n'y rencontra
pas la même faveur que dans les Royaumes-Unis. En 1722 et 1723,
on en fit l'essai en France, sans grand succès. En 1732 et en 1754,
La Condamine présenta en sa faveur, à l'Académie des sciences,
deux rapports basés sur les observations qu'il avait faites lors de son
voyage dans le Levant; ils eurent un grand retentissement en France
et à l'Étranger. Dans son mémoire de 1754, l'auteur estime que, si
l'inoculation avait été en usage en France depuis 1726, elle aurait
épargné au pays 760 000 sujets, qui ont succombé dans cet intervalle
à la variole (2).

Mais, malgré ces témoignages satisfaisants, malgré les efforts
éloquents de Voltaire et de Rousseau, notre pays se montra généralement réfractaire à la nouvelle méthode. Les médecins étaient divisés:
dans le camp des opposants, se trouvaient les noms les plus célèbres
de l'époque, Bouvart, Astruc, Baron, de l'Épine, etc. Le Parlement,
partageant l'inquiétude du public, défendit en 1763 de pratiquer l'inoculation dans l'enceinte des villes et des faubourgs qui étaient du ressort de la cour; et vraiment il n'avait point tort, vis-à-vis du danger
qu'elle crée dans les milieux peuplés, de la reléguer dans la campagne.

Le plaidoyer de La Condamine eut du moins de l'écho en Suisse,
où la variolisation trouva, à la suite du savant français, des défenseurs
convaincus dans Tissot, Haller et Bernouilli.

Vers 1759, elle pénétra en Italie; elle y fut encore propagée par
une femme, la comtesse de Buffalini. Florence eut un hôpital de
variolisation.

De 1748 à 1754, elle fut introduite dans le Danemark et la Suède.
Accueillie avec défiance dans le premier de ces pays, elle se propagea
assez rapidement dans le second, grâce à l'appui que lui prêta le
gouvernement (3).

(1) Bohn. Handb. der Vaccinat., p. 98.
(2) De La Condamine, Mém. sur l'inoculat. de la petite vérole, Paris, 1754.
(3) Bohn, loc. cit.; p. 71.

C'est en Allemagne surtout qu'elle eut de la peine à prendre pied. Vers le commencement de 1770, le nombre des inoculés atteignit à peine celui des trois premières années en Angleterre. La méfiance qu'elle y inspira tout d'abord au public fut accrue par l'opposition violente que lui fit De Haen. La haute autorité de ce médecin entraîna le sentiment de beaucoup de ses contemporains. Sa réputation ne gagna rien à cette lutte. Il reprochait, entre autres, à la méthode d'être contraire à la volonté divine, « attendu qu'il n'est pas permis à l'homme de mettre de propos délibéré sa vie en danger »; il s'en montra jusqu'à la fin de sa vie l'adversaire irréconciliable. Mais la violence même de ses attaques servit la cause qu'il combattait. Elle suscita à cette dernière des défenseurs, qui apportèrent dans le débat moins de passion et plus de rigueur d'appréciation que lui.

En quête d'une solution précise à substituer à de stériles controverses, des médecins éclairés tentèrent de déterminer la véritable valeur de l'inoculation, en s'appuyant sur les données de la statistique. Sans s'être concertés ensemble, ils arrivèrent à un résultat favorable à la nouvelle pratique. La méthode numérique leur montra que, nonobstant beaucoup de faits isolés malheureux, la pratique de l'inoculation prise en bloc comportait une mortalité bien moindre que celle qui résultait de la résignation aveugle au sort de l'atteinte variolique naturelle, et que, par conséquent, elle méritait mieux que la réprobation dont elle était l'objet (1).

A la tête de ces chercheurs indépendants, se place Angelo Gatti, professeur de médecine à Pise, plus tard à Paris, où il résida longtemps. Avec ce médecin, qui fut un des plus éclairés de son temps, commença, vers 1760, une nouvelle phase pour l'inoculation en Europe. Ce fut, à proprement parler, la période d'épanouissement de la méthode, qui ne prit fin qu'avec la vulgarisation de la vaccine.

A l'époque où Gatti publiait ses recherches, la variolisation avait perdu la confiance des hommes sérieux. Elle était devenue une source d'exploitation compromettante pour la dignité professionnelle. Poussés par le désir de profiter de l'innovation pour relever l'utilité de leur ministère, guidés surtout par l'appât du gain, les médecins du milieu du xviiie siècle la surchargeaient de pratiques fastidieuses, plus coûteuses qu'utiles.

A la modeste piqûre des Indiens et des femmes grecques, ils substituèrent une opération en apparence imposante, dont les soins préparatoires et consécutifs constituaient la partie la plus importante, et qui, en raison de la rémunération élevée qu'elle comportait, la rendait inabordable à la masse des nécessiteux. Ceux-ci furent

---

(1) IMMERMANN, Variola (Speciel. Pathol. u. Therap. de NOTHNAGEL, Bd. IV, Theil. IV, Abth. 1, p. 147).

ainsi exclus, par l'avidité des variolisateurs, de la seule mesure
défensive que l'on pût alors opposer à la variole (1).

Gatti a flétri les abus et le charlatinisme des médecins variolisateurs de son époque. Mais son mérite consiste surtout à avoir amélioré
la méthode en la simplifiant, à l'avoir affranchie de toutes les pratiques
inutiles et notamment des cures débilitantes préparatoires en usage
jusqu'alors, car il estimait avec raison qu'il n'y avait pas de meilleure
préparation à l'inoculation que de se bien porter. Il apporta, d'autre
part, un soin méticuleux au choix du virus à employer. Celui-ci était
toujours recueilli à l'état de lymphe transparente sur des varioles
légères, inoculées et non naturelles. C'est grâce à ces précautions
éclairées qu'il réussit en général à éviter de créer les formes graves
de la maladie, à relever notablement le crédit de la variolisation et
à lui donner une impulsion considérable dans la deuxième moitié
du xviiie siècle.

Parmi les contemporains de Gatti qui pratiquèrent avec succès la
variolisation et s'acquirent la réputation d'inoculateurs habiles, il faut
citer en Angleterre Dimsdale et les frères Sutton, puis Rosenstein en
Suède et Camper en Hollande. Tous suivirent dans l'exécution les
préceptes de Gatti; quelques-uns pourtant, cédant aux préjugés du
public, revinrent de nouveau aux cures préparatoires supprimées
par lui.

Mais, bien que le chiffre annuel des inoculés fût assez considérable
en Europe dans la dernière partie du xviiie siècle, notamment en
Angleterre, Suède, Hollande, Russie, la variolisation ne se générali-
lisa dans aucun pays, et nulle part elle n'obtint la consécration scientifique ni officielle. Boerhaave, la plus grande autorité médicale de
l'époque, mourut en 1738 sans la conseiller; et trente-quatre ans
après, Van Swieten, le plus célèbre de ses disciples, croyait devoir
imiter sa réserve. Plus tard enfin, Frank refusait de donner son avis
quand il était consulté sur l'inoculation. Les gouvernements la
tolérèrent tout au plus, quand ils ne lui furent pas hostiles. Ni en
France ni en Allemagne, elle ne pénétra jamais dans les masses.

C'est qu'elle portait en elle deux causes fatales d'insuccès qui
tenaient à son essence même. D'une part, il était indéniable que les
précautions minutieuses dont elle s'entourait ne l'empêchaient pas de
réaliser parfois des formes graves (1 fois sur 30 d'après Bremer), voire
même mortelles de la variole. Elle restait malgré tout un moyen préservatif dangereux, une arme à deux tranchants, parce qu'elle exploitait un agent virulent extrêmement nocif, dont elle n'était point
maîtresse absolue, et dont les effets ne répondaient pas constamment
à ses prévisions. De la Condamine, au milieu du xviiie siècle, donne

(1) Bohn, loc. cit., p. 71 et suiv.

comme proportion des morts à la suite de l'inoculation 1 p. 376, et Maty, son traducteur anglais, 1 p. 100. Hensler, en 1765, calcule 1 décès sur 400 inoculés. Wilson établit que, sur 5964 sujets variolisés au Small-Pox Hospital de Londres, de 1797 à 1799, 9 ont succombé, soit 1 sur 662. A la même époque, Bremer notait à Berlin 1 décès sur 200 inoculés. Enfin Grégory estime, d'après les sources les plus sûres, que la léthalité moyenne de la variole inoculée dans la deuxième moitié du xviiie siècle était de 1 sur 300, une proportion qui assurément n'est pas négligeable (1). Il faut ajouter que la variole inoculée laissait parfois à sa suite des infirmités permanentes, car les complications ne la ménageaient guère plus que la variole naturelle.

D'autre part, et c'est là le véritable écueil contre lequel s'est brisée la variolisation, elle constituait, à tout prendre, une pratique dangereuse. Sans doute, elle a été profitable à l'individu ; elle a préservé de la mort d'innombrables sujets. Mais, considérée dans ses effets plus ou moins éloignés, elle a été funeste à la société, en renouvelant incessamment l'agent infectieux et en favorisant sa propagation. Tout inoculé constituait un danger pour son entourage ; beaucoup devenaient des centres actifs de rayonnement de la maladie. Les sources du virus variolique se trouvaient ainsi multipliées à l'infini et demeuraient ouvertes en permanence. Aux épidémies qui continuaient à revenir périodiquement comme dans le passé, par le jeu des influences générales, l'inoculation ajoutait les atteintes accidentelles, les foyers d'explosion locale, grâce auxquels la variole devenait véritablement endémique et permanente en Europe.

Ces funestes conséquences ont été justement reprochées à la variolisation dès le milieu du xviiie siècle ; elles ont suffi à en enrayer l'essor dans sa période la plus florissante et à la faire tomber rapidement devant la vaccine, qui, outre son incomparable efficacité, pouvait à juste titre se vanter, vis-à-vis d'elle, d'être inoffensive pour l'inoculé et exempte de danger pour l'entourage. Toutefois, si l'hygiène moderne a le devoir de réprouver la variolisation, la science n'a pas le droit de la condamner dans le passé, car elle a contribué à ses progrès. Elle a été non seulement le précurseur de la vaccine, mais elle a ouvert le chemin qui devait y conduire. En montrant pour la première fois qu'on pouvait conjurer une maladie dangereuse par le développement artificiel d'un dérivé plus faible qu'elle, elle donna une orientation précise à la découverte que le hasard devait faire plus tard du pouvoir préservateur du cow-pox, et elle prépara les masses à en accepter le bienfait. Tous ceux qui luttaient pour établir la croyance populaire au vaccin avaient passé par l'école de la variolisation et s'efforçaient de fonder la pratique nouvelle sur les suggestions de l'ancienne. Jenner lui-même déclare que les paysans

(1) BOHN, *ibid.*, p. 89.

de son comté n'avaient saisi la portée de la vaccine, qui s'était révélée accidentellement à leur observation, que grâce aux variolisations qui étaient pratiquées fréquemment parmi eux ; et, lorsqu'il se fut convaincu de la puissante efficacité de l'inoculation vaccinale, ce fut encore à la variolisation qu'il eut recours pour en fournir la démonstration publique à ses contemporains. Pour la juger avec équité, il ne suffit pas de l'apprécier dans ses conséquences pratiques immédiates ; il faut s'élever plus haut et l'envisager dans ses rapports avec la grande découverte de Jenner, qui elle-même a été si féconde en déductions scientifiques de la plus large portée. Placé à cette hauteur, on ne pourra s'empêcher de reconnaître qu'elle a servi le progrès, qu'elle fait partie intégrante du mouvement scientifique du xviiie siècle et qu'elle a une place marquée parmi les faits mémorables qui en ont illustré la deuxième partie.

Variolisation des bovidés. Variole-vaccine. — La variolisation de l'homme a disparu de la prophylaxie antivariolique devant la découverte de Jenner. C'est la variolisation des animaux qui l'a remplacée au cours du siècle dernier. La variole de l'homme est en effet transmissible à ces derniers. Zuelzer l'a communiquée au singe et Viborg au porc ; une nourrice variolée et incommodée par l'abondance du lait l'aurait donnée à un petit chien par lequel elle s'était fait téter suivant l'usage des pays méridionaux. Les bovidés surtout ont été l'objet de semblables pratiques. Elles furent tentées dans le but, d'une part, de déterminer les rapports nosologiques qui unissent la variole à la vaccine et d'éclairer la nature de cette dernière, d'autre part, d'atténuer, de transformer le virus variolique et de créer ainsi une source de vaccin toujours ouverte à la prophylaxie humaine. Bien qu'à ce dernier point de vue elles aient déçu en grande partie les espérances qu'elles avaient fait naître, ces tentatives n'en présentent pas moins un grand intérêt théorique. Après les mémorables travaux que consacra naguère la Commission lyonnaise à la variole-vaccine, l'attention publique se détourna de ce sujet, et les vaines tentatives faites par Juhel-Rénoy, Layet et surtout Chauveau pour transformer la variole en vaccine dans l'organisme des bovidés ne suffirent pas à l'y ramener. Pourtant, nous avons eu occasion de nous convaincre, dans nos voyages aux Instituts vaccinogènes étrangers, qu'aucun doute ne s'élevait plus nulle part sur la possibilité d'atteindre ce résultat. Certes, on n'y arrive que bien rarement : innombrables sont les inoculations stériles de variole sur le veau ; mais enfin on y aurait réussi : la question est résolue en principe pour nos voisins du moins. Sans remonter aux succès qui ont couronné naguère les essais de Thiele (1836), de Ceely (1838), de Senfft (1872), de Voigt (1881), de Fischer (1886), nous marquerons que rien que dans ces deux dernières années la variole-vaccine a été réalisée à Togo par Külz, médecin de la marine allemande, à

Canstatt par Blezinger, à Oppeln par Klose, à Hambourg par Voigt, à Munich par Stumpf, à Stettin par Freyer. La souche actuellement employée dans ces trois dernières villes est de la variole-vaccine d'une grande énergie.

Au Congrès vaccinal tenu en septembre 1908 à Hambourg, la variole-vaccine a occupé plusieurs séances et donné lieu à de curieux débats, que nous avons suivis avec un vif intérêt, et dont nous avons rendu compte dans notre rapport annuel de 1909. Ce sujet absorbe actuellement l'attention de tous les directeurs des centres vaccinogènes d'outre-Rhin. Ils voient dans la création de la variole-vaccine le moyen le plus sûr, le plus précieux de régénérer le vaccin : c'est à qui produira une souche variolo-vaccinale nouvelle. Une commission vient de se créer en vue de rechercher et de fixer la meilleure procédure opératoire pour y réussir.

L'unicité des deux virus est là-bas un article de foi, accepté partout et par tous, sans soulever nulle part la moindre opposition ni même l'ombre d'un doute. Or, à cette croyance inébranlable dans le pouvoir de la variole à engendrer éventuellement la vaccine, croyance fortifiée par des succès qui vont toujours se répétant, nous n'avons à opposer qu'un demi-siècle d'efforts impuissants, stériles, pour opérer cette transmutation. Il n'y a point de question qui ait abouti à des solutions aussi radicalement contradictoires en deçà et au delà des Vosges; il n'y en a point qui soit plus troublante pour l'esprit. Nous avons essayé, à notre tour, avec le Dr Teissier (de l'hôpital Claude-Bernard), de sortir de l'impuissance traditionnelle où se sont consumés tant d'efforts déployés par nos prédécesseurs. C'est pour accroître les chances de pénétrer ce mystère que l'hôpital des varioleux d'Aubervilliers et l'Institut vaccinal d'études ont uni leurs efforts dans un plan commun de recherches, dans une entreprise combinée, où les enseignements puisés de part et d'autre devaient s'associer et se prêter un mutuel appui. Nos recherches, entreprises en collaboration avec nos assistants les Drs L. Camus et Tanon (de l'Institut académique), et Duvoir, interne des hôpitaux, ont été communiquées à l'Académie de médecine le 6 juillet 1909 et le 19 juillet 1910 (1). Elles se groupent en deux séries : les unes, tentées à l'hôpital Claude-Bernard, loin de tout foyer vaccinogène, — il est aisé de comprendre la raison de cette précaution, — ont consisté dans l'inoculation réitérée de la variole à la génisse; les autres, exécutées à l'Institut de l'Académie, se sont réduites à l'installation de veaux inoculés à blanc dans des étables affectées aux animaux vaccinifères.

---

(1) KELSCH, TEISSIER, CAMUS, TANON et DUVOIR, De la variole-vaccine. Recherches expérimentales présentées à l'Académie de médecine, séance du 16 juillet 1909; Nouvelles recherches expérimentales sur la variole-vaccine Séance de l'Acad. de méd. du 19 juillet 1910).

a. *Première série.* — Du 19 février au 11 juin 1909, 8 génisses et 1 lapin furent inoculés avec des produits divers, recueillis chez 9 varioleux de l'hôpital même et 2 observés à Marseille, dont des prélèvements virulents nous furent gracieusement adressés par M. Huon, directeur de l'Institut municipal de cette ville. Nous avons employé tour à tour la lymphe transparente ou opaque, ancienne ou récente, du pus ou de la sérosité purulente extraite des phlyctènes, enfin des croûtes fraîches ou conservées depuis plus ou moins long-temps, converties, au moment de l'opération, en une sorte d'électuaire par le broyage avec la glycérine.

Sur nos 8 génisses, 2 seulement ont eu à la suite de la vario-lisation : l'une une éruption papulo-érythémateuse, et la seconde une poussée de vésicules miliaires. Chez les 6 autres, le champ d'inoculation est resté sans aucune apparence morbide. Mais toutes, à l'exception d'une seule, se sont montrées ultérieurement plus ou moins réfractaires à l'inoculation vaccinale d'épreuve.

Chez le lapin, la réaction cutanée a été également nulle à la suite de la variolisation ; mais il n'a pas répondu à la vaccination d'épreuve, il était totalement immunisé.

Ainsi, toutes ces tentatives, comme leurs aînées, ont abouti à un pitoyable échec. Nous étions plus troublés que jamais par le con-traste entre cette longue série d'insuccès, perpétués sans solution de continuité, et les beaux résultats qui ont couronné les entreprises similaires tentées à l'étranger. La raison de ces divergences profondes nous paraissait insaisissable.

En désespoir de cause, nous nous en prîmes à la technique opéra-toire. Cherchant une orientation en cette voie dans la littérature médicale étrangère, nous avons remarqué que les expérimentateurs négligeaient fréquemment de mentionner qu'ils avaient pratiqué les inoculations varioliques couronnées de succès dans un milieu éloigné des centres vaccinogènes, avec des aides et des outils n'y ayant jamais été actionnés, précaution indispensable, car les génisses sont follement réceptives pour la vaccine et courent les plus grandes chances de la contracter au simple contact d'un sujet ou d'un objet vaccinifère. Devant le silence des expérimentateurs à ce sujet, nous avions le droit de nous demander si cette précaution avait toujours été observée.

b. *Deuxième série.* — C'est sous l'empire de cette préoccupation que nous avons institué une autre série d'expériences qui complète la pre-mière. Elles ont été effectuées non pas à l'hôpital Claude-Bernard, mais au sein même de notre centre vaccinogène. Extrêmement simples dans leur conception, elles ont consisté à réaliser, cette fois avec préméditā-tion, ce que nous soupçonnions être survenu ailleurs par le silencieux jeu du hasard. Trois génisses furent inoculées à blanc, c'est-à-dire ne reçurent que de la glycérine dans les soixante ou quatre-vingts scarifi-

cations faites comme d'habitude, sur le flanc ; après quoi, elles furent
placées à l'étable des génisses vaccinifères, mais dans des stalles séparées des voisines par des cloisons pleines, empêchant tout contact entre
les animaux d'ailleurs solidement attachés, étables préalablement nettoyées et désinfectées à fond avec le crésyl. Pour les protéger contre
les assauts des mouches, on les enveloppa, comme nous le faisons
pour tous nos animaux, avec une couverture sortant du four Pasteur
et retenue autour du corps par des sangles solides fixées sous le
ventre. Chaque jour, cette couverture était remplacée par une autre,
toujours stérilisée préalablement.

Or, chez ces trois animaux ainsi traités, nous découvrîmes, entre
les cinquième et onzième jours, au niveau des scarifications, respectivement 18, 7 et 2 pustules, développées en poussées successives, et
ne laissant aucun doute sur leur nature. C'était une éruption vaccinale typique, inoculable au veau et au lapin, et conférant l'immunité
contre la vaccine aux porteurs. N'est-ce point là un résultat surprenant, un trait capable de nous confondre ? Certes, si nous avions
mélangé un peu de pus variolique à la glycérine dont était chargée
la lancette qui a scarifié la peau de nos trois animaux, nous n'eussions
pas hésité à proclamer que nous avions créé une souche de variole-
vaccine. Mais cette erreur n'a-t-elle pas été commise parfois dans
l'interprétation de certaines expériences du moins, qui sont venues
grossir ainsi indûment l'actif des succès ? Nous consentons à réserver
toute conclusion ferme à cet égard. Mais on nous accordera du moins
que notre expérience porte un enseignement formel, à savoir qu'il
ne faut jamais tenter de faire de la variole-vaccine dans un milieu
vaccinogène, sous peine de s'exposer à des chances d'inoculation vaccinale accidentelle et que tous les résultats positifs acquis dans ces
conditions sont et demeurent frappés d'une irrémédiable suspicion.
Il y a d'ailleurs bien des années déjà que Chauveau a mis les médecins à la recherche de la variole-vaccine en garde contre cette cause
d'erreur, qui s'était glissée dans une de ses expériences. Parmi les
pustules varioliques développées sur une vache inoculée par lui avec
la lymphe variolo-vaccinale genevoise, il découvrit, non sans surprise, une pustule vaccinale légitime. L'enquête lui apprit que c'était
le vacher qui fut l'agent inconscient de la transmission, en prome-
nant sur les régions inoculées la brosse de chiendent qui avait
servi à la toilette d'une vache vaccinifère.

Mais voici un épisode plus suggestif encore, communiqué au
Congrès vaccinal de Hambourg, en septembre 1908, par le
Dr Mevius, directeur de l'Institut vaccinogène d'Oppeln. Le veau
n° 61, expose cet observateur, fut rasé le 16 mars, comme d'habitude, par un barbier demeurant hors de l'établissement. Il se servit,
pour cette opération, de ses outils et de son savon propres, qui ne
prennent jamais contact avec le vaccin, ni avec des objets employés

aux manipulations de ce dernier. L'animal fut placé dans l'étable, en attendant la réception imminente du virus variolique qui devait lui être inoculé. Le 23 mars au soir, par conséquent sept jours après, on se disposait à procéder à cette opération, quand, en l'examinant sur la table à bascule, on lui trouva, à la base du scrotum et au pourtour des mamelons de l'abdomen, sept pustules, en pleine maturité, d'un développement remarquablement réussi, mesurant jusqu'à 8 millimètres de diamètre, et laissant apparaître, au centre seulement, une dessiccation commençante. Après cinq mois, l'émulsion de leur contenu fut inoculée avec plein succès au veau n° 91.

M Mevius estime que l'animal s'est contaminé à l'étable par auto-inoculation; il conclut de ce curieux incident « qu'il convient de faire des réserves à l'égard des résultats des tentatives de transmission de la variole dans les instituts vaccinogènes, et que de pareilles recherches, pour être à l'abri de toute objection, doivent s'entourer de précautions plus rigoureuses que celles qui ont été mises en pratique jusqu'à présent ». On ne saurait mieux dire : nous nous rallions sans réserve à cette sage réflexion, les seules qui conviennent aux contradictions dont l'histoire de la variole-vaccine est si chargée.

Quoi qu'il en soit, pour revenir à nos faits personnels, 9 génisses variolisées à l'hôpital des contagieux n'ont répondu que par des réactions banales à des inoculations conduites cependant rigoureusement suivant les rites opératoires recommandés par les expérimentateurs plus heureux que nous. D'autre part, des génisses scarifiées à blanc, c'est-à-dire avec de la glycérine seulement, à l'Institut de l'Académie, et installées dans des étables qui y sont attribuées aux vaccinifères, sont sorties de cette épreuve avec des pustules vaccinales authentiques. De sorte que notre embarras devant le contraste entre les succès que la transformation variolo-vaccinale enregistre à l'étranger, et les efforts impuissants, stériles, déployés en France pour la réaliser, devint de la perplexité : nous obtenions de la vaccine là où il ne fallait guère compter sur elle, et elle s'est refusée à notre attente là où, d'après les enseignements accrédités, elle devait se produire. Aussi fut-il décidé entre nous, dès ce moment, que ces recherches seraient reprises aussitôt que l'occasion s'en offrirait. Elle ne se fit guère attendre. Nous fûmes, en effet, favorisés dans notre dessein par la petite épidémie variolique qui a effleuré Paris dans l'hiver et le printemps 1909-1910, et qui a introduit dans l'hôpital Claude-Bernard environ 60 sujets atteints de la maladie régnante.

Nous nous mîmes à l'œuvre dès les premières manifestations épidémiques, avec l'expérience acquise dans la campagne précédente et avec des ressources qui nous y avaient fait défaut.

Nos inoculations portèrent sur 10 génisses, 1 taurillon et plusieurs lapins.

Le virus variolique utilisé provenait, dans 3 cas, d'enfants n'ayant jamais été vaccinés ; dans les autres, d'adultes, hommes ou femmes, atteints de varioles confluentes, quelques-unes ecchymotiques, varioles en général graves.

Le virus fut recueilli, suivant les circonstances, au début de la vésiculation, à la fin de cette période, pendant son évolution, ou enfin durant la pustulation.

Les malades, contrairement à ceux de la première série d'expériences, n'avaient subi aucun traitement et surtout n'avaient point absorbé de xylol, sauf le sujet dont le virus fut inoculé à la génisse 8 : il avait pris le matin même X gouttes de ce médicament. La pulpe utilisée pour la génisse 2 provenait d'un singe ayant subi avec succès la variolisation.

Les inoculations furent pratiquées dans des conditions particulièrement favorables, en quelque sorte idéales. Pour les 4 premières génisses et pour la 11ᵉ, l'opération était effectuée à l'étable, avec la substance virulente conservée dans la glacière et mélangée à de l'eau glycérinée, ou avec la lymphe recueillie séance tenante et transportée immédiatement près de la génisse pour insertion (génisses 3 et 4). Tous les autres animaux (génisses 5, 6, 7, taurillon 10 et lapins) furent inoculés directement de la manière suivante. Les malades se trouvant couchés au rez-de-chaussée du pavillon Proust, les lits disposés contre les fenêtres s'ouvrant sur le jardin contigu, l'animal était amené devant ces dernières, scarifié par l'un d'entre nous, tandis que le collaborateur recueillait la lymphe sur le variolifère avec un vaccino-style, qu'il passait, chargé de matière, au voisin actionné devant la génisse. Celui-ci insinuait le produit au fur et à mesure dans les solutions de continuité de l'épiderme, en s'aidant de la spatule pour la répartir uniformément sur la surface et la profondeur de ces dernières. Les scarifications, au nombre de 25 à 50, recevaient ainsi une quantité de virus assez copieuse pour déborder par places.

Or, malgré les conditions si favorables où s'exécutaient ces opérations, leurs résultats chez tous nos animaux, génisses et lapins, furent complètement négatifs, aussi nuls que ceux de la première série. Ils concordent pleinement avec eux et sont rigoureusement justiciables des considérations que nous leur avons consacrées. Que nous sommes loin de l'époque où Sunderland réalisait la variole-vaccine simplement en couvrant les vaches ou leurs mangeoires avec des draps qui avaient servi aux variolés (1), et combien ces animaux sont loin aujourd'hui d'avoir pour les expérimentateurs la complaisance de leurs aînés !

Quoi qu'il en soit, les enseignements de cette nouvelle série d'observations peuvent se résumer dans les conclusions suivantes :

(1) Bohn, Handbuch der Vaccination, 1875.

Onze génisses, inoculées de la variole dans des conditions à peu près idéales, c'est-à-dire à côté du lit des malades, avec une lymphe abondante, fraîche, prélevée sur ceux-ci aux principales étapes de l'évolution variolique, n'ont répondu à nos opérations que par des réactions phlegmasiques banales, plus ou moins vives, généralement fugaces, ou s'y sont montrées tout à fait réfractaires, c'est-à-dire n'ont même pas réagi par l'inflammation traumatique habituelle (génisses 1, 5, 6).

Seule l'observation 9 nous a fait relever une huitaine de papules plates, sèches, qui, à l'inoculation d'épreuve, sur la génisse et le lapin, n'ont fait paraître aucune réaction, ni banale ni spécifique, et qui se rapportent sans doute à la variole, car l'animal porteur de l'éruption a médiocrement réagi à l'inoculation vaccinale pratiquée à l'Institut.

Il y a d'ailleurs lieu de remarquer que la plupart des animaux ramenés de Claude-Bernard à ce dernier nous ont paru moins sensibles à la vaccine qu'à l'ordinaire. Ils y ont répondu par des éruptions plus ou moins chétives, des éléments peu développés, mal venus, profondément échancrés sur leurs bords ou complètement morcelés, enfin écourtés dans leur évolution.

Seules les génisses 3, 5, 6 et 7 ont eu une éruption irréprochable à la suite de l'épreuve pratiquée à l'Institut.

Enfin sur 3 lapins qui subirent la variolisation, 2 réagirent mal à l'inoculation vaccinale ultérieure, et le troisième s'y montra complètement réfractaire. L'influence incontestable exercée par la variolisation sur la réceptivité vaccinale, influence qui nous a paru surtout sensible sur le lapin, porte témoignage de l'étroite parenté qui unit les deux affections.

Mais voici, toujours comme dans l'année 1909, la donnée la plus saillante de ce deuxième faisceau de faits ; nous ne laissons pas de souligner à nouveau ce résultat paradoxal, ce déplacement en quelque sorte sur l'Institut du résultat tant attendu et tant désiré à Claude-Bernard : chez 3 génisses sur 4, scarifiées à blanc et installées dans une des étables de l'Académie affectées aux vaccinifères, nous avons vu survenir une éruption reproduisant, sous une image réduite, les éléments éruptifs de la vaccine. C'étaient de 1 à 6 papules ou papulo-vésicules, plates, ombiliquées, frustes en général, mais reconnaissables à leurs traits essentiels. Elles diminuaient d'ailleurs la réceptivité vaccinale du porteur, et le produit de leur grattage, inoculé au lapin, provoquait une ébauche d'éruption de papulettes, sur la signification desquelles on ne pouvait se méprendre. C'était une réaction rudimentaire, mais incontestablement vaccinale ; c'était de la variole-vaccine, moins la variole. Ces résultats enregistrés à l'Académie sont d'un haut intérêt, non pas seulement parce qu'ils créent un contraste saisissant et singulièrement suggestif avec les expériences de l'hôpital Claude-Bernard, mais parce qu'ils mettent en relief, d'une manière générale, l'excessive réceptivité vaccinale des génisses et frappent de nullité toutes les réussites variolo-vaccinales réalisées dans les établissements vaccinogènes mêmes. A ce titre, ils imposent, d'autre part, la nécessité de séparer rigoureusement les animaux qui sont à inoculer de ceux qui l'ont été. L'immersion, durant quelques jours, des premiers dans un milieu vaccinal suffit pour en faire des vaccinifères.

N'est-il point, d'après cela, logique de soupçonner que nos sujets qui produisent des récoltes médiocres, des semences affaiblies, après avoir été inoculés avec des pulpes d'une efficacité éprouvée, se sont trouvés dans des milieux d'endémicité du cow-pox ?

C'est ainsi que les conclusions qui se sont dégagées de notre première série d'expériences s'appliquent encore rigoureusement à la seconde. *Nous n'avons rien à y ajouter, ni rien à en retrancher.* Les 11 observations négatives de l'hôpital Claude-Bernard, ajoutées à celles de l'année précédente, portent le chiffre de nos tentatives de réalisation variolo-vaccinales à 20, dont 20 insuccès ! Nous demeurons donc dans la tradition malheureuse de nos compatriotes, dont les efforts déployés à la poursuite du même but sont restés stériles, et nous en sommes toujours réduits à ne pas compter, du moins dans le présent, sur la variole-vaccine pour régénérer nos souches vaccinales.

Nous ne nous lasserons point de renouveler ces tentatives, suspendues pour le moment par suite de l'extinction de la petite épidémie qui nous a fourni les éléments de cette deuxième campagne variolo-vaccinale. Tout en conservant l'espoir de clore un jour la longue série des insuccès qui, depuis quarante-cinq ans, ont invariablement répondu aux entreprises similaires de nos prédécesseurs, nous ne pouvons nous soustraire aux troublantes réflexions qu'impose ce grave sujet et dont nous nous sommes ouvert à plusieurs reprises devant l'Académie. Il est logique de tenir la vaccine pour un dérivé de la variole ; ces deux entités ont entre elles un air de parenté qu'on ne saurait méconnaître. Mais il nous reste toujours à pénétrer le secret de cette affinité, à définir la nature des relations qui les unissent ensemble. La pratique des inoculations sur l'homme nous les montre comme autonomes, irréductibles l'une dans l'autre. Chacune d'elles s'exalte et s'atténue, parcourt tous les échelons de sa gravité et toutes les variétés de ses modalités cliniques, sans jamais passer à sa congénère : la plus faible ne saurait être considérée comme une réduction de la plus forte, ni celle-ci comme une exaltation de l'autre. La variole-vaccine ne nous place point en face d'une atténuation comparable à celle que réalise la prophylaxie dans la lutte contre la clavelée ou le charbon. Les expérimentateurs qui ont réussi à faire de la vaccine avec de la variole ont réalisé ce

prodige de convertir une maladie infectieuse en une autre : ils ont
effectué une véritable métamorphose ! A ce titre, la variole-vaccine
soulève une des plus imposantes questions de la pathologie générale,
celle de la transmutation des maladies microbiennes entre elles. Elle
est, jusqu'à l'heure actuelle, l'unique exemple de transformation de
ce genre qui ait été enregistré, et nous sommes sincèrement étonnés
que la nosographie ne lui ait point accordé plus de considération ni
plus de place dans ses spéculations.

Il est vrai que ces réflexions ne touchent point ceux de nos confrères,
— ils sont nombreux, — qui tiennent le corps de Guarnieri pour le
moteur pathogène de la variole et de la vaccine. Mais, d'une part, il
s'en faut de beaucoup que l'on soit d'accord pour lui attribuer cette
signification. Et, d'autre part, si celle-ci venait à se confirmer, on
serait amené à se demander comment deux états morbides
engendrés par la même cause microbienne restent toujours indépendants l'un de l'autre, en dehors du domaine des faits attribués à
la variole-vaccine, comment les pratiques séculaires de la variolisation n'ont jamais abouti à la vaccine, et comment celle-ci ait, depuis
Jenner, traversé des milliers de générations sans accomplir de
temps à autre un coup en arrière, un retour éventuel vers la souche
ancestrale, la variole. N'est-il pas étonnant que, dans l'hypothèse
d'un moteur pathogène unique pour les deux entités, nous ne
puissions réaliser, par une méthode clinique ou expérimentale peu
compliquée, le passage de l'une à l'autre, que la nature elle-même
paraisse impuissante à opérer cette transition, que pas même la
vaccine généralisée, si voisine de la variole par ses attributs
extérieurs, ne dégénère jamais en cette dernière ?

Il est du ressort de la synthèse de s'ouvrir des voies inexplorées
vers ces points de vue élevés. Nous nous garderons de nous égarer
sur ces terrains glissants. Nous avons effleuré ce domaine seulement
en passant, parce que la variole-vaccine tient à la fois de l'expérimentation et des spéculations de la pathologie générale. Pour le
moment, ce sujet nous induit surtout vers les côtés objectifs et
pratiques qu'il comporte. Les développements que nous lui avons
consacrés en 1909 se sont exclusivement inspirés des données de l'observation. Ceux qui font l'objet de notre communication académique
de 1910 ont été conçus dans le même esprit. Nous y avons réuni les
nouveaux enseignements fournis par la clinique et l'expérimentation
à la grave question en litige. Recueillis avec l'unique souci de
l'exactitude et de la vérité, ces derniers méritent de figurer à côté
des documents similaires qui illustrent déjà notre littérature. Ils
défient la critique, car ils se réduisent à l'exposé des faits, au sujet
desquels nous nous abstenons pour le moment de formuler une interprétation personnelle.

VACCINE. — LA VACCINE CHEZ L'HOMME.

La vaccine est la variole de la vache. Inoculée avec succès à l'homme, elle le préserve de sa variole propre. C'est à ce titre qu'elle a succédé à la variolisation. La vaccine était dans le peuple avant d'être dans la science. Dans certains pays du moins, on savait bien, avant Jenner, que les personnes qui avaient contracté accidentellement la picote dans leur contact avec la vache pouvaient, dans la suite, traverser impunément les épidémies de variole. Aux Indes, cette notion paraît être aussi ancienne que la variolisation. De Humboldt la rencontra en 1803, comme une tradition courante, au milieu des bergers des montagnes de Mexico. Mais elle n'avait point eu, comme la variolisation, la bonne fortune de pénétrer dans les masses, et nulle part, jusqu'à la fin du dernier siècle, on n'avait songé à lui donner une sanction pratique.

Il était réservé à Jenner d'entrevoir sa haute importance et de faire, avec une donnée purement empirique, fruit de l'observation populaire, une grande et féconde découverte. Tant il est vrai que, si les sens, guidés par la raison, suffisent à faire saisir un fait, il appartient au génie seul d'en sentir instinctivement et d'en faire valoir la portée.

Au printemps de 1798, l'illustre médecin pratiqua la première vaccination directe avec le cow-pox de la vache. Elle fut faite sur un garçon de cinq ans et demi (première génération), qui servit à inoculer un autre jeune sujet (deuxième génération), lequel fournit lui-même la matière avec laquelle on vaccina quelques grandes personnes et plusieurs enfants (troisième génération). De ces derniers, la vaccine fut transmise à quatre autres enfants (quatrième génération), et enfin de l'un de ceux-ci à une petite fillette (cinquième génération). Chez tous ces sujets, le cow-pox évolua d'une façon très régulière, et les inoculations d'épreuve qui furent pratiquées ultérieurement sur eux avec le virus variolique mirent la certitude de la méthode au-dessus de toute attaque.

Le passage du cow-pox à travers cinq générations humaines n'en avait donc point affaibli l'énergie première. C'était là le fait capital dans l'œuvre de Jenner. Ce grand médecin, en effet, n'a point découvert la vertu préservatrice qui se cache dans le cow-pox. Cette notion appartenait au peuple, à qui il l'a empruntée. Mais si, pour arracher aux vaches leur secret, il a été guidé par les notions empiriques du milieu où il vivait, il n'en a pas été de même dans la réalisation de la deuxième partie de son œuvre, celle-là entièrement personnelle, où il démontra, comme nous venons de l'indiquer, que le virus du cow-pox, reproduit par le corps de l'homme, possède les mêmes vertus préservatrices que celui qui est fourni par l'animal.

Si Jenner n'a point trouvé la merveilleuse propriété du virus de la variole bovine, il a révélé celle du même virus humanisé, et, par cette découverte fondamentale, il a rendu possible la pratique générale de la vaccination, à laquelle certainement n'eussent point suffi les rares cas de cow-pox que nous offre la médecine vétérinaire.

La découverte de Jenner, contrôlée et vérifiée sur tous les points de l'Angleterre, y suscita un enthousiasme immense. Par une fortune rare, ce grand médecin goûta de son vivant les honneurs qui ne sont généralement accordés aux novateurs qu'après leur mort. Mais il devait connaître aussi les déboires qui, tôt ou tard, empoisonnent leur triomphe. Toutes les grandes découvertes se heurtent à des résistances plus ou moins vives et suscitent des détracteurs irréductibles. Ceux-ci ne manquèrent pas à Jenner; la première ligue antivaccinale naquit en Angleterre même et exerça une influence si puissante sur le public que la vaccine en parut un instant sérieusement compromise. C'est que, dans l'enthousiasme de la première heure, tout le monde s'avisa de vacciner, et comme peu de personnes seulement savaient distinguer le vrai cow-pox des éruptions similaires ou faux cow-pox de la vache, la lymphe inoculée par ces trop zélés opérateurs était souvent prise au hasard, constituée par de la sérosité sans vertu spécifique. Aussi le nombre des varioles signalées chez de prétendus sujets vaccinés fut-il bientôt si considérable qu'il devint une arme puissante entre les mains des ennemis de la vaccine. D'autre part, la généralisation de celle-ci avait porté un préjudice matériel sensible à beaucoup de médecins, qui, en entourant la variolisation d'un appareil aussi compliqué qu'inutile, avaient su la rendre généreusement rémunératrice. C'est ainsi que, dans le corps médical même de Londres, s'éleva une opposition d'autant plus violente contre la vaccine qu'elle se fondait à la fois sur les insuccès de celle-ci et sur le dommage qu'elle causait à l'intérêt particulier. Ces discussions entre médecins devaient fatalement ébranler la foi du public dans la nouvelle méthode. Le parlement s'en émut, et, en 1806, il crut devoir confier au collège des médecins de Londres la mission de soumettre à un examen minutieux tous les arguments produits pour ou contre la vaccine. Cette docte compagnie donna, en 1807, une réponse qui réduisait à néant tous les fondements que l'opposition avait fait valoir contre la découverte de Jenner, qu'elle proclama un des plus grands bienfaits de l'humanité.

L'enthousiasme qu'elle avait suscité en Angleterre gagna rapidement le continent. Partout il se rencontra des hommes qui, après en avoir reconnu les merveilleux effets, s'employèrent avec une fiévreuse ardeur à sa propagande. Ce furent en France Aubert et Husson; en Italie, Sacco; en Autriche, Ferro et de Carro; en Allemagne, Belthorn, Stromeyer, Sommering et Lehr; en Suisse, Odier.

La France reçut la vaccine en 1800 de la main de Woodville. Un comité central, composé de neuf membres, s'organisa le 11 mai 1800 à Paris pour en répandre les bienfaits. Des comités semblables furent créés dans les départements. Ils communiquaient entre eux et entretenaient des rapports continuels avec des correspondants fixés dans les plus petites localités.

Chaque année, les vaccinateurs cantonaux se réunissaient au chef-lieu sous la présidence du préfet, des maires, des fonctionnaires et des personnages qui s'intéressaient au progrès de la pratique nouvelle.

C'est ainsi que les pouvoirs publics, l'administration, le corps médical rivalisaient de zèle et d'ardeur pour le triomphe de la découverte jennérienne. Tous nourrissaient l'espoir de l'extinction prochaine de la variole et unissaient leurs efforts dans ce généreux but.

Mais cet espoir était prématuré. Le Comité central fut supprimé en juillet 1823, et le service de la vaccine passa dans les attributions de l'Académie de médecine, entre les mains de laquelle il se trouve encore aujourd'hui, transformé par la loi du 15 février 1902 et le décret du 27 juillet 1903, qui en ont fait un Institut supérieur de recherches et de contrôle.

Malgré son organisation bien défectueuse, la vaccination continua à fonctionner, d'une manière à peu près satisfaisante, à Paris, dans le cours du dernier siècle. Mais il n'en fut malheureusement point ainsi en province. Pour des causes diverses, les comités qui s'y étaient créés dès le début se disloquèrent sous la Restauration et le Gouvernement de Juillet. D'autre part, les espérances d'extinction de la variole, conçues au commencement du siècle, s'évanouirent peu à peu devant les épidémies qui allaient en augmentant de 1820 à 1840, et la foi du public dans la vaccine en fut profondément ébranlée. Ce fut un moment critique pour la découverte de Jenner. Elle ne succomba pourtant point à cette épreuve. Celle-ci lui fut plutôt salutaire ; car, à la croyance erronée de la pérennité de l'action prophylactique de la vaccine, elle substitua la conviction de la puissance préservatrice temporaire de celle-ci et démontra, en conséquence, la nécessité de la compléter par la revaccination. Elle est momentanément dépossédée du pouvoir qu'on lui avait prêté de supprimer la variole. Mais ce pouvoir lui appartient virtuellement dans l'avenir; il réside dans les revaccinations obligatoires et dans la vaccination animale.

Vaccination animale. — La substitution de la vaccination animale à la vaccination jennerienne marque un progrès décisif dans l'histoire de la vaccine. Elle supprime le danger de la transmission des maladies contagieuses par la vaccination de bras à bras, et elle remédie à l'insuffisance des ressources vaccinales ordinaires. Le cow-pox naturel se rencontre, en effet, rarement. La méthode jennerienne était insuffisante pour subvenir aux besoins des vaccinations publiques. Réduite à opérer avec des quantités exiguës de virus, elle n'eût jamais suffi aux inoculations des masses. D'autre part, la récolte du vaccin humain se heurte à des difficultés presque insurmontables créées par l'indocilité des enfants et la résistance des mères. Elles ne tolèrent point qu'on touche aux boutons des vaccinifères. Que de fois leur mauvais vouloir a désarmé la prophylaxie vaccinale devant l'épidémie menaçante ! Pour conjurer de pareilles éventualités, il fallait absolument créer des sources de vaccine plus abondantes que celles qui avaient été ouvertes par Jenner. La vaccination animale était seule capable de les fournir. Elle a pour objet la culture ininterrompue du vaccin originel, cow-pox ou horse-pox, sur les animaux de l'espèce bovine, et l'utilisation, en vue de la prophylaxie, du virus ainsi obtenu. Comme le cheval est sujet à une maladie très grave, transmissible à l'homme, la morve, c'est à peu près exclusivement à la vache qu'on emprunte le vaccin animal. Le virus que l'on obtient par ce mode de culture, le cow-pox, possède une vertu préservatrice égale, peut-être supérieure, à celle du vaccin humain. Mise en pratique pour la première fois par Negri (de Naples), vers 1840, la vaccination animale fut introduite en France par Lanoix une vingtaine d'années plus tard et s'y accrédita sous le haut patronage de Depaul. Un premier centre de vaccination animale fut alors créé à Paris par Lanoix et Chambon. D'autres s'élevèrent bientôt en Belgique (Warlomont), en Suisse (Haccius) et en Allemagne (Pissin, Voigt, Fischer, Pfeiffer et Fürst). En Italie, ils se multiplièrent rapidement. Aujourd'hui ils fonctionnent à peu près partout. Créés par l'initiative privée, les instituts vaccinogènes furent élevés plus tard par les soins de l'administration et devinrent publics. Il en existe à Paris, Lyon, Bordeaux, Marseille, Montpellier, Toulouse, Perpignan, Gap, Saint-Étienne, Dijon, Besançon, Lille, Tours. Le service de santé militaire compte également plusieurs centres vaccinogènes : à Paris, Lyon, Bordeaux et Alger.

On ne saurait trop insister sur les avantages de la vaccination animale. Ils sont inappréciables. En créant des sources inépuisables de vaccin, elle rendit possible la généralisation de la découverte de Jenner, qui, sans cela, n'aurait peut-être pas franchi les limites de la circonscription qui l'avait vu naître ; elle a amélioré en même temps le produit de ces dernières, et elle en a garanti l'innocuité. En effet, après bien des débats contradictoires, les successeurs de Jenner furent obligés de reconnaître l'affaiblissement progressif du vaccin par suite de sa transplantation ininterrompue sur l'organisme humain. Chauveau, en 1865, n'hésite pas à l'admettre et, en 1869, Depaul, dans la fameuse discussion qu'il soutint à l'Académie sur la vaccine animale, le présente comme une vérité inattaquable. Cette dégénérescence est la résultante des vicissitudes que subit le cow-pox durant ses longues migrations à travers des organismes tantôt favorables, tantôt réfractaires à ses fonctions biologiques. Si les premiers lui impriment un regain d'activité, les seconds sont au contraire pour lui une cause d'affaiblissement qui est loin d'être contre-balancée par l'influence inverse, et qui, en se renforçant au cours des années, se traduit en fin de compte par une déchéance réelle et définitive.

Mais cette proposition ne s'applique point à la série tout entière de ces migrations ; autrement il faudrait faire le procès à la vaccination d'homme à homme, c'est-à-dire à la pratique même de Jenner. Il est indispensable de remarquer qu'au cours de ses premières humanisations le cow-pox présente bien souvent une grande énergie d'action qui devra parfois le faire rechercher pour vacciner des organismes quelque peu réfractaires (Layet).

C'est à cette suractivité initiale que succède, après un nombre de transmissions plus ou moins considérable, l'affaiblissement et la dégénérescence du virus, et ce n'est pas un des moindres mérites de la vaccine animale que de nous mettre à même de substituer à ce principe affaibli un agent de préservation plus efficace. Mais elle en a un autre encore, d'une importance capitale dans la pratique, c'est de nous mettre à l'abri des chances d'inoculation des maladies transmissibles d'homme à homme, notamment de la syphilis. En supprimant la syphilis vaccinale, elle a enlevé aux détracteurs systématiques de la vaccine leur objection fondamentale. Ce progrès considérable, réalisé par la vaccination animale, est certainement une des causes principales de sa rapide vulgarisation dans tous les pays.

En résumé, la pratique de la vaccination animale se justifie par la facilité de créer des sources inépuisables de vaccin, et d'un vaccin supérieur en énergie à celui de Jenner, par la nécessité de se mettre à l'abri du danger d'inoculer avec le virus préservateur des maladies transmissibles d'homme à homme, enfin par l'innocuité absolue d'un vaccin d'origine animale, n'ayant jamais passé par un organisme humain, cultivé sur de jeunes animaux et préservé de toute souillure extérieure pendant les manipulations dont il est l'objet.

Si tous ces avantages recommandent la vaccination animale à la pratique, la nécessité d'autre part la lui impose, car sans elle l'immunisation des masses serait à peu près impossible, et l'espoir de l'extinction de la variole deviendrait en partie illusoire.

Réceptivité vaccinale. — La réceptivité originelle pour la vaccine est presque absolue. On estime en général à 98 p. 100 les succès obtenus chez les nouveau-nés par la vaccination. On observe çà et là des enfants qui ne répondent pas à une primo-vaccination : ils sont rares, mais il est peu de vaccinateurs qui n'en aient point rencontré. Nous en avons enregistré une demi-douzaine environ dans notre clientèle académique au cours de ces quatre dernières années. Cette résistance à l'inoculation tient parfois à une variole ou à une vaccination subies par la mère pendant la grossesse ; le plus souvent

la cause nous en échappe. Considérer ces sujets comme réfractaires
à la variole, et s'abstenir de toute intervention vaccinale ultérieure
à leur égard serait s'endormir dans une dangereuse sécurité.
Le Dr Fédou (d'Azille, Aude) raconte, d'après le Pr Combemale
(de Lille), qu'une fillette de trois ans, vaccinée sans succès quelques
mois après la naissance, contracta, au cours de l'épidémie de
1891-1892, une variole confluente dont elle mourut. Cette maladie
attaqua également trois frères et sœurs, respectivement âgés de neuf,
quatre et trois ans, un enfant de neuf mois, enfin deux fillettes de
sept ans, tous inoculés sans effet immédiatement après la naissance,
ou dans la première enfance. Et M. Fédou de conclure, avec
M. Combemale, qu'en cas d'insuccès de la primo-vaccination chez
l'enfant il faut procéder à la réinoculation, au moins chaque année,
jusqu'à ce que succès s'ensuive.

La résistance naturelle au virus vaccinal se rencontre parfois chez
les adultes. Le Dr Meinard, médecin de colonisation à Port-Gueydon
(Algérie), expose que, chez dix adultes de vingt-cinq à trente ans,
qui n'avaient été ni atteints de la variole, ni variolisés, ni vaccinés
antérieurement, il a pratiqué systématiquement, avec du vaccin d'une
efficacité éprouvée, deux séries annuelles de vaccinations, après un
premier insuccès, et toujours avec un résultat complètement
négatif (1).

Éteinte après la première vaccination, la réceptivité n'est
cependant pas suffisamment annihilée pour que l'organisme soit à
même de résister à plusieurs vaccinations réitérées, ou à l'effort d'un
virus variolique exceptionnellement énergique, comme nous en
avons vu maints témoignages dans la formidable épidémie parisienne
de 1870 (2). Il semble, d'ailleurs, que la réceptivité vaccinale
augmente en temps d'épidémie variolique : il n'est pas rare de voir
des sujets vaccinés sans résultat quelques mois auparavant offrir,
après une nouvelle inoculation pratiquée en période épidémique, de
magnifiques pustules vaccinales (3).

La réceptivité se rétablit peu à peu après son extinction ; mais, de
même qu'elle n'est pas absolument supprimée par la première vaccination, de même elle ne revient pas intégralement à sa force
primitive, même après un temps très long. Le bénéfice de l'inoculation première n'est jamais entièrement perdu ; nous en verrons
les curieuses conséquences dans la caractéristique des lésions
revaccinales.

Les réinoculations échelonnées sur les différentes périodes de l'âge
dénoncent le réveil et accusent les variations ultérieures de la réceptivité chez les vaccinés. A la période scolaire, les succès s'élèvent

(1) KELSCH, Rapp. gén. sur les vaccinations et les revaccinations de 1905, p. 197.
(2) BESNIER. Bull. et mém. de la Soc. méd. des hôp., 1870, t. VII, p. 146.
(3) TEISSIER, Statistique générale des maladies infectieuses à Lyon, p. 44.

à 70-80 p. 100; après vingt ans, ils s'abaissent à 60-65 p. 100; chez les vieillards, ils tombent plus bas encore ; mais la réceptivité ne s'éteint jamais complètement, même dans l'extrême vieillesse, ainsi que le prouvent des inoculations positives pratiquées à cette période de la vie et les atteintes de variole qu'on y observe quelquefois.

La revaccination, pas plus que la vaccination, ne supprime définitivement la réceptivité. Celle-ci reparaît au bout d'un petit nombre d'années, mais elle est généralement atténuée, quelque soit le temps écoulé depuis la dernière inoculation, et la diminution de l'aptitude vaccinale se traduit par l'infériorité des résultats sur ceux de la primo-vaccination, par la stérilité d'un certain nombre de piqûres et par le développement, au niveau des autres, de boutons qui, comme nous le verrons plus loin, restent le plus ordinairement à l'état papuleux, et se dessèchent au bout de quelques jours, sans laisser de cicatrices appréciables.

Union de la variole à la vaccine. — Ces considérations soulèvent l'intéressante question de l'influence réciproque exercée par la variole et la vaccine, lorqu'elles sont cliniquement associées ensemble. En temps de variole, il n'est pas rare de voir celle-ci se manifester chez des sujets en pleine éruption vaccinale. Dans cet enchevêtrement bien connu des deux maladies, la variole débute d'ordinaire dans le premier septénaire qui suit la vaccination, de plus en plus rarement au commencement, au milieu, ou à la fin du deuxième, enfin tout à fait exceptionnellement dans le cours du troisième. Si l'on fait réflexion que l'incubation de la variole naturelle est de dix à treize jours et que la vaccine devient préservatrice dès le cinquième jour, on en conclura qu'une infection variolique postérieure à la vaccine devra se manifester à une époque où l'immunité est déjà acquise, c'est-à-dire qu'elle restera stérile. On peut donc affirmer que la plupart des varioles qui se déclarent pendant l'évolution de la vaccine sont déterminées par une infection antérieure à l'inoculation. Bien plus, l'intensité respective des deux affections varie en sens inverse, suivant la valeur de l'intervalle qui les sépare, intervalle qui favorise toujours l'une au détriment de l'autre. Ainsi la variole sera d'autant moins influencée par la vaccine qu'elle se montrera plus tôt après l'inoculation de cette dernière, dont, par contre, l'éruption évoluera d'autant plus péniblement que la maladie intercurrente aura été plus précoce. En un mot, la variole et la vaccine se comportent, quand elles se rencontrent, comme deux forces, dont l'antagonisme apparent se réduit à une question de préséance, de priorité de possession de l'organisme.

La simultanéité d'évolution des deux processus, la netteté avec laquelle ils sont aptes à se faire équilibre, portent témoignage de leur distinction spécifique. Mais, d'autre part, l'exclusion, l'absorption complète de l'une par l'autre à la faveur des circonstances chronolo-

giques déterminées plus haut, ne sont point pour infirmer l'idée de
leur identité fondamentale. Aussi comprend-on que les rapports
réciproques de la variole et de la vaccine aient été tour à tour
invoqués, et par les médecins qui soutiennent l'unité des deux
processus, et par ceux qui sont convaincus de leur différence originelle. Il résulte de ces considérations que la vaccination immédiate
s'impose devant tout danger d'infection variolique. L'ajournement,
si court qu'il fût, risquerait d'en compromettre les résultats. Comme
la vaccine a une incubation beaucoup plus courte que la variole,
chaque jour constitue une avance précieuse qu'il ne faut pas
négliger. Alors même que la vaccine n'empêcherait pas la variole de
naître, elle peut suffire encore à la rendre bénigne ; mais il arrivera
certainement souvent que, en s'introduisant dans la période d'incubation de la variole, elle parviendra à étouffer celle-ci dans son germe (1).

Immunité vaccinale. — Sa durée. — Elle est naturelle ou
acquise. La première est extrêmement rare. La seconde est créée
par la vaccine ou la variole. L'immunité vaccinale ne s'établit point
d'emblée, le jour même de l'inoculation ; elle est la résultante d'une
série de modifications partielles de l'économie qui s'ajoutent et se
renforcent mutuellement. Des inoculations pratiquées en séries ont
démontré que l'action préservatrice de la vaccine ne commençait
guère à se manifester chez l'homme qu'au septième jour. Faible à
l'origine, elle va en grandissant peu à peu, pour atteindre son maximum de puissance au bout de dix, douze et même quinze jours
suivant l'aptitude du sujet.

L'immunité ainsi acquise persévère pendant un temps variable.
Elle peut exceptionnellement se prolonger jusqu'à la vingtième, la
trentième année ; elle est capable d'avoir une durée pour ainsi dire
indéfinie. Plus rarement, on la voit s'éteindre prématurément, au
bout d'un à trois ans. L'observation montre qu'elle dure en moyenne
sept à dix ans ; elle nous enseigne également que le nombre et la
profondeur des cicatrices vaccinales anciennes sont loin de donner la
mesure exacte de sa puissance.

Nous avons la conviction que l'immunité conférée par une vaccination réussie est plutôt inférieure que supérieure à la durée de
dix ans que lui attribuent les fixations légales. D'après les documents
adressés de France et d'Algérie, à l'Institut vaccinal de l'Académie,
la loi a été trop large en fixant à la dixième et à la vingtième année
seulement la première et la deuxième revaccination. Le Dr Cazal
(de Toulouse) a fait connaître à l'Académie, dans trois communications sur ce sujet, qu'il a inoculé plusieurs fois des enfants de deux
à trois ans qui avaient été vaccinés avec un résultat positif après
leur naissance. Sevestre, Roger et Belin ont signalé également.

(1) KELSCH, Traité des maladies épidémiques, t. II, p. 107.

à la Société médicale des hôpitaux, que des enfants de seize mois à
cinq ans ont pu être revaccinés avec succès (1). Enfin, au Congrès
vaccinal de Carlsbad de 1902, le Dr Luchhau (de Leipzig) a exposé
que des enfants revaccinés dans la troisième année présentaient
parfois de belles pustules. Stumpf (de Munich) a avancé de son
côté qu'il a fréquemment obtenu de beaux résultats à la revaccination de sujets marqués de la petite vérole, et Paul (de Vienne) a
ajouté qu'il connaissait une personne qui se faisait revacciner avec
succès tous les deux ans. Ces faits sont sans doute exceptionnels : ils
démontrent du moins que la durée de l'immunisation après une
vaccination n'a point de fixité absolue, et qu'il faut considérer comme
un maximum la période de dix ans qu'on lui attribue généralement.

C'est entre la cinquième et la dixième année que l'immunité acquise
cède progressivement la place à la réceptivité et découvre l'intéressé
vis-à-vis de la variole. L'immunité due à une ou plusieurs revaccinations est d'autant moins persistante que le sujet est plus jeune, et
d'autant plus durable qu'il est d'un âge plus avancé.

La vaccination échoue chez l'individu qui a subi depuis peu la
petite vérole. Celle-ci exclut la vaccine, comme la vaccine s'exclut
elle-même. Quoique différentes dans leur essence, la vaccine et la
variole placent l'organisme dans des conditions également défavorables à l'une et à l'autre.

Commettant à l'égard de l'immunité variolique la même erreur
qu'à l'égard de l'immunité vaccinale, on a pu croire que la première
était indéfinie et rendait la vaccination inutile. C'est une erreur contre
laquelle on ne saurait trop s'élever. L'immunité variolique est sans
doute plus forte que celle d'une première vaccination; mais elle ne
suffit pas à garantir le reste de l'existence contre une nouvelle atteinte.
Les récidives de variole témoignent formellement du retour de la
disposition morbide et, par conséquent, de l'aptitude vaccinale. Si
l'on vaccine un sujet trois ou quatre ans après qu'il a subi la variole,
l'on échouera pour sûr ; mais que l'on attende que quinze ou vingt
ans se soient écoulés, et l'on réussira plus souvent qu'on ne pense (2).

En réalité, la durée de l'immunité variolique ne dépasse souvent
guère celle de l'immunité vaccinale. Heim, vaccinant des variolés,
a obtenu 32 p. 100 de succès complets, 25 p. 100 de succès incomplets
et 42 p. 100 d'insuccès absolus. Vaillard a relevé 42 p. 100 de succès
chez des hommes ayant subi la variole avant l'incorporation (3),
Molitor 55 p. 100 (4); et Hublé estime que les deux tiers des

(1) Sevestre, Roger, Belin, *Bull. et mém. de la Soc. méd. des hôp.*, séance du
5 mai 1905.
(2) Bousquet, Nouveau traité de la vaccine, 1848, p. 494.
(3) Hervieux, Immunité variolique. Réceptivité vaccinale (*Bull. de l'Acad. de
méd.*, p. 329).
(4) Molitor, Rapp. sur les opérat. de vaccine pratiquées sur les recrues et d'anciens soldats (*Arch. de méd. et de pharm. milit.*, 1892, t. XIX, p. 231).

personnes variolées dans leur enfance sont redevenues, vers l'âge de dix-huit à vingt ans, aptes à recevoir la vaccine et, par conséquent, la variole (1).

Cette similitude des effets de la vaccine et de la variole, eu égard à la durée de l'immunité, démontre la nécessité de revacciner les variolés comme les vaccinés.

Comme la revaccination réussit assez souvent chez des personnes vaccinées autrefois, qui viennent de se trouver impunément en rapports étroits avec des varioleux, on s'est cru autorisé à penser que la protection assurée par la vaccine contre elle-même s'éteint plus tôt que celle qu'elle confère contre la variole. Cette conclusion n'est pas juste, car la variole acquise *naturellement* et la vaccine *inoculée* ne sont pas équivalentes au point de vue pathogénique. Le simple commerce avec les varioleux ne suffit pas toujours pour assurer l'absorption de l'agent infectieux et, par suite, l'atteinte d'un sujet prédisposé. Il en est tout autrement de l'introduction effective dans l'économie du virus vaccinal par l'inoculation, car cette opération réalise *toujours* la vaccine chez le sujet disposé, de même que l'inoculation variolique donne à coup sûr la variole dans les mêmes conditions. On peut en inférer que les individus qui se montrent réceptifs pour la vaccine auraient également pris la variole s'ils avaient été inoculés au lieu de subir simplement le contact des varioleux (2).

Il nous importe de connaître le moment exact où la vaccine entre en jouissance de ses propriétés préservatrices contre la variole. On l'a précisé naguère, en inoculant celle-ci aux vaccinés pendant le développement de leurs pustules et à divers moments de ce développement. L'épreuve serait réprouvée aujourd'hui ; mais elle ne l'était pas aux premiers temps de la vaccine, où elle rentrait au contraire dans un plan bien combiné des expériences à faire pour apprécier la nouvelle découverte. Pour préciser le moment exact où la vaccine prenait possession de ses précieux avantages, on inocula au même sujet la vaccine et la variole, avec la précaution de laisser successivement entre les deux opérations un, deux, trois et quatre jours. Tant qu'on ne dépassait pas ce terme, les deux éruptions se développèrent successivement, chacune avec ses caractères propres, avec la même aisance, la même liberté que si elles eussent été séparées. Mais, si l'inoculation variolique était ajournée au cinquième ou sixième jour, le résultat était bien différent; il se faisait bien quelquefois encore une ébauche de réaction au niveau des piqûres, mais la variole n'allait pas plus loin, et la vaccine continuait seule sa marche (3). Celle-ci devient donc préservatrice, capable de tenir en

(1) Hublé, Précis de la vaccine et de la vaccination modernes.
(2) Immermann, Variola (*Speciel. Pathol. u. Therap.* du Pr Nothnagel. Bd. IV, Theil. IV, Abtheil. 1, p. 131).
(3) Bousquet, *loc. cit.*, p. 530.

échec celle-là au cinquième jour, c'est-à-dire qu'il suffit qu'elle ait quatre jours d'avance sur elle pour qu'elle puisse prévenir son développement. La variole naturelle ne se comporte pas autrement à l'égard de la vaccine. Un vacciné placé le cinquième ou sixième jour de l'opération dans un foyer de contagion de la plus haute intensité brave la variole naturelle, comme il brave la variole inoculée. Et, si l'on conservait des doutes à ce sujet, il serait facile de les dissiper avec le témoignage de la vaccine elle-même, qui vaut bien celui de la variole, car tout est réciproque entre elles. On a vacciné des enfants à toutes les distances de la première vaccination : les deuxième, troisième, quatrième, cinquième et sixième jours, et jamais la seconde opération n'a réussi au delà de ce dernier délai (1).

De l'immunité vaccinale dans ses rapports avec la voie de pénétration du vaccin dans l'organisme. — Il était tout naturel, tant au point de vue théorique que pratique, de se demander si la porte d'introduction du virus vaccinal exerçait quelque influence sur les effets préservateurs de ce dernier. L'attention, sollicitée vers ce sujet, s'est portée à peu près exclusivement sur les voies hypodermique et sanguine, la première surtout, parce que la seconde n'est guère utilisable chez l'homme. Mais les recherches entreprises sur les vaccinations sous-cutanées, du moins celles qui ont été tentées chez l'enfant, ont abouti à des assertions passablement contradictoires. Ici on affirme qu'elles restent toujours stériles (Tedeschi), ailleurs qu'elles sont constamment suivies de succès (Nobl), plus loin encore qu'elles se montrent tantôt immunisantes, tantôt point (Knœpfelmacher).

Ces divergences d'opinion nous ont incité à chercher une orientation vers la solution de ce problème, non pas dans les enseignements fournis par nos clients, dont nous ne pouvons faire des sujets d'observation suivie, mais dans le mode de réaction de nos animaux vis-à-vis du vaccin, suivant qu'il est introduit sous l'épiderme, sous la peau ou dans les vaisseaux. Nous n'avons garde d'oublier que les injections vaccinales sous-cutanées et intravasculaires ont été inaugurées, il y a plus de quarante ans, par le Pr Chauveau (1865-1877), qui, le premier, nous en a fait connaître les effets, dont il a su dégager, par une analyse sagace, des considérations générales du plus haut intérêt. Notre éminent maître a été suivi dans cette voie en France par Béclère, Ménard et Chambon (1896), Calmette et Guérin (1901); en Allemagne, par Fröhlig (1867), Senfft (1877), Krauss et Volk (1906), Nobl (1906) et Knœpfelmacher (1906 et 1907); en Italie, enfin, par Tedeschi (1902) et Casagrandi (1903).

Assurément, ces observateurs ont laissé peu à glaner sur ce terrain, où ils ont fait de belles moissons qui ont ajouté des pages d'un intérêt

(1) Bousquet, *loc. cit.*, p. 527.

captivant à l'histoire scientifique de la vaccine. Mais nous nous sommes fait un devoir de grouper par devers nous un assez grand nombre de faits personnels, pour nous édifier, par nos observations propres, sur un sujet qui prête encore à la controverse, malgré les multiples recherches dont il a été l'objet (1).

Vingt-trois animaux, dont 12 lapins et 11 génisses, ont été utilisés dans cette enquête : soit 7 lapins et 7 génisses pour les injections intra-veineuses, 5 lapins et 5 génisses pour les injections hypodermiques.

Réunissant les résultats de toutes les séries, nous avons conclu, dans notre communication à l'Académie, que les injections intra-veineuses, appliquées aux lapins, les ont rendus tous réfractaires aux vaccinations ultérieures, mais qu'elles n'ont pas eu un résultat aussi constamment positif chez les génisses; que cependant elles en ont immunisé 4 sur 5, défalcation étant faite de 2 sujets devenus complètement stériles pour avoir contracté une pustule spécifique au point d'inoculation.

Ce sont les résultats des injections sous-cutanées qui ont le plus varié; ils se sont répartis en immunisation totale, partielle, ou à peine ébauchée, chez les deux espèces de sujets.

Il y a lieu de remarquer que les réactions locales, assez fréquentes chez la génisse, ont fait constamment défaut chez le lapin.

Dans leur ensemble, ces résultats ne diffèrent que par des constatations qui ont été enregistrées par nos devanciers, engagés dans des recherches similaires. Mais ils portent un enseignement important, que nous nous faisons un devoir de mettre en relief dès l'abord. Sur la foi d'expériences déjà anciennes et absolument défavorables aux tentatives d'immunisation par les injections vaccinales sous-cutanées ou intraveineuses, nous avions écrit antérieurement que le conflit entre l'agent spécifique et l'épiderme était indispensable à l'accomplissement des actes mystérieux de l'immunisation, que la pustule était la condition *sine qua non* de la réalisation de cette dernière, qu'elle était, en quelque sorte, fonction de l'immunité (2). Il n'en est rien. Les expériences rapportées plus haut témoignent formellement que celle-ci peut s'établir sans la participation des actes morbides de l'épiderme, sans le concours du bouton classique.

On peut cependant faire valoir, en faveur de l'aptitude, en quelque sorte spécifique, de l'épiderme à l'évolution vaccinale, la constance du succès de l'inoculation par cette voie, opposée à l'inégalité des résultats enregistrés par l'injection sous-cutanée ou intravasculaire du virus.

(1) KELSCH, L. CAMUS et TANON, De l'immunité dans ses rapports avec la voie de pénétration du vaccin dans l'organisme (*Bull. de l'Acad. de méd.*, 1908, t. LX, 3ᵉ série, p. 136).
(2) KELSCH, L. CAMUS et TANON, Quelques recherches bactériologiques et expérimentales sur le vaccin antivariolique (*Bull. de l'Acad. de méd.*, séance du 23 juillet 1907, p. 126).

D'autre part, Béclère, Ménard et Chambon ont signalé que les génisses traitées par les injections hypodermiques n'acquièrent l'immunité qu'aux environs du huitième jour, deux jours plus tard au moins que celles qui ont été inoculées par la méthode ordinaire ; enfin la pratique de Nobl, dont il sera question plus loin, témoigne que chez les enfants vaccinés par la voie sous-cutanée l'immunité ne s'établit que vers le dixième jour, deux jours plus tard également que chez les sujets traités par la méthode classique. La participation de l'épiderme aux actes intimes de l'immunisation n'est donc pas entièrement indifférente à leurs effets.

On a vu que, chez un certain nombre de nos animaux, l'injection sous-cutanée ou intravasculaire fut suivie d'une réaction locale, caractérisée par le développement d'une induration nodulaire, dans le tissu sous-épidermique du foyer de l'opération. Les diverses espèces animales exploitées par l'expérimentation n'y seraient pas également sujettes. Commune chez l'homme, la génisse et le cheval, elle ne s'observerait jamais chez le lapin et le singe. Nous l'avons notée cinq fois sur onze chez nos génisses ; elle a toujours manqué chez nos lapins. Sa nature a été diversement interprétée. Selon Béclère, Ménard et Chambon, elle serait purement phlegmasique, déterminée par les agents phlogogènes inclus normalement dans la pulpe (1), ce à quoi Knœpfelmacher objecte qu'il l'a vue survenir à la suite d'injections de vaccin amicrobien. D'autres la considèrent comme l'équivalent de la pustule vaccinale, c'est-à-dire comme une réaction spécifique des tissus profonds, bien que, dans ses premières expériences de 1865-1866, Chauveau eût déjà fait valoir que l'humeur extraite de ces infiltrats n'était point inoculable (2).

L'analyse de nos observations nous a porté à croire que ces deux interprétations contradictoires ne sont pas exclusives l'une de l'autre ; elles nous apparaissent toutes les deux fondées en principe. Chez les génisses 21 et 28, en effet, nous voyons apparaître la réaction locale dès le lendemain ou le surlendemain de l'opération et l'induration se résoudre ensuite promptement. C'est exactement l'évolution d'une lésion traumatique. On y cherche en vain l'inoculation et le développement progressif de la réaction spécifique, dont nous trouvons tous les caractères chez les génisses 2 (14 janvier), 14 (11 mars) et 33 (1er juillet) : développement aux environs du sixième ou du huitième jour d'un nodule profond, qui évolue progressivement vers la surface, où, au dixième ou onzième jour, il dessine une saillie carac-

(1) Béclère, Ménard et Chambon, Études sur l'immunité vaccinale et le pouvoir immunisant du sérum de génisse vaccinée (*Ann. de l'Institut Pasteur*, 25 janv. 1896).
(2) Chauveau, De la vaccine dite primitive (*Bull. de l'Acad. de méd.*, 1865-1866, p. 1121).

téristique, soit un bouton à fond induré, avec bords en relief, couronnés d'un liséré blanc, à centre déprimé et légèrement encroûté: bref, il n'y a point d'hésitation possible. c'est bien une petite tumeur vaccinale. Ce serait une erreur de croire qu'elle procède du tissu conjonctif, proliférant sous la stimulation du moteur pathogène spécifique. Elle prend son origine dans les sphères profondes de l'épiderme, dont la section a subi accidentellement le contact du liquide injecté. La preuve en est en ce que nous évitâmes toute réaction spécifique à partir du moment où nous modifiâmes dans cette intention notre manuel opératoire.

Dans un consciencieux travail, auquel il sera fait allusion plus loin, Nobl exprime l'opinion que ces indurations, qu'il a vu survenir chez tous les enfants soumis aux vaccinations sous-cutanées, sont de nature spécifique, de véritables boutons vaccinaux, et que, par conséquent, ils mettent en échec le dogme de l'aptitude exclusive de l'épiderme stratifié à l'évolution du virus vaccinal.

Nous repoussons, du moins jusqu'à nouvel ordre, cette interprétation. En effet, l'immunisation vaccinale par voie cutanée est étroitement liée à l'évolution intra-épidermique du germe ; celle-ci est la condition *sine qua non* de celle-là. Il n'en est pas de même dans l'immunisation réalisée par la voie sous-cutanée; elle se produit avec ou sans induration profonde, et inversement cette induration s'observe parfois chez des sujets qui ne sont nullement immunisés par la vaccination dont elle procède.

Enfin nous n'hésitons pas à rappeler à cette occasion une ancienne mais bien décisive expérience de Chauveau.

Le suc d'une tumeur profonde survenue chez un cheval vacciné avec succès par une injection sous-cutanée fut inoculé ultérieurement sans résultat à un autre sujet de la même espèce : il était complètement stérile, c'est-à-dire que le tissu générateur était dépourvu de tout caractère spécifique.

Nous croyons que le tissu collagène est un terrain peu propice, si ce n'est absolument réfractaire, à la culture du germe vaccinal; mais il fournit à ce dernier, par les bouches lymphatiques qui s'ouvrent dans ses vacuoles, une porte d'entrée aussi sûre que la brèche veineuse pour envahir l'organisme. Nous en tirons cette conséquence que, si le virus dispose d'autres surfaces de pénétration que la peau, il nous importe de ne pas fixer notre attention exclusivement sur cette dernière dans les recherches entreprises en vue de découvrir l'origine du cow-pox dit spontané, et d'envisager, par exemple, l'éventualité de son absorption par la surface pulmonaire, sous forme de poussière mêlée à l'air.

Somme toute, et malgré les réserves exprimées plus haut, c'est le tissu épithélial qui est et reste le terrain de prédilection de l'activité du virus vaccinal. Le cheval, entre autres, nous en offre un saisissant témoignage. Les vaccinations intraveineuses et sous-cutanées déterminent d'ordinaire chez lui une éruption plus ou moins générale, contrairement à l'inoculation cutanée dont les effets restent toujours localisés. L'éruption diffuse ne se produit qu'à la condition qu'il n'y ait point contact entre le virus et les couches épidermiques. Si le contact a lieu, celui-là se fixe sur celles-ci, y germe et, par les effets de son évolution locale, suffit à créer l'immunité sans le concours d'une éruption générale. Il nous semble que rien ne marque mieux que cette observation la puissance des actes épidermiques dans l'immunisation vaccinale. Pourtant il n'est point permis de la généraliser. Chez l'homme et les bovidés, l'injection sous-cutanée ne donne jamais lieu à l'éruption générale, quels que soient d'ailleurs ses effets au point de vue de l'immunisation ou de la réaction locale.

Il nous est impossible d'expliquer ces divergences entre les différentes espèces. Peut-être ne sont-elles pas absolues. C'est le lieu de rappeler l'observation curieuse de notre génisse 31. Huit jours après l'injection cutanée, pratiquée à la région postérieure de la fesse, nous vîmes se développer sur le mufle et les lèvres de cet animal une éruption tout à fait caractéristique. Par son siège, son aspect et son évolution, elle était identique à celle qui apparaît communément chez le cheval après l'inoculation sous-cutanée, et la pulpe fournie par le grattage de ces éléments donna, par l'inoculation d'épreuve au lapin, des boutons vaccinaux typiques. L'animal n'a pu lécher sa plaie, que sa bouche était dans l'impossibilité matérielle d'atteindre, et qui d'ailleurs a été rigoureusement stérilisée après l'opération. Et, d'autre part, il est difficile d'admettre que le palefrenier, préposé à ses soins, ait été l'agent inconscient de l'infection, car ses mains restent absolument étrangères à la production et à la manipulation du vaccin. Nous avons eu beau tourner et retourner cet épisode, que nous croyons unique dans son genre, nous n'avons pu assigner à l'éruption en cause une autre origine que l'inoculation sous-cutanée. Cet effet est absolument identique à celui que provoque cette dernière chez le cheval, et peut-être l'observerait-on quelquefois chez les bovidés s'ils étaient plus souvent soumis aux injections hypodermiques du virus.

Nous nous sommes abstenu, et pour cause, de pratiquer des vaccinations sous-cutanées dans notre clientèle académique; aussi ne pouvons-nous fournir à leur égard des observations personnelles. Cette innovation a été tentée dans ces derniers temps par quelques confrères étrangers, notamment par Knœpfelmacher et Nobl. Mais il convient de rappeler qu'il y a plus de quarante ans que Chauveau, dont la féconde initiative se trouve à l'origine de tous les progrès imprimés à l'immortelle découverte de Jenner, a vacciné des enfants avec succès par les injections sous-cutanées. S'engageant résolument dans la même voie, Knœpfelmacher a soumis récemment à cette pratique 17 enfants, dont 6 furent complètement immunisés, et 11 réagirent à des degrés variables aux inoculations cutanées d'épreuve. Chez les premiers, l'opération fut suivie d'une induration intéressant à la fois le tissu cellulaire et la peau (1).

A peu près en même temps que Knœpfelmacher, Nobl (de Vienne) entreprenait des recherches similaires. Soixante-quatorze enfants reçoivent sous la peau du bras gauche du vaccin délayé dans la solution physiologique. Au pourtour du point d'injection, il se développait d'ordinaire un peu de rougeur érythémateuse et, dans le tissu cellulaire sous-jacent une induration tenace, qui n'aboutissait jamais à la suppuration. Tous les enfants ainsi traités se montrèrent ultérieurement réfractaires à la vaccine, mais l'immunisation ne s'affirmait qu'à partir du dixième jour, ce qui explique, selon cet observateur, les insuccès de certains de ses confrères, tels que Janson, qui ne poursuivirent pas assez longtemps, jusqu'au septième ou huitième jour seulement, les inoculations d'épreuve (2).

S'appuyant sur ces observations, Knœpfelmacher et Nobl se sont crus autorisés à proposer la substitution des vaccinations sous-cutanées aux inoculations sous-épidermiques, en faisant valoir, en faveur des premières, qu'elles ne causent pas de troubles généraux, c'est-à-dire ni fièvre, ni diminution de poids chez les nouveau-nés, qu'elles n'exposent point aux infections secondaires, ni aux inoculations accidentelles du virus sur des surfaces malades chez le vacciné ou les personnes de son entourage; enfin qu'elles ne laissent point de cicatrices. Mais ces accidents sont en grande partie évitables avec l'emploi soigneux de la méthode ordinaire : aussi les avantages de celle de Nobl et Knœpfelemacher nous paraissent-ils minimes et insuffisants pour prévaloir contre la grave objection dont elle est justiciable à savoir que, inconstante dans ses résultats, elle nous laisse ignorer si, dans chaque cas particulier, l'opération a été réellement immunisante.

Age auquel il faut vacciner. — On vaccine tout sujet, quel que soit son âge, s'il ne l'a jamais été. Les règlements prescrivent de procéder à cette opération dès l'âge de trois mois; c'est la pratique généralement suivie. Faut-il ou peut-on vacciner les nouveau-nés? Il va sans dire que cette question ne se pose pas en temps d'épidémie, où l'inoculation doit être assurée le plus tôt possible, à leur égard comme à l'égard de tout le monde. Mais y a-t-il des avantages ou des inconvénients à procéder de même en temps ordinaire, au moins vis-à-vis des enfants qui naissent dans les maternités des grandes villes, où ils courent plus de chances de prendre la variole qu'au

(1) KNŒPFELMACHER, Subcutane Vaccineinject. am Menschen (*Wiener med. Wochenschr.*, 1906, p. 45).
(2) NOBL, Ueber das Schutzvermögen der subcutanen Vakzine-Insertion (*Wiener klin. Wochenschr.*, 1906, n° 22).

foyer familial ? La question n'est pas résolue d'une façon péremptoire. Il est certain que la petite vérole n'épargne pas absolument les enfants qui viennent de naître ; elle les atteint même dans le sein de leur mère. Mais ils jouissent cependant d'une immunité relative, due peut-être aux conditions spéciales de leur existence qui diminuent, à tout prendre, les chances de contagion. Aussi est-il des médecins hautement autorisés qui se montrent peu favorables aux vaccinations hâtives ou précoces. Bouchet écrivait, en 1878, qu'elles exposaient les enfants à des accidents mortels (1). Barthez (2) et Warlomont (3) estiment qu'elles peuvent entraîner des complications sérieuses, parmi lesquelles Bousquet, Ribemont-Dessaignes et Lepage mentionnent une éruption ecthymato-ulcéreuse, qui n'est pas exempte de dangers pour le nouveau-né. Lévy et Sorgius affirment que les réactions inflammatoires ne sont pas plus vives chez les nouveaux-nés que chez les enfants plus âgés, mais qu'elles sont généralement tardives, ce qui impose l'obligation de pratiquer le contrôle après le septième jour si l'on tient à être exactement fixé sur leur intensité ou leur caractère (4). Il est enfin des médecins qui accusent l'opération hâtive de favoriser le réveil de certaines diathèses, telles que le scrofulisme et l'herpétisme.

D'autre part, il s'est trouvé, à toutes les époques, des observateurs qui ont appuyé leur opposition à la vaccination précoce sur la fréquence des insuccès qu'elle aurait enregistrés. Rayer écrivait qu'elle était stérile ordinairement 2 fois sur 3 (5). Berton affirmait en 1842 qu'elle avait la plus grande peine à prendre chez les tout jeunes enfants (6). Puisque la vaccine se donne pour remplacer la petite vérole, remarque Bousquet, elle ne saurait mieux faire que d'en suivre les habitudes. Comme celle-ci est très rare dans les trois premiers mois, il faut attendre le quatrième ou le cinquième mois pour vacciner les nouveau-nés (7).

Tissier a constaté, à l'asile de l'avenue Ledru-Rollin, que les enfants vaccinés à la Maternité donnaient un pourcentage de 84 p. 100 seulement de succès (8). Ce sont à peu près les chiffres consignés dans la thèse d'Abbas. Sur 120 vaccinations de nouveau-nés, il compte 27 insuccès, c'est-à-dire 22 p. 100 de réfractaires (9). Ferré (de Pau) et Félix et Flück (de Lausanne) ont enregistré également des échecs chez les tout jeunes enfants. Les vaccinateurs

(1) Bouchut, Maladies des nouveau-nés.
(2) Barthez, *Union méd. de Paris*, 1891.
(3) Warlomont, Traité de la vaccine, 1883.
(4) Lévy et Sorgius, Ist es zweckmässig, die Sutzpockenimpfung in den ersten Lebensmonaten vorzunehm ? (*Hyg Rundschau*, oct. 1905).
(5) Beauquey, De la vaccination chez les nouveau-nés. Thèse de Paris, 1905.
(6) Berton, Traité des maladies de l'enfance, 1842.
(7) Bousquet, *loc. cit.*, p. 144-145.
(8) Beauquey, *loc. cit.*, p. 10.
(9) Abbas, Diss. inaug. de Greifswald, cité par le Dr Pierrot, p. 22.

de Lausanne auraient eu même à déplorer des accidents. Comby, enfin, conseille d'inoculer systématiquement tous les enfants dès les premiers jours de leur naissance, en temps d'épidémie de variole, mais, sous cette réserve, il ne voit pas non plus d'inconvénients à temporiser et à attendre, pour les vacciner, qu'ils aient deux ou trois mois d'âge.

Mais l'opinion opposée compte également de nombreux défenseurs. Elle a été développée dans deux thèses inspirées l'une par le Pr Pinard à Beauquey, l'autre par le Pr Fabre (de Lyon) à Pierrot (1). Le Pr Pinard vaccine les nouveau-nés dès leur naissance, avant leur première sortie ; cette pratique, depuis trente ans, n'a causé entre ses mains aucun accident. Saint-Yves Ménard l'applique également dans les maternités de l'Assistance publique de Paris. La vaccine évolue chez les enfants très normalement, très régulièrement, sans réaction marquée, sans troubles de la santé, sans modifications de l'accroissement.

D'autre part, le Dr Pierrot expose qu'il a inoculé, dans le service du Pr Fabre, un nombre considérable d'enfants, de quelques heures à deux ou trois jours, avec 98 p. 100 de succès, sans avoir jamais constaté aucun inconvénient à ces opérations précoces, que, selon lui, il y aurait lieu plutôt de préconiser que de proscrire. Il spécifie cependant qu'elles réclament l'emploi de lymphe très active et la mise en œuvre d'une technique très soignée. Beauquey formule la même opinion. On ne saurait mieux reconnaître que le nouveau-né est moins réceptif pour le vaccin que les enfants plus âgés.

En résumé, il semble que la majorité des praticiens inclinent en faveur de la vaccination précoce. Toutefois, il ne paraît guère possible de dégager des conclusions fermes d'observations contradictoires. La question ne peut être nettement tranchée que par les faits. Nous avons réuni tous ceux qui ont été relevés à l'Académie, depuis 1903, dans le tableau ci-contre :

(1) PIERROT, De la vaccination chez les nouveau-nés. Thèse de Lyon, 1904.

État comparatif faisant ressortir la différence des résultats obtenus par la vaccination de juin 1903 au 31 décembre 1909.

1° Sur les enfants âgés de moins de trois mois.

2° Sur les enfants âgés de plus de trois mois.

ANNÉES.	NOMBRE D'ENFANTS VACCINÉS.	SIX BOUTONS.	CINQ BOUTONS.	QUATRE BOUTONS.	TROIS BOUTONS.	DEUX BOUTONS.	UN BOUTON.	INSUCCÈS COMPLET.	OBSERVATIONS.
Enfants âgés de moins de trois mois.									
1903	51	14	5	4	8	16	3	1	39 enfants vaccinés âgés de moins de 3 mois n'ont pas été présentés au contrôle.
1904	75	32	4	22	5	3	6	3	
1905	61	22	4	6	4	4	15	6	
1906	43	17	7	4	7	2	5	1	
1907	46	15	9	6	7	5	2	2	
1908	22	7	3	3	3	2	3	1	
1909	18	7	3	3	1	3	1	»	
Totaux	316	114	35	48	35	35	35	14	
Pour 100		36,07	11,07	15,19	11,07	11,07	11,07	4,43	
Enfants âgés de plus de trois mois.									
1903	131	86	11	12	10	9	3	»	
1904	209	143	20	31	6	4	5	»	
1905	196	123	16	34	8	9	6	»	
1906	169	123	22	12	5	5	2	»	
1907	211	176	8	12	5	6	3	»	
1908	256	219	20	8	1	5	2	1	
1909	286	242	22	9	10	1	2	»	
Totaux	1 458	1 412	119	118	45	39	23	2	
Pour 100		76,27	8,15	8,09	3,09	2,68	1,58	0,14	
Comparaison.									
Avant 3 mois	»	36,07	11,07	15,19	11,07	11,07	11,07	4,43	
Après 3 mois	»	76,27	8,16	8,09	3,09	2,68	1,58	0,14	

Il résulte de ce tableau que le pourcentage des déchets concernant les enfants de moins de trois mois s'élève à 4,43 p. 100, tandis qu'il lest que de 0,14 p. 100, c'est-à-dire 31 fois plus faible, chez les sujets plus âgés, et qu'à nombre égal de piqûres le pourcentage des boutons est deux fois plus élevé chez ceux-ci que chez ceux-là.

Ces chiffres sont nettement défavorables aux vaccinations précoces. Nous y ajoutons qu'à plusieurs reprises nous avons vacciné avec succès des enfants de quatre mois à quatre ans, qui avaient été inoculés sans résultats, d'après les assertions des mères, aussitôt après leur naissance.

Nous préférons, jusqu'à nouvel ordre, l'opération tardive à l'opération précoce, en nous appuyant sur les enseignements de l'expérience et aussi sur le raisonnement *a priori*, formulé naguère par Bousquet : « On comprend que, dans les premiers jours de la vie, les fonctions à peine ébauchées ne s'exercent que fort imparfaitement, et, avec un peu de réflexion, on sent que ce n'est pas le moment de charger la nature sous prétexte de l'affranchir dans l'avenir (1). »

Quelques médecins, ainsi qu'on l'a vu plus haut, ont exprimé l'opinion que l'immunité conférée aux nouveau-nés par une vaccination précoce était de courte durée. C'est une question qu'il serait facile d'élucider par des inoculations réitérées et échelonnées sur les premiers mois ou les premières années de la vie chez deux séries d'enfants, vaccinées l'une immédiatement après la naissance et l'autre après trois mois.

Nécessité de la revaccination. — De bonne heure s'est posée la question de savoir si la garantie conférée par la vaccine contre la variole était limitée dans le temps ou indéfinie. Les premiers vaccinateurs, que l'expérience n'avait point encore éclairés, croyaient à la pérennité de la vaccine. La sécurité du présent leur donnait pleine et entière foi dans l'avenir.

C'est à partir de 1811 qu'on vit apparaître les premières atteintes de variole parmi les vaccinés. Elles furent considérées tout d'abord comme des exceptions négligeables. Mais, entre 1815 et 1820, elles se multiplièrent tellement qu'elles forcèrent l'attention et finirent par diviser les médecins entre eux. Les uns devinrent hostiles à la vaccine, après en avoir été enthousiastes ; d'autres, moins excessifs, se consolèrent de sa faillite par l'adoucissement qu'elle semblait avoir imprimé à la variole qu'elle n'avait pu empêcher. C'est effectivement à partir de cette époque qu'on vit, avec une fréquence de plus en plus grande, cette forme modifiée, atténuée de la variole, la varioloïde, qu'on put croire créée pour ainsi dire par la vaccine, tant elle était rare avant cette découverte. Enfin il s'est trouvé des médecins qui, emportés par leur foi dans l'infaillibilité de la vaccine, plutôt que de se rendre à

_____

(1) BOUSQUET, *loc. cit.*, p. 508.

l'évidence, imaginèrent de séparer cette variole bénigne de l'autre, et d'en faire une affection distincte contre laquelle la vaccine était impuissante.

Mais, au cours des sévères épidémies qui se succédèrent de 1820 à 1830, on vit les varioloïdes diminuer de nombre et se rattacher aux formes graves par des transitions graduées qui ne permettaient plus de séparer les premières des secondes. C'en était fait de la pérennité de la préservation vaccinale. Partout, vers 1830, on reconnaît que l'immunité conférée par la vaccine n'est vraiment efficace que pendant l'enfance, qu'elle s'affaiblit à l'époque de la puberté pour s'éteindre à l'âge viril; que la variole, ne préservant point d'une façon absolue contre elle-même, c'était s'aveugler étrangement que de demander à la vaccine ce que la petite vérole elle-même est impuissante à donner; qu'en un mot la vertu préservatrice de l'inoculation n'est que temporaire, qu'elle se perd avec les années, pour disparaître en définitive complètement.

Le moyen de remédier à cet état de choses était bien simple : ce que la vaccine avait fait une fois, elle pouvait l'accomplir encore : la revaccination était le seul remède à cette détresse renouvelée des temps. De 1830 à 1840, elle fut reconnue presque partout comme le complément nécessaire à la vaccination. Elle eut pourtant quelque peine à se faire accepter en France. Ce ne fut qu'après la publication du livre de Bousquet, en 1848, que sa cause put être considérée comme définitivement gagnée. Elle a trop fait ses preuves depuis pour pouvoir être mise en discussion.

A quel âge faut-il revacciner? — L'observation ne permet pas d'assigner à la pratique des revaccinations des époques fixes, car elle enseigne que la réceptivité pour la variole et subsidiairement pour la vaccine varie pour le même âge suivant les individus. Le succès de la revaccination augmente progressivement à mesure que l'on s'éloigne de l'époque de la première inoculation. Mais il n'est pas au pouvoir du médecin d'indiquer *a priori* les âges auxquels il faut recourir de nouveau à l'opération préservatrice. L'expérience établit d'une manière générale qu'une seule vaccination donne satisfaction à un certain nombre de vaccinés pour toute leur vie, mais que la plupart d'entre eux ne sont garantis par elle contre la variole que pendant un temps limité. La prudence, conseillée par l'expérience, exigerait que tous les cinq ans on demandât à la vaccine soit une nouvelle garantie de préservation si l'on en a besoin, soit une attestation négative qui donne toute sécurité dans le cas contraire. Être réfractaire à la vaccine, c'est être en même temps inaccessible à la variole. Mais, en pathologie, il n'y a point de vérité absolue. Il existe des exemples de variole survenue peu de temps après une deuxième vaccination réussie. Il n'y a point lieu de s'y arrêter. Puisqu'on peut avoir deux et trois fois la petite vérole, pourquoi ne la

contracterait-on pas après deux vaccines? Ces faits, d'ailleurs assez
rares, n'infirment point la règle ; ce qui s'en écarte ne peut servir à
l'établir. C'est l'expérience acquise pendant la variole de 1871-1872
qui donna principalement l'essor aux revaccinations. De nombreux
faits montrèrent que cette précaution était nécessaire même pour
les sujets qui avaient été atteints de variole.

Il importe de distinguer entre les vaccinations recommencées sur
des sujets chez qui la première inoculation avait échoué et les
véritables revaccinations, c'est-à-dire les inoculations pratiquées sur
des individus plus ou moins âgés chez lesquels une première inoculation fut suivie d'une éruption vaccinale légitime. Cette confusion a
été certainement commise plus d'une fois. Elle explique aisément
la proportion extraordinaire des pustules typiques obtenues dans
certaines prétendues revaccinations.

Il est des médecins qui ont cru, et peut-être en est-il encore qui
sont convaincus, que le nombre et l'étendue des cicatrices laissées
par la première vaccination sont l'indice d'une immunisation
durable et dispensent au besoin de recourir à la revaccination
ultérieurement. C'est peut-être un préjugé dangereux. Il résulte
du moins d'observations déjà anciennes des Drs Lalagade, Pecco, et de
celles de nos médecins militaires, que ces apparences des stigmates
sont plutôt le témoignage d'un haut degré d'aptitude aux récidives
vaccino-varioliques, une indication formelle d'avoir à recourir de
temps à autre à la revaccination (1).

**Difficultés d'interprétation des résultats des vaccina-
tions.** — Les primo-vaccinations, quand elles sont suivies de succès,
aboutissent toujours au développement d'une ou plusieurs pustules
caractéristiques. La réceptivité chez les nouveau-nés est en quelque sorte illimitée ; il est extrêmement rare que les sujets, dits réfractaires, résistent à deux ou trois bonnes vaccinations. Le paragraphe 17
de la loi allemande porte qu'elles doivent être considérées comme
réussies, quand il y a au moins une pustule parvenue à complet développement. L'observation et l'expérience ont établi que la non-
apparition des pustules chez les primo-vaccinés implique ou une
virulence insuffisante du vaccin, ou une technique défectueuse et, si
ni l'une ni l'autre alternative n'est en cause, une immunité congénitale vis-à-vis du vaccin. Il s'ensuit que la statistique n'est nullement embarrassée pour classer les résultats de la vaccination.

La lésion qui répond à la primo-vaccination est toujours semblable à elle-même : c'est un type presque immuable, ou dont les variations
se réduisent à des nuances insignifiantes. Il n'en va pas de même, à
l'ordinaire, des manifestations provoquées par la revaccination.

(1) KELSCH, Rapp. gén. présenté à M. le ministre de l'Intérieur par l'Acad. de
méd. sur les vaccinations et revaccinations pratiquées en France et aux colonies
pendant l'année 1904, p. 175-176.

Certes il arrive parfois que la réaction ne se différencie guère de la pustule primo-vaccinale; tout au plus son évolution est-elle un peu plus rapide que dans cette dernière et la cicatrice un peu moins apparente que celle de la primo-vaccination. La lymphe incluse dans l'élément éruptif est parfaitement inoculable. Mais on peut dire que ce résultat est exceptionnel. Le plus communément, après une inoculation de vingt à trente heures, on voit apparaître, au point d'insertion du virus, une papule accompagnée d'une vive démangeaison; au troisième jour, l'épiderme se soulève au point culminant de l'élevure et, au quatrième, celle-ci se couronne d'une vésicule, avec ou sans ombilication, dont le contenu se trouble dès le lendemain. Les sixième et septième jours, l'élément entre en régression; il se dessèche et se couvre de croûtelettes, qui tombent au bout de quelques jours sans laisser de cicatrices. Dans nos essais de transmission, le liquide vésiculaire s'est montré tantôt inoculable, tantôt point. A un degré inférieur de la réaction, les papules naissent aussitôt après l'opération et causent de la démangeaison dès le soir du premier jour. Le lendemain et le surlendemain, on voit se développer à leur point culminant une exsudation vésiculaire plate, à peine appréciable, dont le contenu se trouble rapidement. Au quatrième jour, leur régression commence, les vésicules se dessèchent et se transforment en une croûte brunâtre qui porte ultérieurement au contrôle le témoignage qu'une exsudation a eu lieu. Le plus souvent, on peut dire, dans la grande majorité des cas, que la réaction se manifeste par une simple papule rosée, arrondie ou plate, sans vésicule, avec une auréole rouge à peine apparente et se desséchant au bout de quelques jours. Son dernier échelon se réduit à une élevure, une proéminence plus ou moins appréciable au-dessus du niveau de la peau, voire même à une simple macule rouge, qui apparaît quelques heures après l'opération et provoque comme toujours une vive démangeaison. Elle n'a qu'une durée éphémère et ressemble plutôt à une plaque d'urticaire qu'à une papule.

Les insuccès se marquent par une simple réaction traumatique, fugitive, sans autre apparence morbide.

Envisagées du point de vue biologique, les lésions revaccinales, papulo-vésiculeuses ou papuleuses, se répartissent en deux groupes. Le premier comprend toutes celles qui atteignent leur complet développement du cinquième au septième jour ; elles seules renferment généralement un liquide inoculable. Toutes les autres, qui entrent en régression le cinquième jour ou avant, sont des revaccines modifiées plus ou moins frustes, non inoculables, mais généralement valables pour le porteur, avec certaines réserves toutefois. Elles concernent les cas où, l'immunité du revacciné étant encore à peu près complète, le conflit entre l'agression et la défense, c'est-à-dire entre la toxine introduite sous l'épiderme et les anticorps actionnés par elle, reste local, s'effectuant d'après le mécanisme invoqué dans notre communication à l'Académie du 28 juillet 1908 (p. 160-1861), ou d'après tout autre mode d'action et de réaction entre ces agents.

Du 1er juillet 1905 au 10 avril 1909, nous avons pratiqué, abstraction faite des 8 000 opérations effectuées pendant la fièvre vaccinale qui sévit à Paris en 1906, et dont les suites n'ont pu être vérifiées, nous avons, disons-nous, pratiqué 2683 revaccinations, première, deuxième, troisième, quatrième opération et au delà : nous avons eu affaire à des sujets qui se faisaient revacciner chaque année. Sur cet ensemble d'inoculés, 1 750 ont été contrôlés du premier au huitième jour. 37 sujets nous ont présenté des pustules plus ou moins typiques de la primo-vaccination, 313 des papulo-vésicules, 912 des papules, 169 des macules rouges légèrement indurées, enfin 108, soit 6,93 p. 100, ne portaient aucune trace de réaction.

Depuis le 1er janvier jusqu'au 10 avril 1909, 68 personnes ont été revaccinées; 59 sont venues au contrôle ; elles portaient toutes des papulo-vésicules ou des papules.

Grâce à ce nombre relativement considérable de sujets qui ont afflué à nos séances, — nous devons cet empressement à la nécessité où ils se trouvent de se pourvoir d'un certificat, — grâce à la rigueur avec laquelle s'exercent nos contrôles, — ce certificat n'est délivré qu'à ceux qui s'y soumettent, — nous avons pu suivre consciencieusement les résultats de cette opération, qui empruntait un intérêt tout particulier à la diversité de l'âge de nos clients, c'est-à-dire du temps écoulé depuis la dernière vaccination. Ce sont, en effet, des enfants à la veille d'être admis à l'école, séparés par cinq ou six ans seulement de la première inoculation, des adolescents, étudiants ou aspirants aux hautes écoles, comptant à peu près un même nombre d'années révolues depuis la première revaccination, enfin des adultes de vingt-cinq à trente ans, candidats à des emplois divers, ayant été, les hommes du moins, réinoculés au corps, ou dans une période plus ou moins récente de vingt-huit jours. Un grand nombre de nos clients avaient d'ailleurs été revaccinés souvent depuis leur première ou leur deuxième enfance; plusieurs l'avaient été régulièrement chaque année, bon nombre quelques mois, voire même quelques semaines avant de s'être présentés à nous. Le besoin d'un certificat, qu'ils avaient négligé de prendre antérieurement, les avait contraints de recourir à nouveau à la lancette. Ainsi, à part de rares exceptions, tous ces sujets ont répondu d'une façon positive à la sollicitation de la lancette. Chez tous, d'autre part, l'éruption est apparue de douze à vingt-quatre heures après notre intervention, d'autant plus fruste, mais d'autant plus hâtive qu'il s'était écoulé moins de temps depuis la dernière inoculation. C'est la réaction précoce, ou petite réaction de von Pirquet.

Ces faits, sur lesquels nous avons fixé à plusieurs reprises l'attention de l'Académie, prouvent que l'immunité absolue, c'est-à-dire l'insensibilité totale au virus vaccinal, ne figure qu'exceptionnellement parmi les résultats de la revaccination. Elle ne se rencontre guère qu'après la primo-vaccination, et encore y est-elle de courte durée. La revaccination est toujours suivie d'effets, et d'effets spécifiques, d'autant plus prompts qu'elle est plus souvent réitérée, en vertu de l'hypersensibilité, de l'anaphylaxie vaccinale qu'elle crée dans l'organisme.

Ces modalités diverses et graduées de la réaction revaccinale soulèvent des questions d'un grand intérêt pratique. En effet, on ne s'est pas toujours entendu, et on n'est peut-être pas encore d'accord, à l'heure actuelle, sur leur signification, sur leur pouvoir immunisant vis-à-vis de la variole. Pour se prononcer à cet égard, les médecins, se plaçant avant tout à un point de vue purement objectif, s'en rapportaient à la grandeur de la réaction ou à l'inoculabilité de ses produits. Cette dernière considération avait une importance toute spéciale à l'époque où l'on vaccinait de bras à bras ; il fallait à tout prix savoir si le moteur pathogène avait été détruit ou non dans la lésion revaccinale. Mais convient-il, à l'instar de nombre de nos confrères, de ranger parmi les réactions banales les papulo-vésicules stériles, les papules avec ou sans auréole, les élevures rouges et plates avec démangeaisons, toutes lésions ordinairement relevées dans nos contrôles ? Nous ne le croyons pas. Si elles ne se montrent pas inoculables, elles n'en sont pas moins spécifiques de la réaction vaccinale et préservatrices contre la variole.

La question que nous soulevons ici est fondamentale dans l'espèce ; elle a une importance de premier ordre. S'il est facile de classer les résultats de la primo-vaccination, de les distinguer en *positifs* et *négatifs* sans encourir la chance de se tromper sur leur signification, il n'en est plus de même des efflorescences cutanées qui suivent les revaccinations. En effet, ces papules, couronnées ou non à leur sommet d'une vésicule plus ou moins apparente, ces élevures plates, plus ou moins étalées que l'on prendrait volontiers pour de petites plaques d'urticaires, toutes ces lésions superficielles, qui s'encadrent généralement dans une auréole rouge et provoquent de vives démangeaisons, sont bien distinctes de la pustule caractéristique de la primo-vaccination, et bien difficiles à interpréter au point de vue de l'immunisation.

La fausse vaccine. — C'est à ces lésions, on le sait, que les conceptions classiques attribuaient naguère la dénomination de fausse vaccine. En 1894, le regretté Hervieux s'est élevé devant l'Académie contre cette interprétation, et, preuves en main, il démontra qu'il n'y avait pas de fausse vaccine dans l'acception littérale du mot, pas plus qu'il n'y avait de fausse variole, et que les lésions auxquelles on appliquait cette qualification ressortissaient à la vraie vaccine, dont elles

ne différaient que par leur développement incomplet (1). Ayant ir.o-
culé à de très jeunes enfants le contenu de papules considérées comme
pseudo-vaccinales, il en obtint des pustules qui présentaient tous
les caractères de celles de l'éruption classique. D'ailleurs, la vaste
expérience faite dans l'armée démontre péremptoirement que les
papules, et même les éruptions revaccinales à peine apparentes, sont
généralement préservatrices, sous les réserves formulées plus haut.
Les expériences instituées à cet égard par nos confrères militaires,
MM. Lemoine et Cassedebat, sont des plus instructives. Lemoine
inocula à des génisses la pulpe de papules vaccinoïdes à peine
ébauchées, apparues dès le lendemain ou au plus tard deux jours
après l'inoculation. Puisée à 48 sources différentes, cette pulpe donna
41 fois des pustules légitimes. D'autre part, Cassedebat expose
que, chez 53 sujets qui n'avaient répondu à une première revaccination que par des résultats incertains ou douteux, par de la prétendue
fausse vaccine, de nouvelles inoculations pratiquées peu de temps
après demeurèrent à peu près stériles. Il en conclut que les éruptions,
si peu caractérisées qu'elles soient, provoquées par le virus animal
chez les revaccinés, confèrent l'immunité au même titre que la
vaccine typique (2).

Ces observations s'interprètent sans difficulté. A mesure que
l'immunité acquise par une première vaccination décroît, la réceptivité originelle, par une sorte de balancement corrélatif, reparaît
et va en s'accroissant suivant une proportion mathématiquement
exacte de la quantité dont l'immunité s'affaiblit. De telle sorte
que ces deux facteurs, immunité et réceptivité, coexistent plus ou
moins longtemps dans un rapport inverse, celle-ci bénéficiant
toujours de ce que celle-là perd dans la suite des temps. L'amoin-
drissement progressif de l'immunité a pour conséquence naturelle
la renaissance graduelle de la réceptivité vaccinale. Quand, chez un
revacciné, l'immunité a presque complètement disparu, les caractères
de l'éruption qui fait suite à l'inoculation se rapprocheront de plus
ou moins près de ceux de la pustule vaccinale classique. Si l'immunité subsiste encore, assez puissante pour entrer en conflit actif avec
le vaccin, l'éruption revaccinale sera rudimentaire ou réduite aux
proportions d'une papule ou d'une papulo-vésicule.

Les différents modes de réaction de l'organisme sont l'expression
directe des phases décroissantes de l'immunité. Ils indiquent en quelque sorte le niveau de celle-ci : les pustules classiques, les papulo-
vésicules, les papules, les simples macules, l'absence enfin de toute
éruption correspondent respectivement à une immunité complètement
éteinte, ou simplement affaiblie, ou intacte. On comprend d'ailleurs

(1) HERVIEUX, Immunité et réceptivité vaccinale (Bull. de l'Acad. de méd., 1893,
t. XXIX, p. 328).
(2) HERVIEUX, Rapp. sur les vaccinations et revaccinations, 1837, p. 15-18.

que la dégradation progressive de cette force défensive détermine dans les efflorescences de la revaccination des modalités d'aspect multiples, qu'il est plus aisé de se figurer que de décrire ; on remarquera que les principales variétés de ces dernières présentent des traits de ressemblance frappante avec les caractères des différents étages de l'éruption primo-vaccinale classique (1) ; ce qui, à défaut d'autre témoignage, suffirait pour en prouver la spécificité.

Ce sont là des considérations qui furent développées sur ce sujet en 1893 par Hervieux, devant l'Académie de médecine ; celle-ci, acceptant les conclusions de l'ancien directeur de la vaccine, les condensa dans la proposition suivante : « Toute éruption qui se sera produite aux différents points d'insertion, sous la forme d'une vésicule ou d'un simple bouton, ou d'une papule se rapprochant par son apparence de la papule classique, devra être considérée comme succès. »

Mais il s'en faut que la sanction donnée par l'Académie à cette question ait eu raison de toutes les hésitations. Il est bien des vaccinateurs qui, persévérant dans les anciens errements, portent à l'actif des insuccès toutes les efflorescences papuleuses et même papulo-vésiculeuses des revaccinations. Ces divergences dans les interprétations sont profondément regrettables. Envisagées du point de vue pratique, elles ne laissent pas de vicier les déductions des statistiques revaccinales ; elles frappent ses indications d'une suspicion irrémédiable. La méfiance a même gagné le public, il ne croit guère au succès des réinoculations. « J'ai été revacciné plusieurs fois depuis mon enfance, et cela n'a jamais pris ; » telle est la réflexion que nous entendons se produire journellement à nos séances, et nombre de sujets renoncent à la revaccination, parce qu'ils sont convaincus qu'elle n'a aucune action sur eux. C'est une erreur contre laquelle nous ne cessons de réagir dans l'éducation vaccinale que nous cherchons à inculquer à nos clients. Ils vivent dans la croyance que l'adulte doit répondre à une deuxième ou à une troisième vaccination comme l'enfant à la première, ignorant naturellement qu'il y a des degrés dans les modes de réaction locale de l'inoculation, degrés qui sont en rapport avec ceux de la réceptivité, subordonnée elle-même au temps écoulé depuis la dernière opération, ou à des idiosyncrasies individuelles. Les fausses idées du public sont bien fâcheuses, parce qu'elles le détournent de l'accomplissement des prescriptions de la loi. Mais non moins regrettables sont les errements de la pratique nés de l'imprécision qui s'attache toujours, dans l'esprit de bien des médecins, aux rubriques *succès* et *insuccès*. Le dépouillement annuel des rapports vaccinaux centralisés à l'Académie nous a convaincu que, malgré les fermes conclusions du débat académique

(1) Hervieux, Immunité et réceptivité vaccinales (*Bull. de l'Acad. de méd.*, 1893, t. XXIX, p. 324, 328, 345 et 346).

visé plus haut, beaucoup de nos confrères persistent à ne considérer comme revaccination heureuse que celle qui provoque une éruption de boutons plats et ombiliqués, tandis qu'ils attribuent une signification négative à toute éruption caractérisée simplement par des boutons plus ou moins acuminés. Or, comme il est certain, nous allons du moins le prouver une fois de plus, que ceux-ci font partie des manifestations vaccinales légitimes, nous avons la conviction que la statistique ne comprend pas toujours sous ces dénominations *succès* et *insuccès* des résultats tout à fait comparables, ce qui leur enlève toute valeur.

Dans les pays d'outre-Rhin, l'opinion est également hésitante sur cette question. Le paragraphe 17, chapitre III de la loi allemande, porte que la revaccination doit être considérée comme réussie, si elle est suivie de l'apparition de petits nodules ou vésicules au niveau des points inoculés (1).

En Autriche, on a pris également l'habitude d'inscrire ces derniers faits parmi les succès. Mais il s'en faut que cette proposition ait rallié tous les suffrages. Elle a été vivement controversée au Congrès vaccinal de Carlsbad, en 1902. C'est sur la valeur des papules que portent surtout les divergences. Le Dr Paul, directeur de l'Institut vaccinal officiel de Vienne, leur conteste toute signification spécifique, c'est-à-dire tout pouvoir immunisant; et il estime que les supputations, qui les comprennent dans les résultats positifs, doivent être considérées comme nulles et non avenues. Il est vraisemblable, ajoute-t-il, que ce sont les divergences d'opinion qui règnent à cet égard parmi les vaccinateurs, qui sont la cause des écarts considérables notés dans les pourcentages de vaccinations positives produits par eux. Rien n'est plus exact. Aussi MM. Voigt (Hambourg), Chalybæus (Dresde), et Stumpf (Munich) se sont-ils élevés contre l'opinion de Paul. Leur conviction est que les papules, suffisamment développées pour être appréciables à la pulpe du doigt passé à leur niveau, font partie de la série des éruptions vaccinales; car les sujets qui ont répondu par elles à une première revaccination se montrent réfractaires à des réinoculations successives pratiquées ultérieurement. Des individus qui avaient réagi par des papules à une première revaccination furent réinoculés les cinq années suivantes par Chalybæus, sans manifester les effets initiaux à la suite de ces tentatives.

Ces observations portent en elles, entre autres enseignements, une notion qui intéresse le contrôle des vaccins et dont la mention ne nous paraît point déplacée dans ces développements. Les pustules normales, avons-nous établi plus haut, ne s'observent que très exceptionnellement dans les revaccinations. Cet état de choses a fait

(1) Die gesetzlich. Vorschrift über die Schutzpockenimpfung, 1900, p. 32.

conjecturer que, réagissant moins vivement que les enfants à l'inoculation vaccinale, les adultes déjà vaccinés devaient être choisis de préférence à ces derniers, pour les essais de la pulpe, attendu qu'un virus qui se montre actif chez eux le sera *a fortiori* chez les primo-vaccinés. Qui peut le plus peut le moins. Mais ce raisonnement ne laisse pas que d'être infirmé par les considérations développées plus haut. Loin d'opposer une certaine résistance à l'imprégnation vaccinale, l'adulte y est au contraire plus sensible encore que les enfants, sa susceptibilité à son égard est exquise. Seulement, il y répond autrement qu'eux ; cela est si vrai que, quand des pustules classiques poussent à la suite d'une revaccination, certains observateurs, et non des moindres, tel que Voigt (de Hambourg), inclinent à croire que la première inoculation a échoué chez l'intéressé ; nous ne sommes pas éloigné de partager ce sentiment.

Depuis la fondation de l'Institut de l'Académie, nous sommes hantés par la préoccupation de poursuivre les tentatives inaugurées par nos prédécesseurs pour fixer définitivement l'opinion des médecins vaccinateurs sur la valeur des réactions vaccinales. Les pustules légitimes réalisées chez l'homme (Hervieux) et la génisse (Lemoine) par l'inoculation des produits du grattage de la papule revaccinale apparaissent, au premier abord, comme un témoignage formel de la spécificité de ces dernières. Nous reconnaissons cependant que cette interprétation ne force point la conviction. On peut lui objecter que les germes virulents décelés dans les papules de la revaccination ne sont autres que ceux qui ont été introduits sous la peau par cette opération elle-même. A la vérité, les expériences de Chalybæus et Cassedebat ne tombent pas sous le coup de cette fin de non-recevoir. Nous ne voyons guère comment on pourrait refuser de prendre en considération la stérilité d'une deuxième revaccination chez des individus qui viennent de répondre par des papules ou des papulo-vésicules à une première épreuve, ou comment on réussirait à expliquer la disparition totale de la variole dans l'armée, si l'on tenait pour banales les efflorescences papulo-vésiculeuses qui sont le mode de réaction le plus habituel des revaccinations pratiquées dans les milieux militaires.

La pensée la plus naturelle, et nous l'avons trouvée exprimée maintes fois dans les documents soumis à notre analyse, est que les lésions papulo-vésiculeuses représentent une réaction phlegmasique commune, suscitée par la flore bactérienne banale du vaccin. Cette interprétation paraît à la vérité très spécieuse. Il est cependant difficile de concilier avec elle la constance et la régularité d'apparition de ces efflorescences, dans les lésions que provoquent des réinoculations en séries, greffées sur une primo-vaccination. On y voit s'élever tout d'abord des pustules, dont l'évolution est précipitée, après quoi les réactions s'épuisent dans des formations papuleuses

ou papulo-vésiculeuses qui parcourent en vingt-quatre à quarante-
huit heures toutes les phases de leur développement. Cette évolution
est constante, invariable dans toutes les épreuves de ce genre. Si
les réactions étaient déterminées par les microbes adventices du
vaccin, elles seraient subordonnées aux chances variées, créées par
l'intervention éventuelle de ces derniers, c'est-à-dire qu'elles se
montreraient inconstantes dans leur apparition et inégales dans leur
développement. Mais nous avons enlevé tout fondement à cette
objection, en inoculant des vaccins amicrobiens, dépouillés de leurs
germes adventices par le vieillissement, vaccins actifs, mais bactériologiquement purs. Cette épreuve, réitérée un grand nombre de
fois, nous a donné constamment le même résultat, c'est-à-dire des
papules ou des papulo-vésicules typiques. Elle ne juge pourtant pas
la question en dernier ressort. Il est permis de faire valoir, contre
l'interprétation suggérée par l'emploi des vaccins amicrobiens, qu'il
y a lieu d'incriminer dans l'espèce non pas des germes mêlés à la
pulpe, mais des agents phlogogènes inhérents aux souillures du bras
et des vêtements. A cette objection, nous avons répondu par une
longue série d'opérations qui nous ont paru cette fois décisives. Elles
ont consisté à inoculer parallèlement au même sujet de la pulpe
vaccinale éprouvée, et de la glycérine stérile, et à comparer entre eux
les résultats relevés de part et d'autre un, deux et trois jours après
l'inoculation. C'est ainsi que nos clients ont reçu la première à
chacun des angles supérieurs du triangle deltoïdien gauche, et la
deuxième dans l'aire de ce dernier. Cette pratique, poursuivie
pendant plusieurs semaines, fut appliquée invariablement à une
cinquantaine environ de sujets, enfants ou adultes, qui se présentèrent à nos trois séances hebdomadaires, en vue de se soumettre à
la première ou à la deuxième revaccination. Chez tous, les scarifications faites avec la lancette chargée de pulpe donnèrent naissance à des
réactions classiques, le plus souvent à des papules couronnées ou
non de vésicules. Quant aux incisions glycérinées, elles ne produisirent aucune lésion apparente ; toute trace en avait même disparu
au premier ou deuxième jour, c'est-à-dire au moment du contrôle, où
les papules étaient en plein épanouissement. Les souillures du
vêtement ou du tégument cutané, aussi bien que celles de la lymphe,
restent donc étrangères à la détermination des papules revaccinales :
celles-ci sont bien dues à la cause spécifique recélée par la pulpe. Il
nous paraît difficile d'accumuler plus de preuves en faveur de cette
interprétation ; notre conclusion nous paraît inattaquable.

A l'heure actuelle, les diverses efflorescences cutanées de la revaccination, ces réactions hâtives et abortives qui se réduisent à la papule
ou à la papulo-vésicule, ne retiennent guère l'attention pour elles-
mêmes. Le praticien cherche à y lire si elles sont préservatrices ou
non, c'est-à-dire positives ou négatives, sans en approfondir autre-

ment la portée, et le plus souvent il incline vers cette dernière alternative.

La plupart des faits inscrits dans les statistiques comme négatifs se rapportent à ces éruptions papuleuses ou papulo-vésiculeuses plus ou moins stériles. Nous n'hésitons pas à les classer parmi les réactions positives, donnant cette qualification à toutes les lésions revaccinales dont la spécificité nous a été démontrée par l'observation. Bien qu'elles ne soient pas transmissibles, elles ne laissent pas d'être protectrices pour le porteur, dans le plus grand nombre de cas. Mais il faut savoir qu'elles ont chance d'être méconnues par le contrôle qui se pratique du cinquième au septième jour seulement, et même par l'examen quotidien, si l'inoculation a été faite au moyen de scarifications assez larges pour les masquer dans la réaction traumatique prédominante.

Nous affirmons que tout sujet réinoculé quelques années après la première vaccination y répond par une réaction positive. Les réinoculations stériles ne s'observent qu'au cours des premiers mois qui suivent la primo-vaccination, et encore dans un tout petit nombre de cas. La réaction précoce et abortive est ici la règle, comme dans les inoculations initiales pratiquées plusieurs années après cette dernière (1).

Von Pirquet rappelle à cet égard que, déjà, en 1846, Reiter avait écrit : « Que si l'on inocule une deuxième fois le cow-pox à un sujet qui l'a déjà subi antérieurement, il se produit toujours un résultat positif au point d'insertion du virus. Si l'intéressé n'a qu'une réceptivité minime vis-à-vis de ce dernier, il ne se produit qu'une rougeur cutanée qui s'efface dans l'espace de vingt-quatre à trente-six heures. Plus la réaction se rapproche de la forme pustuleuse de la primo-vaccination, plus tardive est son apparition. Une revaccination dépourvue complètement d'effet n'existe pas d'après mes observations, et les formes frustes de l'éruption ne figurent parmi les revaccinations négatives que parce qu'elles ont disparu au huitième jour (2). »

C'est sous la pression de ces diverses considérations que nous avons proposé, il y a quatre ans déjà, de remplacer l'annotation *positive* ou *négative* sous laquelle figurent les résultats officiels des revaccinations par la mention des lésions caractéristiques de celles-ci, groupées sous les rubriques : *papules, papulo-vésicules, pustules et macules.*

Cette innovation, qui substitue le mode de réaction du sujet à l'interprétation plus ou moins arbitraire du vaccinateur, permet de réunir ensemble tous les faits similaires et de dégager très approximativement la vérité de leur comparaison.

(1) Von Pirquet, Klinische Studien über Vakzination, p. 126.
(2) Congrès vaccinal de septembre 1902, p. 41-52.

La difficulté est de saisir ces réactions qui sont fugitives, fonction dans leur expression clinique non seulement du temps écoulé depuis la primo-vaccination, mais des dispositions individuelles variables d'un sujet à l'autre. Il résulte de cet état de choses qu'une statistique des revaccinations est très délicate à établir, que les résultats fournis par des observateurs différents sont rarement comparables entre eux, que les aspects multiples enfin de l'éruption revaccinale sont souvent cause de divergences plus ou moins sensibles dans l'appréciation des mêmes résultats confiés à des vaccinateurs différents. En 1900, une commission composée de quatre membres (Pfeiffer, Voigt, Chalybæus et Blass) fut chargée de juger comparativement les effets de revaccinations pratiquées avec des virus de provenance diverse sur les enfants des écoles de Hambourg et de Munich. Or ces quatre médecins, qui se sont acquis une légitime renommée dans l'étude et la pratique de la vaccine, qui ont contrôlé des milliers de revaccinations, ont émis sur la qualité des diverses efflorescences, et aussi sur le succès et l'insuccès de certaines scarifications, des appréciations qui étaient loin d'être concordantes d'un opérateur à l'autre. Bien plus, dans certains cas, on a vu le même observateur hésiter à se prononcer entre la pustule et la vésicule, la vésicule et le nodule, entre l'affirmation du succès et de l'insuccès, ou se mettre en désaccord avec lui-même dans l'appréciation réitérée des mêmes faits. Pfeiffer, ayant fait contrôler deux fois dans la même séance et par le même médecin le résultat des revaccinations d'une école de cent vingt-cinq enfants, constata des écarts sensibles entre les classements de la première et de la deuxième opération.

En résumé, les efflorescences papuleuses ou papulo-vésiculeuses sont la modalité clinique la plus commune des réactions revaccinales. Elles apparaissent du deuxième au troisième jour après l'inoculation et s'éteignent, sans laisser de traces appréciables, du cinquième au septième. Réduites aux proportions d'un nodule ou d'une papule, elles ne sont point toujours inoculables; mais les observations que nous venons de produire ont mis leur spécificité hors de cause, et celles dont elles ont été l'objet dans l'armée pendant de si longues années ont démontré leur pouvoir immunisant vis-à-vis du porteur.

Les réactions revaccinales sont aussi constantes que celles des primo-vaccinations; elles sont spécifiques et préservatrices comme ces dernières. Précoces, écourtées, fugitives, frustes enfin dans leur expression clinique, elles sont exposées à échapper à une observation qui ne demeure pas en éveil pendant les deux ou trois jours qui suivent l'inoculation.

Il est à souhaiter que les vaccinateurs se mettent d'accord sur la signification à attribuer aux réactions revaccinales, sans quoi les statistiques qui sont consacrées à leurs opérations resteront infructueuses et inutilisables. Nous ne craignons pas, d'autre part, d'émettre le vœu que le public soit initié, à l'occasion, aux principales modalités de l'éruption provoquée par les réinoculations, afin que les assujettis à la loi vaccinale ne soient point tentés de se détourner de la revaccination, dans la croyance qu'ils y sont réfractaires, parce qu'elle ne provoque pas chez eux des pustules légitimes. Il entre dans notre mission non seulement de répandre les bienfaits de la vaccine, mais de faire l'éducation vaccinale des masses ; ce serait une faute que de nous en désintéresser, car il n'y a pas de facteur négligeable dans la lutte engagée contre la variole.

Nécessité du contrôle des opérations vaccinales. — De tout temps, les médecins-vaccinateurs ont insisté sur la nécessité de reviser les sujets inoculés, afin d'apprécier rigoureusement le résultat de leurs opérations. Quelques-uns regrettent même que la loi n'ait pas fait de cette pratique une obligation aux intéressés. A quoi sert un certificat, si les suites de l'inoculation n'y figurent point ?

A l'époque de la rentrée des établissement universitaires, les élèves des deux sexes se pressent autour des vaccinateurs officiels; aussitôt inoculés, ils réclament et obtiennent séance tenante le certificat qui doit être versé à leur dossier. Puis on ne les revoit plus. Cette pièce les couvre administrativement pendant les années qu'ils passeront à la Faculté ou dans les établissements d'enseignement secondaire. Avec elle, ils ont satisfait au sens littéral de la loi, mais non à son esprit. Elle les immunise contre les sanctions pénales édictées par elle, mais non contre la variole.

A vrai dire, ne mentionnant point le résultat de l'opération, elle n'a point de valeur. Celle-ci a-t-elle réussi? On n'en sait rien. Et si elle est restée stérile, qui nous assure que ce sujet, aujourd'hui réfractaire à la vaccine, ne sera point l'année prochaine et, *a fortiori*, les années suivantes, apte à en subir l'impression, et partant celle de la variole ? Pour que les vaccinations pratiquées conformément à la loi, à la onzième et à la vingt et unième année, répondissent à leur objectif, il faudrait que le résultat en fût contrôlé, inscrit sur le certificat de l'intéressé, et qu'ensuite, comme corollaire, on soumît à la revaccination chaque année tous les enfants, non seulement ceux qui sont admis dans une institution, mais tous leurs camarades du même établissement chez qui la revaccination antérieure n'a pas réussi. Il importe de renouveler ce recommencement de l'opération chaque année chez tous les sujets restés réfractaires jusqu'alors. Une mesure équivalente devra être appliquée aux élèves des hautes études et aux étudiants des facultés. C'est grâce aux réitérations des vaccinations que la variole a été totalement extirpée de l'armée.

Le contrôle est le complément indispensable des inoculations.

Or les documents que nous avons eus sous les yeux accusent de graves lacunes dans cette importante partie du service. Il fonctionne d'une manière passable pour les primo-vaccinations des enfants, mais il est nul ou à peu près pour les revaccinations.

Rien ne peut rendre l'étonnement du revacciné que on ajourne au contrôle, pour la délivrance du certificat, surtout lorsqu on se trouve en face d'étudiants en médecine qui attendent, pour se pourvoir de ce dernier, l'extrème limite de l'époque fixée pour les inscriptions.

Tout récemment nous avons revacciné le fils d'un praticien des plus justement renommé de Paris, et, comme nous demandions quelque temps après à son père si l'opération avait réussi : « Je n'en sais rien, me répondit-il, cela importe peu ; mon fils n'avait d'autre but, en se présentant à vous, que de se pourvoir du certificat de revaccination exigé pour la première inscription médicale. » Si telle est la mentalité d'un médecin éclairé vis-à-vis de cette opération, on n'a pas le droit de s'étonner de ce que le public lui marque une si grande indifférence.

Il était de tradition à l'Académie de délivrer des certificats de revaccination le jour même de l'opération. Je trouvai regrettable cette manière de faire, et je résolus d'emblée de rompre avec les errements suivis. Malheureusement, le public ne l'entendit pas ainsi. Tenant la revaccination pour une pure formalité, il considéra le contrôle comme une vexation. Maint étudiant en médecine, mainte élève sage-femme nous ont quitté sans se soumettre à l'inoculation, préférant aller se faire vacciner ailleurs, où on leur délivre séance tenante le certificat dont ils ont besoin pour prendre leur inscription.

La clientèle habituelle de l'Accadémie a diminué sensiblement de ce chef il y a quatre ans. Nous nous empressons d'ajouter que nous avons fini par avoir raison de toutes les résistances. Les étudiants, qui se devaient à eux-mêmes de donner l'exemple de la subordination aux prescriptions légales, n'ont pas tardé à s'y soumettre de la meilleure grâce du monde. Quant à nos autres clients, candidats aux emplois dans les chemins de fer, le métropolitain, la grande industrie, ils se sont laissés volontiers persuader que le contrôle s'impose au nom de leur propre intérêt, et ils reviennent, cinq à six jours après avoir été inoculés, s'y soumettre et retirer le certificat sur lequel figure le résultat de l'opération. Si celui-ci est négatif, nous y ajoutons invariablement la mention suivante : « A revacciner l'année prochaine. »

Nous prenons texte de ces considérations pour affirmer une fois de plus qu'il est indispensable de convaincre le public de la nécessité non seulement des revaccinations, mais de celle des recommencements de revaccination, qui sont le but éventuel du contrôle. Un enfant chez qui la revaccination n'a pas réussi la première année doit être soumis à une nouvelle opération l'année suivante, et, s'il y a lieu, à une troisième la troisième année. C'est ainsi qu'on en usa dans l'armée, nous le répétons, et ce n'est qu'à ce prix qu'on y a eu raison de la variole.

Pathologie générale des revaccinations. — Dans les considérations qui précèdent, nous avons eu en vue d'étudier les lésions revaccinales au point de vue de leur spécificité et dans leurs rapports avec la protection antivariolique. Mais si, nous élevant au-dessus de cet objectif d'ordre plutôt pratique, nous les envisageons sur le terrain des spéculations de la pathologie générale, elles nous font aborder des problèmes d'un captivant intérêt et d'une saisissante originalité. C'est du moins ce qui ressort des études que leur a consacrées von Pirquet (1). Nous les avons exposées dans une de nos communications à l'Académie de médecine ; ce n'est point, pensons-nous, sortir de notre sujet que de les rappeler sommairement dans ce chapitre.

Les deux propositions suivantes résument l'ensemble des caractères qui opposent la revaccine à la vaccine :

1º La réaction spécifique commence plus tôt, dans le délai de vingt-quatre à quarante-huit heures, que dans la primo-vaccination ; elle est précoce.

2º Elle est abortive et écourtée : rarement elle aboutit à la pustule complète.

Avec des variations individuelles insignifiantes en apparence, les lésions revaccinales ont cela de commun qu'elles se développent dans les vingt-quatre premières heures, qu'elles se réduisent à la formation papuleuse ou papulo-vésiculeuse, et qu'elles se dessèchent au bout de deux à quatre jours.

C'est ce que von Pirquet appelle *réaction précoce*, ou la *petite réaction*. Fait en apparence paradoxal ! La réitération méthodiquement poursuivie chez un sujet des inoculations secondaires ne fournit point la preuve de son immunisation, mais la répétition stéréotypée de réactions plus ou moins hâtives, écourtées et frustes. En d'autres termes, les réinoculations successives pratiquées à de courts intervalles, loin de déterminer l'insensibilité de l'organisme à l'égard du virus, engendrent au contraire un état d'hyper-sensibilité. Toutefois, plus il y a d'années écoulées entre la primo-vaccination et la revaccination, plus souvent il arrive que certaines scarifications ne se bornent pas à répondre par la petite réaction : elles produisent des lésions qui tendent à se rapprocher de celles de la primo-vaccination. Au milieu de la papule, on voit se dessiner une proéminence papillaire, et à son pourtour une zone hyperémique, une aréole rouge, dont la largeur est en rapport avec le développement de l'élevure centrale.

(1) Von Pirquet, *loc. cit.*, p. 126.

Le médecin de Vienne s'est placé, pour observer ces faits, dans des conditions particulièrement favorables et, en y réfléchissant, on peut dire indispensables à de pareilles recherches. Il les a entreprises sur des enfants traités à l'hôpital, et sur lui-même, de manière à pouvoir suivre l'évolution du processus dans ses différentes phases et noter, en quelque sorte pas à pas, leurs caractères et leur mode d'enchaînement.

Il s'est appliqué surtout à l'analyse des effets des revaccinations dont il a enregistré, jour par jour, et parfois de deux heures en deux heures, toutes les réactions, notamment ces réactions précoces, abortives, où l'éruption revaccinale est réduite à une manifestation morbide à peine appréciable.

Elles lui ont paru susceptibles d'être comparées à celles qui ont été enregistrées par la sérothérapie. Si l'on injecte, dans un but thérapeutique (injection antidiphtérique ou antitétanique, etc.), du sérum de cheval sous la peau de l'homme, cette albumine étrangère est plus ou moins promptement résorbée sans causer d'effet nuisible immédiat. Mais aucun praticien n'ignore qu'il survient parfois, à la suite de cette opération, des troubles morbides plus ou moins tumultueux, qui ont été l'objet de nombreuses controverses et de curieuses recherches expérimentales. Ce sont une poussée fébrile généralement violente, un exanthème cutané du genre urticaire, des arthropathies à forme rhumatoïde, enfin de l'œdème et du gonflement ganglionnaire dans le voisinage de l'injection ou dans des régions éloignées.

Ces accidents se produisent d'ordinaire du huitième au douzième jour ; ils sont bien connus de tous les cliniciens ; mais ce qui l'est peut-être moins, c'est leur suite éventuelle.

Si le sujet qui les a subis est injecté à nouveau, quelques semaines après sa première épreuve, on le voit réagir à peu près à coup sûr à l'opération par l'explosion réitérée du syndrome esquissé plus haut. Bien plus, et c'est là le côté inattendu de la situation, la réaction, au lieu de ne se produire qu'après une incubation de dix jours, survient peu de temps après l'injection, et se distingue en outre de la première par sa violence et sa courte durée. Et ces caractères différentiels s'affirment de plus en plus avec la réitération des inoculations. L'organisme, au lieu d'être immunisé, est au contraire hypersensibilisé, *anaphylactisé*, suivant l'expression du Pr Richet, contre le sérum. M. Arthus le premier, si je ne me trompe, a fixé l'attention en 1903 sur ces intéressants faits (1), auxquels, d'autre part, MM. Pirquet et Schick ont consacré de patientes recherches cliniques, parues en 1905 dans un opuscule intitulé: *De la maladie du sérum* (2).

(1) MAURICE ARTHUS, Injections répétées de sérum de cheval chez le lapin So?. de biol., 1903, p. 817).
(2) VON PIRQUET et SCHICK, Die Serumkrankheit, Leipzig, 1905.

Il n'est guère possible de comprendre la raison d'être de cette curieuse différence entre l'injection initiale et les injections ultérieures, différence qui d'ailleurs a été remarquée dans les injections des sérums antitétanique, antidiphtérique, antituberculeux, et semble correspondre à une loi générale. Nous n'avons chance, disons-nous, de pénétrer ce mystère qu'en admettant que l'organisme réagit contre le sérum équin par un agent spécial, précipitine ou anticorps, qui ne s'y forme que huit ou dix jours après son imprégnation par celui-là, et qui s'y fixe ensuite pour plus ou moins longtemps, de telle sorte que, dans les injections ultérieures, il entre en lutte avec le sérum étranger aussitôt après sa réintroduction. Quel que soit le mode d'action intime de ce conflit, il est censé être le moteur du drame pathologique envisagé dans ces considérations.

Au fond, peu nous importe son mécanisme pour le moment ; nous sommes avant tout frappé de l'étroite analogie qui identifie en quelque sorte les divers modes de réaction des injections de sérum, avec ceux des primo-vaccinations et des revaccinations. Il y a longtemps qu'elle est pour nous un sujet de méditation, et les recherches ingénieuses que vient de leur consacrer von Pirquet contiennent des indications précieuses pour la solution du problème soulevé par cette question. Il nous semble qu'on ne peut pas ne pas lui marquer de l'intérêt.

Voici un enfant qui vient de subir la première vaccination ; aucune réaction immédiate ne se manifeste au point d'introduction du virus, pas plus qu'à celui qui a livré passage au trocart dans les injections du sérum. Mais, au bout de trois à quatre fois vingt-quatre heures, on voit se produire un petit nodule qui grandit de jour en jour et aboutit à la pustule caractéristique vers le huitième ou neuvième jour. L'inoculation primo-vaccinale est assurément comparable à celle de la première injection de sérum. Mais, si cet enfant est revacciné quelques mois plus tard, la papule apparaît au bout de quelques heures, et son involution commence déjà au deuxième jour. Ainsi voit-on se produire hâtivement aussi chez lui les accidents du sérum à la deuxième et à la troisième injection de ce dernier. N'y a-t-il pas similitude complète entre les modes de réaction provoqués par les vaccins et les sérums étrangers ?

On ne saurait assez méditer les caractères différentiels qui opposent entre elles la primo-vaccination, à peu près toujours semblable à elle-même dans ses manifestations, et les multiples modalités cliniques et chronologiques de la revaccination. Objectivement, celles-ci parcourent toute l'échelle des intermédiaires compris entre la simple macule et la pustule parfaite, en se complaisant surtout dans la réaction précoce et hâtive, c'est-à-dire dans la forme papuleuse, incomparablement la plus fréquente de toute la série. Biologiquement, elles sont, sous la forme papulo-pustuleuse, imprégnées du germe vaccinal, c'est-à-dire pourvues d'une lymphe inoculable ; sous celle de la réaction précoce ou petite réaction, qui est liée à la destruction du moteur pathogène, dont l'avortement se dénoue dans une manifestation phlegmasique plus ou moins apparente, elles sont stériles, et spécifiques quand même, c'est-à-dire non inoculables, mais préservatrices pour le porteur. La virulence des premières a été démontrée par la pratique des vaccinations de bras à bras; la spécificité de la seconde, par l'observation et les ingénieuses expériences de von Pirquet.

La pratique, comme de juste, n'envisage que l'immunité et la réceptivité dans son appréciation des résultats de l'inoculation; cette détermination suffit à ses besoins ; elle les distingue simplement en *positifs* et *négatifs*. Mais la pathologie générale a le droit de s'élever au-dessus de ce point de vue exclusivement clinique; elle ne voit, en effet, dans l'immunité, qu'un cas particulier des multiples modalités créées dans l'aptitude réactive de l'organisme par son contact, et surtout ses contacts réitérés avec le vaccin.

L'immunité correspond à l'insensibilité absolue, totale, de l'organisme vis-à-vis du virus, insensibilité qui ne s'observe qu'après la primo-vaccination, et encore n'y est-elle pas constante ni surtout de longue durée, car des réinoculations pratiquées dans les premières semaines qui suivent cette dernière aboutissent généralement à la petite réaction, ou réaction précoce. Mais l'immunité absolue ne se retrouve plus dans les revaccinations, qui sont toujours suivies d'un des divers modes de réaction si souvent mentionnés dans nos communications académiques. Loin de là, les réinoculations réitérées dans un espace de temps déterminé, au lieu d'éteindre la réceptivité vaccinale, l'aiguisent, hâtant de plus en plus l'apparition de la réaction précoce ; elles créent l'hypersensibilité, l'anaphylaxie à l'égard du virus. Entre une foule de faits probants, consignés dans la riche casuistique de von Pirquet, nous relevons l'observation d'un sujet qui a ramené de douze à quatre heures l'intervalle qui séparait le moment de l'inoculation de l'apparition de la papule, en se faisant revacciner tous les jours pendant cinq semaines (1). L'immunité totale, c'est-à-dire l'insensibilité absolue au virus, ne figure pas parmi les résultats de la revaccination; celle-ci est toujours suivie d'effets, et d'effets d'autant plus prompts qu'elle est plus souvent réitérée.

La cause intime des manifestations revaccinales est entourée d'une épaisse obscurité, que von Pirquet a essayé de pénétrer par une conception fondée sur le mode d'action respectif des anticorps bactériolytiques et des antitoxines à l'égard de l'enveloppe et de la substance du germe vaccinal. Mais son hypothèse (p. 141) n'explique

(1) Von Pirquet, *loc. cit.*, p. 176.

point le déterminisme, l'enchaînement spécial de ces opérations successives. Nous estimons qu'on peut, sans aller jusqu'au fond des choses, interpréter d'une manière satisfaisante les diverses modalités cliniques et le mode de succession des réactions revaccinales par une argumentation affranchie des subtilités de la bactériologie transcendante. Si la revaccination ne rencontre que rarement l'immunité absolue, c'est qu'il reste toujours à l'organisme quelque chose de sa première vaccination, ou, pour parler avec plus de précision, un reliquat libre dans les humeurs ou fixé aux tissus de ces anticorps, dont l'existence a été démontrée d'une manière si saisissante par les expériences fondamentales de Béclère, Ménard et Chambon, et dont la connaissance a introduit dans l'histoire scientifique de la vaccine la contribution la plus lumineuse parmi toutes celles dont elle s'est enrichie depuis quinze ans. On sait qu'ils persistent plus ou moins longtemps dans l'organisme, mais que l'immunité peut survivre à leur disparition ; peut-être que la phagocytose, toujours combinée étroitement avec l'action bactéricide, suffit alors à la lutte.

D'autre part, le revacciné répond toujours à une nouvelle inoculation, parce que la réceptivité éteinte par l'opération initiale se reconstitue graduellement dès les premières semaines qui la suivent ; et c'est pour la même raison que la réaction, fruste tout d'abord, se perfectionne lentement avec le progrès du temps, dans le sens de son acheminement vers la pustule parfaite, s'épuisant le plus souvent dans l'éruption papulaire et n'aboutissant que bien rarement au résultat de la primo-vaccination. Restent les réactions précoces : elles semblent ressortir à une loi générale, puisqu'elles sont notées également dans la sérothérapie. N'est-on pas fondé à les imputer à une formation prompte et surabondante d'anticorps, provoquée par le contact du germe vaccinal avec des éléments organiques préparés, avertis en quelque sorte, d'autant plus aptes à cette élaboration qu'ils ont subi plus souvent la stimulation de ce dernier? Les anticorps, en s'ajoutant à la provision tenue éventuellement encore en réserve, ont promptement raison du microbe spécifique, qu'ils détruisent dans une simple réaction phlegmasique dont les produits ne sont plus inoculables, mais qui impliquent pour l'intéressé le renouvellement de la protection antivariolique ?

Nous nous gardons bien de concevoir la moindre illusion sur la valeur de ces interprétations. Elles répondent à notre besoin instinctif de pénétrer la raison d'être des faits et de leur mode d'enchaînement. Mais la connaissance de ceux-ci importe tout d'abord à la pratique et au progrès. A ce dernier titre, l'observation nous enseigne que les réactions de la revaccination sont aussi constantes que celles de la primo-vaccination, mais qu'elles en diffèrent par la variabilité de la durée de leur incubation, de leur évolution et de leur modalité clinique. Elles sont précoces dans leur apparition, écourtées, comme fugitives dans leur manifestation, frustes enfin dans leur expression symptomatique. Par ces caractères, elles sont inévitablement exposées à échapper à une observation qui n'est pas maîtresse d'elle-même, qui ne peut rester constamment en éveil, qui se pratique systématiquement à un jour ou à une heure déterminés, vis-à-vis de groupes dont chacun répond à la réinoculation autrement que son congénère. Cette conclusion fait peser les doutes les plus légitimes sur l'exactitude des résultats attribués aux revaccinations. Elle nous enseigne, d'autre part, qu'il serait téméraire de se réclamer de ce résultat pour apprécier la valeur intrinsèque d'un vaccin, comme nous le voyons faire journellement.

Il est un dernier enseignement qui se dégage de ces considérations. Nous y voyons que les sujets les plus restreints, et au premier abord du ressort exclusif de la pratique, s'élargissent par la méditation et l'étude et s'imposent, en fin de compte, aux spéculations les plus ardues de la pathologie générale.

Les microbes du vaccin. — *Le moteur pathogène de la variole et de la vaccine.* — Au xviiie siècle déjà, on s'adonnait aux recherches de l'infiniment petit de la variole. Elles se sont naturellement multipliées dans les temps modernes, avec la naissance et les progrès de la microbiologie. Ce n'est pas sans surprise qu'on constata tout d'abord que la lymphe était exempte de formations parasitaires pendant qu'elle était transparente, c'est-à-dire pourvue de son plus haut degré d'inoculabilité, tandis que, passée à la purulence, elle était chargée de microbes divers, notamment des générateurs de la suppuration, tels que les *Staphylococcus pyogenes aureus*, *citreus* et *albus*, ou le streptocoque pyogène. Mais, comme ces microbes se rencontrent dans toutes les suppurations, il était impossible de leur attribuer un pouvoir spécifique dans la variole. On put du moins déduire de ces révélations que la suppuration représentait un accident, une complication causée par une infection secondaire, et non une phase essentielle et propre de la maladie.

Dans des temps plus récents, deux organismes ou pseudo-organismes, trouvés dans les lymphes variolique et vaccinale, ont vivement excité l'attention des chercheurs. Ce sont les filaments sporifères de Buttersack (1) et les corps de Guarnieri (2). Les premiers n'ont eu qu'une vogue éphémère ; on ne fut pas long à s'apercevoir que ces prétendus parasites n'étaient que des produits artificiels dus à une technique opératoire défectueuse. Tout autre fut le sort des inclusions cellulaires, signalées tout d'abord par Renaut (de Lyon), et présentées ultérieurement par Van der Lœff, Guarnieri, Pfeiffer et

(1) Buttersack, *Arbeiten aus dem k. Gesundheitsamte*, Bd. XI, Heft I, Berlin, 1893.
(2) Guarnieri, *Arch. delle scienze medic.*, vol. XVI, n° 22, 1892.

le Dr Roger comme le moteur pathogène de la variole et de
la vaccine. D'après Van der Lœff, ce parasite se rencontrerait au
stade initial de l'affection dans le sang des varioleux, des enfants
vaccinés et des veaux inoculés. Il s'y montrerait animé de mouvements propres effectués par les oscillations de *flagella*. Contrairement aux sporozoaires de la malaria, ils ne pénètrent pas les globules
rouges, mais s'accolent et se moulent en quelque sorte sur eux.
Avec la chute de la fièvre, ils cessent de se montrer dans le sang,
mais apparaissent dans l'exanthème, dont ils sont les agents provo-
cateurs.

C'est le mérite de Guarnieri d'avoir trouvé dans la cornée un
organe et un milieu propre à leur culture et à leur étude méthodique.
Ils ont été partout, depuis vingt ans, l'objet d'intéressantes recherches ;
en France, Salmon (1), Bosc (2) et Borrel (3) leur ont consacré
des études auxquelles il n'y a rien à ajouter pour l'exactitude des
descriptions.

Nous avons inoculé la cornée du lapin par stries et par piqûres et
pratiqué l'examen au bout d'une fois, deux fois, trois fois et quatre
fois vingt-quatre heures, sur des coupes et des lambeaux d'épithélium séparés de la couche lamellaire sous-jacente par décalquage.

Les procédés de fixation et de coloration ont été ceux qui sont
généralement recommandés dans ces sortes de recherches.

Sur des coupes fixées au liquide de Flemming et colorées au picro-
carmin ou à l'hématoxyline, on découvre, dans l'épaisseur des cellules épithéliales, des corpuscules plus ou moins sphériques, fortement colorés et entourés d'une large auréole claire, qui se détachent
très nettement par leur aspect brillant et réfringent sur le protoplasma qui leur sert de lit. Ce sont des corps hyperchromatiques dont
le volume est des plus variable. Il en est qui sont presque aussi
gros que le noyau de la cellule épithéliale ; d'autres ne sont visibles
qu'à un très fort grossissement. Entre ces deux extrêmes s'échelonnent une foule d'intermédiaires. En général, ils sont sphériques ou
ovales ; toutefois leur forme est aussi variable que leur volume ; on
en découvre qui sont allongés, incurvés en croissant, étranglés en
sablier, amincis à une extrémité et renflés à l'autre (en raquette).
Doués d'une affinité extrême pour les matières colorantes, ils
prennent avec l'hématoxyline, le violet de gentiane, le carmin, etc.,
une couleur foncée qui contraste avec la teinte claire des tissus cor-
néens, et à première vue donne bien l'impression de corps étrangers
parasitaires.

A côté des corpuscules entourés de protoplasma, il en est, élé-

(1) SALMON, Recherches sur l'infect. dans la vaccine et la variole (*Ann. de
l'Inst. Pasteur*, 1897, p. 289).
(2) BOSC, Les maladies à sporozoaires (*Arch. méd. exp.*, 1901, p. 253).
(3) BORREL, Épithéliose vaccinale (*Ann. de l'Inst. Pasteur*, 1903, p. 99).

ments paranucléaires, qui sont situés au voisinage du noyau
déformé. Celui-ci présente en ce cas une sorte d'excavation où se
niche le parasite, et quelquefois trois, quatre encoches correspondent
à la présence de trois ou quatre corpuscules. En réalité, le noyau
n'est pas corrodé, mais simplement déprimé.

Cet élément, envisagé comme parasite, se reproduirait par division directe, par karyokinèse et par sporulation. Il serait susceptible
de changer de forme et d'effectuer des mouvements de translation.
Ces propriétés cependant ne lui ont pas été reconnues par tous les
observateurs.

Tandis qu'il ne porte aucun préjudice au noyau avec lequel il se
trouve en contact, il se constitue, aux dépens du protoplasma, une
auréole claire, qui s'agrandit au détriment de ce dernier et finit
par le détruire complètement : il le corrode et semble s'en nourrir,
ce qui lui a fait donner par Guarnieri le nom de *Cytorycles variolæ*
ou *vaccinæ*.

Indépendamment des corpuscules de Guarnieri, on a décrit, au
cours de ces derniers temps, d'autres inclusions dans les cellules
épithéliales de la cornée, dont l'apparition est également provoquée
par l'inoculation du virus vaccinal sur cette dernière. Au voisinage
d'une pustule cornéenne de deux à trois jours, les cellules épithéliales paraissent chargées de corpuscules brillants et réfringents, qui
réagissent vis-à-vis des colorants comme de la substance nucléaire.
Ces inclusions mesurent de $0\mu,5$ à 4μ de diamètre. Prowazek le premier attira l'attention sur les formes les plus menues de ces éléments,
auxquels il donna le nom de *corpuscules initiaux* (*Initialkörper*). Ils
seraient très nombreux dans les cellules pendant les premières heures
qui suivent l'inoculation et disparaîtraient au fur et à mesure que les
corpuscules de la vaccine s'y multiplieraient. Ils se rencontreraient
parfois même dans les corps de Guarnieri et s'y montreraient mobiles à l'état frais. Le Dr Elmassian estime que les corpuscules
de Prowazek et de Guarnieri sont identiques entre eux; ils ne
se distinguent que par la différence de leur volume, qui a suffi à ces
deux observateurs pour les séparer en deux groupes. C'est une division purement arbitraire, car, entre les inclusions de dimensions
extrêmes, il y a toute une série d'éléments de grandeur intermédiaires. Or ces grains intracorpusculaires de la vaccine, quel que soit
leur volume, n'ont aucun des caractères des agents animés; et,
d'autre part, les corpuscules initiaux, composés de plastine et de
chromatine, sont plutôt des inclusions cellulaires que des *Chlamy-
drozoa*, c'est-à-dire des êtres vivants.

Nature des corps de Guarnieri. — Les défenseurs de la nature
parasitaire de ces inclusions intracellulaires font valoir en faveur
de leur thèse qu'elles constituent les seules lésions caractérisques de
la vaccine et de la variole, qu'elles se développent constamment dans

la cornée après l'inoculation vaccinale, et jamais après celle d'autres produits.

Il ne faudrait point prendre cet argumentation à la lettre. Clarke aurait constaté, dans le carcinome et la syphilis, des images tout à fait semblables à celles des corpuscules de Guarnieri, et Sikowsky aurait retrouvé ces derniers sur les cornées inoculées avec la toxine diphtéritique. Enfin San Felice et Malato affirment avoir provoqué leur formation par l'inoculation d'une culture d'un staphylocoque isolé du pus d'un varioleux.

A vrai dire, depuis plus de quinze ans, la signification à attribuer aux corps de Guarnieri a traversé bien des vicissitudes, et, à l'heure actuelle, elle n'est toujours point sortie du domaine de la controverse. L'hypothèse du médecin italien compte des défenseurs émérites, tels que Pfeiffer, von Wasielewski, Bosc, Councilmann, Calkins, Siegel, etc. Mais elle a été, d'autre part, combattue dans une série de mémoires qui dénient formellement au cytorycte la nature parasitaire et le considèrent comme le produit d'une dégénérescence cellulaire. Prowazek le fait dériver du noyau; Hickel, du cytoplasme ; Aldershoff et Broers, indifféremment de l'un ou de l'autre ; Salmon et Borrel enfin, des mono et polynucléaires actionnés dans le processus de défense.

Borrel a produit contre l'hypothèse de la nature parasitaire des inclusions intra-épithéliales des arguments qui n'ont point été réfutés que nous sachions. La variété infinie de leur aspect, écrit-il, sé concilie difficilement avec cette interprétation ; d'autre part, si leur nature paraît contestable dans les pustules de la vaccine, il n'en est pas de même des images correspondantes offertes par la pustule variolique ; ici, les envahisseurs de l'épithélium sont bien des leucocytes ; ils sont facilement reconnaissables comme tels, et ils le sont encore davantage dans l'épithélium dégénéré de la pustule aphteuse, dont la structure est identique à celle de la variole.

En ce qui nous concerne, il nous a semblé reconnaître, dans les multiples variétés de boules hyperchromatiques relevées sur nos préparations, tous les intermédiaires entre les noyaux des polynucléaires et les formes les plus caractéristiques de ces derniers. D'autre part, ayant libéralement vacciné la cornée de quatre lapins préalablement immunisés par une large inoculation dorso-latérale suivant le procédé Calmette-Guérin, nous avons réalisé chez les sujets des lésions absolument analogues à celles que donne l'inoculation cornéenne de lapins neufs, c'est-à-dire de petites tumeurs épithéliales plus ou moins riches en inclusions cellulaires hyperchromatiques. Sans témoigner d'une manière formelle contre la spécificité de ces dernières, ces expériences ne sont cependant pas faites pour disposer l'esprit en sa faveur.

Nous ne sommes pas en mesure de clore le débat soulevé par la

découverte de Guarnieri, mais bien décidé à persévérer dans nos
efforts pour aboutir à ce résultat. Si les corps décrits par cet observateur ne sont point les moteurs pathogènes de la variole et de la
vaccine, il est permis du moins de conclure de l'ensemble des travaux qui leur ont été consacrés qu'ils sont le produit d'une réaction
spéciale, spécifique en quelque sorte de la substance épithéliale, vis-
à-vis de la cause encore inconnue de ces affections. C'est l'opinion
défendue naguère par Süpfle, et tout récemment par Aldershoff et
Broers. Elle représente une solution d'attente, à laquelle, faute de
mieux, nous nous rallierons volontiers.

De toutes manières, et quelle que soit la signification que l'on incline à donner aux corps de Guarnieri, les lésions histologiques provoquées dans la cornée par l'inoculation vaccinale sont des plus sug-
gestives. L'épaississement du réseau malpighien, l'afflux de phagocytes
vers ce dernier, leur pénétration dans ses éléments constitutifs,
la fonte du protoplasma et la formation dans son épaisseur
d'excavations périnucléaires où viennent se grouper les boules
hyperchromatiques, l'exiguïté des lésions du tissu lamellaire
sous-jacent à ces foyers d'altérations si notoires, dénoncent le terrain épithélial comme le véritable théâtre où se dénoue le drame de
l'attaque et de la défense entre l'agent envahisseur et l'organisme.

Nous étions déjà prévenu par l'histologie pathologique de la
localisation à peu près exclusive dans l'ento et l'ectoderme des lésions
fondamentales de la pustule vaccino-variolique. L'expérimentation
est venue déposer dans le même sens; elle a démontré péremptoirement la prédilection du germe morbide pour le tégument externe et
interne.

Le virus vaccinal est littéralement retranché dans les pustules ; les
ganglions lymphatiques voisins de ces dernières, écrit Borrel, ne
le contiennent même pas. Ayant sacrifié des lapins, un, deux, trois
et quatre jours après leur avoir injecté une assez grande quantité de
vaccin dans les veines, en vue de rechercher si l'agent virulent se
retrouverait dans quelque organe, Calmette et Guérin n'ont
enregistré que des résultats négatifs : l'inoculation du sang et de la
pulpe des divers organes est restée constamment stérile. Nous-
même, nous avons vainement tenté d'inoculer à un lapin neuf la
pulpe rénale d'un lapin en pleine éruption. Rien n'est plus net à cet
égard, d'ailleurs, que la pratique de l'inoculation de cet animal.
L'insertion du virus vaccinal sous la peau au moyen de scarifications
superficielles intéressant plus ou moins le derme donne rarement des
pustules ombiliquées caractéristiques. Si, au contraire, on se contente, suivant la méthode Calmette-Guérin, de badigeonner avec de la
pulpe vaccinale la peau fraîchement rasée, sans déterminer d'autres
lésions épidermiques que celle très superficielle que produit le feu du
rasoir, on obtient des éruptions tout à fait régulières et typiques.

Ces ingénieux observateurs ont réalisé, suivant un autre mode expérimental, et un mode aussi élégant que saisissant, la démonstration de l'affinité du virus vaccinal pour l'épiderme. Ils ont fait connaître que, quand on introduit directement le vaccin dans la circulation par voie intraveineuse, on n'observe jamais chez le lapin d'éruption spontanée sur les muqueuses. Mais si, dans les premières vingt-quatre heures qui suivent l'injection vaccinale dans les veines, on rase l'animal sur le dos, on voit apparaître au troisième jour, sur le champ dénudé, une quantité plus ou moins considérable de pustules caractéristiques. L'irritation provoquée sur le tégument par le rasoir a suffi pour attirer et faire évoluer le germe spécifique sur son terrain de prédilection. Nous devons toutefois avouer que nous avons tenté de répéter cette expérience sans y réussir.

D'aucuns ont soutenu que l'épithélium était indispensable à l'accomplissement des actes mystérieux de l'immunisation, que la pustule *était fonction de l'immunité* (Borrel). Il n'en est rien. Les expériences que nous avons communiquées à l'Académie le 28 juillet 1908 démontrent formellement que l'immunité peut s'établir sans la participation des actes morbides de l'épiderme, sans le concours du bouton classique.

Si, en attendant que l'observation se soit définitivement prononcée sur la nature des corps de Guarnieri, ceux-ci méritent du moins d'être considérés comme des produits spéciaux de la réaction de l'épithélium contre les germes encore inconnus de la variole et de la vaccine, il semble que leur apparition à peu près constante et exclusive dans ces deux affections autorise à les exploiter dans la nosographie et la sémiotique. Il y a effectivement toujours des médecins qui se refusent à admettre une distinction spécifique entre la varicelle et la variole, et il se rencontre d'ailleurs journellement des cas cliniques qui créent de sérieux embarras au diagnostic différentiel entre ces deux maladies.

Jürgens, Thomson et Howard, Salmon ont eu recours au témoignage du cytorycte pour fixer ce dernier, et nous-même, nous nous sommes inspiré de ces précédents pour essayer la valeur de ce critérium.

Deux échantillons de virus varicelleux, adressés à l'Institut, ont été inoculés dans la cornée de plusieurs lapins : nous avons cherché en vain, au sein des lésions déterminées dans ces membranes, les inclusions chromatiques qui abondent dans les préparations similaires des cornées varioliques ou vaccinales.

L'épreuve est assurément précieuse en clinique, et peut-être contribuera-t-elle à établir définitivement la distinction nosographique des deux affections.

Flore bactérienne générale du vaccin. — Il est du plus haut intérêt, intérêt à la fois théorique et pratique, de connaître la flore micro-

bienne du vaccin, ainsi que le rapport qui unit sa teneur éventuelle
en germes et les modes de réaction de l'organisme inoculé.

Du 15 juin 1906 au 1er juillet 1907, nous avons étudié, avec le
concours de nos deux collaborateurs, les Drs L. Camus et
Tanon, 123 échantillons de vaccin, dont il en faut déduire 25 étrangers
à notre production, qui nous ont été adressés du dehors pour être
contrôlés par nos soins. Les 98 autres, qui représentent le produit
de notre culture, ont été l'objet d'examens méthodiques, portant à
la fois sur la qualité et la quantité de leurs espèces microbiennes.

Ces investigations étaient réitérées au moins une fois par semaine,
échelonnées de manière à coïncider avec leur emploi respectif dans
la salle de vaccination. Des inoculations sur le lapin étaient pratiquées
parallèlement aux examens bactériologiques, de manière à compléter
le contrôle microbien par le contrôle sur l'animal. Enfin chaque
pulpe fraîche était examinée et numérée avant toute manipulation,
afin que, connaissant sa teneur microbienne au moment de la récolte,
on pût apprécier approximativement la part d'influence imputable,
dans les variations ultérieures de cette dernière, aux manipulations
diverses subies par le produit, à son contact avec l'air, à sa macération dans la glycérine, à son vieillissement enfin.

Il se dégage de l'ensemble de ces recherches une observation
générale qui mérite d'être retenue dès l'abord : c'est que les opérations
auxquelles la pulpe est soumise régulièrement n'en modifient pas
sensiblement la flore bactérienne. Sur 10 espèces que nous ont présentées les vaccins glycérinés, 5 se retrouvent à peu près constamment dans les pulpes fraîches, et généralement avec leur importance
numérique respective. Les 5 autres, moins fixes, sont des microbes
de l'air : diplocoques rappelant le pneumocoque, diplobacille, bactérie voisine du colibacille, etc. Les variations d'une pulpe à l'autre
portent donc plutôt sur le nombre que sur la qualité des microbes,
comme on pouvait d'ailleurs s'y attendre.

Le staphylocoque, avec toutes ses variétés, constitue l'espèce de
beaucoup la plus commune du vaccin. Elle n'y manque pour ainsi
dire jamais ; elle représente l'élément fondamental de sa flore microbienne. Deux fois seulement elle a fait défaut dans nos recherches.
Les autres espèces sont moins fixes et moins dignes d'attention.

Sur un total de 383 examens, nous avons rencontré 249 fois le
Staphylococcus cerivisius albus, 75 fois le *Staphylococcus albus*,
31 fois le *Staphylococcus aureus*, 11 fois le *Staphylococcus flavus*,
11 fois le *staphylocoque gris*.

La plupart de ces espèces se trouvent réunies dans la même pulpe.
L'association la plus commune est celle de l'*albus* et celle de l'*aureus*,
avec prédominance à peu près constante du premier sur le second.
Le *Bacillus subtilis* tient le deuxième rang dans l'échelle de fréquence ;
nous l'avons observé 84 fois associé au staphylocoque, dont il est le

satellite fidèle ; deux fois seulement nous l'avons rencontré sans son congénère. Ordinairement, il est doué d'une vitalité faible et ne pousse guère que dans le bouillon.

Les autres espèces sont plus rares et plus inconstantes. Le *Bacillus mesentericus* et le *Megatherium* ont été observés respectivement dans 22 et dans 21 échantillons ; 4 fois nous avons trouvé du tétragène et 8 fois des moisissures provenant de la paille des écuries. Quant au streptocoque, il est absolument exceptionnel : nous ne l'avons vu que 3 fois dans des échantillons provenant de génisses érysipélateuses dont la récolte avait été rejetée. Encore a-t-il poussé difficilement dans les milieux de culture appropriés et s'est-il montré inoffensif pour le lapin et la souris.

Quelques vaccins nous ont offert des germes qu'il est tout à fait rare de rencontrer dans ces produits et qui sont probablement d'origine aérienne, ce sont :

1° Un *Diplococcus fœtidus* (1 fois) ;

2° Un cocco-bacille (11 fois), que nous avons décrit dans notre communication à l'Académie du 27 novembre 1906 ;

3° Un bacille long et grêle (4 fois), que nous n'avons pu reproduire ;

4° Un *Diplococcus lancinans* non encapsulé, se confondant par sa morphologie et ses caractères culturaux avec le pneumocoque, mais inoffensif pour la souris (3 fois) ;

5° Une espèce très voisine du colibacille (3 fois), mobile comme lui, ne prenant pas le Gram et offrant les mêmes caractères culturaux.

En particulier, il coagule le lait et fait virer au rouge la gélose lactosée, tournesolée, avec dégagement de gaz. Inoculée au cobaye ou au lapin, cette espèce détermine seulement un abcès local, dont le pronostic est bénin.

Une mention spéciale doit être consacrée aux microbes dont le mode de recherche diffère de celui qui convient aux précédents. Tels sont les bacilles acido-résistants, dont nous n'avons pu déceler un seul type, et des anaérobies, dont aucune espèce n'a été trouvée dans nos échantillons, en dehors des espèces facultatives que nous venons d'énumérer.

Tous ces germes, quels qu'ils soient, proviennent de trois sources : de la peau de l'animal, sur laquelle nous n'avons pu retrouver que le staphylocoque ; de la litière, dont nous avons exhumé le *Bacillus subtilis*, le *Bacillus mesentericus*, le *Megatherium* et des moisissures ; enfin de l'air. Ce dernier milieu est vraisemblablement la source la plus féconde de la souillure des vaccins. Nous avons pu, au cours de l'année 1906, apprécier son importance à ce point de vue, dans des circonstances qui méritent d'être signalées.

Il nous est maintes fois arrivé, dans le deuxième semestre de l'année 1906, et dans l'hiver de 1906-1907, de récolter des vaccins à peu près purs, et de les trouver encore stériles huit, dix, quinze et vingt jours après, au moment de leur entubage ou de leur inoculation à l'homme ou à l'animal. Tels furent les vaccins 43, 65, 68, 69. Mais, à partir du mois de mars et pendant tout le cours du printemps, nous eûmes à enregistrer des résultats tout différents, bien qu'apportant toujours les mêmes soins à nos opérations. Nous comptions 2 000 à 8 000 microbes sur les pulpes fraîches, et 20 000, 30 000, 60 000 et jusqu'à 70 000 sur les pulpes mises en tubes. Ce changement était vraiment saisissant et surtout troublant; il ne pouvait être dû au hasard. Voici la circonstance qui nous a paru devoir y être incriminée. A partir de mars, et pendant tout le printemps, nous vécûmes dans une atmosphère agitée d'une manière permanente par les travaux de restauration de l'Institut : transformation des greniers et d'une écurie en laboratoires, installation de thermosiphons et d'une canalisation pour l'eau et le gaz, déplacements des meubles scellés dans le mur, etc.

Que de poussières microbifères fixées dans les cloisons et les planchers qui ont dû être libérées sous les coups de marteau que nous entendions retentir du matin au soir autour de nous ! C'est à cette cause que nous attribuons la contamination si massive de nos vaccins, les écarts si troublants entre leur teneur microbienne actuelle et celle d'autrefois, et cette interprétation est d'autant plus plausible que, depuis que nous sommes rentrés dans le calme, les résultats de nos numérations tendent à nous ramener à ceux de notre point de départ. Nous nous demandons seulement pourquoi la souillure de l'air n'a pas introduit d'espèces nouvelles dans nos récoltes, pourquoi on ne découvre dans celles-ci que leurs microbes habituels, multipliés, il est vrai, dans des proportions colossales, mais sans mélange avec des germes insolites qu'on devait s'attendre à y voir paraître au milieu d'une atmosphère exposée à des contaminations incessantes et multiples. Nous ne sommes pas en mesure de répondre à cette objection.

Ces germes ont tenu et ils tiennent encore, à l'heure actuelle, une large place dans les préoccupations des médecins vaccinateurs. A la suite des recherches de Leoni, et notamment de ses communications au Congrès de Rome en 1894, on les accusa, sans preuves, de provoquer des réactions phlegmasiques funestes à l'évolution vaccinale, et susceptibles même de dégénérer en complications plus ou moins sévères pour le vaccinifère. C'est une des raisons pour lesquelles on a substitué l'emploi de la pulpe à la vaccination de pis à bras, qui nous laisse dans l'ignorance de la valeur du vaccin porté directement de l'animal sur l'homme, et des affections latentes et transmissibles à notre espèce, dont pourrait être affligé le sujet vaccinifère. J'avoue n'avoir jamais été très ému des anathèmes lancés contre les vaccinations de pis à bras, ayant vu pratiquer celles-ci pendant de longues années au Val-de-Grâce sur des milliers d'individus avec des résultats parfaits et exempts d'accidents. D'autre part, je me méfiai d'instinct des conclusions paradoxales qu'on s'est plu à tirer de la découverte de Leoni, à savoir que la meilleure pulpe était celle qui avait subi un vieillissement prolongé dans la glycérine, et qu'il fallait repousser systématiquement de la pratique les jeunes récoltes.

Déjà, en 1901, le P⁼ Vaillard s'est résolument élevé contre les abus de la pratique nouvelle, et, s'appuyant sur les résultats de revaccinations effectuées dans l'armée avec des vaccins d'âge différent, a montré, chiffres en mains, que les pulpes les plus récentes étaient de beaucoup les plus efficaces, tandis que les pulpes vieillies dans la glycérine donnaient invariablement une proportion insignifiante de succès (1). On a cru soustraire les inoculés, par l'emploi de ce genre de préparation, à la réaction inflammatoire qui accompagne l'évolution du bouton vaccinal, sans diminuer les chances de succès de l'opération, et l'on persévère toujours dans cette singulière conviction. Il faut reconnaître, à la vérité, que les reproches formulés ci-dessus contre les germes adventices conservent assez de valeur pour qu'on se prémunisse contre les inconvénients ou les dangers qu'ils visent. Aussi, en prenant possession de mon service à l'Académie, me suis-je imposé, comme un strict devoir, de rompre avec les errements suivis par mon prédécesseur, attaché à la vaccination de pis à bras, et de pratiquer nos inoculations comme tout le monde, avec de la pulpe contrôlée bactériologiquement et cliniquement. Or je ne tardai pas à m'apercevoir que la nouvelle méthode me donnait des résultats sensiblement inférieurs à ceux de l'ancienne.

Dans la crainte de m'en laisser imposer par de fausses apparences, j'ai soumis la question à une expérimentation en règle, qui consistait à vacciner parallèlement les deux bras, d'un côté avec un vaccin pris directement sur la génisse, ou avec de la pulpe fraîche, âgée de quelques jours seulement, de l'autre côté avec de la pulpe de vingt à quarante jours. Il n'y avait pas à en douter : la résultante de toutes ces observations était à l'avantage du vaccin frais, qui me donnait à peu près constamment trois pustules, avec, quelquefois, une ou deux supplémentaires sur les trois petits foyers d'inoculation effectués sur chaque région deltoïdienne, pustules à bords festonnés, c'est-à-dire résultant de la fusion de deux ou trois éléments simples, chacun de ceux-ci correspondant à l'une des trois piqûres faites au point d'inoculation (2); tandis que le côté consacré à l'insertion du vieux vaccin montrait des pustules moins belles, moins développées, souvent simples, malgré les trois piqûres de chaque insertion, et çà et là un élément venait à manquer sur les inoculations effectuées. Des excep-

(1) VAILLARD, *Arch. gén. de méd. milit.*, 1901, t. XXXVIII, p. 358.
(2) Je rappelle que chaque insertion comporte trois piqûres juxtaposées.

tions sont venues sans doute rompre la constance de cette observation : dans certains cas, l'éruption obtenue avec une pulpe ancienne de cinq et six semaines pouvait rivaliser, pour la beauté de l'apparence, avec sa congénère, et même l'emporter sur elle ; mais ils constituaient l'infime minorité.

Voici du reste le décompte détaillé de mes résultats :

989 insertions vaccinales pratiquées de pis à bras, à 183 enfants ont donné 916 pustules, soit 92,6 p. 100 insertions ;

156 insertions vaccinales, pratiquées avec de la pulpe de un à dix jours à 41 enfants, ont donné 156 pustules, soit 100 p. 100 insertions ; 643 insertions vaccinales, pratiquées avec de la pulpe de onze à cinquante et un jours à 147 enfants, ont donné 467 pustules, soit 72,62 p. 100 insertions.

Sans doute, le vieillissement détruit progressivement les germes adventices inclus dans le vaccin. Mais n'était-ce point une naïveté que de croire qu'il était sans effet sur l'agent spécifique, que la pulpe pouvait macérer pendant trois ou quatre mois dans la glycérine sans perdre une partie de son activité native ? On a pensé soustraire les inoculés, par l'emploi de ce genre de préparation, à la réaction inflammatoire qui accompagne l'évolution du bouton vaccinal, sans diminuer les chances de succès de l'opération elle-même. Mais je n'ai jamais vu, ni au Val-de-Grâce, ni à l'Académie, cette réaction prendre les proportions d'une véritable phlegmasie. Est-il d'ailleurs bien avisé de chercher à la supprimer totalement ? Au Congrès vaccinal de Weimar, Paul, directeur de l'Institut vaccinal de Vienne, a exprimé l'opinion, qui n'a pas soulevé d'objection, que l'absence d'une aréole phlegmasique était un signe de faiblesse du vaccin et qu'il fallait se méfier d'une souche dépourvue de toute propriété irritante (1).

La présence constante du *Staphylococcus cereus* dans nos récoltes nous avait suggéré dans le principe la pensée qu'il était peut-être plutôt favorisant que nuisible. Ce fut une illusion de courte durée, car les vaccins stériles nous donnèrent d'excellents résultats ; mais nous devions essayer de déterminer si ce microorganisme, qui n'a jamais manqué de pousser dans nos tubes d'agar, et ceux qui lui étaient d'ordinaire associés, étaient réellement doués d'un pouvoir pathogène tel qu'il fallût les exterminer à tout prix, au risque de compromettre la valeur de leur congénère, le moteur pathogène lui-même du vaccin. Or, l'observation nous a démontré que la signification de ces graines adventices, dans les proportions où elles se trouvent d'habitude dans les pulpes, était à peu près négligeable. Les tableaux que nous avons dressés à cet égard montrent qu'il n'y a aucune corrélation entre la teneur d'une pulpe en graines adven-

_____

(1) PAUL, Congrès vaccinal de 1901 (*Hyg. Rundschau*, p. 50-51).

trices et l'intensité de la réaction phlegmasique péripustuleuse.

C'est ainsi qu'un enfant de cinq mois, inoculé sur le bras droit avec du vaccin stérile, et sur le bras gauche avec un échantillon riche en microbes divers, se présente au contrôle le 25 juin 1907. Des deux côtés, les trois pustules sont entourées de l'aréole rouge classique ; mais, contrairement à toute attente, celle-ci est beaucoup plus large, et d'un coloris plus intense, du côté du vaccin amicrobien que de l'autre. Le 27 juin, nous avons inoculé sur le bras droit d'un enfant un vaccin, le n° 47, contenant 9 121 germes par goutte, et sur le bras gauche un autre échantillon, n'en renfermant que 300. De ce côté, il se développe une rougeur diffuse et étendue comprenant dans son champ les trois pustules; de l'autre, nous ne constatons qu'un mince liséré rouge autour de chaque élément. Nous inclinerions volontiers à croire que la rougeur phlegmasique plus ou moins accusée qui enveloppe l'éruption vaccinale relève de l'énergie variable du virus et que les accidents vraiment inflammatoires qui compliquent éventuellement et aggravent le processus vaccinal sont imputables à des infections secondaires, déterminées par la malpropreté, ou à des souillures spéciales, accidentellement introduites dans le vaccin. Pour corroborer la notion de l'innocuité des germes adventices de ce dernier par l'expérimentation, nous avons ensemencé les colonies isolées sur les plaques d'agar dans du bouillon, et injecté celui-ci, après quarante-huit heures d'incubation à 37°, à la dose de 1 centimètre cube sous la peau de jeunes lapins.

Des scarifications tracées sur la peau du cobaye ou du lapin, et frottées avec des cultures jeunes de staphylocoques isolés de nos pulpes, guérissaient aussi rapidement que des lésions identiques, pratiquées de l'autre côté, à titre de témoin. Au moyen d'injections sous-cutanées de 0cm,5 à 1 centimètre cube de culture, nous n'avons jamais déterminé que des abcès localisés, sans retentissement sur l'état général.

Il nous a paru intéressant de suivre pas à pas les effets du pouvoir stérilisant déployé sur les bactéries adventices de la pulpe par l'action combinée de la glycérine et du vieillissement. Dans ce but, la pulpe récoltée sur l'animal fut broyée avec deux fois son poids de glycérine, puis conservée à la glacière dans des cartouches de verre de 0cc,5. De temps à autre, on prélevait sur une de ces dernières une dose de matière qu'on ensemençait par fraction à la surface de plaques d'agar. Celles-ci étaient mises en incubation à 37°, et, au bout de vingt-quatre heures, les colonies écloses étaient soumises à la numération. Nous avons reconnu ainsi que la purification de la pulpe s'effectuait très lentement, qu'il lui fallait de vingt à quarante jours pour être complète, que le temps nécessaire à l'épuration n'était nullement proportionnel au degré de souillure initial, mais que le plus grand nombre de germes disparaissait dès les premiers jours, dans la première semaine, ce qui suggère la pensée qu'il est peut-être préférable d'utiliser la pulpe glycérinée pour les vaccinations, après quelques jours seulement de conservation, si tant est qu'on attribue une influence nuisible à ces microorganismes. Au reste, la régularité dans la marche de l'épuration est loin d'être absolue. Il y a des échantillons de pulpe qui conservent les germes adventices pendant fort longtemps. Nous en avons noté qui, au bout de quarante-cinq jours, donnaient encore 2 000 colonies.

Ces exceptions à la règle tiennent sans doute à des différences dans l'énergie initiale de ces microbes, différences qui introduisent des variétés corrélatives dans leur résistance à l'action destructive de la glycérine.

Des inoculations et des numérations de germes pratiquées parallèlement et périodiquement sur diverses récoltes macérant dans la glycérine nous ont permis de suivre les différentes phases de ces deux phénomènes, épuration et variation de l'activité spécifique, entre lesquels il y a une corrélation simple, mais non un rapport de causalité de l'un à l'autre. Ils sont subordonnés à la même influence, qui produit des effets semblables sur le germe spécifique et les autres. La glycérine et le vieillissement purgent les conserves de la flore microbienne adventice qu'elles contiennent au début ; mais ils ne se comportent pas autrement vis-à-vis de l'agent spécifique lui-même. Si celui-ci conserve malgré tout son activité au cours du vieillissement, il le doit à son énergie originelle, et non à la suppression de ses congénères. Quant à l'influence propre de ces derniers, elle a été aussi nulle, du moins dans nos observations, à l'égard du terrain humain sur lequel ils ont été transplantés qu'à l'égard du virus auquel ils se sont trouvés accidentellement associés.

Ce sont là des propositions déduites d'un grand nombre de faits. Elles comportent des exceptions ; il n'y a rien d'absolu en pathologie. Si les vaccins jeunes se montrent en général plus énergiques que les produits vieillis, il faut reconnaître qu'il s'en trouve parmi ces derniers qui conservent pendant fort longtemps, pendant deux ou trois mois, une grande activité, qu'ils doivent à leur énergie initiale. Ils restent actifs, non pas à cause, mais malgré leur contact prolongé avec la glycérine : circonstance heureuse pour les centres producteurs qui, sans elle, ne pourraient répondre aux demandes émanant des colonies lointaines, ni créer des réserves pour les besoins imprévus et urgents.

L'influence du vieillissement sur la valeur des pulpes vaccinales ne cesse de nous préoccuper. Les observations que nous avons recueillies depuis notre communication académique du 15 mai 1906 ont confirmé les propositions que nous avons produites à cette époque ; et nous avons eu, d'autre part, la satisfaction de relever dans nos recherches bibliographiques des témoignages qui les corroborent sans réserve. C'est ainsi que le Dr Boisson (1), médecin principal de l'armée, termine une intéressante note sur les effets du vieillissement de la pulpe glycérinée par les conclusions suivantes :

1° La pulpe vaccinale conserve pendant deux mois un degré de virulence très satisfaisant ;

2° Pendant le deuxième mois, la virulence est moins élevée que pendant le premier ;

3° Avec une pulpe de moins d'un mois, les éruptions sont plus belles qu'avec celles âgées de plus d'un mois ;

4° Le parallélisme entre le nombre de staphylocoques et le degré de virulence d'une pulpe semble ne pas exister ;

5° L'emploi d'une pulpe très récente n'entraîne aucun inconvénient au point de vue de la production de la lymphangite et des autres complications ;

6° Il y a tout intérêt à se servir de la pulpe vaccinale fraîchement préparée et recueillie aseptiquement sur une région opératoire de génisse bien aseptisée et bien protégée pendant toute l'évolution de l'éruption.

Contrôle des vaccins. — A l'importante question de la purification de la lymphe se rattache celle, non moins grave, de son contrôle. Celui-ci n'est pas seulement indispensable à toute récolte fraîche, quel que soit son aspect ; il s'impose à l'égard de toutes celles qui font un long séjour dans la glacière, en vue de vérifier si elles ont conservé leur valeur initiale. Toute conserve doit être contrôlée tous les dix jours. Il importe de ne pas oublier que le temps pendant lequel un virus actif conserve cette propriété est indépendant de son énergie initiale.

L'expérience a appris que, si l'on inocule par exemple trois génisses le même jour avec la même pulpe, la récolte pourra être très inégale, à ce dernier point de vue, de l'un à l'autre animal. Celle du n° 1 sera affaiblie au bout de quelques jours ; celle du n° 2 se montrera encore très virulente après plusieurs semaines ; celle du n° 3, enfin, donnera toujours de très beaux résultats à l'inoculation au bout de trois ou quatre mois. La pulpe n° 1 se révélera des plus active aux essais de l'Institut ; elle aura grande chance de n'enregistrer que des échecs entre les mains de vaccinateurs auxquels elle aura été expédiée ultérieurement.

Un pareil état de choses impose l'obligation à tout directeur de vérifier le vaccin avant de le mettre en circulation, s'il a été conservé pendant quelque temps à l'Institut après le dernier contrôle. Le contrôle doit être à la fois bactériologique, biologique et clinique. Tous les vaccins récoltés à l'Académie subissent cette triple épreuve.

(1) Rapport annuel sur le service vaccinal, 1905, p. 210.

Le contrôle bactériologique se pratique directement à l'état frais, sur de la pulpe recueillie à même la pustule et sur des cultures en bouillon et en milieu solide. Nous faisons consister l'épreuve biologique dans l'inoculation de la pulpe sur une aire circonscrite du flanc du veau, et surtout dans son inoculation aux lèvres et aux narines du lapin. Si elle est réellement active et inoffensive, elle donne à peu près immanquablement au quatrième ou cinquième jour des pustules qui atteignent le volume d'un gros grain de chènevis, qui sont nettement ombiliquées, et dont les caractères donnent dès l'abord une idée approximative de la pulpe à l'épreuve.

Nous essayons également la pulpe sur le lapin par le procédé de la numération des éléments imaginés par Guérin (de Lille) et que nous avons exposé avec détail dans notre rapport général de 1904.

C'est le contrôle clinique, qui est le plus décisif dans l'espèce. Il n'est pratiqué que lorsque les deux autres essais nous ont donné l'assurance que l'échantillon à expertiser ne contient point de microbes pathogènes et que l'intégrité de la santé de l'animal producteur nous est attestée par le protocole de son autopsie.

Il est des vaccinateurs qui, systématiquement ou par nécessité, pratiquent les inoculations d'épreuve non sur des enfants, mais sur des adultes. Ceux-ci, en effet, devraient être préférés en principe à ceux-là. Étant plus résistants à l'imprégnation vaccinale que le premier âge, ils permettent d'affirmer à coup sûr l'excellente qualité d'une pulpe qui donne chez eux des résultats positifs. Qui peut le plus peut le moins. Mais la difficulté réside précisément dans l'affirmation de ces derniers. La signification des papules, qui sont le mode de réaction le plus commun chez les revaccinés, est très controversée, ce qui rend décevant le contrôle des vaccins sur les adultes.

L'enfant non vacciné est le meilleur réactif de cet essai. On lui inocule sur l'un des bras un vaccin très virulent, et sur l'autre le vaccin à essayer. Avec un peu d'habitude, on reconnaît dès le quatrième ou cinquième jour, par l'aspect comparatif de l'éruption commençante des deux bras, si l'on a affaire à un vaccin trop faible pour être employé, ou passable, ou parfait (1).

En résumé, la pulpe vaccinale a une flore microbienne des plus simple réduite à deux ou trois espèces, que l'expérimentation et la clinique ont démontrées être absolument inoffensives, et à l'égard de l'agent spécifique du vaccin, et à celui des tissus où ce dernier est implanté. D'autre part, cette pulpe se montre d'autant plus virulente qu'elle est plus jeune. Les pourcentages de succès les plus élevés correspondent aux quinze premiers jours qui suivent la récolte. La macération prolongée dans la glycérine lui est donc plus pré-

(1) KELSCH, Rapport général sur les vaccinations et revaccinations de 1904, p. 137.

judiciable qu'utile. Elle tue ses germes inoffensifs et affaiblit sa
valeur spécifique : tel est le bilan de ses effets.

Il est sans doute des pulpes affligées d'une flore microbienne riche
et variée qui sont justiciables d'une longue épuration dans la glycérine et qui justifient la vogue dont jouit cette pratique. A cet
égard, le vieillissement dans la glycérine doit être considéré comme
une opération d'une nécessité contingente, dont l'indication demeure
subordonnée au degré de souillure du vaccin et, par conséquent,
doit être réglé par le contrôle bactériologique de ce dernier. Il est
évident que l'imposer systématiquement à des récoltes qui sont
bactériologiquement pures, ou à peu près, c'est commettre une
opération malheureuse, puisqu'elle est non seulement inutile, mais
risque de devenir préjudiciable, sans profit, par ailleurs, au moteur
pathogène même de la vaccine. Mieux vaut, certes, reporter la rigueur
avec laquelle s'imposait jusqu'alors la macération glycérinée du
vaccin sur l'asepsie à déployer dans tous les actes de la production
et de la conservation de ce dernier.

Nous estimons que les parasites du vaccin, qui ont suscité tant
de préoccupations aux instituts producteurs depuis quinze ans,
peuvent être réduits à une proportion infime, négligeable dans la
pratique des inoculations, par les soins apportés à la préparation de
la pulpe, et que, tout bien considéré, ni leur quantité, ni leur qualité
ne justifient les macérations prolongées de cette dernière dans la
glycérine, ni surtout son traitement par divers agents chimiques,
tels que le chloroforme, le biborate de soude, les acides borique et
phénique, la saccharine, etc., dont l'action germicide a été préconisée
récemment et recommandée de préférence à celle du vieillissement.

A notre avis, toute agression contre les microbes soi-disant adven
tices des pulpes, quels que soient ses moyens, a toute chance d'atteindre le germe spécifique en même temps que les autres et doit, par
conséquent, être considérée comme suspecte dans la pratique. Rien
ne vaut une bonne sélection et une préparation rigoureusement
aseptique de la pulpe pour lui garantir à la fois l'efficacité et l'innocuité. Les infiniment petits qui viennent à y trouver accès dans ces
conditions sont aussi insignifiants par leur nombre que par leur
qualité; ils rendent l'opération bien superflue.

Cet avis, qu'on ne s'y méprenne pas, n'est point une protestation
contre la conservation du vaccin. Conservation n'est point vieillissement. La conservation plus ou moins longue de la pulpe est compatible avec son emploi, et avec son emploi éminemment efficace, parce
que la virulence ne s'y éteint que lentement, et elle est indispensable
à la constitution et à l'entretien des réserves destinées à faire face à
toutes les nécessités prévues et imprévues des services publics. Nous
avons eu dans notre collection, comme tous les Instituts d'ailleurs,
des vaccins qui, au bout de trois mois, étaient encore aussi virulents

que le premier jour ; c'étaient des vaccins forts qui avaient conservé leur énergie initiale non point par, mais malgré le vieillissement.

Dans notre conviction qu'on est allé trop loin dans la voie de l'utilisation des pulpes anciennes, et que les inconvénients attribués aux pulpes jeunes sont bien négligeables, nous employons à l'heure actuelle ces dernières, âgées de cinq à quinze jours, de préférence au vaccin vieilli, et nous n'avons été nullement surpris de voir certains directeurs manifester la même tendance au Congrès de Weimar. Nous avons renoncé à la vaccination de pis à bras, bien qu'une longue expérience en eût démontré l'innocuité, parce que, avant de porter le vaccin sur le territoire humain, il convient d'être fixé sur sa valeur par le contrôle, parce que l'autopsie préalable du vaccinifère est un appoint de plus à la sécurité de la vaccination animale ; et enfin parce que la pulpe, transportée de pis à bras, nous a paru un peu moins active que les conserves âgées de quelques jours, ce que nous attribuons non à ce que ces dernières ont pris contact avec la glycérine et séjourné quelques jours à la glacière, mais à ce que le virus y est plus uniformément réparti, grâce aux broyages qu'elles ont subis, que dans le produit à moitié coagulé transporté de génisse à bras.

Conservation du vaccin par le froid. — Les travaux grandioses que le Congrès de Paris de 1908 a consacrés au froid nous ont vivement impressionnés, et depuis que nous en avons eu connaissance, nous sommes hantés par la préoccupation d'apprécier, dans un but de conservation de la pulpe vaccinale, le mode d'action de cet agent sur cette dernière. Mais nous reconnaissons qu'il y a longtemps que cette question a excité la curiosité des vaccinateurs de tous les pays, notamment de ceux de l'Angleterre. Malheureusement, il est difficile de se créer dans un laboratoire des sources génératrices de froid permanent, adapté au rôle d'agent conservateur que la pratique rêve de lui confier. Nous y sommes cependant arrivé à l'Institut vaccinal supérieur, grâce aux sacrifices consentis dans ce but par l'Académie. Mais, en attendant l'achèvement de l'installation fort difficultueuse de notre frigorifique, nous avons été autorisé, par le Pr Thoinot, à nous servir de celui dont il dispose pour ses recherches, et c'est à cette amabilité que nous devons les résultats consignés dans ce paragraphe.

Toutefois, avant de les exposer, nous nous faisons un devoir de rappeler très sommairement quelques tentatives similaires qui ont été effectuées ailleurs et les résultats auxquels elles ont abouti. C'est ainsi que, il y a sept ou huit ans, le Dr Borrel, un des premiers, a fait connaître qu'il était arrivé à conserver le claveau pendant très longtemps à 0° et au-dessous (1).

_____

(1) Borrel, *Ann. de l'Inst. Pasteur*, t. XVII, p. 740.

Depuis, des médecins anglais et américains ont consacré à cette question des recherches du plus grand intérêt. Dans un mémoire, paru au *Report of the medical officier* (1908-1909), les Drs Frank. R. Blaxall et H. S. Fremlin ont fait connaître que, après six mois, même deux ans de séjour au frigorifique à — 5°, la lymphe glycérinée était dépouillée de ses germes adventices, sans aucun préjudice de son activité spécifique (1). D'autre part, dans un travail publié la même année et au même recueil que le précédent, ils établirent que ce produit pouvait, après avoir été conservé pendant une à trois semaines dans une glacière à 10° C., être transporté aux tropiques, sans chances de dégradation (2). Enfin le Dr Elgin rapporte qu'il a maintenu pendant quatre ans, dans un frigorifique marquant — 12°, un échantillon de lymphe (glycérinée ?), qui, au bout de ce temps, se montra, entre les mains des inoculateurs, aussi active qu'au moment de la récolte et conserva même cette propriété pendant quelque temps encore après sa sortie du milieu glacé. Ces citations, qui sans doute ne comprennent point toutes les tentatives faites dans cette voie, suffisent du moins pour montrer l'importance qui s'attache à ce sujet et justifient la place que nous lui donnons dans cette étude.

Deux pulpes vaccinales, les n°s 18 et 29, furent mises en œuvre dans nos recherches. Des échantillons de chacune d'elles, inclus dans des tubes en verre scellés à la lampe, et introduits eux-mêmes dans des bouteilles thermos, furent déposés, en mai 1909, d'une part dans le frigorifique, donnant un froid constant de — 12 à — 15°, et d'autre part dans notre glacière ordinaire de l'Académie, marquant en moyenne de + 5 à + 7°. Puis, au bout de six mois et d'un an, ils furent soumis comparativement à l'analyse cytologique, bactériologique, biologique et clinique.

Voici quel fut le sort de chacune des deux pulpes, reconnues très vigoureuses au moment de la récolte, suivant qu'elle fut conservée au frigorifique où à la glacière de l'Académie.

Envisageant tout d'abord le vaccin 18, nous trouvons qu'au sixième mois il donne, de part et d'autre, c'est-à-dire avec les deux séries de pulpes, des résultats également satisfaisants. Elles poussent toutes les deux sur le lapin, sans laisser saisir une différence sensible entre les deux éruptions. Mais, au contrôle clinique, l'échantillon académique a donné un insuccès sur deux, tandis que son congénère du frigorifique, inoculé sur deux enfants de quatre et de cinq mois, a produit chez chacun d'eux six beaux éléments sur six incisions.

(1) FRANK R. BLAXALL, Report on further results of storage of glycerinated calf lymph at temperatures below the Freezing Point, p. 455.
(2) FRANK R. BLAXALL, Report on the cold storage of lymphe : its advantage in the tropics.

L'examen comparatif, pratiqué au bout d'un an, a fait relever des résultats à peu près semblables aux précédents. A l'épreuve biologique, les deux éruptions se sont montrées équivalentes, avec une supériorité cependant très sensible du côté de la pulpe conservée au frigorifique. Quant à l'épreuve clinique, elle a été également très satisfaisante, de part et d'autre, mais encore avec une différence appréciable en faveur de cette dernière.

Les conclusions qui se rapportent au vaccin 29 sont encore plu formelles. Après six mois, les germes adventices, staphylocoques divers et *subtilis*, avaient sensiblement diminué (de 250 000 ils sont tombés à 30 000 par goutte) dans la pulpe déposée à notre glacière ; une erreur de technique nous a empêché de déterminer la teneur microbienne de celle qui fut confiée au frigorifique.

Par contre, l'épreuve biologique a été formellement défavorable à la conserve académique, dont l'ensemencement n'a produit qu'une fraction d'élément par centimètre cube sur le dos du lapin, et trois pustulettes rudimentaires sur les orifices nasal et buccal, tandis que la conserve du frigorifique a fait naître une très belle éruption, tout à fait équivalente à celle que donnent les vaccins exceptionnellement forts.

Quant à l'épreuve clinique, elle a abouti à des résultats dont le contraste est absolument saisissant et formellement décisif. Quatre enfants en bas âge, vaccinés au bout de six mois, en octobre 1909, avec l'échantillon académique, n'ont pour ainsi dire présenté aucune réaction, tandis que sept petits sujets, de trois à vingt mois, ont tous, sans exception, répondu d'une manière positive à l'inoculation du produit confié au frigorifique ; sur chaque incision s'est développée une pustule de la plus belle venue.

Enfin, au bout d'un an, l'échantillon académique étant éteint depuis plus de six mois, dépouillé à la fois de son énergie spécifique et de ses microbes adventices, la réserve du frigorifique a donné chez neuf enfants neuf résultats superbes : chaque scarification s'est couverte, d'une extrémité à l'autre, d'une très belle pustule, gorgée de lymphe, et continue sur toute sa longueur. En un mot, la pulpe conservée à l'Académie n'était plus qu'un produit inerte ; celle du frigorifique se trouvait encore au summum de son activité.

Nous avons donné dans notre communication académique la représentation graphique de tous ces détails.

Ces résultats méritent de retenir notre attention. Ils ont un double intérêt, à la fois théorique et pratique. D'une part, en effet, ils nous édifient, d'une manière générale, sur la résistance que les bactéries opposent aux grands froids et, d'autre part, ils nous laissent entrevoir un moyen sûr de nous constituer des approvisionnements de vaccin en vue d'éventualités comme celles dont nous avons été témoin en 1907. Il est certain que l'affolement du public devant l'épidémie menaçante n'était rien moins que justifié.

La variole, en effet, n'est pas une de ces maladies telles que la grippe et le choléra, dont les allures tumultueuses, foudroyantes, en quelque sorte, défient la prophylaxie la plus vigilante et la plus hâtive : elle se développe graduellement, lentement, à la manière d'une tache d'huile, réglant ses progrès sur la filiation et les hasards du contact, permettant à la prévention de prendre connaissance de ses moyens et d'organiser la défense. Les dix instituts producteurs qui fonctionnent en France peuvent, en appliquant toutes les ressources dont ils disposent, à une culture intensive, fournir en moins de huit jours plusieurs centaines de mille doses, ce qui permet d'engager promptement et de poursuivre avec célérité la lutte contre l'épidémie naissante. On sait, — que l'on nous permette en passant cette observation, — que nulle part la rapidité des opérations préventives n'est mieux placée que dans la prophylaxie antivariolique. Si, en effet, on fait réflexion que l'incubation de la variole naturelle est de dix à treize jours, et que la vaccine devient préservatrice dès le cinquième jour, on en conclura qu'il suffit que celle-ci ait quatre jours d'avance sur celle-là pour arrêter son développement. Un sujet déjà en puissance de la maladie régnante peut donc encore lui être arraché par l'intervention hâtive de la lancette. Mais ces considérations ne sauraient à coup sûr prévaloir contre la sécurité qu'inspirent des stocks de vaccin, toujours prêts à être essaimés à tous les points cardinaux pour conjurer le péril variolique menaçant. Rien ne vaut les approvisionnements que la puissance conservatrice des frigorifiques nous permet de nous constituer. Il sera facile de régler leur abondance au gré de nos prévisions : c'est une ressource de tout repos, à la condition, bien entendu, que des analyses complètes nous assurent périodiquement de la persistance de l'énergie du précieux dépôt. Elles doivent être pratiquées non seulement pendant le séjour de la pulpe au frigorifique, mais encore, et surtout après sa sortie de l'appareil. Nous avons vu que, broyée, glycérinée et déposée dans la glacière ordinaire, elle conservait pendant plus ou moins longtemps encore ses propriétés actives, au moins pendant cinq semaines d'après nos constatations récentes. C'est une circonstance heureuse qui permet de l'expédier en temps utile aux destinataires, mais non sans avoir été essayée en dernier ressort, nous y insistons encore, au moins sur le lapin, qui donne une réponse suffisamment précise dès le troisième jour. On n'oubliera pas enfin d'y joindre une invitation aux vaccinateurs d'avoir à l'utiliser dans le plus bref délai s'ils ne disposent pas d'une glacière, car rien n'est plus préjudiciable à une pulpe, issue ou non d'un frigorifique, que sa conservation dans un meuble d'une pièce habitée.

Il nous a semblé, c'est du moins l'impression qui se dégage de la lecture de nos tableaux de contrôle, que l'activité du virus déposé au frigorifique s'est plutôt consolidée qu'elle n'a fléchi pendant son séjour dans ce dernier. Il nous importe de souligner cette constatation et de la mettre en regard des conditions dans lesquelles s'est faite la manutention de la pulpe. Celle-ci est entrée dans le milieu frigorifié, au moins en ce qui concerne le vaccin 29, telle qu'elle fut récoltée, sans avoir été ni triturée ni additionnée de glycérine, sans avoir subi aucune de ces opérations usuelles que l'on juge indispensables à sa conservation, mais qui cependant ne laissent pas de porter préjudice à sa valeur : il ne saurait en être autrement. La glycérine, si agressive à l'égard des germes adventices de la pulpe, ne reste certes pas inactive devant le moteur pathogène que celle-ci recèle. Sa suppression dans les conserves constitue donc un avantage qui n'est pas à dédaigner. Il est vrai que, d'après les recherches de Blaxall et de Lemoine (1), elle reste sans influence, aux basses températures, sur les microorganismes vivants. Mais encore vaut-il mieux l'écarter complètement que de compter sur sa neutralité plus ou moins douteuse : c'est la pratique que nous venons d'inaugurer à l'égard de nos conserves de l'Institut vaccinal supérieur.

Sources de la vaccine. — La pratique emprunte ou renouvelle la vaccine à quatre sources différentes : le horse-pox, le cow-pox, la rétro-vaccination et la variole-vaccine.

Horse-pox. — Après une confusion demi-séculaire entre diverses affections du cheval, parmi lesquelles on cherchait, suivant les vues de Jenner, le type générateur du cow-pox, on finit par reconnaître, grâce aux travaux de Lafosse et de Boulay, que le cheval est en effet sujet à une fièvre éruptive qui, suivant que les manifestations cutanées prédominent aux jambes, aux narines ou à la bouche, présente quelque ressemblance avec les eaux aux jambes, la morve aiguë ou la stomatite aphteuse. Cette maladie, une dans sa nature, toujours identique à elle-même, est le horse-pox, générateur de la vaccine de vache, suivant la croyance de Jenner.

Cow-pox. — Mais le cow-pox se manifeste dans des fermes où il n'y a point de chevaux; aussi de tout temps a-t-on admis avec raison son développement naturel chez la vache. Jenner a été à peu près le seul qui ait cru à son origine exclusivement équine.

Dans le principe, on le croyait très rare, exclusif même à l'Angleterre. Quand on sut mieux le distinguer des affections similaires, on le trouva un peu partout, à Passy, Romorantin, Beaugency, Coulommiers, Semur, Bordeaux et en maints autres lieux.

En réalité, le cow-pox naturel se développe assez fréquemment dans nos étables; il y naît sans contagion d'origine apparente; c'est ce qui lui a fait attribuer la qualification impropre de *spontané*. Il est certain qu'il déjoue d'habitude toutes les recherches qui sont ten-

(1) KELSCH, Rapport sur le service vaccinal en France et aux colonies pour l'année 1904, p. 170.

tées pour en découvrir la cause directe ou indirecte. Celle-ci demeure enveloppée d'une profonde obscurité. Les partisans de l'unicité, toutefois, n'éprouvent aucune difficulté à solutionner cette question. A leur sentiment, le cow-pox proviendrait tout simplement de la variole humaine, conception qui remonte aux premiers temps de la vaccine. On a fait valoir, en faveur de cette thèse, que l'on a vu la vaccine prendre un développement épidémique à des époques où la petite vérole était très fréquente dans la population. Mais, à tout prendre, ces coïncidences sont rares, et incontestablement le cow-pox se montre le plus souvent sans variole concomitante.

Rétro-vaccination. — Bollinger a été certes mieux inspiré quand il a soutenu que la vaccine de la vache était, dans l'immense majorité des cas, le résultat d'une rétro-vaccination accidentelle de l'homme aux bovidés. Il faut bien reconnaître que les apparences plaident en faveur de cette hypothèse ; telle est la prédilection du cow-pox pour les tétines des vaches laitières. Elle dénonce formellement la main de la fermière dans le transport et l'ensemencement de ce germe vaccinal, dont des parcelles ont pu rester adhérentes à ses doigts après l'attouchement des pustules de l'enfant vacciné de la ferme.

Bollinger cite plusieurs exemples de coïncidences dans certaines fermes entre les vaccinations de leur personnel respectif et l'éclosion d'épizooties de cow-pox dans les étables. Il n'y a point, selon lui, de vaccin originaire à proprement parler ; le cow-pox provient toujours de l'homme, quelquefois de sa variole, le plus souvent de la vaccine humaine, communiquée à la vache par les mains chargées de la traire. La vaccine humanisée serait toujours, dans son origine première, une variole-vaccine. En conséquence de cette doctrine, Bollinger estime que c'est se donner une peine bien inutile que d'aller à la recherche du cow-pox originaire, attendu qu'on peut toujours se procurer, par l'inoculation de la vaccine humanisée (rétro-vaccination), de la vaccine absolument identique au cow-pox vrai.

La lymphe humanisée et la vaccine originaire, procédant toutes les deux de la variole-vaccine, seraient équivalentes. La vaccine animale n'existe pas dans l'acception rigoureuse du mot. Elle ne serait qu'une rétro-vaccine, issue originellement de la vaccine humanisée, et ne mériterait guère le titre d'*animale* qu'en raison de ses passages multiples à travers l'organisme des génisses. C'est la doctrine uniciste poussée jusqu'à ses dernières conséquences. Si l'idée de l'identité originelle du cow-pox et de la variole est acceptable en principe, il s'en faut que nous soyons autorisé actuellement à considérer le premier comme une simple atténuation de la seconde, réalisable au gré de notre volonté. Ce serait s'exposer à de cruels mécomptes que d'engager la pratique dans cette voie. Jusqu'à nouvel ordre, nous continuerons à croire que l'origine de la vaccine est aussi obscure que celle de la variole elle-même.

Mais ni le cow-pox ni le horse-pox naturels ne sont assez répandus pour devenir des sources suffisantes du renouvellement ou de la régénération du vaccin. La nécessité y a suppléé en partie en suggérant la pratique de la rétro-vaccination, c'est-à-dire de la réinoculation à la vache du vaccin de l'homme, affaibli par suite de son humanisation prolongée, afin de lui faire récupérer à sa source originelle son activité primitive. Cette pratique a été acceptée et s'est généralisée en Allemagne. Elle n'a point eu de succès en France, où les expériences déjà anciennes de Bousquet, confirmées par des recherches plus récentes, ont démontré que la vache rend le vaccin humanisé comme on le lui donne. Elle l'affaiblirait même, d'après les expériences de Peuch et la pratique des instituts qui ont eu recours à ce mode de régénération. Quelques-uns vont même jusqu'à lui imputer une partie des épidémies de pemphigus et d'impétigo contagieux suscitées dans ces dernières années par les inoculations.

Quoi qu'il puisse en être, personne ne doute aujourd'hui que, s'il constitue un moyen simple de multiplier le vaccin, — ce qui est une ressource précieuse en temps d'épidémie, — il ne saurait prétendre à régénérer le vaccin. Malgré la vogue dont il jouit en Allemagne, ce système n'a pu s'acclimater en France.

Variole-Vaccine. — Elle est, pour le service vaccinal allemand, la source de prédilection parmi toutes celles qui sont ouvertes au renouvellement et à la régénération du vaccin. Unie à la rétro-vaccination, elle serait à même d'assurer aux semences toute l'efficacité et toute la durée désirable. Nos confrères d'outre-Rhin voudraient voir les instituts des frontières où se déroulent çà et là des épidémies de variole s'occuper plus spécialement de créer des sources de variole-vaccine, laissant aux établissements de l'intérieur la mission d'entretenir l'activité dans ses souches par la rétro-vaccination. Nous nous sommes expliqué plus haut sur la question toujours pendante de la variole-vaccine. Quoi qu'il puisse en être, tant que nous ne posséderons pas une technique sûre de sa préparation, elle ne pourra aspirer à figurer parmi les méthodes pratiques du renouvellement du vaccin.

Depuis quelques années, l'Institut vaccinogène de Lille régénère le vaccin systématiquement par son passage sur le lapin. Ce procédé, que Calmette avait déjà employé avec succès aux colonies, lui a donné également d'excellents résultats à Lille. Nous l'avons également employé, mais pas assez longtemps pour pouvoir formuler à son égard une appréciation personnelle. Aussi bien, sommes-nous par principe passablement méfiant vis-à-vis de tous ces procédés de régénération qui multiplient les péripéties auxquelles nous sommes obligé de soumettre les pulpes pour assurer leur conservation, et auxquelles nous attribuons en partie leur dégénérescence.

S'il nous était permis de mettre en avant notre propre expérience, nous dirions que rien ne vaut, en l'espèce, la culture et l'entretien soigneux et ininterrompu du vaccin sur de jeunes animaux de l'espèce bovine. A chaque récolte de l'Institut académique, il est fait un choix des plus belles pustules, dont le contenu, broyé et conservé à part avec les précautions les plus rigoureuses, est destiné à servir ultérieurement de semence. Le vaccin issu de cette procédure ne subit jamais la rétro-vaccination. Nous avons soumis certaines semences au passage sur l'âne, à titre de simple expérience. Il nous a semblé que la pulpe régénérée par cet animal était douée d'une énergie exceptionnelle au début, mais qu'elle faiblissait assez rapidement dans la suite.

Il va sans dire qu'il importe de ne négliger aucune occasion pour renouveler ou renforcer la semence du cow-pox ou du horse-pox naturels; chaque fois qu'il nous est signalé un animal, vache ou cheval, atteint de variole, il faut le mettre à contribution (1).

Déchéance du vaccin. — L'affaiblissement éventuel et transitoire du vaccin est toujours un sujet de graves préoccupations pour les établissements producteurs. Indépendamment de ces défaillances momentanées, auxquelles sont exposées les pulpes de tous les instituts, le virus subit-il une dégradation lente et générale, comme la crainte en a été parfois exprimée? On n'a pas hésité à lancer le mot de faillite de la vaccine. On est même allé jusqu'à imputer à ces vicissitudes les recrudescences varioliques de ces dernières années. C'est là une question des plus délicate et aussi des plus complexe. Mais qu'on ne s'y trompe pas : le retour périodique des épidémies de variole a pour cause principale l'inexécution de la loi du 15 février 1902. Tant qu'elle ne sera pas rigoureusement appliquée, il paraîtra logique d'attribuer la permanence de la variole à l'indifférence des masses et à l'insouciance des autorités locales, plutôt qu'à la dégénérescence du virus.

Que si cette dégénérescence est réelle, — et cela est loin d'être établi avec rigueur, — on serait autorisé à ranger parmi ses causes probables les libertés excessives dont nous usons à l'égard du virus. Les facilités que la vaccination animale a introduites dans le maniement des vaccins nous ont amenés et habitués à les traiter comme des substances inertes, à leur faire subir le vieillissement et le contact d'agents chimiques les plus divers, qui certainement ne sont point faits pour rehausser leur puissance, à les soumettre enfin à des passages ininterrompus de l'être vivant au milieu inanimé et inversement. On oublie trop qu'il s'agit d'une matière *vivante*, qui doit son activité à des êtres animés, auxquels la conservation pendant des semaines et des mois dans la glace, au contact de la glycérine

---

(1) LAYET, Traité pratique de la vaccination animale, p. 101 et 102.

ou autres substances équivalentes, ne peut être que préjudiciable. Il y a lieu de craindre que cette action nuisible, renforcée progressivement par l'hérédité, ne se traduise, à la longue, par un affaiblissement correspondant de nos semences. Aussi concevons-nous très bien la préoccupation de deux de nos confrères de l'armée de n'entretenir celles-ci que dans l'organisme de la génisse, c'est-à-dire de s'abstenir de les faire passer par les milieux inanimés (Benoit et Roussel).

Il y a lieu, d'autre part, de considérer que bien des vaccinations collectives sont parfois pratiquées avec une hâte fiévreuse, indépendante de la volonté du vaccinateur, mais qui ne laisse pas d'être préjudiciable au résultat de ses opérations, dont il serait injuste d'attribuer les déchets au vaccin lui-même.

Enfin il faut reconnaître que, malgré le peu d'empressement que la foule marque toujours, du moins en France, à la vaccine, celle-ci fait cependant depuis plusieurs années des progrès considérables ; en pénétrant dans les masses, elle en a modifié lentement le terrain et émoussé la réceptivité à l'égard de la variole et de son antagoniste.

Cette proposition se démontre parfois d'une façon saisissante dans les observations recueillies dans l'armée, où, avec le même vaccin, e même médecin enregistre des résultats brillants dans un groupe et médiocres dans l'autre. L'enquête fait reconnaître que le premier est originaire d'un pays arriéré, où la vaccine a de la peine à prendre, et le deuxième d'une région où elle est en honneur.

A côté de ces causes extrinsèques, susceptibles d'être incriminées dans l'affaiblissement éventuel ou permanent du vaccin, il existe assurément des causes d'atténuation propres, intrinsèques, que nous ne connaissons guère, et qui lui sont communes avec toutes les maladies infectieuses, dont les moteurs pathogènes, on le sait, sont en état de variation constante. En sa qualité de substance vivante, il réagit à toutes les vicissitudes que les milieux internes ou externes mposent à ses générations successives. Parmi ces variations, il en est dont le cycle embrasse un nombre considérable d'années et revient avec une certaine régularité à travers les temps. Nous avons montré, dans notre *Traité des maladies épidémiques*, après Besnier et Colin, que les maladies infectieuses subissent à travers les années des oscillations qui abaissent et élèvent alternativement leur fréquence, obéissant à une sorte de loi dont la cause intime nous échappe sans doute, mais dont la réalité nous est attestée par les enseignements de l'épidémiologie. Or la vaccine ne fait sans doute pas exception à cette règle. C'est une déduction très logique à laquelle le Dr Legrand a consacré, en 1900, un intéressant article. Dans cette conception, nous pourrions nous attendre à voir la virulence de la vaccine remonter spontanément dans quelques années ; mais il est prudent de ne pas compter sur une éventualité si heureuse ; il vaut mieux chercher les causes d'affaiblissement accessibles à notre examen et à nos moyens d'action et les attaquer résolument (1).

De l'obligation vaccinale. — Gardons-nous de toute illusion ! La loi sur la vaccination obligatoire est sans doute inscrite dans le code, mais la persistance de l'endémie dans les agglomérations témoigne combien il nous reste encore à faire pour arriver à sa rigoureuse application, c'est-à-dire à l'extinction d'une maladie à la fois redoutable et répugnante, parce qu'elle supprime la beauté des traits et parfois la vue de ceux qu'elle ne couche pas dans la tombe. La petite vérole est une maladie honteuse ; elle mérite plus cette qualification que son homonyme, parce qu'elle est plus facilement évitable encore qu'elle ; elle est une tache dans une société cultivée.

Il s'en faut que l'utilité de la vaccine et la nécessité de sa réitération soient intégralement saisies par les masses. Passe encore pour les revaccinations : on comprend jusqu'à un certain point que leur nécessité soit contestée par le peuple, qui, aujourd'hui encore, comme il y a cent ans, incline souvent à croire à la pérennité de la préservation variolique conférée par une première vaccination, erreur qui a été d'ailleurs partagée longtemps par les médecins eux-mêmes. Mais les primo-vaccinations, elles aussi, sont entachées de lacunes vraiment humiliantes pour notre état social. Nous avons eu entre les mains des documents officiels mentionnant des communes importantes *administrées par des médecins*, où il n'a été pratiqué aucune opération vaccinale dans le courant de l'année, bien que les naissances y eussent été fort nombreuses (2).

Le croirait-on, à Paris même, nous inoculons souvent de petits sujets de deux à six ans qui prennent pour la première fois contact avec la lancette ! Nous reconnaissons cependant que la loi n'éprouve pas trop de difficultés à faire accepter les primo-vaccinations. Ce sont les revaccinations auxquelles les populations se soumettent le moins volontiers. Elles se refusent à en comprendre la nécessité, et surtout la nécessité de leurs réitérations. Il n'y a qu'un stimulant capable de triompher de cette résistance ou du moins de cette inertie, c'est la menace d'une épidémie. Nous avons pu nous en convaincre en 1907, dans la sphère restreinte des vaccinations académiques. Du jour au lendemain, aussitôt les premières atteintes de variole connues, notre salle d'opération a été littéralement encombrée, et chaque jour vit grossir le nombre de nos clients. La peur n'est pas toujours mauvaise conseillère. Mais, dès que les journaux eurent annoncé la fin de l'épidémie, la foule déserta nos séances avec l'empressement qu'elle avait mis à les envahir, et, d'une semaine à

(1) Legrand, Évolution multian. de la vaccine (*Méd. moderne*, 1900).
(2) Kelsch, Rapp. général sur les vaccinations et revaccinations en France dans l'année 1905.

l'autre, nous retombâmes au niveau habituel de nos inoculations.

Cette épreuve montre au moins que la foule croit à l'efficacité de la vaccine. Il est vrai qu'elle croit tout ce qu'on veut quand elle est mue par la peur. Ce n'est point sous l'influence de la terreur que nous voudrions la voir répondre aux appels du vaccinateur. Ce sont les conseils de la raison, le sentiment de la solidarité humaine autant que celui de la conservation personnelle qui devraient la mettre à la merci de la lancette.

Napoléon Ier, promoteur de la vaccination obligatoire. — En compulsant les *Archives de la Société des sciences, agriculture et arts de la Basse-Alsace*, le Dr Goldschmidt a eu la bonne fortune de mettre la main sur deux documents inédits qui lui ont paru mériter d'être tirés de l'oubli, et dont il a offert la primeur à l'Académie dans un travail d'un haut intérêt historique. Ils ont trait à la vaccine obligatoire, que des esprits aussi éclairés que zélés pour le bien public ont cherché à introduire en Alsace dès l'aurore de l'ère vaccinale.

La variole régnait en permanence à Strasbourg au commencement du XIXe siècle, avec des recrudescences et des accalmies qui se succédèrent sans interruption de 1798 à 1805, y causant annuellement de 5 à 9 décès sur 1000 habitants.

Cet état de choses changea brusquement à partir de cette dernière date, qui est celle de l'organisation de la médecine cantonale par le préfet Lezay-Marnésia. La vaccination, qui était pratiquée depuis 1798, mais très irrégulièrement dans le Bas-Rhin, prit, sous la puissante impulsion de ce grand administrateur, un essor sans pareil. Des médecins spéciaux, désignés dans chaque canton, et dont le zèle était stimulé par des primes, étaient chargés de se rendre une ou deux fois par an dans les communes, afin d'y vacciner gratuitement les enfants et d'y faire apprécier par les actes et la parole la valeur du nouveau mode d'inoculation antivariolique. On vaccina tant et si bien que la variole devint une rareté dans le Bas-Rhin; vers 1825, le Pr Fodéré annonçait, dans son cours, que depuis une dizaine d'années il n'en avait pas reçu un seul cas à la clinique, et que, pendant tout cet intervalle, il dut la décrire de mémoire à ses élèves. Mais précisément cette année 1825 marque son réveil et son retour parmi les maladies populaires. Après avoir donné lieu à des manifestations isolées, elle se déploya en une épidémie sévère qui envahit toute l'Alsace et les pays limitrophes.

C'est qu'en 1814 le préfet était mort, et sa disparition porta un coup sensible au zèle des médecins vaccinateurs. Ceux-ci, d'ailleurs, partageant l'erreur de l'époque, étaient convaincus qu'une première vaccination conférait l'immunité antivariolique pour toute la vie; d'autre part, quelques-uns s'étaient laissé prendre aux sophismes des détracteurs de la vaccine, qui poussaient alors en Alsace comme en tant d'autres pays. Bref, à la suite de ce concours de circonstances malheureuses, le vieil ennemi effectua un retour offensif qui valut à la Basse-Alsace seule 3 281 atteintes de variole et 264 décès.

A la suite de cette épreuve si meurtrière, la section de médecine de la Société des sciences, agriculture et arts du département du Bas-Rhin résolut, en 1828, d'adresser aux pouvoirs publics une supplique, l'invitant à établir l'obligation de la vaccine et de la déclaration des cas de variole. Après une discussion approfondie, on se mit d'accord sur la rédaction d'un mémoire accompagné d'un projet de loi à titre d'indication dont voici le texte original et inédit :

« 1o Tout individu, actuellement âgé de plus d'un an, qui n'a pas eu la variole ou qui n'a pas été vacciné, devra l'être au plus tard dans l'année qui suivra la promulgation de la présente.

« 2o Tout enfant sera dorénavant vacciné dans l'année qui suivra sa naissance.

« Dans les cas extraordinaires, un certificat donné par un docteur en médecine ou en chirurgie suffira pour obtenir un plus long délai.

« 3o Les parents, tuteurs ou autres personnes chargées d'élever un enfant, dès que la vaccine aura complètement réussi seront tenus d'en faire la déclaration à l'officier de l'état civil, en exhibant un certificat de bonne vaccination.

« Le certificat énonçant qu'un sujet a été vacciné cinq fois sans résultat équivaudra à un certificat de bonne vaccination.

« 4o Il sera tenu dans chaque commune un registre où seront consignées les déclarations.

« 5o Les vaccinations seront faites par les docteurs en médecine ou en chirurgie ; eux seuls pourront délivrer des certificats.

« 6o Les docteurs, sous leur responsabilité, pourront se faire assister ou suppléer par des officiers de santé, ou par des sages-femmes, dont la capacité aura dû être prouvée par un examen spécial sur la vaccine.

« 7o Il sera établi des *médecins vaccinateurs* chargés des vaccinations gratuites : ils visiteront deux fois par an chaque commune de leur arrondissement.

« 8o Quiconque n'aura pas satisfait aux obligations imposées par les numéros précédents sera passible d'une amende qui, d'année en année, augmentera progressivement jusqu'à la dixième année, époque à laquelle on paiera le maximum de l'amende, jusqu'à ce qu'on ait satisfait à la loi.

« 9o Il est enjoint à tous les chefs d'établissements publics ou particuliers de n'admettre aucun fonctionnaire, maître, élève ou ouvrier, ou domestique, sans un certificat constatant qu'il a été régulièrement vacciné, ou qu'il a eu la petite vérole. »

Moyennant quelques légères modifications, ce projet de loi, élaboré en 1828, répondrait à notre conception actuelle du service vaccinal et satisferait à ses besoins les plus essentiels.

Mais voici le point principal qui a suggéré au Dr Goldschmidt la pensée de soumettre à l'Académie ce document. Au cours

de la discussion du susdit projet de loi, le Pr Lauth a produit
devant la Société une pièce qui offre un véritable intérêt historique,
et que M. Goldschmidt a retrouvée dans les *Archives de la Société*, où
il en a pris copie. C'est l'extrait d'un édit du prince de Piombino et
Lucca, daté du *25 décembre 1806* et conçu en ces termes :

« Trois jours après la publication des présentes, chaque père de famille,
sous peine d'une amende de 100 francs, devra faire la déclaration si quelqu'un
est affecté de la variole dans sa maison. Celui qui dénoncera un variolé qu'on
aurait recelé recevra une récompense de 500 francs.

« Il sera établi un cordon militaire autour de chaque maison où règne la
variole; toute communication avec ceux qui l'habitent sera interrompue;
ceux qui chercheraient à s'en échapper seraient enfermés pendant quarante
jours. Trois jours après la publication de cet édit, tous ceux qui n'ont pas
eu la variole devront être vaccinés. Dans la suite, les nouveau-nés devront
l'être dans les deux premiers mois qui suivront leur naissance.

« Les parents et tuteurs sont responsables de l'exécution des présentes; les
contraventions seront punies de 100 francs d'amende et de quatorze jours
d'emprisonnement. La vaccination se fera gratuitement par des médecins
nommés à cet effet. Les médecins qui se distingueront dans l'exercice de
cette fonction recevront une grande médaille d'or.

« Celui qui, ayant été dûment vacciné par des médecins chargés de cette
opération, pourra suffisamment prouver qu'il a plus tard été affecté de la
variole, recevra une gratification de 100 francs. »

Il n'est pas long, cet édit. Et pourtant il contient toute notre législation préventive contre la variole : la déclaration et la vaccination
obligatoires, des sanctions pénales rigoureuses contre les délinquants
et même l'affirmation solennelle de la foi dans la découverte de
Jenner, produite sous la forme d'une promesse de gratification de
100 francs à quiconque prouvera qu'il a eu la variole après avoir été
vacciné. Mais il a surtout retenu l'attention de M. Goldschmidt parce
qu'il était de nature à rectifier une opinion accréditée dans l'histoire
de la vaccine obligatoire.

On n'ignore pas, en effet, qu'on admet généralement que la vaccination obligatoire a été introduite en tout premier lieu en Bavière,
par ordonnance royale du *26 août 1807*. Or l'édit de Piombino et
Lucca lui étant antérieur de huit mois, il s'ensuit que la priorité de la
mesure appartient à la principauté italienne.

M. Goldschmidt a eu la curiosité de rechercher la genèse de cet
édit, ainsi que celle de l'ordonnance royale de Bavière, et il nous
semble que sa perspicacité lui a permis de résoudre d'une façon très
satisfaisante ce petit problème d'histoire.

Il rappelle que la principauté italienne en question était, en 1806,
régie par la princesse Élisa Bonaparte, sœur de Napoléon Ier. Celui-
ci était, comme on sait, grand partisan de la vaccine, et comme il
ne l'était pas des demi-mesures, il aurait, dès 1809 ou 1810, déclaré la

vaccine obligatoire en France. Nous n'avons pu vérifier l'exactitude
de cette assertion que M. Goldschmidt a empruntée à Peiper (1) et
à Parola (2). Mais ce qu'il y a de certain, c'est qu'il fit vacciner le roi de
Rome en 1811, et que, dès 1805, c'est-à-dire un an avant la promulgation de l'édit de Piombino et Lucca, et deux ans avant celle de
l'ordonnance bavaroise sur l'obligation de la vaccine, il avait prescrit
que *tous les soldats qui n'avaient pas eu la variole fussent vaccinés.*
N'est-il pas rationnel de supposer que l'édit de Piombino fut inspiré
à son auteur par la princesse Élisa, et que celle-ci elle-même fut sug-
gestionnée par l'exemple de son frère? M. Goldschmidt le pense.
Il va même jusqu'à attribuer à l'ordonnance de Bavière de 1807
une origine semblable. Si l'on considère en effet qu'Eugène de
Beauharnais, vice-roi d'Italie, avait épousé à cette époque une fille
de Maximilien-Joseph, roi de Bavière, l'allié obligé de Napoléon Ier,
il est admissible que le comte de Montgelas, premier ministre
bavarois, qui devait se trouver en relations suivies avec les cours
d'Italie, ait eu connaissance de la mesure prophylactique prise contre
la variole dans la principauté de Piombino et Lucca, en ait saisi
l'importance et l'ait introduite dans son pays, après l'avoir modifiée
et complétée dans ses dispositions essentielles. Le comte de Montgelas était d'ailleurs un homme de progrès et de sens pratique, qui a
doté la Bavière de nombreuses et heureuses innovations.

Si ces interprétations sont exactes — et elles sont fort plausibles —
c'est, à tout bien considérer, Napoléon Ier qui fut le promoteur de
l'obligation vaccinale. L'idée première de cette législation protectrice
appartiendrait donc à la France, qui fut pourtant une des dernières
nations à s'y rallier; ce qui ne serait pas une raison suffisante pour
lui en contester le mérite, car que de fois elle a vu lui revenir, sous
une forme ou sous une autre, des innovations dont elle avait jeté la
graine au vent, laissant à d'autres l'avantage de récolter les premières
moissons. Il est du moins certain que, dès 1828, les médecins de
Strasbourg, — c'étaient, ne l'oublions pas, des médecins français, —
et à leur tête les P[rs] Lauth, Fodéré et Goupil, ont adressé au
gouvernement une pétition pour l'engager à instituer en France
l'obligation de la vaccine, et ont élaboré à cet effet un projet de loi
qui aurait pu passer presque intégralement dans notre législation
du 15 février 1902 (3).

(1) Peiper, Die Schutzpockenimpfung, etc., 1901, p. 29.
(2) Parola, De la vaccination, Turin, 1877, p. 174.
(3) Goldschmidt, Variole et vaccine dans le Bas-Rhin pendant le premier tiers
du xixe siècle. Napoléon Ier, promoteur probable de la vaccine obligatoire (*Bull. de
l'Acad. de méd.*, 1906, t. XLV, p. 109).

PROPHYLAXIE DE LA VARIOLE SOUS NOS CLIMATS

La variole est le prototype des maladies contagieuses. Sa prophylaxie est donc justiciable des mesures défensives qui sont fondamentales dans la lutte contre ces dernières, à savoir l'isolement et la
désinfection. Il y a lieu de déployer d'autant plus de rigueur dans la
mise en œuvre de ces moyens que le principe de la variole est un
des plus transmissibles et un des plus tenaces de toute la série des
maladies contagieuses.

Ils seraient malgré tout insuffisants, si nous n'avions pas dans la
vaccination et la revaccination une ressource merveilleuse pour
éteindre la disposition à contracter cette maladie, qui a causé tant de
ravages dans l'espèce humaine. Mais, comme bien des populations
aveuglées par l'ignorance et le préjugé se refusent à s'y soumettre,
alors même qu'elles y sont assujetties par la loi, la prophylaxie aura
toujours encore à recourir à l'isolement et à la désinfection dans sa
lutte contre le vieux fléau.

Isolement. — L'isolement doit comprendre non seulement les
sujets en puissance de variole, mais tous les suspects, car il y a lieu
de craindre que la contagion s'effectue déjà dans la phase silencieuse
de l'incubation. Il est impraticable dans les habitations particulières ; même les hôpitaux ordinaires ne s'y prêtent guère. Il exige,
pour être efficace, des pavillons spéciaux annexés à ces derniers, et
mieux encore des hôpitaux indépendants, dits hôpitaux d'isolement.

Déjà, au siècle dernier, les meilleurs esprits demandaient qu'on
employât contre la variole les moyens qui avaient si bien réussi
contre la peste et la lèpre, l'isolement des malades dans des hôpitaux
gratuits élevés hors la ville. Mais les tentatives dirigées dans ce sens
restèrent à l'état rudimentaire, malgré les efforts de Tenon (1788).
Près de cent ans après, en 1864, les maladies contagieuses étaient
encore traitées dans les salles communes des hôpitaux de Paris.
C'est à ce moment que Vidal écrivit un rapport remarquable destiné
à montrer les déplorables conséquences de cette promiscuité (1).

Elles se traduisaient par le développement annuel de plusieurs
milliers de cas de maladies contagieuses dans l'intérieur de ces
établissements ; la variole à elle seule y figurait pour le nombre de
800 environ.

Convaincue par l'éloquence de ces chiffres, la Société médicale
des hôpitaux consacrait, par un vote imposant, l'utilité de l'isolement
dans le traitement des varioleux. A partir de cette époque, elle ne

---

(1) Vidal, Rapp. sur les questions relatives à l'isolement des malades atteints
d'affect. contag. ou infect., spécialement des mal. atteints de variole (*Bull. et
mém. de la Soc. méd. des hôp. de Paris*, t. I, 2ᵉ série, p. 173-219 et 223).

cessa de réclamer un hôpital spécial pour eux, et à défaut d'un établissement qui leur fût propre, elle demanda qu'on leur accordât du moins des salles séparées dans un ou plusieurs hôpitaux existants. Cédant à ces sollicitations, l'assistance publique consentit à l'affectation de salles ou de pavillons spéciaux aux varioleux, dans les hôpitaux de Saint-Antoine et de Saint-Louis. La variole fut ainsi la première maladie contagieuse isolée à Paris.

Mais on ne tarda pas à reconnaître que ce n'était là qu'une demi-mesure, qui laissait subsister le danger des relations entre le personnel du pavillon des contagieux et les autres habitants de l'établissement. Aussi, en 1886, se décida-t-on à venir à l'isolement complet par la création de l'hôpital d'Aubervilliers, qui comprend également des pavillons spéciaux pour la rougeole et la scarlatine.

A Londres, les varioleux étaient reçus naguère dans un des cinq hôpitaux affectés au traitement des maladies transmissibles. Ils sont actuellement isolés et soignés dans des hôpitaux flottants, aménagés sur la Tamise, en aval de Londres. Ce sont trois navires ancrés à Long-Reach, au-dessous de Purfleet, à demi-distance entre Woolwich et Gravesend, et par conséquent à cinq lieues de Londres (1).

L'idée d'isoler les maladies contagieuses dans des hôpitaux spéciaux est si naturelle qu'elle semble au-dessus de toute discussion. Elle a pourtant trouvé naguère d'ardents détracteurs.

On a fait valoir tout d'abord que, en réunissant ensemble des sujets atteints de la même maladie contagieuse, on aggravait leur situation par la condensation de l'atmosphère virulente qu'ils créent autour d'eux, et que, en fin de compte, la mortalité était plus forte avec la pratique de l'isolement collectif qu'avec la dispersion des malades dans les hôpitaux généraux. Cette opinion, qui a été l'objet d'un large débat en 1870, à la Société médicale des hôpitaux de Paris, a été reconnue non fondée, au moins en ce qui concerne la variole, à la suite de nombreux témoignages contradictoires qui furent produits contre elle, au sein de cette Société de 1866 à 1871 (2). Les observations relevées par Colin à Bicêtre pendant le siège sont surtout décisives à cet égard. Douze à quinze cents varioleux s'y trouvaient réunis en moyenne chaque jour, pendant près de six mois, et cependant cette colossale agglomération de malades n'aggrava en aucune façon le pronostic de leur affection.

On a reproché ensuite aux hôpitaux de créer des foyers de contagion pour le voisinage. Il est en effet d'observation que celui-ci compte souvent, à surface égale, plus de malades que le reste de la localité. C'est ainsi qu'en 1880 Bertillon remarqua qu'autour

(1) Le Fort, La vaccination obligatoire (*Bull. de l'Acad. de méd.* 1891, t. XXV, p. 59).

(2) Besnier, *Bull. et mém. de la Soc. méd. des hôp.*, 1866, t. III, p. 273 ; t. IV, p. 290 ; t. V, p. 66-67 et 444 ; t. VII, p. 160.

de l'Hôtel-Dieu annexe, où étaient hospitalisés des varioleux, on notait 57 décès par variole dans un espace où, d'après la moyenne des décès observés par quartier à ce moment dans Paris, il n'aurait dû y en avoir que 9.

On a remarqué, d'autre part, à Londres, que l'entourage immédiat des cinq hôpitaux de varioleux était généralement plus éprouvé que le reste de la ville (Power). A Sheffield, où éclata en 1887 une épidémie dont il a été souvent question dans la discussion de l'Académie sur la vaccination obligatoire, le Dr Bary releva, dans une enquête très précise, qu'à l'entour de l'hôpital des varioleux il s'était développé, en quelques jours, douze fois plus d'atteintes que dans le district tout entier.

Mais ce n'est point l'air, ainsi que nous l'avons montré plus haut (p. 101) qui, dans l'espèce, assure le transport du contage. La transmission a lieu par les rapports qui s'établissent entre les petits commerçants, installés à proximité de l'hôpital, et les convalescents qui en sortent ou les personnes qui y ont accès à divers titres, tels que les infirmiers, les parents visiteurs, les cochers et les brancardiers qui amènent les malades. Tout ce monde va se désaltérer dans les débits qui avoisinent l'établissement; on y rencontre des consommateurs du quartier, et c'est ainsi que la variole rayonne dans un certain périmètre autour des malades. Si donc les hôpitaux de varioleux sont dangereux, c'est parce que les règlements qui les concernent sont transgressés, et non pas parce que par eux-mêmes ils constituent des foyers d'infection.

Nous avons remarqué déjà, d'après la grandiose expérience de Bicêtre, que la diffusion atmosphérique de la masse de germes virulents engendrés par une réunion de 1 500 varioleux avait des limites fort restreintes, que de pareilles agglomérations étaient dangereuses pour ceux et par ceux qui les fréquentent, et non point par les germes qu'elles répandent dans l'atmosphère. D'où l'on est autorisé à proclamer, avec Colin, que non seulement *on peut*, mais que l'*on doit* faire des hôpitaux de varioleux, et cette conclusion est aujourd'hui généralement acceptée. Elle ne rencontre d'ailleurs aucune contre-indication dans les exigences de la maladie elle-même. Le varioleux est le plus maniable des malades à isoler, le plus transportable au loin, le plus facile à installer, sans grand inconvénient, dans des baraques ou sous des abris de fortune, en des conditions qui vraisemblablement aggraveraient l'état des morbilleux, des cholériques ou des diphtériques.

Des divisions spéciales créées dans les hôpitaux ordinaires peuvent être utilisées temporairement au début, tant que l'épidémie ne se sera pas nettement affirmée; elles conviendraient également pour y mettre en observation les suspects; il va sans dire qu'elles seront suffisamment distantes des salles ordinaires pour ne pas compromettre la sécurité de leurs habitants. Les hôpitaux-baraques se prêtent facilement à ces exigences; les pavillons affectés aux varioleux ou aux suspects devront être séparés par une distance d'au moins 100 mètres des autres constructions. Dans les hôpitaux monumentaux, le service d'isolement ne devra pas être installé dans le bâtiment principal, mais dans ses dépendances distantes au moins de 100 mètres de ce dernier, car le contage varioleux est assez diffusible pour qu'il y ait lieu de craindre qu'il puisse se transmettre encore à cette distance. A plus forte raison se gardera-t-on d'installer les suspects au milieu des autres malades du bâtiment principal.

Les baraques ou les pavillons sont parfaitement appropriés au rôle d'hôpitaux d'isolement; eux seuls sont à même d'assurer aux espaces réservés aux malades une ventilation suffisante; eux seuls permettent d'installer des locaux d'observation dans des conditions de sécurité suffisantes pour les sujets appelés à y être admis.

Les hôpitaux d'isolement devront être pourvus de chambres à un ou deux lits, confortablement meublées, de places payantes pour les malades de la classe aisée qui voudraient se faire soigner hors de chez eux. Il s'est trouvé des hygiénistes qui ont exprimé le vœu que, au cours des épidémies varioliques, la police fût armée du pouvoir de faire transférer d'autorité tous les varioleux à l'hôpital spécial. Il nous répugnerait de porter une atteinte si profonde à la liberté individuelle ; nous estimons qu'il suffirait, pour prévenir la contagion, de vacciner d'office toutes les familles de la maison du malade et celles des maisons voisines. Cette mesure ne rencontrerait aucune difficulté dans son application, car nous savons par expérience que, quand il est menacé de la variole, le public devient aussi souple devant la vaccine qu'il y est réfractaire en temps ordinaire.

L'hôpital d'isolement devra être édifié non pas dans l'intérieur, mais en dehors et dans le voisinage des centres habités. Une trop grande distance à franchir serait préjudiciable au malade. Les transferts seront effectués dans des voitures spéciales, qui ne serviront à aucun autre usage durant l'épidémie, et qui seront désinfectées quand même après chaque voyage. Les conducteurs seront autant que possible des sujets ayant subi la variole, ou du moins ayant été dûment revaccinés ; chaque fois qu'ils quitteront l'hôpital d'isolement, ils se soumettront aux mesures de désinfection usuelles. Cette obligation s'imposera surtout au personnel préposé au traitement et à la garde des malades (médecins et infirmiers), notamment quand, ne partageant pas l'internement avec ces derniers, il continue à rester en relations avec le dehors.

Il va sans dire que les visites à l'hôpital d'isolement seront rigoureusement interdites ; en cas de force majeure, les demandes en autorisation d'entrer seront soumises préalablement au médecin et les intéressés astreints aux précautions antiseptiques imposées à tout le personnel.

En ce qui concerne la durée de l'isolement, il importe de consi_dérer que la variole est transmissible dans tous ses stades, y compris celui qui précède l'éruption. L'isolement doit donc être pratiqué le plus tôt possible, appliqué au moins sous la forme atténuée de l'observation, même aux suspects. Malheureusement, peu de varioles sont observées dès le début ; le médecin n'est guère appelé que quand l'éruption apparaît, surtout si la période initiale a été bénigne. Quoi qu'il puisse en être, l'isolement doit être appliqué sans le moindre retard dès que l'affection est reconnue et maintenu jusqu'à ce que la surface du corps se soit dépouillée des croûtes, reliquat de l'exanthème, dont une expérience 20 fois séculaire a démontré la nocuité. Des bains généraux favoriseront le travail d'élimination. On n'oubliera pas que l'épiderme très épais et très adhérent de la plante des pieds est toujours lent à se détacher. Le malade ne devra point quitter l'hôpital avant que l'exfoliation de cette région ne soit complète.

Tout en nous faisant un devoir de recommander l'isolement, nous ne nous illusionnons pas sur sa valeur. Même dans les hôpitaux, combien ne laisse-t-il pas à désirer, si l'on excepte l'hôpital Claude-Bernard, que son éloignement et son vaste développement en surface placent dans des conditions particulièrement favorables à cet égard ? Nous reconnaissons la valeur réelle que pourrait avoir ce mode de préservation s'il était sévèrement appliqué ; il nous paraît difficile, à l'heure actuelle, dans notre pays, de faire un fonds sérieux sur les ressources qu'il nous offrirait (1).

Comme les cadavres sont contagifères, l'enterrement ou mieux la crémation seront différés le moins possible, et les grands convois interdits.

Désinfection. — La désinfection est l'acte complémentaire de la séquestration. Elle a donné la mesure de sa puissance à Paris depuis 1898, date de l'organisation définitive du service municipal de la désinfection. Sous sa salutaire influence, la mortalité due aux maladies contagieuses a baissé d'année en année, et on lui est certainement redevable de l'extinction de l'épidémie de variole de 1893 (2).

Elle devra s'appliquer à tout ce qui a subi le contact direct ou indirect du malade ; en première ligne, au linge de corps ; puis aux vêtements, à la literie, aux couvertures, rideaux, tapis, tentures et autres objets de même nature inclus dans la chambre du patient. L'agent de la désinfection sera autant que possible la vapeur chaude

---

(1) Hervieux, Rapp. sur les vaccinat. et revaccinat. de 1893, p. 16.
(2) Hervieux, *ibid.*, p. 27.

sous pression, dont l'effet pourra être complété ultérieurement par l'exposition prolongée des objets à l'air et à la lumière. Lorsqu'un varioleux, écrit L. Martin, est en cours de maladie à son domicile, les désinfecteurs se présentent pour pratiquer la désinfection de toutes les parties de son domicile autres que la chambre qu'il occupe ; ils demandent en outre les vêtements qu'il portait et les linges salis par lui-même et par ceux qui le soignent ; puis ils laissent un sac dans lequel ils recommandent de déposer tous autres linges salis au fur et à mesure de la durée de la maladie. A intervalles réguliers, plus ou moins éloignés suivant les convenances de la famille, les désinfecteurs rapportent les linges désinfectés et les échangent contre ceux qui sont contaminés et qu'ils emportent à la station de désinfection (1).

La désinfection des locaux ayant abrité des malades sera effectuée par les fumigations au soufre, au chlore et surtout au formol. Les papiers-tentures seront arrachés, détruits par le feu et remplacés par des neufs.

Dans les établissements hospitaliers où ils sont supprimés en principe, les murs seront recrépis et reblanchis à la chaux. Ceux qui sont peints à l'huile et les planchers se prêtent aisément au lavage phéniqué au 5/100e.

Le mobilier mis à la disposition du malade sera choisi parmi les objets résistants et à surface lisse. Les châlits seront toujours en fer, les chaises, tables de nuit et tous les meubles en bois seront enduits d'une couche d'huile. Les rideaux, tapis, chaises rembourrées, sophas et autres objets de luxe susceptibles seront proscrits de la chambre des malades, dont le mobilier sera réduit au strict nécessaire.

Dans l'accomplissement de leur mission près des malades, les médecins et gardes-malades porteront des blouses ou sarraux en toile écrue, faciles à revêtir, allant des pieds à la tête, se terminant par un col montant. Ils seront pourvus de boutons sur toute leur longueur et au niveau des manches pour permettre de les fermer exactement sur le corps et les bras, et s'opposer ainsi autant que possible à la pénétration du contage dans les vêtements sous-jacents.

Les mains, la figure, les cheveux, la barbe, qui ne sont point protégés par la blouse seront, après chaque visite aux malades, l'objet d'un lavage antiseptique soigneux, lavage d'eau savonneuse, solution au bichlorure ou à l'acide phénique.

Avant de quitter l'hôpital, les convalescents seront désinfectés par des ablutions ou des bains sublimés.

La désinfection, réduite à elle-même, serait bien impuissante pour lutter contre la variole. Elle ne saurait se passer de la vaccine, même

(1) HERVIEUX, *ibid.*, p. 16.

aidée de l'isolement, comme quelques-uns l'ont soutenu. Elle combat
le mal une fois déclaré, mais elle ne le prévient pas au même titre
que la vaccine. En s'opposant à la propagation épidémique, la désinfection exerce bien, il est vrai, une action préventive, mais c'est de
la prophylaxie *post morbum* qu'on ne saurait comparer à la prophylaxie *ante morbum* de la vaccine.

Ajoutons que la désinfection avec son outillage, ses équipes, ses
étuves, ses frais d'installation, n'est possible que dans les grandes
cités. La lancette du vaccinateur se rencontre partout où il y a un
médecin ou une sage-femme (1).

Inoculation vaccinale. — A ceux qui visitent, à l'Institut Pasteur, l'admirable service de la prophylaxie antirabique, on a soin
de faire remarquer que l'on s'épargnerait les efforts et les sommes
dépensés dans cette grandiose installation, si la police appliquait
les règlements concernant les chiens errants. On pourrait dire, avec
plus de fondement encore, que l'appareil si compliqué de la prophylaxie antivariolique n'aurait plus de raison d'être si la population se
soumettait partout à l'inoculation vaccinale. Elle est l'œuvre la plus
rationnelle, la plus sûre et la moins coûteuse dont nous disposons
dans la lutte contre la variole. Elle est souveraine encore vis-à-vis des
épidémies en cours.

C'est l'empressement du public à se rendre à l'appel du service
vaccinal et l'infatigable zèle déployé par ce dernier qui ont eu raison
de l'épidémie parisienne de 1893. Aux ressources que nous possé-
dions à Paris en temps normal pour assurer le fonctionnement des
inoculations, le service de l'assainissement, sous la direction aussi
habile que dévouée de son inspecteur général, le D\r A.-J. Martin, a
ajouté plusieurs services extraordinaires de vaccinations gratuites,
entre autres un service exceptionnel à domicile appelé à fonctionner, toujours gratuitement, toutes les fois qu'un cas de variole s'était
déclaré dans une maison.

Les locataires de l'immeuble étaient informés par un avis placardé
sur la loge du concierge du jour et de l'heure de l'arrivée de la
génisse, afin que chaque habitant pût se mettre en mesure d'être
présent à la vaccination. Le même avis donnait la liste exacte des
établissements disséminés dans Paris, où se pratiquaient gratuitement des inoculations, avec l'indication précise des jours et heures
de leur fonctionnement, pour la plus grande commodité des personnes retenues ailleurs par leurs occupations.

Le lendemain, à l'heure indiquée, arrivait une voiture amenant un
docteur en médecine, deux aides et une génisse vaccinifère. Le
médecin improvisait séance tenante une installation de fortune : dans
la loge du concierge, dans une boutique, et même, si le temps le

_____

(1) HERVIEUX, *ibid.*, p. 17.

permettait, dans une cour ou en pleine rue ; mais le plus souvent il se rendait dans les divers appartements avec des lancettes chargées du vaccin recueilli sur la génisse vaccinifère.

Cette espèce de mise en scène n'était pas pour déplaire ni aux habitants de la maison, ni au public, qui accueillait toujours avec empressement le vaccinateur et se soumettait de bonne grâce à l'opération.

Ces services extraordinaires ne nuisaient en rien aux services hebdomadaires depuis longtemps organisés dans les hôpitaux et dans les mairies. Ils n'empêchèrent pas davantage le fonctionnement de l'Institut vaccinal de l'Académie, lequel réussit à enregistrer, dans le cours de l'année 1893, 14 405 inoculations vaccinales avec trois séances par semaine, et à expédier 67 887 tubes, tant en France que dans les colonies. Rappelons ici que chaque tube renfermant la matière de 6 inoculations au minimum, 67 887 tubes expédiés représentent 400 000 vaccinations au moins (1).

Tout en reconnaissant à la vaccine une efficacité souveraine pour enrayer les épidémies en cours, il convient cependant d'apporter des tempéraments dans son application.

C'est ainsi que nous nous méfions des inoculations hâtives et massives, parce que nous craignons que l'exécution et partant les résultats ne se ressentent du trouble du vaccinateur et de la précipitation de l'opération. Sous l'affolement suscité à Paris par la terreur variolique qui y sévissait en mars 1907, une foule compacte se pressait tous les jours aux abords et dans les couloirs du 16 de la rue Bonaparte, et, dans son impatience d'être inoculée, fomentait des scènes qui ont nécessité l'intervention de la police. Il en a probablement été de même dans tous les lieux de vaccination publique. Et un pareil état de choses a soulevé une question qui n'a pas laissé que de nous inquiéter : les innombrables inoculations pratiquées dans ces conditions ont-elles été toutes fructueuses ? Le trouble suscité chez l'opérateur par cette fièvre, ce délire vaccinal d'une foule incoercible, n'a-t-il pas été préjudiciable à ses actes ? Loin de nous l'intention de dénigrer l'œuvre si laborieuse qu'ont exécutée à cette époque les médecins vaccinateurs de Paris. Nous estimons simplement qu'il faut éviter d'opérer sur des masses compactes, sous peine de compromettre les résultats de nos efforts, qu'il convient de se méfier des inoculations massées sur d'interminables séances qui épuisent le médecin et énervent les foules, qu'il vaut mieux enfin les morceler et les répartir entre des séances plus nombreuses, mais plus courtes, plus favorables au succès de la tâche à accomplir.

La question que nous soulevons ici mérite toute considération. Nous n'en voulons d'autre preuve que les prescriptions dont l'entoure la

(1) Hervieux, *ibid.*, p. 14.

loi allemande. En Prusse, les instructions du 31 mars 1897 et du 28 février 1900 interdisent de vacciner plus de 50 enfants et plus de 80 adultes par séance. Dans le duché de Bade, une ordonnance du 26 janvier 1900 prescrit de ne pas inoculer plus de 50 sujets dans une séance, ni plus de 150 au cours de plusieurs séances tenues le même jour dans des localités différentes. Des restrictions semblables sont édictées dans les autres États de la Confédération. Nous sommes loin des énormes agglomérations qui se pressaient au printemps de 1907 autour des médecins vaccinateurs. Inviter les populations à se faire vacciner est bien ; mais mettre dans cet appel le tempérament et la méthode indispensables à la bonne exécution de cette mesure préservatrice est mieux encore (1).

PROPHYLAXIE DANS LES COLONIES.

La prophylaxie de la variole aux colonies nous reporte aux époques les plus néfastes de son histoire. Nos possessions lointaines de l'Afrique et de l'Indo-Chine la comptent parmi les maladies les plus meurtrières. En temps d'épidémie, elle exerce partout de cruels ravages dans les villages et les tribus, si bien qu'elle peut être considérée comme l'un des principaux obstacles à l'essor et à la repopulation de ces régions, dont les races pourtant sont si prolifiques. La prospérité de nos possessions lointaines est indubitablement liée, en effet, à celle des indigènes eux-mêmes, à leur nombre, à leur vigueur physique et à leur capacité de travail, puisqu'ils constituent là-bas la seule main-d'œuvre utilisable avec profit. « Les indigènes, écrit le Dr Wurtz, sont indispensables au développement commercial, industriel et agricole de toutes les colonies européennes (2). »

Ils luttent contre le fléau par des moyens qui semblent calqués sur ceux des nations civilisées.

Isolement. — L'extrême transmissibilité de la maladie n'a pas échappé à leur esprit attentif et a fait recourir dans maintes régions à la séquestration des malades. L'isolement est la pratique des peuples non islamisés de l'Afrique occidentale française. Il est diversement compris. Tantôt le malade est enfermé dans sa case, où on lui sert sa nourriture habituelle ; tantôt on lui élève un abri spécial assez éloigné des habitations, où il lui est constitué un approvisionnement de bouche suffisant pour sa subsistance momentanée. Au Congo (Haut-Oubanghi), dès qu'une atteinte est signalée dans un village, on isole immédiatement le malade dans une petite paillotte qu'on lui construit dans la brousse ; seuls, les indigènes ayant subi antérieurement la variole sont admis à le soigner.

(1) KELSCH, Rapp. gén. sur les vaccinat. et les revaccinat. pendant l'année 1905, p. 174.
(2) PARROT, De la prophylaxie de la variole aux colonies. Thèse de Paris, 1908.

Dans la Guinée, ce sont les sujets sains qui s'isolent. A Foutah, dès que la variole apparaît dans un village, ils s'enfuient dans la brousse et s'y enferment dans leurs foulanos, dont ils défendent l'entrée aux habitants des localités contaminées (1).

Il arrive aussi que le malade est simplement conduit dans la brousse et abandonné à son sort. Au Dahomey, les indigènes cherchent à dissimuler la variole qui afflige leur demeure, soit en expulsant les malades clandestinement, soit au contraire en les cachant soigneusement (2) à leurs compatriotes.

Ces peuplades, à moitié sauvages, sont donc au courant des principaux attributs de la maladie, tels que la contagion et l'immunité conférée par une première atteinte, et s'en inspirent dans leur conduite vis-à-vis des victimes de l'épidémie. Mais, au lieu de cette préoccupation, qui, moralement, les rapproche de nous, on les voit quelquefois marquer à l'égard de la maladie régnante la plus profonde insouciance, procédant soit du fatalisme musulman, soit de la résignation craintive du fétichiste. L'indifférence ici écarte toute mesure de prudence. La promiscuité la plus étroite unit les malades et les sujets sains et favorise les progrès de l'épidémie, qui, d'ailleurs, a vite fait de ravager un village, car la plupart des enfants sont attaqués presque en même temps.

En Basse-Guinée, les indigènes témoignent à l'endémo-épidémie une indifférence absolue, au point de laisser dans les rues errer des enfants encore couverts de croûtes varioliques (3).

Variolisation. — Mais ici, comme en Algérie, l'arme de prédilection avec laquelle l'indigène combat la variole, c'est la variole elle-même ; les indigènes lui marquent un funeste attachement.

Dans l'Afrique occidentale, écrit le médecin-major Houillon, elle est plus spécialement dans les mœurs musulmanes. Elle a pénétré aussi chez quelques peuplades fétichistes ou indifférentes en matière de croyances, que le voisinage ou le négoce a mises en relation avec les tribus musulmanes. Malheureusement, la variolisation a trop souvent pour conséquences immédiates la genèse de varioles graves. Toutefois, il n'est pas rare de rencontrer des marabouts, jouissant d'une légitime réputation, qui, guidés par un profond esprit d'observation et un rare instinct de prudence, ont su limiter cette terrible expérience aux seuls cas où ils pouvaient atteindre du même coup l'immunité et l'efficacité. Ce sont évidemment ces succès réels, mais exceptionnels, qui ont motivé, concurremment avec la pression religieuse et la crédulité native, l'expansion d'une habitude funeste pour la majorité des adeptes.

(1) Kelsch, *loc. cit.*, p. 101.
(2) Houillon, Variole et vaccine en Afrique occidentale française (in *Rapp. gén. sur les vaccin. et revaccinat.*, 1904, p. 119).
(3) Kelsch, *loc. cit.*, p. 102.

C'est la substitution de la vaccine à cette néfaste pratique que poursuivent les médecins coloniaux, au prix de fatigues, de souffrances et même de dangers dont nous avons connu maints saisissants tableaux.

Munis d'une petite provision de vaccin, ils parcourent pendant de longues semaines de vastes étendues de territoire, exposés à toutes les rigueurs des climats extrêmes et aux causes morbigènes qu'ils engendrent. Puis, de retour de ces pénibles missions, ils leur consacrent des relations qui non seulement nous initient aux difficultés et aux résultats de la vaccination dans ces pays lointains, mais où nous trouvons des observations générales qui ont le puissant intérêt et le charme émouvant d'un récit de voyage.

C'est que la vaccination coloniale est autrement difficultueuse que celle de nos pays. Autre chose est de dispenser le vaccin dans les vastes régions du Soudan ou de l'Indo-Chine, et les mairies ou les casernes de nos grands centres.

Des obstacles surgissent là-bas, inconnus ailleurs, qui tiennent au climat, à la dissémination et à la mentalité spéciale des collectivités, enfin à l'étendue considérable des territoires qu'elles occupent.

Nous allons suivre le vaccinateur colonial dans les différents actes de sa mission et relever, chemin faisant, les difficultés toujours renaissantes qui se dressent devant lui.

La pulpe vaccinale aux colonies. — La vaccination coloniale a débuté par l'emploi de pulpes envoyées de la métropole. Cette pratique n'a guère donné que des mécomptes, que pouvait faire prévoir la connaissance que nous avons de l'atténuation progressive que subit la virulence sous l'influence du temps et surtout de la température. Le degré de cette atténuation est subordonné à l'intensité ou à la durée d'action de cette dernière. Des températures de 41°, 37° et 36°, agissant respectivement pendant vingt-quatre et trente-six heures, affaiblissent l'énergie de la pulpe ; mais la prolongation de leur action y détermine une déchéance progressive et de plus en plus marquée. On peut se figurer aisément, d'après ces notions, ce que peut valoir un vaccin qui a voyagé à travers les mers chaudes et du littoral à l'intérieur des régions tropicales. Tous les médecins des colonies sont unanimes à proclamer son insuffisance.

En Abyssinie, la vaccination de tubes à bras, avec 30 à 40 échantillons de vaccin reçus de Paris, n'a pas donné un seul résultat positif à M. Wurtz (1). Depuis longtemps, écrit le médecin major Houillon, la vaccine a été jugée impraticable dans les régions africaines, quand le transport du vaccin frais demande plus de huit à quinze jours. Ce délai doit être encore écourté, s'il s'agit d'un

(1) Wurtz, Hyg. publ. et privée en Abyssinie (Sem. méd., 1898, p. 663).

transport par courrier postal, à dos d'hommes. La pulpe ne résiste pas aux températures de 40 à 55° que subissent les sacs exposés au soleil.

Le système des vaccinations avec de la pulpe envoyée de France est universellement condamné. Il n'a donné que des déboires, sans compter qu'il compromet le prestige du médecin et même celui de notre domination, car la vaccine est un des moyens de pénétration pacifique de notre influence parmi les indigènes. La constance de ses insuccès nous met en médiocre posture près de ces derniers et n'est point faite pour les détacher de la variolisation, qui, elle, réussit toujours.

Centres vaccinogènes coloniaux. — L'impossibilité de recevoir de France du vaccin doué de toute son énergie initiale a conduit nos confrères coloniaux à tenter la revivification de la pulpe par passage sur l'animal, à créer des centres vaccinogènes sur place (1). C'est ainsi que furent fondés, en 1891, l'Institut vaccinogène de Saïgon, qui fournit à la Cochinchine seule environ 200 000 doses de vaccin par an, et, en 1904, l'Institut de Hanoï, qui a produit l'année suivante 481 000 doses. A Madagascar, il s'est élevé des centres vaccinogènes à Diégo et à Tananarive, qui fournissent aux besoins de la grande île. Depuis longtemps, les Instituts Pasteur de l'Algérie, de la Tunisie et du Sénégal ont compris la production du vaccin de génisse dans leur mission.

Mais nous avons encore bien des possessions coloniales qui sont dépourvues d'établissements producteurs. En 1904, Goyon, découragé par ses insuccès dans le Haut-Oubanghi avec les vaccins envoyés de France, réclamait comme indispensable la création d'un centre vaccinogène à Brazzaville. D'autre part, depuis longtemps, le Service de santé colonial insiste sur la nécessité de créer à la Martinique ou à la Guadeloupe un institut vaccinal commun à ces deux îles.

Le 7 janvier 1906, le gouverneur général de l'Afrique occidentale a rendu un arrêté prescrivant la création, dans chacune des colonies de l'Union africaine, d'un centre de production vaccinale (2).

Le territoire du Tchad possédait en 1906 trois parcs vaccinogènes, un à Fort-Lamy, un à Bokoro et un à Mao. Deux autres ont été créés depuis à Bamako (1906) par Bouffard, et à Koury (1907) par Dupont.

En l'année 1907, quatre de nos colonies sur cinq de l'Afrique occidentale étaient pourvues de ces établissements (3).

A la même époque, il s'en élevait deux à Kindia et Bingerville (4).

---

(1) Parrot, *loc. cit.*, p. 15.
(2) Gallay, Trois années d'assistance médic. aux indig. et de lutte contre la variole, 1905, 1906, 1907, p. 267.
(3) Gallay, *loc. cit.*, p. 336.
(4) Gallay, *ibid.*, p. 346.

C'est dans l'Afrique occidentale qu'a été surtout imprimée une impulsion vigoureuse à la vaccination depuis 1905. L'accroissement du nombre des médecins, l'utilisation de leurs premiers élèves indigènes et surtout l'installation de centres vaccinogènes multiples, ont imprimé à ce service spécial un élan qui sera l'éternel honneur de la médecine coloniale.

Dès 1906, l'entrée en jeu des centres vaccinogènes de Bamako, de Kindia et de Bingerville, décupla annuellement le nombre des inoculations.

Le transport du vaccin. — Ainsi produit au centre vaccinogène fondé dans la colonie même, le vaccin est envoyé dans toutes les directions, aux divers postes occupés par le médecin de l'assistance indigène. Ces voyages l'exposent à d'inévitables épreuves. Transporté à dos d'hommes ou par courrier postal dans des sacs qui subissent pendant deux ou trois semaines les transitions brusques des chaleurs excessives du jour aux refroidissements nocturnes, il arrivait le plus souvent à destination dépourvu de toute activité (1). Pour prévenir ce fâcheux résultat, on a dû placer les tubes vaccinifères dans des mélanges réfrigérants ou des milieux dont la température demeure suffisamment basse et suffisamment constante.

A Madagascar, on a utilisé les glacières des vapeurs qui font le service des côtes; mais on ne peut guère songer à recourir à ce mode de conservation dans le transport du vaccin aux postes de l'intérieur : la glace serait bientôt fondue sous ces climats torrides. On a proposé d'enfermer les tubes dans la pomme de terre, la pastèque, le melon et autres cucurbitacées coloniales.

A Saïgon, Rouffiandis a substitué à la simple enveloppe de bambou, usitée jusqu'alors, un cylindre de moelle de bananier, de 0^m,10 de diamètre, 0^m,20 de long, dans lequel on pique les tubes de vaccin. Ce gros étui est lui-même introduit dans un récipient de même forme en zinc, parfaitement étanche. Le petit appareil est très propre à son usage, grâce au peu de conductibilité thermique de la moelle de bananier (2).

Dupont (de Koury) se sert, pour le transport de son vaccin, d'un « Canari », vase de terre poreuse d'une contenance de 20 litres, fixé entre deux planches horizontales par des montants verticaux. Martin le fait voyager dans des gargoulettes en terre poreuse, des alcarazas, des carrés de flanelle ou dans des fibres de bois mouillés, soit enfin dans des troncs de bananier (3). Opérant dans le nord de Madagascar, le médecin-major Bailly enfermait le vaccin dans une boîte de fer-blanc, qui elle-même était introduite

(1) KELSCH, *loc. cit.*, p. 101.
(2) KELSCH, Rapp. gén. sur les vaccinat. et revaccinat. de 1906, p. 210.
(3) PARROT, *loc. cit.*, p. 103.

dans un tronc de bananier, évidé dans sa partie centrale. Le tout était roulé dans de la grosse toile bien spongieuse, ficelé et porté par un homme au bout d'un bambou. De temps à autre, le paquet était immergé dans l'eau d'une rivière ou d'une mare. L'évaporation incessante du liquide entretenait dans son épaisseur une fraîcheur relative, grâce à laquelle le vaccin était encore doué de toute son énergie au bout de vingt-cinq jours, bien qu'ayant voyagé pendant tout ce temps sous un ciel brûlant (1). Avec un porteur consciencieux, il est possible d'envoyer du vaccin dans un rayon de 250 kilomètres, dans de bonnes conditions en toutes saisons, et dans des conditions excellentes durant la saison qui s'étend de novembre à mars (2).

D'une façon générale, on recommande aux porteurs chargés de vaccin de ne voyager que dans la matinée ou la soirée, à moins que le temps ne soit couvert, cas où le vaccin peut circuler indifféremment à toute heure (3).

Pour conserver intacte la pulpe jusqu'au broyage et à l'expédition aux vaccinateurs, et notamment pour la mettre à l'abri de fortes températures, Bouffard a utilisé, indépendamment de l'emploi de la bouteille frigorifique connue sous le nom de thermos, la réfrigération par évaporation de seaux en toile remplis d'eau dans laquelle sont immergés des flacons d'Adnet contenant la pulpe. La température du liquide oscille entre 18 et 22°, condition parfaite pour la conservation de cette dernière. Des pustules en vrac dans la glycérine, conservées dans ces récipients, étaient encore virulentes quatre mois après la récolte. Au sixième mois, elles avaient perdu la plus grande partie de leur activité, mais la récupéraient intégralement après trois passages successifs sur la génisse.

Mais cet appareil n'était guère utilisable pendant la saison des pluies, et un arrêt accidentel dans le fonctionnement de la machine à glace pouvant empêcher de le remplacer par le thermos, Bouffard eut la pensée de recourir au vaccin desséché. Inoculé à la génisse, ce produit donna au troisième passage des pustules d'une virulence parfaite. Il estime cependant que l'emploi du thermos et du seau de toile suffit à la conservation du vaccin pendant toute l'année.

C'est un problème assez difficile à résoudre que l'envoi du vaccin aux médecins qui opèrent souvent dans des zones distantes de 400 à 500 kilomètres du laboratoire : seul l'emballage en milieu humide, avec évaporation facile, est de nature à prévenir la détérioration du vaccin pendant ce long parcours. Le système préconisé

---

(1) KELSCH, *loc. cit.*, p. 103.
(2) KELSCH, *loc. cit.*, p. 105.
(3) GALLAY, *loc. cit.*, p. 310.

à cet égard par M. M. Bouffard et Gallay est très simple et très portatif.

Il se compose d'une vulgaire boîte de conserve, sans couvercle, à fond percé de trous, garnie à l'intérieur d'une couche de coton indigène, qui, bien malaxé, devient légèrement hydrophile. On y incorpore huit à dix tubes de cinquante vaccinations chaque; le tout est inclus dans une enveloppe en toile, formant sac, par un cordonnet. Cent tubes peuvent trouver place dans une boîte d'un kilogramme de saindoux. En cours de route, il suffira de plonger ce petit colis dans l'eau, chaque fois que l'occasion se présentera, pour qu'en ce pays, où la sécheresse de l'air entretient une forte évaporation d'octobre à juin, la température ne dépasse jamais 25° (1). Une expérience de dix-huit mois a confirmé l'excellence de ce mode de transport.

L'envoi du vaccin en milieu humide dans l'intérieur de la colonie donnait à l'autorité sanitaire toute satisfaction, et la première campagne antivariolique au Soudan, qui dura sans interruption d'août 1906 à mars 1907, se chiffra par 30 062 inoculations, avec un pourcentage moyen de succès de 75 p. 100. Les vaccinations furent interrompues pendant la saison chaude. Les résultats de la campagne de 1907 ont été tout aussi satisfaisants.

L'excipient du vaccin, la glycérine, n'est pas, selon certains médecins coloniaux, sans réduire sa valeur spécifique. Il existe une relation étroite, d'une part entre celle-ci, et, d'autre part, entre les poids respectifs de pulpe vaccinifère et de glycérine. Ces proportions devront être étudiées de très près; elles ont une large influence sur les succès futurs d'une réinoculation et, par conséquent, sur le mode d'évolution de la souche vaccinogène.

Le laboratoire de Saint-Louis a essayé de supprimer tout excipient en transformant la pulpe en poudre sèche dans le vide... Les résultats fournis par ce produit furent peu encourageants.

Nécessité des relais de vaccin. — Malgré les soins et les précautions dont il est l'objet, le vaccin, même produit dans la colonie, arrive souvent à destination avec une virulence tellement atténuée qu'il en est pratiquement inutilisable. Il devient nécessaire de le régénérer en route sur l'animal, avant de l'inoculer à l'homme, de créer des centres vaccinogènes secondaires, des *relais de vaccin*, d'où partira, avec une force nouvelle, la pulpe destinée aux régions encore plus lointaines (2). C'est ainsi que Dupont (de Koury), ayant constaté la faiblesse d'un vaccin rapporté de Bamako, l'inocula à Koury, en plein Soudan, à 4 génisses et à 4 veaux, et en obtint un produit qui lui donna 60 à 92 p. 100 de succès chez les indigènes. Cet heureux essai lui permit d'affirmer qu'il est possible, facile même, à un méde-

(1) GALLAY, *loc. cit.*, p. 296.
(2) KELSCH, Rapp. sur les vaccinat. et revaccinat. de 1904, p. 126.

cin d'un poste de la brousse, de régénérer par un passage sur génisse ou sur veau le vaccin affaibli qu'il reçoit (1).

Malgré tout, il faut bien le reconnaître, la conservation et le transport du vaccin se heurtent dans tous les pays chauds à des difficultés qui font le désespoir du service intéressé. Tout médecin colonial qui reçoit un vaccin atténué dans sa virulence est tenu de le régénérer sur place. Il lui importe ensuite de renoncer à le faire voyager par voies postales (courrier de terre), qu'il soit de provenance indigène ou métropolitaine. Après dix à quinze jours de route accomplie dans ces conditions, il arrive toujours stérile à destination. Il est à désirer que le vaccin, s'éloignant des centres de production, soit transporté par le médecin lui-même. « Celui-ci s'efforcera de le porter aux limites extrêmes de nos possessions, par étapes, divisant la contrée en secteurs, créant, au fur et à mesure un petit parc secondaire et transitoire, s'organisant de façon à continuer sa route avec le minimum de déboire possible (2). »

Il va sans dire que, pour assumer une pareille tâche, le médecin devra posséder les connaissances techniques et le matériel, d'ailleurs fort simple, nécessaires à l'ensemencement, à la récolte et à la préparation du vaccin. L'Institut de l'Académie est ouvert à tous les élèves de l'École coloniale de Paris, qui y viennent avec empressement se familiariser par la pratique avec les actes essentiels de la culture vaccinale.

Des animaux vaccinifères. — Nous n'en avons pas fini avec les obstacles que rencontre le service vaccinal dans les pays chauds. Ce n'est pas seulement le climat qui tient en échec ses efforts; les vaccinifères eux-mêmes se retournent contre lui. Il s'en faut que l'on rencontre partout les veaux et les génisses nécessaires au renouvellement et à la régénération de la pulpe. D'autre part, les bovidés des tropiques, à part les buffles, qui rendent d'excellents services en Indo-Chine, paraissent peu propres à la culture vaccinale ; ils ne donnent souvent que des récoltes minimes de lymphe. Le terrain est défavorable au germe et, d'ailleurs, les *circumfusa* exercent sur son développement une action inhibitrice qui renforce la médiocrité du résultat (3).

Le lapin, traité d'après les indications de Calmette et Guérin, a donné des résultats très encourageants pour la pratique. A Konakry (Haute-Guinée), le Dʳ Martin a pu apprécier le rôle particulièrement utile de cet animal dans la génération des vaccins affaiblis et dans l'entretien des semences (4). Au Congrès vaccinal tenu

(1) Parrot, *loc. cit.*, p. 19-20.
(2) Dupont, Vaccin et vaccinat. dans le cercle de Koury, d'oct. 1906 à mars 1907 (*Revue de méd. et d'hyg.*, t. IV, 1907, n° 1, p. 77).
(3) Houillon, Rapp. général sur le serv. vaccinal, 1904, p. 126.
(4) Martin, Rapp. gén. sur le service des vaccinat. et revaccinations, 1905, p. 102.

à Munich les 6 et 7 septembre 1906, Voigt a exprimé l'espoir que le vaccin de lapin pourra être cultivé et employé avec avantage dans les colonies comme dans les climats tempérés (1). Malheureusement, le lapin est rare et peu résistant sous les tropiques. Dans sa tournée de Foutah (Guinée), Martin en a emporté quelques-uns en vue de s'en servir comme vaccinifères intermédiaires; ils moururent dès les premiers jours.

Il ne faut pas oublier que le cow-pox est cultivable sur les espèces équine, asine et ovine, dont nos colonies ne sont point dépourvues, tant s'en faut, et qui rendent ailleurs de précieux services à la régénération vaccinale.

Les médecins vaccinateurs enfin s'aideront, dans leurs tentatives de régénération, de la faune sauvage, telles que les biches et les gazelles, ou autres animaux du pays, moins réfractaires que les bovidés et moins fragiles que le lapin.

La création et l'exploitation d'un centre vaccinogène aux colonies exigent la connaissance préalable des lieux et des ressources dont ils disposent. La mise au point, écrit Martin, des détails techniques ne peut être que la résultante des observations faites sur place, et dont le milieu, la température, l'état hygrométrique, l'altitude, les espèces, les races, l'âge des vaccinifères sont les facteurs.

Les races bovines locales diffèrent totalement, au point de vue zootechnique, de celles que nous connaissons en Europe. Les conditions économiques dans lesquelles elles vivent, leur aptitude inégale à l'infection vaccinale, sont autant de points particuliers, inconnus, dont la connaissance nécessite, de la part de l'opérateur, une étude soutenue et approfondie.

Dans tout pays, et surtout dans les climats chauds, une longue période d'études, d'observations, de recherches, de tâtonnements est nécessaire pour obtenir la fixité dans la bonne récolte (2).

La vaccine et les indigènes. — Quand un médecin vaccinateur a réussi à faire parvenir au point voulu un vaccin actif, il n'a pas triomphé de tous les obstacles dont est semée sa route : il lui reste à briser la résistance des populations. L'indigène n'est pas plus disposé à recevoir le vaccin que l'Européen; l'ignorance, le fatalisme, les préjugés de toutes sortes l'y rendent même plus réfractaire que nos compatriotes. Quelques médecins ont proposé de le convaincre par les moyens de coercition. Ceux-ci ne réussissent pas en France; que pourrait-on en espérer dans ces pays lointains, où l'autorité a si peu de prise sur les habitants? Peut-être la persuasion, les procédés de douceur, les raisonnements, les petits cadeaux mêmes, auront-ils plus d'effet sur ces natures primitives, plus désireuses au fond d'ap-

(1) KELSCH, Rapp. génér. sur le service des vaccinat. et revaccinat., 1904, p. 124-125.
(2) MARTIN, *in* Rapport sur le serv. des vaccinat. et revaccinat., 1904, p. 125-126.

prendre de nous ce qu'elles ignorent que de s'y montrer hostiles.

On a tenté en Algérie un moyen indirect de coercition qui a réussi dans la métropole : il consiste à exiger un certificats de vaccination de tous les indigènes qui se portent candidat à un emploi public, qui se disposent à accomplir de longs trajets, ou qui sollicitent l'entrée des villes, villages, foires et marchés. Cette mesure pourrait être généralisée à toutes nos possessions coloniales.

La pénurie de médecins français a déterminé, dans ces dernières années, l'autorité à associer des indigènes choisis, triés, au service de la vaccination. Peu de médecins sont favorables à cet adjuval. Ils font valoir avec raison que l'exercice de la vaccination conféré aux autochtones deviendrait rapidement une profession payante, car l'indigène ne comprend pas qu'on travaille gratuitement. Sans nier les services que peuvent rendre par ailleurs les auxiliaires médicaux recrutés sur place, il importe de ne point les laisser livrés à eux-mêmes, de ne les employer que sous la surveillance constante des médecins français.

Isolement et désinfection. — A l'égard des épidémies varioliques en cours, l'isolement et la désinfection s'imposent avec la même rigueur que partout ailleurs; ils sont malheureusement très difficiles à réaliser. On se heurte à la fois à l'indifférence et à l'indocilité. Cependant, dans certaines régions, comme nous l'avons vu plus haut, les indigènes imposent d'eux-mêmes une séquestration absolue à leurs compatriotes varioleux : tels ceux du Gabon (Kermorgant) et les Hovas de Madagascar. Partout où ils ne la pratiquent point spontanément, il convient de mettre tout en œuvre, même de recourir à des moyens coercitifs, pour la réaliser.

On laissera le malade dans sa case, gourbi ou paillotte; on fera évacuer les cases voisines et on veillera à ce que n'entrent en contact avec le varioleux que les membres de sa famille, immunisés par une variole antérieure ou une vaccination récente. La période contagieuse passée, on brûlera la case et les vêtements, ou autres objets contaminés. Habitations et contenu sont généralement de peu de valeur, ce qui permettra d'indemniser le malade des pertes occasionnées par épuration radicale. Il va sans dire que, si le logement du varioleux est construit à l'européenne, en matériaux solides et peu inflammables, si la désinfection par le feu doit entraîner un dommage trop considérable, cette dernière n'est plus applicable. Il faut alors recourir à un des nombreux procédés employés en Europe, et sur lesquels il ne nous appartient pas d'insister.

La vaccination des immigrants. — Toutes les mesures prophylactiques de nos colonies seraient vaines, si, après avoir empêché de son mieux l'éclosion et la propagation de la variole *in situ*, le médecin colonial ne s'efforçait de barrer le chemin à l'importation toujours à craindre de cette maladie par les immigrants. Un varioleux débarqué dans une collectivité d'indigènes peut aisément y allumer une épidémie, car il est rare que ces derniers aient été suffisamment vaccinés pour être réfractaires. La nécessité de la vaccination des immigrants est admise sans conteste, au moins quand ils proviennent d'un port contaminé.

Dans toutes les colonies françaises d'ailleurs, il est d'usage de vacciner au débarquement tous les immigrants. En Algérie surtout, le danger créé par ces derniers fixa de bonne heure l'attention de l'autorité. On avait remarqué que c'est parmi eux que la variole perpétrait surtout ses méfaits. C'est ainsi que, sur 91 atteintes survenues à Oran en 1906, 83 concernaient des immigrants. A Alger, du 10 mars au 19 juin 1907, on avait compté 106 varioleux, dont 8 parmi les Espagnols et Italiens arrivés depuis peu.

Aussi, à la date du 28 juin 1907, le gouverneur prit-il un arrêté portant qu'il sera procédé jusqu'à nouvel ordre à la vaccination ou revaccination des immigrants au moment de leur arrivée en Algérie, s'ils ne justifient pas qu'ils ont été vaccinés ou revaccinés dans les conditions prévues par le décret du 27 mai 1907. Ce décret stipule « qu'exceptionnellement et par arrêté du gouverneur général la vaccination, lorsque les circonstances l'exigeront, pourra être imposée aux immigrants au moment de leur débarquement ». On peut louer cette mesure pour son intention, mais il est douteux qu'elle réponde à son objet. Nous trouvons bien plus sage le règlement américain, qui exige au contraire que tout émigrant soit vacciné avant le départ de son lieu d'origine. Cela est bien plus logique.

La vaccination pratiquée au moment où l'étranger prend pied sur le sol colonial demeure une mesure prophylactique illusoire, à moins qu'elle n'ait pour but de rendre l'immigrant inapte à contracter la maladie dans le pays nouveau où il vient se fixer. La vaccination n'empêchera pas l'éclosion d'une variole en incubation, et un voyageur qui, par exemple, en aurait pris le germe à Marseille, la verrait évoluer et la répandrait autour de lui malgré les inoculations pratiquées sur lui deux jours après à Bône.

C'est quinze jours au moins avant de partir de son pays que l'immigrant devrait se procurer l'immunité, et les gouvernements des deux états intéressés feraient sagement de s'entendre pour n'autoriser leurs administrés à s'expatrier qu'après vaccination. Qu'en attendant les colonies accueillent seulement les étrangers qui feront la preuve d'une vaccination ou revaccination antérieure de quinze jours au moins et de cinq ans au plus, et la porte de la mer sera barrée à la variole.

Reste la voie de terre : non seulement elle peut servir à l'introduction de la variole dans nos colonies par l'intermédiaire de nos voisins de frontières, mais encore au transport de cette maladie d'une région à une autre, grâce aux migrations saisonnières des indigènes :

tels sont les nomades dans le sud de l'Algérie, les caravanes dans nos possessions du centre et de la côte occidentale d'Afrique. Il importe donc de prendre des mesures contre ces vecteurs éventuels de germes. En ce qui concerne les indigènes soumis à nos lois et les mouvements de peuples qui se font dans les limites de notre influence, nous avons des moyens de conjurer la propagation dans la diffusion de la vaccine, l'interdiction des villes, villages ou douars aux non-vaccinés, l'obligation imposée à tout indigène qui veut se déplacer pour un long voyage de se soumettre à une vaccination préalable, l'inscription sur la carte d'identité de chaque inoculation, etc. Mais il faut reconnaître que nos moyens de défense contre l'importation de la variole par les étrangers qui suivent la voie de terre restent nécessairement précaires. Comment réaliser un cordon sanitaire efficace autour des colonies dont les frontières s'étendent sur de vastes étendues? Le mieux que nous puissions faire, c'est de vacciner les étrangers venus dans nos villes ou villages toutes les fois que leur présence nous sera signalée. Seule la généralisation de la vaccination dans les pays limitrophes des nôtres serait une garantie suffisante qu'il n'y a pas péril pour nos protégés à entretenir librement commerce avec les voisins (1).

Observations générales sur la vaccination coloniale. — Ce n'est point tout que de produire, d'entretenir et d'expédier au loin la pulpe au milieu de tant de circonstances défavorables à ces opérations.

La vaccination coloniale est tenue en échec par des causes multiples, parmi lesquelles émergent l'insuffisance du personnel, la dissémination des villages sur de vastes étendues de territoire, enfin l'état psychologique des populations.

Tous les médecins coloniaux sont d'avis qu'il est indispensable d'établir un service permanent de la vaccine par la création de médecins spéciaux, ambulants et vulgarisateurs de cette dernière. Ils seront en même temps des médecins de colonisation et d'influence, et la conception de leur rôle ainsi défini les spécialisera complètement dans leurs attributions. Malheureusement le personnel a toujours et partout fait défaut (2). Donc, pour remédier à son insuffisance, on a songé à créer des vaccinateurs indigènes.

Cette innovation, toujours controversée, a donné dans le principe des résultats assez médiocres ; elle semble être, à l'heure présente, mieux engagée, du moins sur certains points de nos possessions. En 1904, l'école de médecine de Saïgon a mis en service des vaccinateurs indigènes, qui, malgré quelques critiques adressées dans le début au fonctionnement de cette organisation, sont devenus des auxiliaires précieux pour le service. D'autre part, les aides du labora-

(1) PARROT, loc. cit., p. 55.
(2) KELSCH, Rapp. gén. sur les vaccin. et revaccin. de 1904, p. 124 et 133.

toire de Bamako, après y avoir fait un stage de quelque temps, sont
envoyés dans les différents cercles de la région pour y pratiquer des
vaccinations, ce dont ils s'acquittent d'une manière suffisamment
satisfaisante (1). Pour les empêcher de trafiquer de l'inoculation,
ce qu'ils ont tenté de faire ailleurs, on profite de la tournée d'un
administrateur pour lui adjoindre un vaccinateur qui opère à côté de
lui et sous sa surveillance plus ou moins directe. L'indigène impro-
visé vaccinateur pourra, grâce à la présence de cet agent et à sa
mission, qui est celle du recensement ou toute autre le mettant en
contact intime avec la population, effectuer aisément ses opérations (2).

Ces essais de faire concourir les indigènes au service ne paraissent
pas avoir réussi ni dans l'Annam ni à Madagascar, mais le médecin principal Gallay nous fait connaître qu'ils ont donné les résultats
les plus encourageants dans l'Afrique occidentale. Un arrêté du
Gouverneur du 7 janvier 1906 prescrit la création d'aides indigènes
qui, après une période d'instruction pratique de deux ans, concourent
au service médical dans la limite de leur préparation technique.
Dès 1909, ils ont pu fournir, sous la direction de leurs maîtres, d'excellents vaccinateurs (3). En réalité, immuniser des enfants avec du
vaccin animal n'exige qu'une simple égratignure et un peu de propreté, et, en principe, il est légitime de confier cette opération à des
indigènes, quand le personnel européen fait défaut. Les difficultés
contre lesquelles se heurte cette mesure sont moins d'ordre technique que d'ordre moral. L'indigène, surtout celui de l'Indo-Chine, est
essentiellement enclin à tromper la confiance que nous avons en lui
et à exploiter les siens en leur faisant payer les vaccinations dites
gratuites. En 1894, l'administration créa des vaccinateurs indigènes
dans l'Annam ; malheureusement, ces collaborateurs improvisés
abusèrent de leur titre et de leurs fonctions ; ils exploitèrent cyni-
quement leurs compatriotes, trafiquèrent du vaccin et ne craignirent
point de substituer à l'occasion la variolisation à la pratique jennérienne ; bref, ils compromirent l'institution à laquelle ils devaient
leur existence et furent supprimés en avril 1903 (4).

En général, l'indigène est plutôt hostile, ou du moins indifférent à
la vaccine, que disposé à la recevoir. Cet état d'esprit provient de sa
méfiance invincible envers l'Européen, de son dédain pour toute
innovation venant de l'Occident. Le vaccinateur a à lutter non seulement contre les éléments mais contre les hommes eux-mêmes. Ce

(1) GALLAY, loc. cit., p. 291.
(2) GALLAY, ibid., p. 291-301.
(3) GALLAY, ibid., p. 345.
(4) ARNOULD, De la création, de l'organisat. et du fonctionnement d'un service
publ. de vaccinat. en Annam, in Rapport sur les vaccinat. et revaccinat. pratiquées en 1905 par M. Kelsch, p. 136.

n'est pas la partie la moins aisée de sa tâche que de réunir tous ou au moins la plupart des enfants à vacciner dans un lieu déterminé, à un jour et à une heure fixés. Que de fois il trouve devant lui des villages vides, abandonnés de ses habitants, qui, adultes et enfants, se sont enfuis dans la brousse à son approche. C'est là qu'il est obligé d'aller les chercher pour les ramener dans leur résidence par l'appât de consultations médicales, de remèdes ou d'objets de pacotille à distribuer. Dans l'Annam, écrit le Dr Arnould, le succès des convocations dépend d'une foule de facteurs divers, qui exigent des médecins une attention soutenue et orientée dans des directions multiples.

Loin de lui faciliter sa tâche, les indigènes, du moins ceux de l'Indo-Chine, mus par des mobiles divers, ne cherchent qu'à multiplier les obstacles devant lui. Ici, on tentera de le tromper sur le nombre des enfants à amener aux séances de la vaccination ; ailleurs on lui dissimulera la présence de vaccinateurs indigènes, annamites et cochinchinois, qui travaillent clandestinement dans le pays à rançonner leurs compatriotes plus qu'à leur assurer la préservation antivariolique. Partout il faut se méfier des autorités locales, qui compromettent notre œuvre en tentant d'exploiter leurs administrés sous le couvert de la vaccine. Nous dispensons gratuitement celle-ci ; mais les mandarins, petits ou grands, cherchent, si l'on n'y prend garde, à se la faire payer en affirmant que c'est à leur instigation que le vaccinateur est venu dans le pays, ou en prétextant que son passage et celui de son personnel ont été l'occasion de dépenses et de frais extraordinaires. Bref, on doit s'attendre à toutes les supercheries possibles (1).

Il faut, pour imposer la vaccination à ces pays, un esprit pratique, du tact, de l'adresse dans le maniement des indigènes, de l'ingéniosité pour faire face aux obstacles de tout genre contre lesquels se heurte l'entreprise, tels que l'inclémence du climat, l'état rudimentaire des voies et des moyens de communication, enfin la sourde hostilité de l'indigène dont le fond du caractère est un mélange de méfiance, de duplicité, de mensonge et de dissimulation.

(1) ARNOULD, *loc. cit.*, p. 137-138.

VARICELLE

Par le Dr **KELSCH**

Membre de l'Académie de médecine.

Désignée dans le langage populaire sous des noms divers, cette
maladie a conservé définitivement celui de varicelle que Vogel lui
donna en 1764. Son histoire n'est qu'un long débat sur la place qu'il
convient de lui assigner dans la nosographie. Variole légère ou
entité morbide distincte, telle est la controverse sans cesse agitée à
son égard. La pratique de l'inoculation lui attribua une importance
de premier ordre dans la nosographie du xviiie siècle. Les détracteurs
de la prophylaxie antivariolique, en lui objectant qu'elle ne préser-
vait que très imparfaitement de la variole, voyaient très vraisemblablement, dans la varicelle qui survenait ultérieurement chez les
inoculés, une variole atténuée; et inversement, les partisans de l'inoculation tenaient toujours pour de la varicelle les varioles légères
qui pouvaient se manifester chez les sujets vaccinés, à une époque
plus ou moins éloignée de l'opération. Cette confusion a troublé
pendant longtemps la signification de la varioloïde et nui, dans une
certaine mesure, au progrès de la vaccine.

Malgré les tentatives d'Heberden (1767) et de Thomson (1820) pour
en sortir, malgré l'impossibilité reconnue de bonne heure de conférer
l'immunité contre la varicelle par la variolisation, ou d'acquérir
l'immunité contre la variole par une atteinte spontanée de la varicelle, l'identité de la variole, de la varioloïde et de la varicelle fut
admise presque sans conteste jusque dans ces derniers temps. En
France, elle a été enseignée par Rayer, Bazin, Rilliet et Barthez. En
Angleterre, elle ne trouva guère d'autres opposants qu'Abercrombie
et Bryce. En Allemagne, elle fut soutenue par Hébra le père, Kaposi,
Kassowitz, Hochsinger, et dut à la haute autorité du professeur de
l'École de Vienne d'y être devenue classique. Pourtant, depuis une
vingtaine d'années, cette doctrine a perdu peu à peu de son terrain.

Trousseau l'a combattue naguère avec des arguments demeurés
sans réplique, et son enseignement a singulièrement éclairci les
rangs de ses partisans. Les temps récents lui ont cependant suscité
encore quelques défenseurs convaincus et habiles (1). Toutefois, à

(1) TALAMON, *Méd. mod.*, 1894. — GALZIN, Variole et varicelle. Leur identité de
nature. Thèse de Paris, 1879, n° 277.

l'heure actuelle, elle n'en compte plus guère chez nous. Elle en a
perdu également beaucoup en Allemagne, si j'en juge par les derniers
ouvrages parus dans ce pays. Thomas (1) et Jurgensen (2) attribuent
résolument à la varicelle une place distincte dans le cadre nosographique.

Épidémiologie. — La plupart des écrivains classiques tiennent
la varicelle pour une maladie exclusive à l'enfance. Les adultes toutefois n'en sont pas absolument exempts : la littérature médicale
en contient quelques observations. Otto Mohr a réuni dans sa
dissertation inaugurale (3) toutes celles qui ont été publiées jusqu'en 1908. Compulsant les statistiques des hôpitaux de Vienne pour
la période 1891-1900, Genser a relevé 522 varicelleux âgés de plus de
vingt-cinq ans, c'est-à-dire 1,78 p. 100 de l'ensemble des malades. C'est
chez les adultes que la varicelle, maladie essentiellement bénigne,
affecte parfois des allures sévères et renforce ses traits, au point de ne
pas se laisser différencier aisément de la variole ou de la varioloïde.
Quoi qu'il en soit, il est tout à fait exceptionnel de la rencontrer
après dix ans. On s'accorde en général à reconnaître également sa
rareté extrême chez les nouveau-nés. Guinon la tient pour exceptionnelle avant six mois, et Sanné reporte même cette limite à deux
ans. Toutefois, dans l'épidémie que M. Apert a observée à la maternité en 1895, il s'est trouvé 18 enfants sur 21 atteints qui avaient
moins de six mois (4) ; 3 ont même dû être contaminés dès leur naissance, puisque l'éruption a apparu lorsqu'ils étaient âgés respectivement de quatorze, seize et dix-sept jours. Ajoutons, pour le sur-
plus, que ces sujets étaient même nés prématurément à huit mois et
une semaine, huit mois et sept mois et demi. En résumé, la varicelle
se rencontre surtout dans la deuxième enfance, entre deux et sept
ans ; et à ce titre elle sévit souvent dans les crèches, les asiles, les
hôpitaux et tous les établissements attribués aux collectivités du
premier âge (5).

Elle se manifeste suivant les modes sporadique et épidémique.

Sous cette dernière forme, elle est souvent associée à la variole ; elle
persiste dans les localités où celle-ci s'est éteinte. On la voit naître
presque chaque année dans les grands centres, peu de temps après
l'ouverture des salles d'asile. Les éclosions épidémiques se distinguent
en général par l'exiguïté de leur aire, leur peu de tendance à s'étendre

(1) Thomas, Handb. der acut. Infectionskrankh. Leipzig, 1875, Theil. II, p. 26
(in Ziemssen's Handb. der Speciel. Path. u. Therap.).
(2) Jurgensen, Acute exanth. speciel. Path. u. Therap. von Nothnagel, 1896, Bd. IV,
Theil. III, Abtheil. 2, p. 288.
(3) Otto Mohr, Ueber Varizellen bei Erwachsenen. Inaug. Dissert., 1908.
(4) Apert, Une épidémie de varicelle dans une maternité (Bull. méd., 1895.
p. 827).
(5) Comby, in Traité des maladies de l'enfance de Grancher, Comby et Marfan,
p. 255.

et la faible densité des atteintes. Les différentes phases d'accroissement, d'état et de déclin y sont presque toujours moins régulières que dans les autres fièvres éruptives. Peut-être ces différences tiennent-elles à ce que bon nombre d'atteintes se dérobent à l'observation médicale, à cause de leur bénignité, ce qui empêche de saisir la filiation et l'enchaînement des faits. Dans l'épisode de la maternité, qui a été suivi avec une si rigoureuse précision par M. Apert, les manifestations se sont produites par groupes, qui surgissaient et se succédaient de quatorze jours en quatorze jours, avec une régularité presque mathématique. Les vingt et une atteintes se sont ainsi scindées en neuf générations successives.

La varicelle s'observe à toutes les époques de l'année : elle est peu saisonnière (1).

La durée des épidémies est généralement courte : celle de la maternité toutefois a persisté cinq mois complets. Elles sont rattachées entre elles par des cas sporadiques, parfois assez nombreux et assez continus pour imprimer à la maladie un véritable caractère d'endémicité. La varicelle est fréquente dans certaines années, rare ou absente dans d'autres, comme si elle obéissait à une évolution multi-annuelle.

Nature et cause. — Maladie essentiellemet bénigne, elle est généralement moins étudiée en elle-même que dans ses rapports avec la variole.

Comme aux xviiie et xixe siècles, les médecins sont toujours divisés sur la question de savoir si les deux affections sont identiques entre elles ou spécifiquement distinctes l'une de l'autre. La solution est d'un intérêt nosographique de premier ordre; mais elle n'importe pas moins à la pratique. Celle-ci ne saurait méconnaître les enseignements de celle-là sans courir le risque de confondre dans la même mesure prophylactique varicelleux et varioleux, c'est-à-dire d'exposer ceux-là à s'infecter au contact de ceux-ci, au cas où les deux affections dont ils sont respectivement atteints ne seraient point identiques entre elles. Comby raconte qu'une mère et son nourrisson, affligés d'une affection varioliforme prise pour de la variole, furent placés dans un pavillon attribué à cette dernière affection. En réalité, ils n'avaient que la varicelle, car, une fois guéris de cette affection, ils contractèrent la variole, dont l'enfant, qui n'était pas encore vacciné, mourut (2). Des faits pareils ont été observés par d'autres médecins, notamment par le Dr OEttinger (3), ainsi que nous le verrons plus loin.

Au xviie siècle déjà, Heberden s'était efforcé de séparer la varicelle, qu'il désigne du nom de *chicken-pox*, de la variole, en faisant valoir

(1) Thomas, *loc. cit.*, p. 9.
(2) Comby, *loc. cit.*, p. 254.
(3) OEttinger, De la spécificité de la varicelle (*Sem. méd.*, 1894, p. 50-51).

qu'une atteinte de celle-ci ne conférait pas l'immunité contre celle-là.
C'est en se fondant sur des considérations de même ordre que,
quelques années après, en 1774, Vogel exprima la même opinion. Il
avait remarqué que ce qu'il appelle dans ses leçons les *fausses
varioles*, se déployait parfois en petites épidémies qui précédaient ou
suivaient celles de la variole, sans que l'on remarquât jamais qu'elles
exerçassent les unes sur les autres une influence préservatrice
réciproque.

La nosographie des deux maladies ne pouvant, pour s'édifier, s'appuyer sur la bactériologie qui nous doit toujours la découverte de
leur moteur pathogène respectif, en est réduite à se fonder sur la
clinique, l'expérimentation et l'épidémiologie. Elle n'en sera peut-être pas moins solidement établie.

Arguments cliniques. — Trousseau a fait ressortir magistralement les caractères cliniques qui opposent la varicelle à la variole.
Mais on ne saurait méconnaître que ces distinctions ne laissent pas
que d'être quelque peu schématiques. Malgré tout, la clinique se voit
souvent obligée d'en appeler à l'étiologie et à l'épidémiologie pour
fixer sa décision. La nosographie de la varicelle ne saurait se fonder
uniquement sur les symptômes qui, à tout prendre, ne sont pas si
nettement tranchés qu'ils ne puissent se confondre, à l'occasion, par
certains côtés du moins, avec ceux de la variole atténuée. Les
exemples rapportés plus haut en sont des preuves péremptoires. Ces
incertitudes ou ces difficultés de la clinique ont servi la cause des
unicistes, bien plus que la force de leurs arguments. Ils font valoir
en effet, en faveur de leur thèse, qu'on voit souvent la varicelle s'associer aux manifestations épidémiques de la variole; que la variole
et la varicelle sont susceptibles de s'engendrer mutuellement par la
contagion; que l'introduction du contage variolique dans une salle
de nouveau-nés ou de nourrissons provoque indifféremment le
développement de la variole ou de la varicelle; qu'enfin la pratique
de l'inoculation variolique, qui n'exploitait que du virus pris sur des
varioles légères, des varicelles, était souvent l'origine d'épidémies
de variole très graves. En conséquence de ces données, Hebra et
son école, Kaposi, Kassowitz, se déclarent résolument unicistes,
admettent trois modes cliniques de la variole : la variole vraie, la
varicelle, et entre ces deux extrêmes la varioloïde et la vaccine, qui en
constitueraient les degrés intermédiaires.

Il est manifeste que l'école de Vienne se meut dans un cercle
vicieux. Appliquant sans discernement l'épithète de varicelle aux
formes légères de la variole, elle a dû surprendre souvent la première
en flagrant délit de genèse de la seconde. Avancer, à l'appui de sa
thèse, que les inoculateurs du xviiie siècle ont répandu la variole
en inoculant la varicelle, c'est oublier la différence profonde que
l'observation relève dans l'évolution respective de ces deux maladies

communiquées artificiellement; c'est avouer qu'on ignore les enseignements si précis, les instructions si minutieuses formulées par les Gatti, les Tissot, les Dimsdale, sur le choix de la lymphe à inoculer, sur le moment où il convient de pratiquer l'opération et sur les précautions à prendre pour lui assurer le succès.

Il me paraît difficile d'admettre que ces observateurs de premier ordre, qui étaient si familiarisés avec l'étude de la variole, ne savaient pas la distinguer de la varicelle déjà suffisamment connue de leur temps, et que leur ignorance les exposait à inoculer autre chose que la variole légitime (1).

Arguments expérimentaux. — Malgré la haute autorité du chef de l'École dermatologique de Vienne, la doctrine uniciste n'obtint point l'assentiment général, et il faut bien reconnaître que les arguments sur lesquels elle s'est fondée n'étaient point faits pour forcer la conviction. Aussi songeait-on de bonne heure à soumettre la question à l'expérimentation; mais cette épreuve ne donna que des résultats frustes. Les inoculations effectuées naguère par Héberden, Dimsdale, Hesse, Fleischmann furent absolument infructueuses. Elles ne donnèrent pas de meilleurs résultats plus tard entre les mains de Trousseau (2), Dumontpallier, Netter (3), Thomas et Fleischmann (4). On voudrait opposer à ces insuccès les tentatives heureuses de d'Heilly (5) et de Steiner (6), qui, sur 10 inoculations effectuées par chacun d'eux, ont compté le premier 3 et le deuxième 8 succès. Malheureusement, exécutées dans des milieux épidémiques, elles n'excluent point la possibilité d'une infection spontanée, réalisée dans l'ombre et le silence par les voies ordinaires. Cette éventualité fait d'autant plus regretter qu'il n'ait point été pratiqué des inoculations en série avec la première éruption obtenue. D'autre part, l'incertitude qui plane sur les résultats consignés par d'Heilly est renforcée par les écarts excessifs qu'il a notés dans la durée de l'incubation. Selon Steiner, elle serait, chez les inoculés, de huit jours environ. Mais, d'après d'Heilly, elle varierait entre trois et dix-sept jours, ce qui n'est guère admissible, car l'observation nous a appris qu'il y avait une certaine constance dans la durée de l'incubation des fièvres éruptives inoculées. Quoi qu'il puisse en être, si, d'après les recherches de Steiner, la varicelle est réellement inoculable, il est certain que sa transmission par la lancette s'obtient rarement, pour des raisons qui nous échappent encore. Mais ce caractère néga-

(1) Kelsch, Traité des maladies épidémiques, t. II, p. 145.
(2) Trousseau, Clin. médic. de l'Hôtel-Dieu de Paris, t. I, p. 147.
(3) Netter, Ueber das Verhalten der Varicellen zu der Pocken (*Virchow's Arch.*, Bd. XXXI, 1864, p. 400).
(4) Thomas, *loc. cit.*, p. 14.
(5) D'Heilly et Thoinot, *Revue mens. des mal. de l'enfance*, 1885.
(6) Steiner, Compend. der Kinderkrankh., Auflage 2, 1873, et *Wiener medic. Wochenschr.*, 1875, p. 16.

tif est, dans l'espèce, précieux, puisqu'il oppose précisément la varicelle à la variole si facilement inoculable. Et comment pourrait-on
mieux se convaincre de la distinction spécifique entre l'une et
l'autre qu'en constatant que la transmission par la lancette de la
première ne donne jamais la variole vraie ou modifiée, que la
réceptivité variolique de l'inoculé ait été préalablement éteinte
ou non ?

Arguments étiologiques. — C'est à l'étiologie et à l'épidémiologie que la nosographie est redevable de ses témoignages les plus
décisifs. Ces deux sources d'information nous font connaître que les
épidémies de varicelle naissent et évoluent souvent sans aucun
alliage variolique, tandis que la variole modifiée ne se déploie
jamais épidémiquement sans s'associer quelques atteintes de variole
légitime. La prédisposition de l'âge, d'autre part, établit une différence
fondamentale entre les deux entités morbides. Avant les pratiques
de la prophylaxie antivariolique, la variole attaquait les adultes et
les enfants; la varicelle, au contraire, alors comme aujourd'hui,
marquait une prédilection presque exclusive pour les dix premières
années de la vie. Or, cette préférence pour le jeune âge, se com-
prendrait-elle si la varicelle n'était qu'un diminutif de la variole
qu'on sait si cruelle pour les enfants? Pourquoi dédaignerait-elle,
malgré les occasions multiples de contagion familiale, les adultes
que n'épargne point la varioloïde, même dans ses formes les plus
adoucies ?

La découverte de Jenner mit provisoirement un terme aux ravages
de la variole; mais elle ne modifia nullement le cours de la varicelle,
qui resta après ce grand événement ce qu'elle avait été auparavant,
ni plus ni moins fréquente, tandis que les varioloïdes se multiplièrent partout à la faveur de la pratique nouvelle. Dès 1833,
Murray, médecin du Cap de Bonne-Espérance, donna une démonstration saisissante à cette proposition. A la ville du Cap, écrit-il,
tous les enfants sont inoculés dès le premier âge; or, depuis
trente ans, c'est à peine s'il s'est produit une atteinte de variole
parmi eux, tandis que la varicelle a continué à se manifester dans
ce milieu comme par le passé, suivant le mode sporadique ou
épidémique.

La variole a disparu de l'Allemagne à la faveur de l'application
rigoureuse de la loi de 1874, laissant derrière elle la varicelle, qui
conserve intact son rang traditionnel dans le cadre des maladies
populaires.

La varicelle est sans action sur la vaccine et la variole et n'est
point influencée par elles. Ces deux fièvres éruptives laissent intacte
l'aptitude à la contracter, et, inversement, la varicelle ne crée point
l'immunité vis-à-vis d'elles.

D'Espine a vu, chez un enfant de deux mois, une varicelle évoluer au vingtième jour d'une variole. Senator et Tordeus ont vacciné avec succès des enfants venant d'avoir la varicelle (1).

Des nourrissons qui ont eu la variole et qui, dans la suite, sont devenus réfractaires à la vaccine (d'Espine, d'Heilly), des enfants vaccinés sur lesquels le contage variolique n'a aucune prise, d'autres enfin qui n'ont été ni variolés ni vaccinés, tous ces sujets prennent indistinctement la varicelle quand ils sont exposés à ses atteintes. Au xviiie siècle et au commencement du xixe, il n'était point rare de voir la varicelle suivre à brève échéance la variole ou la vaccine. Plus près de nous, Bohn l'a vue survenir chez une jeune fille de seize ans, un mois après qu'il l'eut vaccinée avec succès (2), et Senator chez plusieurs enfants peu de temps après qu'ils eurent reçu la vaccine (3).

D'autre part, les succès de la vaccination ou les chances de contracter la variole ne sont point subordonnés à l'éventualité d'une atteinte de varicelle antérieure. Celle-ci ne rend nullement réfractaire à celle-là. Un sujet qui vient de subir la varicelle, et qui s'expose à un foyer de contagion variolique, a autant de chances de contracter la variole qu'un individu resté indemne jusqu'alors de toute affection éruptive. Steiner a vu à plusieurs reprises des enfants non vaccinés prendre la variole une vingtaine de jours après avoir été atteints de la varicelle. Chez un enfant auquel il avait inoculé celle-ci avec succès, il vit survenir trois semaines après une variole typique (Epstein). Nombreux sont les cas d'enfants qui, admis par erreur dans un service de varioleux, alors qu'ils n'avaient que la varicelle, ont contracté dans ce milieu une variole grave et même mortelle (Comby, Martineau, Steiner).

M. OEttinger a publié l'histoire d'un enfant vacciné qui, atteint de varicelle, fut placé par erreur dans un service de varioleux. Il y contracta, pendant la convalescence de sa varicelle, une variole confluente à laquelle il succomba. Dans l'entre-temps, il avait été vacciné avec plein succès : la vaccine s'est développée normalement, sans modifier en quoi que ce soit l'évolution de la variole (4).

M. Talamon lui-même a produit une observation tout à fait semblable. Une enfant de dix mois, non vaccinée et atteinte de varicelle, est admise par erreur au service des varioleux d'Aubervilliers. Vaccinée le jour même de son entrée, elle présenta six belles pustules au moment même où l'éruption varicellique venait de s'éteindre. Mais, le treizième jour après son entrée, on vit apparaître une éruption variolique discrète, qui évolua normalement, mais dont les pustules avortèrent au bout de six jours, ce que Talamon attribua à la vaccination

(1) Marc d'Espine et Tordeus, cités par OEttinger, Sem. méd., 1894, p. 50.
(2) Bohn, cité par Otto Mohr, p. 23.
(3) Senator, Jahrb. f. Kinderkrankh., N. F., VII, 444-452.
(4) OEttinger, De la spécificité de la varicelle (Sem. méd., 1894, p. 50-51).

pratiquée pendant l'incubation (1). Comby, Martineau et Steiner ont produit des observations semblables.

D'ailleurs, au xviii⁰ siècle, on inoculait la variole avec plein succès pendant ou immédiatement après une atteinte de varicelle (Hesse). De nos jours, Vetter, Förster (2), Rodet (3), Senator ont donné la vaccine à des enfants qui venaient de subir la varicelle. Heim raconte que, lorsque la varicelle épidémique venait à coïncider dans le Würtemberg avec la période des vaccinations publiques, elle n'exerçait aucune influence sur le résultat de ces dernières : des enfants à peine rétablis de la varicelle répondaient à la vaccination par des pustules irréprochables (4).

Inversement, la vaccine ne garantit point contre l'invasion ultérieure de la varicelle. J'ai exposé, dans mon rapport général sur le service vaccinal de 1904, l'histoire d'une petite épidémie de varicelle observée à Château-Landon et les environs par le Dʳ Denizet chez des enfants en bas âge, ou fréquentant l'école, tous vaccinés avec succès après leur naissance ; quelques-uns l'avaient été deux ou trois mois seulement auparavant (5).

Bien plus, la clinique a relevé la coïncidence des deux affections (6). Talamon a cité l'observation d'une dame revaccinée avec succès, chez qui il se développa une éruption de varicelle en même temps que des pustules vaccinales (7).

Czakert rapporte même l'histoire d'un enfant de quatre ans, vacciné en vain trois fois déjà, auquel il réussit enfin à inoculer la vaccine en déposant la lymphe vaccinale dans les vésicules ouvertes de la varicelle que le petit sujet venait de contracter (8).

Enfin, dans un mémoire publié en 1845, Delpech a raconté l'histoire d'un enfant qui avait eu en même temps la variole et la petite vérole volante (9).

Ces faits si précis ne déconcertent pourtant point les unicistes. Ceux-ci font valoir à leur égard que, si la varicelle et la vaccine ne s'excluent point mutuellement, cela ne témoigne point contre l'essence variolique de la première, car la variole non plus ne supprime constamment l'aptitude à prendre la vaccine, pas plus que celle-ci ne suffit à éteindre à coup sûr la disposition pour celle-là, puisqu'on voit quelquefois la variole attaquer les sujets vaccinés. Mais ils feignent de ne pas s'apercevoir qu'il est de *règle* que la vaccine ne

(1) Talamon, La varicelle et les rechutes varioliques (*Méd. mod.*, 1 févr. 1894, p. 163).
(2) Förster, *Jahrb. f. Kinderheilk.*, N. F., 1868.
(3) Rodet, *Ann. dermatol.*, 1872-1873, nº 1.
(4) Bohn, *loc. cit.*, p. 51.
(5) Kelsch, Rapp. gén. sur les vaccinat. et revaccinat., etc., de 1904, p. 98.
(6) Thomas, *loc. cit.*, p. 12.
7) Talamon, Vaccine et varicelle (*Méd. mod.*, 20 janv. 1894, p. 83).
(8) Czakert, *Zeitschr. der Wundärzte Œsterr.*, 1869, nº 49.
(9) Trousseau, Clin. méd. de l'Hôtel-Dieu, 4⁰ édit., t. I, p. 144.

s'oppose point au développement de la varicelle, tandis qu'il est de *règle* au contraire qu'elle entrave celui de la variole, au moins pour un certain nombre d'années.

L'éclosion de la variole à la suite de la varicelle, ou de celle-ci après celle-là, sont tenues par les unicistes comme des témoignages de la récidivité de la variole et non point de l'indépendance respective de l'une ou de l'autre. Ils méconnaissent encore qu'il est extrêmement rare de voir la variole récidiver à brève échéance, tandis que l'on n'a eu que trop souvent l'occasion d'assister à son éclosion chez des varicelleux placés par erreur dans des salles de varioleux.

Hebra professait que la variole et la varicelle s'engendraient mutuellement, et que, par conséquent, elles étaient identiques entre elles. Mais cette argumentation s'appuie sur un vice de raisonnement.

Si l'on applique la dénomination de varicelle à toute variole très légère, on peut s'attendre effectivement à voir souvent cette genèse réciproque de l'une par l'autre. Mais la varicelle, telle que la nosographie clinique l'a définie, n'a jamais engendré par la contagion qu'elle-même, aucun lien pathogénique ne l'unit à la variole ; les deux affections ne se touchent que par quelques analogies, très superficielles d'ailleurs, entre leurs éruptions respectives.

Il est certain qu'on a vu la varicelle éclore chez des sujets vivant dans un milieu variolique. C'est ainsi que le D⁽ʳ⁾ Galzin, entre autres, expose que, au cours d'une épidémie de variole qui régna à la maison d'arrêt et à l'hôpital de Montpellier, il a observé deux cas de varicelle qu'il considère comme issus de la variole régnante (1).

Mais la simultanéité de ces faits ne relève-t-elle pas plutôt d'une pure coïncidence ou d'une erreur de diagnostic? Bien autrement significative en tout cas est l'éclosion de la varicelle dans un pareil milieu, chez un sujet convalescent de variole, comme il s'en est rencontré maint exemple.

La doctrine de l'École de Vienne a trouvé à Paris un défenseur autorisé et habile dans M. Talamon, qui a donné aux faits visés par elle une interprétation toute personnelle que nous nous garderons bien de passer sous silence. Selon notre éminent compatriote, varicelle, vaccine, varioloïde et variole correspondent aux différents degrés d'une seule et même maladie : il ne serait pas éloigné de croire que les enfants prennent la varicelle au contact de leurs parents revaccinés, comme il essaie de le prouver par deux exemples rapportés dans un de ses mémoires (2). De même qu'un sujet qui vient d'avoir la variole n'est pas à l'abri d'une rechute au cas où la première atteinte aurait été impuissante à créer l'immunité absolue. de même la variole ou la vaccine peuvent avoir prise sur un sujet ayant eu la varicelle, et inversement, si la réceptivité n'a pas été éteinte entiè-

(1) Galzin, *loc. cit.*
(2) Talamon, Vaccine et varicelle (*Méd. mod.*, 20 janv. 1894, p. 83).

rement par l'affection initiale. La succession de ces maladies entre elles n'est point le témoignage de leur indépendance respective, mais celui de l'insuffisance de l'imprégnation effectuée par la première en date. Si, explique Talamon, un individu qui vient de subir une varioloïde ou une variole légère a chance de se réinfecter ultérieurement dans un milieu variolique, c'est que l'immunité conférée par la première atteinte n'a pas été complète. Or cette interprétation, que personne ne conteste pour les rechutes de variole à brève échéance, s'applique également, selon cet observateur, à l'infection vaccinale ou variolique des ex-varicelleux. L'imprégnation varicelleuse initiale laisse encore prise au moteur de la vaccine, plus fort que celui de la varicelle, pour la même raison que les varioloïdes sont souvent impuissantes à protéger contre la variole proprement dite. Aucun argument de raison ni de fait, conclut Talamon, ne s'oppose à l'idée que la varicelle dérive de la vaccine comme la varioloïde de la variole, qu'elle est l'expression la plus légère de réactions provoquées par le virus vaccinal atténué au minimum, une vaccinoïde.

Nous reconnaissons sans peine que la doctrine de la distinction spécifique de la varicelle n'a pas fait toutes ses preuves. Elle nous paraît tout de même plus solide que la théorie de Talamon, si ingénieuse soit-elle. Si celle-ci permet à la rigueur de comprendre que la variole, le représentant le plus puissant de la série, triomphe de la résistance minima créée par son congénère le plus faible, on s'explique moins aisément comment celui-ci puisse, au rebours, combler la lacune laissée dans l'immunisation par le type le plus fort.

Dans la conception de Talamon, la varicelle n'a plus d'existence propre; elle n'est que le pâle reflet de la vaccine ou de la variole. Ses épidémies si communes lui assurent cependant une indépendance absolue, une autonomie parfaite, et, d'autre part, les mémoires de Galliard (1) et de Mohr (2) témoignent qu'elle n'est pas toujours une maladie bénigne, qui copie de loin les traits de la varioloïde; elle est, à l'occasion, une affection grave, voire même mortelle. Il y a une varicelle forte, qui reste toujours elle-même, aussi distincte de la variole légitime que le type classique; son indépendance est aussi nettement marquée par la clinique que par l'épidémiologie.

L'interprétation de Talamon est sans doute séduisante; mais elle se réduit à une hypothèse, à l'identification de la varicelle avec les rechutes de variole. Une pareille assimilation n'est rien moins que légitime, car celles-ci sont rares, bien rares par rapport à la varicelle; elles ne se déploient jamais en épidémies distinctes, qui sont le critérium de l'individualité de cette dernière.

(1) GALLIARD, La varicelle, ses anomalies, ses complications (Méd. mod., 1894, p. 51).
(2) MOHR, Ueber Varizellen bei Erwachsenen. Inaug. Dissert., 1908.

Les unicistes ont souvent cité, en faveur de leur thèse, une observation qui a joui et qui jouit encore d'un certain crédit. Un écolier de quatorze ans, expose Hochsinger, prit la varicelle qui, dans le moment même, tenait alités 14 de ses camarades de classe. Or il arriva que son frère et sa mère, âgés respectivement de treize et de quarante ans, qui n'avaient quitté le foyer ni l'un ni l'autre, tombèrent malades en même temps, et exactement douze jours après l'apparition de son exanthème, le premier d'une varicelle typique, la seconde d'une variole légitime grave. Les enfants de cette famille avaient été tous vaccinés deux fois avec succès, et la mère même trois fois ; sa dernière inoculation datait de cinq ans (1).

Hochsinger considère cette observation comme confirmative de la doctrine d'Hebra-Kaposi et croit, en conséquence, « que la varioloïde légère et la varicelle d'un vacciné peuvent développer des varioles graves chez des sujets vaccinés ou non » (Kaposi). Thomas voit dans cet épisode une petite épidémie de variole légère (variole vésiculeuse). Il est cependant surprenant, comme le remarque Jurgensen (2), que 15 élèves appartenant à la classe aisée, et qui, en raison de leur âge, se trouvent encore couverts par la vaccine, prennent simultanément la variole, légère il est vrai, surtout à un moment où, d'après la mention formelle d'Hochsinger, il n'existait aucun cas de variole légitime à Vienne.

D'autre part, on n'est pas moins étonné de voir la varicelle atteindre en même temps tant d'enfants dont l'âge relativement avancé devait avoir émoussé la réceptivité pour cette affection.

Tout bien considéré, ce fait, le seul qui puisse être cité, au moins dans les temps récents, en faveur de la doctrine identiste, est loin d'être probant ; il est à la fois obscur en lui-même et douteux dans sa signification vis-à-vis de la variole et de la varicelle. C'est précisément pour cette dernière raison que nous avons tenu à le produire ; il porte témoignage de la difficulté réelle qu'on éprouve, malgré tout, à formuler toujours dans l'espèce un jugement ferme, même en s'aidant de toutes les données cliniques et étiologiques que comporte le cas en particulier (3).

Conclusions. — Ce chapitre, en somme, se résume dans la nosographie de la varicelle, dans la question de savoir si elle est un membre complètement détaché ou originellement indépendant de la variole, ou une simple modalité clinique de cette dernière. Les défenseurs de son autonomie font valoir en faveur de leur opinion qu'elle ne rend l'organisme réfractaire ni à la variole, ni à la vaccine, qu'inversement ni celle-ci, ni celle-là ne préservent des

(1) Hochsinger, Zur Identitätsfrage der Pocken u. Varicellen (*Centralbl. f. klin. Med.*, Bd. XI, 1890, p. 43).
(2) Jurgensen, *loc. cit.*, p. 286.
(3) Kelsch, *loc. cit.*, p. 153-154.

atteintes de la varicelle ; que l'inoculation de la variole est couronnée de succès presque à tout coup, tandis que celle de la varicelle est très difficile à réussir ; qu'enfin l'inoculation variolique produit toujours de la variole, tandis que l'inoculation varicellique ne donne qu'une éruption bulleuse, sans aucun phénomène local au point d'insertion du virus.

D'autre part, les partisans de l'unicité invoquent à l'appui de leur thèse la coïncidence fréquente des épidémies de variole et de varicelle, et les saisissantes analogies symptomatiques que la clinique relève souvent entre l'une et l'autre. Quant au développement soit de la varicelle chez les sujets vaccinés ou variolisés antérieurement, soit de la vaccine ou de la variole chez des individus ayant subi la varicelle, ils l'attribuent, à l'exemple de Talamon, à l'insuffisance de l'immunité créée par la première affection en date.

Ils reconnaissent cependant, du moins Talamon, que cette argumentation n'a rien d'absolu, et nous convenons, d'autre part, que la distinction clinique entre la varicelle et la varioloïde ne laisse pas d'être parfois très délicate, pour ne pas dire impossible, comme dans l'épisode d'Hochsinger, et justifie à certains égards les réserves que la nosographie a formulées contre la doctrine dualiste. Appuyé sur les considérations que nous avons développées dans ce chapitre, nous croyons, jusqu'à nouvel ordre, que celle-ci se défend infiniment mieux que sa congénère, qui n'a guère, pour se faire valoir, que l'hypothèse de Talamon.

Nous nous rallions d'autant plus volontiers à la conception dualiste qu'elle enlève un argument de fond aux antivaccinateurs, qui se réclament couramment de la fréquence de la varicelle chez les vaccinés, pour révoquer en doute la préservation conférée par la vaccine. Nous reconnaissons cependant qu'elle présente encore des côtés obscurs, par lesquels elle ne s'est point nettement dégagée des maladies similaires.

La distinction spécifique de la varicelle est aujourd'hui presque généralement reconnue. C'est l'opinion qui prévaut depuis longtemps en France ; elle a été exposée avec une grande précision par Guinon (1) et par Comby (2). Elle a cours également en Allemagne. Dans leurs traités classiques des exanthèmes aigus, les Prs Thomas (3) et Jurgensen (4) concluent que, tout bien pesé, ils se rangent du côté des dualistes, et qu'il y a lieu de considérer la variole et la varicelle comme spécifiquement distinctes l'une de l'autre.

(1) Guinon, *in* Traité de méd. de Charcot et Bouchard, t. II. p. 159.
(2) Comby, *in* Traité des mal. de l'enfance de Grancher, Comby et Marfan, p. 255.
(3) Thomas, Handb. der acut. Infect. Krankh., Leipzig, 1875, Theil. 2, p. 26 (*in* Ziemssen's Handb. der speciel. Path. u. Therap.).
(4) Jurgensen, Acute exanth., spec. Pathol. u. Therp. von Nothnagel, 1896, Bd. IV, Theil. III, Abtheil. 2. p. 288.

Récidives. — Trousseau (1), Canstatt et Hufeland considèrent la récidive comme fréquente. Peut-être s'en sont-ils laissé imposer par les rechutes assez communes de la maladie. En réalité, les récidives sont plutôt rares, assez du moins pour que les monographies aient pris soin d'en faire état. Netter en a communiqué une à la Société médicale des hôpitaux en 1891. Comby a vu survenir une rechute quinze jours après l'extinction totale d'une première poussée (2). Gerhardt a soigné un enfant qui fut atteint trois fois de cette maladie ; Heim a publié un fait semblable. Vetter l'a vue se produire deux fois à quatorze jours d'intervalle, chez l'enfant d'un de ses collègues, et Kassowitz fut témoin d'une récidive qui eut lieu un an et demi après la première atteinte. Thomas, à qui nous empruntons ces derniers renseignements, avoue, en terminant, qu'il ne lui fut jamais donné de voir une deuxième atteinte (3).

Contagion. Incubation. Voies de transmission. — L'inoculabilité de la varicelle est encore aujourd'hui controversée ; mais tout le monde reconnaît qu'elle est contagieuse ; on ne saurait lui dénier cette propriété ; elle l'est toutefois moins que la variole, cela n'est pas moins contestable. Son contage trouve dans les groupes compacts de la population un milieu de culture et de conservation des plus favorable : aussi y est elle généralement endémique. Nous ne savons rien de certain sur son véhicule habituel. A coup sûr, la lymphe des vésicules est moins virulente que celle des pustules varioliques. Trousseau l'a toujours trouvée stérile. Dans les tableaux dressés par Hesse, 87 inoculations n'ont donné aucun résultat, 17 ont été suivies d'une éruption locale et 9 d'une poussée bulleuse générale. Les succès, ainsi qu'on le voit, ont été des plus rares ; on peut ajouter en outre que les résultats positifs ne sauraient être acceptés sans réserve, en partie parce qu'ils n'excluent pas la possibilité d'une contagion spontanée, assurée par les voies et moyens ordinaires, en partie parce que, dans certains cas, le mode même de l'éruption exclut la participation du contage varicelleux à sa production.

Cette restriction s'applique surtout aux cas où l'inoculation n'a déterminé qu'une réaction locale qui n'a point été l'objet d'une tentative de culture en série. Les inoculations négatives ne portent point témoignage contre la transmissibilité indéniable de la varicelle ; elles enseignent simplement que celle-ci ne s'effectue point, du moins habituellement, et pour des raisons qu'il reste à découvrir, par les procédés ordinaires de la contagion. C'est certainement un fait digne de remarque que ce contraste entre la difficulté, voire même l'impossibilité de l'inoculation de la varicelle, et son haut degré de

---

(1) Trousseau, Clin. méd. de l'Hôtel-Dieu, t. I, p. 144.
(2) Comby, loc. cit., p. 255.
(3) Thomas, loc. cit., p. 26.

contagiosité, son extrême aptitude à se répandre parmi les petits enfants.

On ne connaît point son agent pathogène, ni les portes d'entrée et de sortie que lui livre l'organisme aux prises avec elle. Il est probable que son transfert s'effectue par l'intermédiaire de l'air inspiré et expiré. Il paraît peu diffusible, si on en juge par la circonscription relativement étroite des épidémies. Sa sphère d'action ne dépasse pas en général les limites d'une famille, d'une maison ou d'un établissement scolaire.

On ne sait pas encore au juste à quelle période de son évolution correspond le maximum de son pouvoir contagieux. On a lieu de croire que celui-ci se manifeste de très bonne heure. Apert estime que la varicelle est transmissible dès le début, c'est-à-dire dans la phase prééruptive, et Carrel-Billaut a été amené par l'analyse de ses observations à formuler une conclusion semblable. Il s'ensuit que la prophylaxie de cette fièvre éruptive est aussi décevante que celle de la rougeole. Elle est fatalement impuissante, ou du moins insuffisante, si le petit malade a déjà répandu la contagion autour de lui au moment où son affection vient à être reconnue.

L'inoculation est impuissante, en raison de ses résultats contradictoires, à nous fournir une donnée précise sur la durée de l'incubation. Encore eût-elle été suivie de succès aussi constants que ceux de la variolisation, qu'il faudrait se méfier de ses conclusions si, comme il est permis de le supposer, l'incubation de la varicelle inoculée est plus courte que celle de la maladie née par la contagion ordinaire.

Il semble plus rationnel de demander à la clinique la détermination exacte du temps qui s'écoule entre le moment où le malade est soumis au contact morbide et l'instant où les premiers symptômes du mal apparaissent. Malheureusement, il n'est pas aisé de découvrir le sujet infectant, en raison de ce qu'il conserve le plus souvent toutes les apparences de la santé. On est cependant arrivé à le dépister dans certains cas et à fixer approximativement l'intervalle qui sépare le contact infectant de la manifestation de ses effets. Il serait de douze jours d'après Delpech, de onze à quatorze jours d'après Hartil, de douze à dix-sept jours d'après Picot, de quinze à dix-sept jours d'après Trousseau (1). Dans deux faits rapportés par Talamon, il comporta très exactement treize à quatorze jours (2).

Au cours de l'épidémie suivie par Apert à la Maternité, les atteintes se sont succédé avec une régularité presque mathématique de quatorze en quatorze jours. Dans une autre, survenue à l'asile d'enfants de Lyon, Carrel-Billaut a noté (3) :

(1) Trousseau, *loc. cit.*, p. 147.
(2) Talamon, Incubation de la varicelle (*Méd. mod.*, 1891, p. 583).
(3) Carrel-Billaut, Une épidémie interne de varicelle dans un asile d'enfants. Arthrite varicellique (*La Prov. méd.*, 20 févr. 1897).

Chez   1 sujet... 11 jours.
  —   4 sujets.. 12 —
  —   2 — .... 13 —
  —   1 sujet... 14 —

Les chiffres fournis par les médecins allemands ne s'éloignent guère des précédents. Pour Gerhardt, l'incubation serait de treize à quatorze jours; pour Thomas, de treize à dix-sept jours; pour Eichhorst, de treize à seize jours. Enfin les médecins anglais lui assignent en général une durée de dix à quatorze jours.

L'observation pourtant a fait connaître que cette période pourrait, exceptionnellement, être beaucoup plus courte. Gouget a publié le fait d'une petite fille de quelques mois, chez laquelle l'éruption est apparue quatre jours après l'infection ; et, d'autre part, dans les douze épidémies de l'hôpital des Enfants-Asssistés de Kazan, suivies par Semtschenko, le début de l'affection eut lieu parfois dès le troisième ou le quatrième jour après le contact infectant ; toutefois la durée moyenne de l'incubation fut habituellement de seize jours. L'incubation paraît être plus courte dans la varicelle inoculée, du moins si l'on en juge d'après les rares succès obtenus dans cette voie. D'Heilly vit les vésicules se développer à partir du troisième jour, et, dans toutes les expériences de Steiner, elles se produisirent dès le huitième jour. En résumé, la durée moyenne de l'incubation est de douze à quatorze jours.

Prophylaxie. — Les développements qui précèdent conduisent à une prophylaxie rationnelle, dont voici les éléments essentiels. La varicelle étant une maladie contagieuse, il importe de diriger contre elle les mesures préventives que comporte ce caractère et qui se résument dans l'isolement et la désinfection. Mais il faut avant tout la reconnaître, la distinguer de la variole. Ce sont surtout les varioles bénignes des adultes vaccinés qu'on est exposé à confondre avec elle. Mais il est rare que l'embarras porte sur l'ensemble de l'éruption ; le plus souvent, il ne concerne que quelques éléments plus ou moins vésiculeux dépourvus de base d'induration ; cette déviation partielle ne suffit point à tenir en échec le diagnostic. Celui-ci ne rencontre de difficulté réelle que dans ces modalités cliniques tout à fait rudimentaires des deux affections, où l'éruption dépasse à peine la formation roséolique. Il s'aidera en pareil cas des symptômes concomitants et des indications de l'étiologie et de l'épidémiologie. Lorsqu'il s'agit d'atteintes sporadiques, il est généralement possible de remonter à leur origine et d'y puiser les éléments du diagnostic. D'autre part, quand, au cours d'une épidémie de varicelle, on relève chez un adulte des apparences éruptives qui tiennent à la fois de la varioloïde et de la varicelle, on est autorisé à se prononcer en faveur de cette dernière, si l'enquête établit qu'il n'y avait dans la localité aucune chance d'infection directe ou indirecte avec le contage vario-

lique. La difficulté peut cependant devenir inextricable, si les deux
affections coexistent à l'état épidémique.

Les considérations développées dans ce chapitre imposent à la prophylaxie le devoir d'inoculer sans tarder les varicelleux non vaccinés ;
l'incertitude du diagnostic n'est pas un motif suffisant d'abstention
ou d'ajournement de cette opération. Il se précise souvent par cette
dernière, qui, d'autre part, garantit les intéressés contre l'infection
variolique.

La maladie est trop bénigne pour réclamer l'envoi des petits
patients à l'hôpital; tout au plus convient-il d'y attribuer quelques
chambres séparées aux cas intérieurs. Il faut dans tous les cas se
garder de diriger les malades sur des pavillons de varioleux, suivant la funeste pratique des identistes.

Il va sans dire que les varicelleux seront exclus de l'école et n'y
rentreront qu'après avoir été soumis à des bains antiseptiques réitérés
pendant la desquamation. Dans les établissements scolaires de France,
il est de règle de faire durer cette quarantaine pendant vingt-cinq
jours; mais cette fixation est tout à fait arbitraire ; la varicelle ne
figure pas d'ailleurs sur la liste des maladies dont la déclaration est
obligatoire (1).

Si, d'ailleurs, elle est transmissible dès la période d'incubation, la
prophylaxie, comme nous l'avons marqué plus haut, est fatalement
vouée à l'impuissance ou du moins à l'insuffisance, comme celle de
la rougeole.

(1) COMBY, Traité des maladies de l'enfance, t I, p. 265.

SUETTE MILIAIRE

PAR

le Dʳ **L. THOINOT**   ET   le Dʳ **P. RIBIERRE**
Professeur à la Faculté de médecine   Médecin des hôpitaux
de Paris.   de Paris.

La seule définition qui convienne à la suette miliaire, dont l'agent pathogène nous est encore inconnu, est celle qui embrasse l'ensemble de ses caractères cliniques et épidémiologiques. La suette miliaire est une maladie endémo-épidémique, localisée exclusivement à quelques régions de la France et de son voisinage immédiat et se traduisant par trois symptômes majeurs, les sueurs, ou érythème polymorphe avec miliaire, et des phénomènes nerveux.

GÉOGRAPHIE MÉDICALE ET ÉPIDÉMIOLOGIE GÉNÉRALE DE LA SUETTE. — A. Les origines. — C'est en 1712, à Montbéliard, que la suette miliaire paraît avoir fait sa première apparition, d'après Allioni (1).

Puis viennent les faits de Dunkerque, indiqués par Mead, qui les désigne sous le nom de *fièvre de Dunkerque*, « laquelle était, suivant lui, de même espèce que la suette anglaise des xvᵉ et xvɪᵉ siècles » (Foucart).

En 1718, la suette miliaire apparaît pour la première fois en Picardie, et cette fois nulle contestation n'est à élever sur la légitimité de l'affection. Cette *suette des Picards*, qui se montra dans le Vimeux (Saint-Valery) et envahit bientôt toute la Picardie par une marche continue de 1718 à 1733, était bien la suette miliaire : la description de son historien Bellot ne laisse sur ce point aucun doute.

La suette miliaire des Picards était-elle (faisant même abstraction des faits, mal connus dans leurs détails, de Montbéliard et de Dunkerque) une nouvelle venue dans la pathologie médicale ?

Ici se pose l'étude sommaire des rapports de la *suette anglaise* avec la suette miliaire, telle que nous la connaissons depuis le xvɪɪɪᵉ siècle.

La *suette anglaise*, d'après les documents consignés par M. L. Colin, tient dans une période de soixante-sept ans, pendant laquelle elle eut cinq manifestations.

(1) Allioni, Tractatio de miliarium origine, progressu, natura et curatione, 1758.

Limitée d'abord à la seule Angleterre, épargnant même l'Écosse et l'Irlande, elle s'étendit ensuite au continent pour revenir enfin dans son foyer originel et s'y éteindre.

Les épidémies purement anglaises sont celles de 1485-1506, 1507, 1518. En 1529, la suette anglaise envahit une grande partie du continent européen. En 1551, la suette anglaise eut sa dernière manifestation.

« L'affection éclatait soudainement, caractérisée par une sueur fétide, profuse, avec sensation de brûlure à l'épigastre, soif intense, céphalalgie, agitation générale, bientôt suivie de collapsus, de tendance irrésistible à un sommeil qui était considéré comme l'avant-coureur fatal de la mort ; le pouls, que les médecins osaient à peine explorer par crainte de refroidir les malades, était vif, fréquent, inégal ; la respiration gênée, fréquente, entrecoupée de sanglots, indiquait, dès le début, l'imminence de l'asphyxie, et la mort survenait sans doute à la fois par syncope cardiaque et par syncope respiratoire ; les cadavres se décomposaient avec une rapidité extraordinaire » (L. Colin).

Les cas de guérison étaient rares : en certaines localités la suette anglaise tuait la moitié de la population.

D'éruption, il n'y en avait ordinairement pas trace, ou tout au plus constatait-on parfois une éruption sans caractères déterminés.

Telle était la suette anglaise, aujourd'hui disparue.

Faut-il admettre que notre suette française n'est qu'un écho lointain de cette terrible maladie, une descente dégénérée singulièrement dans son allure symptomatique ? Ozanam, Hecker (1834), Littré (1835), Anglada, rejettent cette assimilation. Rayer est bien près de l'admettre. Foucart et Colin l'acceptent. Ce dernier auteur voit une seule et même famille morbide dans l'antique *morbus cardiacus* (IIe siècle av. J.-C.), la suette anglaise des XVe et XVIe siècles et la suette miliaire des XVIIIe et XIXe siècles. De la suette anglaise à la suette des Picards, il voit une transition dans le *Herzlähmung* (paralysie cardiaque) de Rœttingen en 1802, décrite par Sinner, et dont les principaux symptômes furent : palpitations, angoisses, défaillances, éruption miliaire et mort rapide.

B. **La suette miliaire aux XVIIIe et XIXe siècles. — Distribution géographique.** — La suette est une *maladie de terre française* : en dehors de la France, seules la Haute-Italie, la région sud-ouest de l'Allemagne et la Belgique, ont éprouvé les atteintes de cette maladie (Hirsch).

En France même, certaines régions ont, jusqu'à ce jour, été totalement indemnes tant au XVIIIe qu'au XIXe siècle.

1° Au XVIIIe siècle, de 1712 à 1800, la suette se montra dans quatre groupes régionaux distincts, qu'on peut classer de la façon suivante (1) :

a. *Groupe nord : Picardie, Normandie, Ile-de-France, Orléanais*, correspondant aux départements actuels du Pas-de-Calais, Nord, Somme, Seine-Inférieure, Eure, Calvados, Manche, Aisne, Oise, Seine-et-Oise, Seine,

(1) L. Thoinot, *Revue de méd.*, 1889. Nous avons, dans ce travail, résumé toutes les données des auteurs sur la suette aux XVIIIe et XIXe siècles.

Seine-et-Marne, Loiret. Ce groupe a été, au xviiie siècle, le plus gros foyer suettique : nous rappelons que la Picardie fut la première atteinte (1718). — b. *Groupe est* : Alsace, Franche-Comté, Savoie ; — c. *Groupe central* : Auvergne ; — d. *Groupe méridional* : Languedoc, où l'épidémie de 1782, racontée par Pujol, a marqué d'une façon désastreuse le passage de la suette.

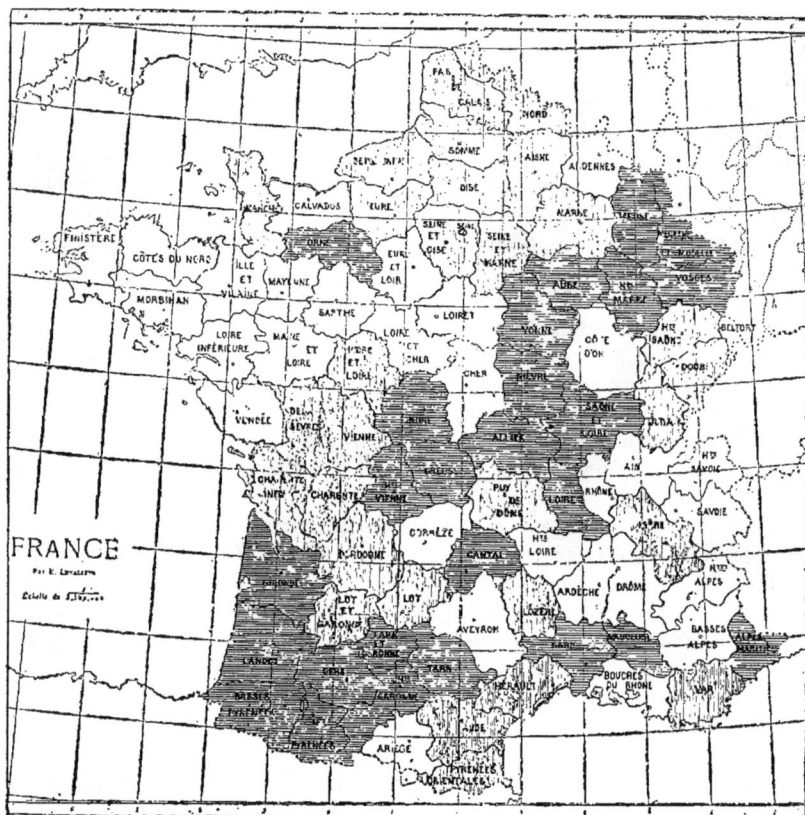

Fig. 13. — Distribution géographique de la suette miliaire en France au xixe siècle.

Les départements non teintés n'ont eu aucune atteinte de suette ; les départements légèrement teintés n'ont eu que des atteintes passagères ; les départements les plus teintés constituent les *lieux d'élection* de la suette ; ils renferment les foyers d'endémie et ont été le théâtre des manifestations épidémiques les plus notables en ce siècle.

2° Au xixe siècle, les manifestations de la suette ont été beaucoup plus étendues. La carte figure 13 nous dispensera de tout commentaire.

C. **Caractères généraux des manifestations de la suette.** — Dans ses manifestations au xviiie comme au xive siècle, la suette s'est montrée maladie *endémo-épidémique*, et cela avec des caractères très particuliers.

Respectant absolument certaines contrées, ainsi que nous l'avons vu, elle s'est créé en d'autres des foyers d'endémie, en général *assez peu intenses*. Dans ces foyers, de temps à autre une manifestation *épidémique* vient attirer l'attention. Cette manifestation est tantôt très restreinte : un *hameau*, une *commune* seuls sont pris ; tantôt de rayon plus étendu, envahissant *plusieurs communes*, un *canton*, un *arrondissement* ; tantôt enfin à grand rayon, embrassant plusieurs *départements*, une *province*. Il semble que, dans les épisodes aigus, la suette dépasse même le rayon de ses terres d'endémie, mais jamais l'affection n'a connu ces grandes expansions qui couvrent une région en totalité, qui s'étendent sur la surface entière du pays : *les expansions de la suette dans leur plus grande étendue restent toujours des expansions limitées*.

La suette a établi au xixᵉ siècle ses *foyers d'endémie* dans les régions suivantes (Voy. la carte) :

Au Nord : un groupe est formé par les départements ci-après : Pas-de-Calais, Nord, Somme, Aisne, Oise, Seine-Inférieure, Eure, Seine-et-Oise, Marne, Seine-et-Marne.

A l'Ouest : un groupe est formé par : Indre-et-Loire, Deux-Sèvres, Vienne, Charente-Inférieure, Charente, Dordogne, Lot-et-Garonne.

A l'Est : Haute-Saône, Doubs, Jura, Isère.

Au Centre : Puy-de-Dôme, Lozère.

Au Midi : deux groupes : le Var, d'une part ; les Pyrénées-Orientales, l'Hérault et l'Aude, d'autre part.

Nous ne pouvons entrer dans les détails sur ces foyers et leurs localisations exactes : disons seulement que l'indication d'un département comme *foyer d'endémie* n'implique nullement que la suette a été endémique dans tout le département : les foyers sont ordinairement limités dans un département donné, disséminés en des points variables et quelquefois même localisés en un point très restreint.

Un mot seulement des épidémies de suette aux xixᵉ et xxᵉ siècles (1) : Parmi les *épidémies à grand rayon*, nous mentionnerons :

L'épidémie de 1821 (Oise) ; — l'épidémie de 1832 (Oise) ; — l'épidémie de 1841-1842 (Dordogne, Charente, Lot-et-Garonne, Tarn-et-Garonne, Deux-Sèvres) ; — l'épidémie de 1849 : la suette coïncidant avec le choléra couvrit une vaste étendue du territoire français, mais par points disséminés : Somme, Seine-et-Oise, Oise, Aisne, Marne, Meuse, Jura, Deux-Sèvres, Haute-Vienne, Gers, Yonne, Meurthe-et-Moselle, Puy-de-Dôme ; — l'épidémie de 1887 (Vienne, Indre, Haute-Vienne, Deux-Sèvres) ; — l'épidémie de 1906, qui a frappé plusieurs cantons de la Charente-Inférieure et des Deux-Sèvres.

Les épidémies les plus connues d'*arrondissemeent* et de *canton* sont les suivantes :

(1) Nous renvoyons le lecteur pour plus de détails à l'étude de l'un de nous avec M. L. Hontang : des cartes détaillées ont été dressées dans ce travail pour chacune des grandes épidémies de suette au xixᵉ siècle.

1839 : arrondissement de Coulommiers, Seine-et-Marne ; — 1845 : Poitiers et environs ; — 1851-1854 : arrondissements de Florac et de Marvejols (Lozère) ; — 1857 : arrondissement de Louhans (Saône-et-Loire) ; — 1862 : arrondissement de Gourdon (Lot) ; — 1864 : arrondissement de Castelnaudary ; — 1866 : arrondissement de Saint-Pol ; — 1880 : épidémie d'Oléron.

Quant aux épidémies de *commune* ou de *fractions de commune*, elle sont très nombreuses ; inutile d'y insister.

En terminant cette revue sommaire des épidémies de suette, il n'est pas inutile de faire remarquer que, si la surface couverte par une épidémie suettique est toujours enfermée dans des limites assez étroites, dans le rayon même de son action la suette a une puissance de diffusion peu commune.

L'épidémie de 1832 dans l'Oise atteint, dans une étendue restreinte du territoire, quatre-vingts communes et frappe plus de cinq cents malades.

L'épidémie du Périgord, décrite par Parrot, atteint dans les trois arrondissements de Nontron, Périgueux, Ribérac, quatre-vingts communes et frappe 10 800 malades.

L'épidémie de 1842, dans le Lot-et-Garonne, frappe les arrondissements de Villeneuve, Agen, Marmande et y atteint plus de 23 000 individus.

Les enseignements de l'épidémie de 1887 n'ont pas démenti les faits acquis sur ce point. Dans plusieurs communes, les proportions des sujets atteints de suette au nombre total des habitants ont été les suivantes : 1 sur 4 ; 1 sur 6 ; 1 sur 12 ; 1 sur 20.

D. Marche générale de la suette en France. — Terres d'endémie suettique à la fin du XIX⁰ siècle. — Ce que nous avons dit de la suette aux xviii⁰ et xix⁰ siècles montre clairement que la suette n'a cessé depuis 1712 de faire tache d'huile et de gagner du terrain : les espaces vierges de toute atteinte de suette au xix⁰ siècle sont rares.

Mais partout où la suette a passé depuis 1712, s'est-elle établie à demeure ? Des foyers du xix⁰ siècle signalés plus haut comme lieux d'endémie, tous sont-ils en activité à l'heure actuelle ? Quels se sont éteints, quels demeurent encore ?

Rien n'est plus difficile à résoudre que ces questions du plus haut intérêt : les documents *suivis* manquent absolument.

Nous savons que si, d'un siècle à l'autre, la maladie s'est créé de nouveaux foyers, elle en a abandonné définitivement quelques-uns. Paris a connu la suette au xviii⁰ siècle et l'ignore absolument aujourd'hui. Le Calvados a été vivement frappé au xviii⁰ siècle : il est indemne au xix⁰. Le Périgord, le Poitou, le Languedoc, la Lozère, le Puy-de-Dôme, la Picardie, la Franche-Comté, la Savoie, la partie de Provence correspondant au Var que nous avons eu à signaler comme terres d'endémie suettique en ce siècle, quel est leur bilan aujourd'hui ? Nous dirons seulement que de nombreuses recherches nous permettent de répondre qu'*à l'heure actuelle encore* peuvent être tenues pour terres d'endémie suettique les régions suivantes : Picardie, Poitou, Languedoc, Var. Nous manquons de documents récents pour le reste, mais nous sommes persuadés que le rayon endémique actuel est *beaucoup plus vaste encore* et que la suette est non pas une affection en voie d'extinction, mais *une affection en progrès, plus méconnue qu'absente.*

E. **Affinités morbides de la suette.** — La coïncidence de la suette avec le *choléra*, d'une part, les *fièvres éruptives* (rougeole et scarlatine), de l'autre, a été souvent notée.

1° *Suette et choléra.* — En 1832, en même temps que le choléra paraissait pour la première fois en Picardie, la suette faisait sa réapparition.

En 1849, suette et choléra sévirent en même temps en Picardie, Franche-Comté, Auvergne.

Des faits de même nature se produisirent en 1854-1855.

Mais ces faits constituent, somme toute, une exception : la suette existait avant le choléra en France ; elle s'y est montrée le plus souvent en dehors de lui.

Simple coïncidence donc dans quelques cas ; erreur d'interprétation dans quelques autres, où la dénomination de suette est appliquée à des cas de choléra anormaux (Toulon, 1849-1854).

2° *Suette et rougeole.* — Pour un grand nombre d'auteurs, suette et rougeole coïncident, s'enchaînent et s'appellent dans les foyers de suette, et les exemples abondent de cette affinité dans les narrations d'épidémie suettiques.

Il est possible, probable même que, dans un grand nombre de faits, la rougeole, cette maladie *banale*, ait coexisté avec la suette. Mais l'un de nous a démontré, en 1887, avec le Pr Brouardel, que les rougeoles du Poitou coïncidant avec la suette étaient de fausses rougeoles, des suettes à masque un peu anormal, donnant le change à une seule observation, ce que nous avons appelé la *suette rubéolique* et qu'on pourrait nommer, peut-être plus correctement, la suette morbilliforme.

Prenant, d'autre part, avec M. L. Hontang, la peine d'aller aux sources mêmes de la *légende* et de dépouiller un grand nombre de ces narrations, inédites ou non, dans lesquelles était mentionnée l'affinité de la suette et de la rougeole, l'un de nous a facilement vu que le plus souvent il s'agissait de pseudo-rougeoles, de suettes de tous points analogues à notre suette rubéolique.

Cependant, en 1906, dans l'épidémie des Charentes (1), il ne paraît pas douteux qu'il y ait eu tout d'abord de très nombreux cas de rougeole, que la suette se soit superposée à cette dernière, ait évolué avec elle dans une certaine région et seule dans une région beaucoup

(1) J. Renault, Épidémie de suette miliaire observée dans le département de la Charente et de la Charente-Inférieure en 1906 (*Rapport au ministre de l'Intérieur,*

plus étendue. A Genac, les premiers cas sont attribuables indiscutablement à la rougeole. Pendant un certain temps, dans le canton de Rouillac, les cas de suette furent nombreux parmi les adultes, tandis que les enfants continuèrent à avoir la rougeole. Au cours de l'épidémie de suette, des enfants qui avaient eu la rougeole eurent la suette et, plus tard, à la fin de juin, toujours dans la même région, on vit des cas de rougeole incontestables.

Il convient donc de distinguer la suette rubéolique des rougeoles compliquées de miliaire, que l'on peut observer concomitamment, et c'est ce qui ressort d'un travail récent du Dr Murie (1) concernant une petite épidémie de suette dans la garnison de Poitiers.

3° *Suette et scarlatine.* — Les mêmes remarques sont applicables ici : il peut y avoir coïncidence fortuite des deux affections, ou bien il y a suette anormale, donnant le change pour une scarlatine.

ÉTIOLOGIE. — La physionomie de la suette est nettement celle d'une maladie infectieuse (2), et son étiologie comporterait, comme pour toute infection, l'étude de la *cause primordiale*, — c'est-à-dire de l'agent pathogène dont elle est fonction, — et celle des *causes secondes*, qui, en nous ou en dehors de nous, favorisent l'attaque de l'organisme.

Mais la *cause primordiale* de la suette nous est *absolument inconnue*, et les tentatives faites en 1887 et en 1906 (Ferré) n'ont abouti à aucun résultat digne d'être rappelé.

Nous sommes donc réduits à demander à l'observation seule la solution des problèmes que soulèvent les modes d'infection de l'organisme, la nature des véhicules du germe pathogène, en un mot les modes de transmission de cet agent, qu'on voit à l'œuvre sans pouvoir le saisir.

L'observation nous montre la suette avec un double caractère :

a. Elle est obstinément *fixée dans certaines régions* et s'y manifeste par des *cas isolés* sans lien entre eux ;

b. Elle prend de temps à autre, sur une partie variable de ses terrains d'endémie, un caractère de diffusion plus ou moins marqué, plus ou moins durable, qui fait d'elle une *maladie épidémique*.

C'est ce double aspect qu'essayent d'expliquer les théories étiologiques en faveur depuis le xviii° siècle jusqu'à nos jours.

1°, L'allure de la suette est analogue à celle de la *malaria*, disent les auteurs qui considèrent la fixité de la suette ; l'*origine tellurique* de l'affection s'impose. A Aubières, dit Mazuel, les habitants

6 août 1907). — VIGNOL., L'épidémie de suette miliaire des Charentes en 1906..... (*Semaine méd.*, 9 janv. 1907).

(1) MURIE, Rougeole et suette en Poitou (*Annales d'hygiène publ. et de méd. lég.*, janv. 1911).

(2) Une analogie de plus entre la suette et les infections est constituée par un fait signalé par l'un de nous : *le passage de l'affection de la mère au fœtus*, constaté d'une façon indiscutable en 1887.

regardent la suette comme engendrée par un *venin de terre*.

Dans les Charentes, d'après J. Renault, on trouve une opinion assez répandue, c'est que la suette a des préférences suivant la nature *géologique* du sol. En fait, dans l'épidémie de 1906, on a constaté que toutes les communes frappées étaient situées sur la série oolithique des terrains jurasiques (argilo-calcaires) et sur des terrains quaternaires et que les villages des terrains tertiaires et crétacés sont restés indemnes. Toutefois, il convient de remarquer que l'épidémie s'est arrêtée en plein terrain prétendu favorable, au lieu d'être arrêtée par une zone infranchissable de terrains défavorables.

Conservation et culture du germe dans certains sols, contagion des habitants par un mécanisme qu'on ne précise pas d'ailleurs, mais qui est vraisemblablement l'*air*, tels sont les points principaux de la théorie *tellurique* de la suette, théorie défendue chez nous avec grand talent par M. Jaccoud.

2º Les caractères de diffusion que la suette prend à certains moments l'ont fait assimiler par d'autres auteurs aux maladies épidémiques transmissibles ordinaires ; et on lui a fait application des règles que nous voyons présider à la transmission de ces maladies. Tantôt on a incriminé la transmission par *contact direct* du malade à l'homme sain (*contagion proprement dite au sens ancien*) ; tantôt on a incriminé la transmission par *contact médial* (*l'infection*), c'est-à-dire ce mode de diffusion que nous voyons le choléra et la typhoïde affecter, lorsqu'ils frappent, *véhiculés par des intermédiaires aujourd'hui connus*, des groupes d'individus sans communication entre eux et sans aucun lien avec les typhoïdiques ou cholériques antérieurs qui ont fourni les germes morbides.

a. La transmission directe du malade à l'homme sain (*contagion au sens ancien du mot*) a été l'objet de vives discussions.

Elle était admise au xviiie siècle par Lepecq de la Clôture. Au xixe siècle, Rayer se montre assez hésitant : il voit bien que le nombre de faits plaident contre la contagion, mais que beaucoup aussi parlent en sa faveur, et il conclut : « La suette miliaire doit être rangée parmi les maladies *réputées* contagieuses. »

Parrot, Gaillard, Orillard, Grisolle ne croyaient pas à la transmission directe. Foucard, Galtier la récusaient également.

Il nous semble que la transmission directe comporte des faits valables à son actif.

Loreau, en 1845, en a cité quelques-uns. Voici le plus probant :

Mme L..., habitant à 25 kilomètres de Poitiers, dans un village où la suette ne s'était pas montrée, vint à Poitiers assister à l'enterrement de son frère, qui avait succombé à la maladie régnante. Quinze jours après, elle est atteinte de la suette.

Le fils du métayer de cette dame, demeurant dans la même cour, est pris cinq jours après sa maîtresse. Ses deux sœurs contractent la maladie en le soignant. Le curé de l'endroit vient administrer les derniers sacrements à

Mme L...; le soir même il se dit malade; six jours après il était mort. Le médecin qui fut appelé et qui n'avait pas vu de suette encore est atteint à son tour.

L'épidémie de 1887 nous a montré quelques faits analogues à ceux de Loreau ; en voici un des plus instructifs :

L'Embergement est un domaine situé à 2 kilomètres du bourg de Bussière-Poitevine (Haute-Vienne) ; il est habité par treize personnes. Le 20 mai 1887, une des filles va à Adriers (Vienne), dans une maison où il y avait eu un décès. Le 21 mai, le mal débute chez elle ; puis quatre de ses sœurs et deux de ses frères sont pris successivement.

Les cas multiples dans une demeure où l'affection a fait apparition ont été extrêmement nombreux dans l'épidémie de 1887.

Dans l'épidémie des Charentes de 1906, de nombreux faits de contagion directe interhumaine ont été observés (1).

A Varaize, le premier malade du village a été le facteur rural, qui faisait la tournée de Saint-Pierre-de-Guilliers, commune déjà atteinte ; les cas successifs se sont produits autour de la demeure de ce facteur. — A La Villedieu, la première malade fut une aubergiste, atteinte après avoir pris deux repas avec des maçons venant de Beauvais-sous-Matha, village contaminé. — A Néri, les premiers malades, le 6 juin, furent le tenancier du bureau de tabac, les trois facteurs et le receveur des postes, toutes personnes en rapport avec des étrangers à la région.

Les cas multiples dans une demeure où l'affection a fait apparition ont été extrêmement nombreux dans l'épidémie de 1887.

D'autre part, *il semble bien que les foires, réunions, assemblées aient une influence nette sur la diffusion de la maladie.*

Dans l'épidémie des Charentes, les médecins ont remarqué l'extension de la suette après chacune de ces réunions. L'épidémie, d'abord limitée à la commune de Genac, s'étendit après la foire de Gourville qui eut lieu le 22 mai, après la fête locale du bois des Bouchauds, très fréquentée par toute la jeunesse des environs. A Rouillac, le premier cas fut constaté chez un enfant qui s'était rendu à la fête des Bouchauds ; il y eut trois cas jusqu'au 27 mai. Ce jour-là eut lieu la foire de Rouillac ; le lendemain les cas étaient devenus très nombreux.

Le 5 juin, les foires sont supprimées : à partir du 10, l'épidémie ne gagne plus en étendue et se contente de frapper les habitants des régions qu'elle avait envahies jusqu'à ce jour.

Il semble donc que, dans certains faits bien établis, la suette se conduit à la façon de la rougeole, de la variole, de la scarlatine : apport de germes dans un foyer intact et transmission de l'importateur à ceux qui l'entourent.

b. Mais ailleurs la filiation des cas est impossible à établir : la suette *diffuse* avec une rapidité surprenante dans l'agglomération

(1) J. RENAULT, *loc. cit.*

qu'elle envahit : il semble que tous les malades puisent leur infection *presque contemporaine* à une source de contagion générale.

C'est la physionomie que Foucart et Galtier traduisaient en disant que la suette résulte *de l'infection*, ou *contagion médiate*. Il semble n'exister *a priori* que deux agents d'une dissémination aussi puissante que celle que présente alors la suette : l'*air* et l'*eau*.

L'*eau* ne nous semble pas à incriminer : l'un de nous a vainement, en 1887, cherché les preuves de son action.

L'*air* paraîtrait donc l'agent probable de la diffusion de la suette, dans ces faits où les cas n'ont entre eux nulle filiation, où l'épidémie se généralise d'emblée.

Mais une autre hypothèse a vu le jour récemment : elle a trait au rôle possible de certains animaux et des parasites dont ils sont porteurs dans la propagation de la suette.

c. Le rôle des campagnols (rats des champs) dans la propagation de la suette. — En 1906, dans une importante communication à l'Académie de médecine, MM. Chantemesse, Marchoux et Haury, rapprochant l'épidémiologie de la suette miliaire de celle de la peste, ont développé l'hypothèse que *la suette serait une maladie d'un rat des champs transmissible à l'homme par les puces.*

Examinons les arguments sur lesquels ces auteurs basent leur interprétation.

1° La région envahie par la suette était précisément celle qui avait été ravagée, deux ans auparavant, par les campagnols. A Rouillac, un seul cultivateur, en labourant son champ, mit à jour trois à quatre nids par sillon ; à Vouharte, les cultivateurs avaient rencontré tant de campagnols l'hiver précédent qu'ils hésitèrent avant de semer, craignant de perdre semences et récolte. Or ces rongeurs disparurent tout à coup, peu de temps avant l'éclosion épidémique, de telle sorte que, malgré toutes leurs recherches, le Pr Chantemesse et ses collaborateurs ne purent, au mois de juin, en capturer un seul.

2° Les corps des habitants de Genac, première commune atteinte par la suette, présentaient une fréquence extraordinaire de piqûres de puces. Un grand nombre de ces villageois avaient eux-mêmes remarqué l'abondance inusitée de ces parasites et l'avaient attribuée à l'invasion de leurs maisons par des rats d'eau, chassés par une inondation récente.

De ce fait, les auteurs précités tirent l'hypothèse suivante : les campagnols, chassés par l'eau de leurs terriers, ont pénétré dans le village et jusque dans les maisons. Ils ont pu contaminer les puces des maisons ou laisser dans ces demeures quelques espèces de parasites capables de piquer l'homme. La maladie s'est répandue chez ces rongeurs. Fuyant la contagion, les animaux malades ont apporté le virus dans les terriers environnants.

D'autre part, ce sont précisément les endroits les plus fréquentés par les campagnols (Vaux-Rouillac, Matha, Vouharte, etc.) qui ont été les plus atteints.

3° Les villages situés dans les régions basses et humides des bords de la Charente n'ont été frappés qu'après les agglomérations situées sur des points élevés et à un moment où la sécheresse avait placé les zones déclives dans les conditions les plus favorables pour héberger les campagnols.

D'autre part, l'extension de l'épidémie a été particulièrement forte du côté opposé à la vallée de la Charente.

4° Les villages épargnés par l'épidémie sont les mêmes qui, en 1904, n'ont pas eu à souffrir des ravages exercés dans les communes environnantes par les campagnols.

Tels sont les arguments sur lesquels MM. Chantemesse, Marchoux et Harry appuient leur hypothèse. Ils reconnaissent d'ailleurs eux-mêmes que *l'ensemble de ces faits ne vaut pas une seule preuve expérimentale.*

D'autre part, l'interprétation des faits, telle que la fournissent ces auteurs, est passible d'objections sérieuses, qui ont été particulièrement développées par le Dr Vignol (1), médecin chef de l'hôpital militaire de La Rochelle.

M. Vignol remarque, tout d'abord, qu'un intervalle de quatorze mois s'est écoulé entre l'exode des rongeurs et l'épidémie de suette, ce qui rend déjà peu vraisemblable une relation entre les deux faits.

En second lieu, personne n'a jamais constaté de maladie infectieuse chez le campagnol.

Enfin la puce du campagnol, bien différente par sa morphologie de la puce de l'homme (*Pulex irritans*), ne semble pas susceptible de s'acclimater sur ce dernier. Inversement la puce humaine ne saurait vivre et s'infecter sur le campagnol, puisqu'elle ne peut piquer ce rongeur.

Il convient, en outre, de remarquer que le champ d'expansion de la suette de 1906 ne représente qu'une fraction des territoires envahis par les campagnols en 1904. On peut répondre, il est vrai, à cette objection, que la suette peut se propager par des moyens différents et probablement multiples (contagion interhumaine, air, etc.), après avoir été importée par les rongeurs.

Enfin les campagnols existent dans des pays que la suette n'a jamais visités, et ces animaux sont inconnus dans telles régions (île d'Oléron par exemple) qui ont payé un tribut à la suette miliaire.

En résumé, s'il est peut-être exagéré de conclure avec le Dr Vignol que l'hypothèse présentée par le Pr Chantemesse et ses collaborateurs est « dénuée de toute vraisemblance », il faut reconnaître que cette

(1) Vignol, *loc. cit.*

interprétation, pour intéressante qu'elle soit, n'a pas fait sa preuve et qu'elle appelle de nouvelles recherches.

Ainsi les notions empiriques fournies par l'observation se réduisent actuellement à ceci : il est probable que le germe de la suette se cultive dans certains sols et crée les cas sporadiques des foyers endémiques.

De temps à autre le germe devient plus *virulent*, et la maladie acquiert le caractère diffusible. Le germe se transmet alors du malade à l'homme sain qui vient à son contact. Il peut encore, véhiculé par l'air, peut-être aussi par des animaux parasites, frapper les individus qui, habitant une localité où il y a des malades, c'est-à-dire des germes, n'entrent pas cependant au contact direct des malades.

Ajoutons que, d'après ce que l'un de nous a vu en 1887, les germes suettiques ont un rayon d'expansion assez limité. Si la dissémination se fait vite dans une agglomération où la maladie a pénétré, jamais de vastes surfaces de territoire ne sont envahies simultanément à grande distance les unes des autres : *la suette envahissant une région étendue y marche par étapes*, et les *communications* fréquentes des points frappés d'abord avec ceux qui le seront ensuite nous semblent expliquer convenablement la marche progressive de la suette *faisant tache d'huile*. Nous ne nions pas d'ailleurs la simultanéité de l'éclosion épidémique de la suette sur plusieurs points d'un même territoire d'endémie : le réveil du germe, son passage à une activité plus grande, sous l'influence des mêmes causes, en plusieurs localités à la fois, expliquent alors les explosions épidémiques disséminées et contemporaines.

Telles sont les notions acquises à l'heure actuelle : elles sont d'une brièveté regrettable. Nous ignorons presque tout, en dehors de quelques constatations objectives grossières.

La nature du germe, la raison de sa fixité exclusive sur certains points du territoire français ; la cause du passage à l'activité de ce germe ordinairement si sommeillant, tout cela est à chercher et aussi par quelle voie le virus de la suette envahit notre organisme et en est expulsé.

Quelques auteurs ont essayé l'auto-inoculation de la suette.

Dubun de Peyrelongue, Gigon, Dufraine, Mazuel ont échoué, comme aussi ceux de nos confrères qui ont fait la même tentative en 1887. Seul H. Parrot réussit en 1841 à voir se développer, au point où il s'était inoculé le liquide de vésicules, « une plaque rouge écarlate de la largeur d'une pièce de cinq francs, qui se couvrit rapidement d'une nuée de vésicules exactement semblables à celles de l'éruption épidémique. Cette éruption dura trois jours et tomba en farine le troisième, de la même façon que celle de la suette miliaire ».

Cette expérience ne prouve pas grand'chose, et ce n'est pas d'ailleurs par inoculation sous-cutanée que la suette envahit normalement notre organisme.

Pour terminer cet obscur chapitre d'étiologie, il reste à mentionner quelques *causes de second* plan, *adjuvantes* ou *occasionnelles*, qui ont aujourd'hui beaucoup perdu de leur intérêt.

Age. — La suette ne respecte aucun âge : les auteurs admettent une plus grande proportion d'atteintes entre vingt et quarante ans, et l'immunité relative des enfants : tel fut au moins le cas pour ces derniers dans l'épidémie décrite par Parrot. En 1887, la suette poitevine a au contraire atteint largement les enfants.

Sexe. — La doctrine classique admet que les femmes sont plus frappées que les hommes : Galtier signalait deux femmes atteintes pour un homme. La différence d'un sexe à l'autre nous a paru peu marquée en 1887.

Constitution. — De tout temps on a remarqué la prédilection de la suette pour les gens vigoureux, à constitution athlétique : rien ne nous semble plus juste que cette observation.

Saisons. — La suette a une affinité spéciale pour le printemps et pour l'été.

« Dans les localités où la maladie est endémique, c'est au printemps et en été, ordinairement pendant les mois de mai, juin, juillet, que se produit la recrudescence épidémique... Les tableaux de Hirsch basés sur l'ensemble des faits connus établissent que, sur 184 épidémies, 83 ont débuté en été et 63 au printemps ; 29 seulement en hiver et 6 en automne » (L. Colin).

Vents. — L'influence des vents a été incriminée. Pendant l'épidémie de 1906, le vent a soufflé constamment de l'est à l'ouest jusqu'au 16 juin. C'est la direction qu'a suivie la marche de cette épidémie, et les partisans de la transmission par l'air pourraient y voir un argument en faveur de leur théorie (J. Renault).

PROPHYLAXIE. — La suette miliaire compte parmi les maladies infectieuses pour lesquelles la déclaration et la désinfection sont obligatoires en France.

Au point de vue d'une *prophylaxie précoce*, l'existence de suettes morbilliformes et aussi la coïncidence possible entre des épidémies de rougeole et des épidémies de suette miliaire comportent un enseignement : lorsque la rougeole se manifeste avec une fréquence particulière dans les pays d'endémie suettique, les médecins de ces régions devront avoir l'attention particulièrement attirée sur la possibilité d'un réveil de la suette ; ils devront s'efforcer, par un diagnostic précis et précoce, de distinguer les premiers cas de cette maladie et de ne pas la laisser s'éterniser, comme cela est arrivé plus d'une fois, sous l'étiquette de rougeole. Il est évident que, plus les mesures prophylactiques seront précoces, plus il sera possible de restreindre le champ de l'épidémie.

La première mesure prophylactique consistera évidemment dans *l'isolement des sujets atteints*. Mais il n'est pas douteux qu'il ne faudra pas faire trop grand fond sur l'application stricte et même relative de cette mesure de prophylaxie. La suette miliaire, comme nous l'avons vu, est, avant tout, une infection de villageois. Elle atteint très exceptionnellement les agglomérations de quelque importance. Or *l'isolement au village*, dans les demeures paysannes, où une unique chambre est occupée par tous les membre d'une même famille, est le plus souvent impossible.

La *désinfection* rencontrera longtemps encore, dans la plus grande partie de la France, des obstacles considérables, en raison de l'absence d'organisation d'une service effectif de désinfection dans la plupart des départements. On conçoit d'ailleurs combien lourde sera, en cas d'épidémie suettique, la tâche de ce service, obligé de se transporter dans de multiples localités, à des distances parfois considérables. Avec de la bonne volonté et de la décision, les difficultés ne seront cependant pas insurmontables. C'est ce qui ressort du rapport consacré par Jules Renault à l'épidémie des Charentes de 1906. Dans les départements atteints n'existait aucun service régulier de désinfection ; il existait seulement trois étuves locomobiles dans le département de la Charente-Inférieure, à l'hôpital de Saintes, à l'asile de Lafond, à l'asile de Saint-Jean-d'Angély.

Sur le rapport de Chantemesse et Jules Renault et la proposition de M. Mirman, directeur de l'assistance et de l'hygiène publiques au Ministère de l'Intérieur, six étuves locomobiles de ce ministère furent envoyées dans les Charentes, avec un personnel d'étuvistes et de chauffeurs.

Nous empruntons au remarquable rapport de notre collègue Renault les détails suivants sur le fonctionnement du service de désinfection. Ces documents pourront être, à l'occasion, d'une utilité réelle dans les épidémies ultérieures.

« Les étuves à désinfection purent commencer à fonctionner le 11 juin : six furent affectées à la Charente, et deux furent bientôt envoyées dans la Charente-Inférieure pour être jointes aux trois étuves départementales.

« Chaque étuve, avec son étuviste et son chauffeur, était placée sous la direction d'un des étudiants en médecine volontaires détachés du régiment, qui était ainsi le chef d'un *poste mobile de désinfection*.

« Ces chefs de postes mobiles étaient en relations directes avec le Dr Haury pour la Charente et le Dr Guilbaud pour la Charente-Inférieure ; ils leur rendaient compte des opérations journalières et recevaient leurs indications.

« Les maires étaient prévenus par télégramme de l'arrivée du poste mobile, donnaient au chef de poste les renseignements nécessaires sur les habitations où étaient les malades.

« L'étuve était conduite devant la porte de la maison à désinfecter. L'étudiant et l'étuviste mettaient des sabots et un vêtement de toile (veste, pantalon, calotte). La literie, les vêtements, les rideaux étaient passés à l'étuve, les paillasses étaient brûlées.|

« Les parois des chambres de malades et le mobilier étaient désinfectés par une pulvérisation de sublimé 1 p. 1 000 à l'aide de pulvérisateurs Geneste et Herscher ou d'appareils à sulfater les vignes, très répandus dans la région.

« Les maisons, les chambres où avaient séjourné les malades étaient ensuite blanchies à la chaux par les habitants. Les écoles étaient blanchies à la chaux aux frais de l'administration municipale.

« Les étuves étaient conduites d'une maison à l'autre, de hameaux en villages et de communes à communes par des chevaux que fournisssaient les municipalités.

« Grâce au concours des étudiants en médecine volontaires, 629 maisons furent désinfectées dans la Charente et 1 400 dans la Charente-Inférieure.

« Au début, craignant la détérioration des objets, les habitants n'acceptaient qu'avec répugnance la désinfection. Puis, lorsqu'ils furent convaincus par l'expérience de l'innocuité de cette opération pour leur mobilier, non seulement ils l'acceptèrent de fort bonne grâce, mais ils la demandèrent même pour toutes les pièces et toute la literie de leurs maisons.

« Dans trois villages de la Charente-Inférieure, aux Éduts, à Romazières, à Bignay, les habitants opposèrent une résistance collective aux mesures de désinfection : le sous-préfet fit aussitôt prendre par le maire, en exécution de l'article 7 de la loi du 15 février 1902, un arrêté prescrivant la désinfection obligatoire sans délai; l'assistance de la gendarmerie assura l'exécution de ces prescriptions.»

La commission chargée d'étudier l'épidémie de 1887 avait pensé que les postes de désinfection pourraient concentrer leur action à la périphérie des régions atteintes, de façon à circonscrire l'épidémie en faisant en quelque sorte la part du feu. Dans son rapport, Renault montre que ce désir, théoriquement juste, est souvent irréalisable, surtout en raison de la diffusion parfois foudroyante de l'épidémie. C'est ainsi que, dans les Charentes, en moins de quinze jours, la suette avait atteint les régions extrêmes où elle devait arriver.

Cette diffusion rapide peut, en outre, diminuer singulièrement la portée pratique de la désinfection. Celle-ci n'en doit pas moins être pratiquée rigoureusement, ne serait-ce que pour éviter le réveil de l'épidémie suettique qui s'est parfois manifesté quelques mois après une première explosion épidémique (Montmorillon, 1888).

Certaines particularités épidémiologiques de la suette commandent d'autre mesures de prophylaxie. Le rôle des *foires*, *assemblées*, *fêtes locales*, etc., dans la suette, n'est plus à démontrer, surtout depuis l'épidémie de 1906. Il appartiendra donc aux autorités administratives d'*interdire ces réunions* jusqu'à extinction de l'épidémie. En fait, la suppression des foires dans les régions charentaises envahies a eu l'effet le plus heureux, et on ne peut que regretter qu'elle ait été relativement tardive.

Dans le même ordre d'idées, on doit recommander le *licencie-*

ment des écoles (plus efficace, en matière de suette, que l'éviction successive, qui, elle, est applicable à la rougeole, la scarlatine, etc.), la *surveillance des chemineaux, colporteurs, roulottiers* ; dans l'épidémie des Charentes, on retint dans les communes contaminées ceux qui s'y trouvaient et on refoula les autres en dehors des régions atteintes. Ces mesures administratives seront complétées par la suppression des permissions militaires, des appels de réservistes et de territoriaux, des manœuvres et séjours militaires dans les régions contaminées.

Il n'est pas douteux que les *précautions individuelles* aient au moins autant de part dans l'arrêt d'une épidémie, quelle qu'elle soit, que les mesures générales prises par les autorités administratives et sanitaires. Il sera souvent bien difficile, dans le milieu spécial où sévit d'ordinaire la suette, c'est-à-dire parmi les paysans, d'inculquer aux individus ces notions de prophylaxie individuelle. Il appartiendra aux médecins d'apporter tous leurs efforts à cette tâche ardue. On ne peut que recommander l'affichage, voire la remise à chaque chef de famille, de notices imprimées dans le genre de celle que rédigèrent Chantemesse et Renault lors de l'épidémie des Charentes et que nous reproduisons ci-après :

La suette miliaire est contagieuse. Elle commence souvent avec l'apparence de la rougeole, mais les symptômes essentiels sont : la brusquerie du début, l'angoisse thoracique et la faiblesse, ensuite les sueurs et, en dernier lieu, les éruptions. Elle se transmet par les malades, leur linge, leurs vêtements. Elle se transmet aussi par les convalescents, par les personnes incomplètement rétablies et par leurs vêtements non désinfectés.

Donc ne laisser pénétrer auprès des malades que les personnes strictement nécessaires pour les soigner.

Les linges de corps et les draps, couvertures, etc., des malades ou des morts devront toujours être ébouillantés avant de sortir de la maison.

Il est dangereux d'aller aux enterrements et à toute réunion nombreuse telle que les foires, parce qu'une seule personne qui porte le germe dans elle ou dans ses vêtements peut transmettre la maladie à beaucoup de personnes saines.

Tout convalescent, pour éviter de transmettre la maladie, doit se laver vigoureusement tout le corps avec de l'eau chaude et du savon, puis avec une solution chaude de sublimé. Les vêtements qu'il portait au moment où il est tombé malade seront toujours désinfectés avant d'être remis.

Pendant la maladie, il est dangereux de se couvrir trop.

Enfin, si le rôle des campagnols dans la propagation de la suette n'est pas démontré, il suffit qu'il ne soit pas invraisemblable pour qu'il y ait là, entre bien d'autres, une nouvelle raison de poursuivre la *destruction méthodique* de ces malfaisants rongeurs.

RUBÉOLE

PAR

le Dr **Jules RENAULT**,

Médecin des hôpitaux de Paris.

La rubéole est une affection qui semble être moins fréquente en France qu'en Angleterre, en Allemagne et dans la plupart des pays du Nord de l'Europe : cette rareté n'est probablement qu'apparente ; sa bénignité empêche les parents de consulter les médecins aussi souvent qu'ils le font pour les maladies plus graves et, d'autre part, les médecins, la connaissant moins bien, hésitent à reconnaître la nature exacte du mal.

La rubéole n'est pas la roséole de Trousseau, qui est vraisemblablement une éruption sudorale, non contagieuse, non épidémique, s'observant surtout soit dans les chaleurs de l'été, chez les femmes et les enfants, soit au cours d'affections fébriles; la rubéole est une maladie contagieuse, épidémique, que les Allemands, sous le nom de *Rötheln*, les Anglais, sous celui de *German Measles*, distinguent nettement de la rougeole et de la scarlatine.

Sans entrer dans la description de la rubéole, nous rappellerons simplement les caractères suivants : son invasion, très courte, de quelques heures à un jour, passe souvent inaperçue; elle est caractérisée par un peu de malaise, de céphalalgie, de courbature, une légère injection conjonctivale, un peu de larmoiement, d'enrouement, une petite toux sèche, un engorgement marqué des ganglions sous-maxillaires; l'éruption apparaît rapidement à la face, au cou, au tronc, aux membres, éruption tantôt morbilleuse, tantôt scarlatineuse, mais contenant souvent des éléments de ces deux formes, ce qui permet de dire qu'il ne s'agit ni de la rougeole, ni de la scarlatine; les caractères de l'exanthème permettent encore plus de faire la distinction : le coryza, la bronchite, la toux manquent souvent ou sont peu marqués; la conjonctivite est légère, et l'angine, qui est fréquente, n'a ni le piqueté de la rougeole, ni la rougeur diffuse de la scarlatine; les ganglions du cou sont plus engorgés que dans ces deux affections; la fièvre manque quelquefois, dure peu et tombe du deuxième au quatrième jour. La desquamation n'est jamais plus que furfuracée.

Si l'on voit un cas isolé de rubéole, — et c'est ce qui nous arrive en France, — on conçoit que le diagnostic puisse être hésitant et que, suivant la prédominance de l'angine ou du catarrhe, suivant l'aspect morbilleux ou scarlatineux de l'éruption, on porte le diagnostic de rougeole ou de scarlatine, tout en remarquant que l'affection est irrégulière. A l'étranger même, le diagnostic n'est souvent ferme que s'il existe de véritables épidémies, et ce n'est qu'après un certain nombre de cas qu'on pense à la rubéole. On élimine la rougeole parce que l'invasion a été courte ou nulle, que les signes du catarrhe oculo-laryngo-trachéo-nasal sont peu marqués ou incomplets, que l'éruption est plus maculeuse que papuleuse, qu'elle est souvent mélangée de grandes plaques rouges, semblables à celles de la scarlatine, que la fièvre tombe vite, que les ganglions du cou sont très développés. On écarte l'idée de scarlatine parce que le début n'a pas été brusque, que la fièvre est légère, qu'il n'y a pas de vomissements, que la gorge n'a pas une teinte uniforme, rouge framboisé, comme dans la scarlatine, qu'au milieu des placards scarlatineux on trouve ordinairement des macules nettes. Et on remarque, après plusieurs cas, que cette rubéole transmet toujours la rubéole, qu'elle atteint des enfants qui ont eu déjà la rougeole ou la scarlatine quelques années ou même quelques semaines auparavant.

Avec de tels caractères, la rubéole se distingue donc de la roséole de Trousseau, de la rougeole, de la scarlatine; c'est une entité morbide, une fièvre éruptive spéciale : les auteurs étrangers ne conservent aucun doute sur ce point; leur opinion s'est maintenant accréditée en France (Brocq, Raymond, Juhel-Renoy, L. Guinon, Chantemesse) : et c'est à ce titre que nous donnons ici les incomplètes notions que nous possédons sur son épidémiologie, sa période d'incubation et sa contagiosité.

La rubéole s'observe surtout chez les enfants de cinq à quinze ans, c'est-à-dire pendant la période scolaire de la vie ; elle est rare avant cet âge et exceptionnelle chez l'adulte : sur 288 observations comprises dans les statistiques de divers auteurs, on ne trouve que 7 cas chez l'adulte.

Les épidémies, que l'on voit surtout en hiver et au printemps, sont loin d'avoir l'intensité des épidémies de rougeole et de scarlatine : ainsi Rehn, sur 100 écoliers, parmi lesquels éclata la rubéole, n'en vit que 12 atteints par la maladie.

Les épidémies s'étendent rarement à toute une ville et se limitent soit à une famille, soit à une école.

A cause de l'irrégularité et de la bénignité de la période d'invasion, il est préférable, pour la rubéole de même que pour la rougeole, de considérer comme appartenant à la période d'incubation tout le temps compris entre l'exposition à la contagion et l'apparition de l'éruption. Cette période d'*incubation* est loin d'avoir une durée

fixe et peut varier entre des limites très éloignées, depuis cinq jours
(Griffith) jusqu'à vingt-deux jours (Thomas); les cas dans lesquels
le malade a été en contact une seule fois et pendant un temps très
court avec un sujet atteint de rubéole sont particulièrement
intéressants pour fixer la durée de l'incubation. Sur 11 cas de ce
genre, la Commission anglaise note que l'éruption a paru :

Dans 2 cas...........................	5	jours après ce contact.	
— 1 —	8	—	—
— 1 —	11	—	—
— 1 —	14	—	—
— 1 —	16	—	—
— 4 —	18	—	—
— 1 —	20	—	—

Sur 69 cas observés dans diverses épidémies scolaires et dans
lesquelles on a calculé l'intervalle entre la cessation de l'exposition
à la contagion et l'apparition de l'éruption, la Commission anglaise
trouve la durée de l'incubation, calculée d'éruption à éruption :

1 fois de...............................	9	jours.
1 —	11	—
9 —	12	—
4 —	13	—
9 —	14	—
10 —	15	—
15 —	16	—
6 —	17	—
9 —	18	—
2 —	19	—
1 —	20	—
2 —	21	—

En 1896, j'ai observé une petite épidémie de famille chez une
femme et ses trois fils, qui tous avaient eu la rougeole quelques
années auparavant : le plus jeune des enfants, âgé de sept ans, eut la
rubéole le 10 avril; ses deux frères, âgés l'un de dix ans, l'autre de
neuf et la mère eurent la rubéole le 26, c'est-à-dire treize jours
après.

La *contagiosité* dure aussi longtemps que la maladie depuis les
premiers symptômes de l'invasion jusqu'à la fin de l'éruption et
peut-être jusqu'à la fin de la desquamation, quand elle existe.

Comme pour la rougeole, la *prophylaxie* est rendue très difficile
par la contagiosité de la maladie dès le début de l'invasion, alors que
le diagnostic n'est pas possible : qu'on isole le malade aussitôt que
l'on voudra, on ne supprimera pas toutes les contagions; ce ne serait
pas une raison suffisante pour négliger l'isolement, car, en séparant
le rubéoleux de ses petits camarades, on diminue certainement la
contagion, mais on peut se demander si une affection, aussi bénigne
que la rubéole et aussi exceptionnellement suivie de complications,
mérite toutes les rigueurs de l'isolement, ne fût-il que de quelques

jours. Il suffit, à mon avis, de garder le malade à la maison et de l'empêcher d'aller en classe pendant les quinze jours qui suivent l'éruption : ce n'est donc pas l'isolement véritable, c'est la simple éviction de l'école.

La désinfection du linge et des vêtements est sans doute une bonne précaution, mais il est peu probable qu'elle soit nécessaire, car aucune observation ne démontre la contagion indirecte et partant que le germe infectieux ait persisté sur les vêtements.

ROUGEOLE

PAR

le Dr **Jules RENAULT,**

Médecin des hôpitaux de Paris.

La rougeole est une maladie épidémique et contagieuse.

Les notions d'épidémicité et de contagiosité sont, comme pour les autres fièvres éruptives, aussi anciennes que la connaissance même de la maladie.

Elle est actuellement *endémique* dans les grandes villes, où elle procède aussi par poussées épidémiques plus ou moins intenses ; dans les petites villes, les villages et dans les îles, elle ne se montre que par *épidémies*, à des intervalles plus ou moins éloignés.

Dans les grandes villes, on remarque que les épidémies apparaissent de préférence à certaines saisons plutôt qu'à d'autres, sans qu'il y ait cependant rien d'absolu. A Paris, c'est surtout au printemps que les épidémies se produisent. Barthez et Sanné donnent les chiffres suivants : printemps (mars, avril, mai), 520 cas ; été (juin, juillet, août), 439 cas ; automne (septembre, octobre, novembre), 209 cas ; hiver (décembre, janvier, février), 354 cas.

Il est infiniment vraisemblable que, pour la rougeole comme pour les autres fièvres éruptives intéressant surtout les enfants, les influences climatologiques des saisons n'ont aucune importance. Les mois de mars, avril, mai sont les mois des réunions d'enfants où les contacts sont plus multipliés et plus intimes et partant la contagion plus facile.

C'est en effet la *contagion* qui conditionne l'apparition des cas de rougeole et non l'influence des altitudes, des latitudes, des climats, de la nature des terrains, etc., puisque la rougeole règne également dans les cinq parties du monde.

L'étude des épidémies passagères, qui se produisent dans les villages isolés ou dans des îles, montre l'influence non seulement primordiale mais unique de la contagion : une épidémie de rougeole se produit dans un petit centre ou une île, quelle que soit la saison, lorsqu'un premier cas y est importé.

La classique épidémie des îles Féroé en 1846, étudiée par Panum (de Copenhague), est spécialement démonstrative. Depuis 1781, il n'y avait eu dans ces îles aucun cas de rougeole ; le 28 mars1846, débarque un ouvrier ébéniste, parti le 20 mars de Copenhague, où il avait visité des rougeoleux ; il est pris dès son arrivée des premiers symptômes de la rougeole et, quatorze jours après, tout son entourage était atteint ; l'épidémie s'étendit à tout l'archipel, dont 6000 habitants sur 7782 furent atteints en l'espace de sept mois ; ne furent épargnés que les habitants qui avaient eu la rougeole en d'autres pays.

L'archipel comprend dix-sept terres habitées, ayant entre elles de rares relations, qui se font surtout par des bateaux de pêche au printemps. Panum put suivre l'évolution de l'épidémie et les dates d'apparition dans chacune des îles ; l'intervalle qui sépara dans chaque île le second cas du premier fut toujours de douze à quatorze jours.

Après une épidémie d'importation danoise, qui frappa les îles Féroé en mars 1862, une autre épidémie venant des îles Shetland s'y produisit en mars 1875 ; dans l'intervalle il n'y avait pas eu un seul cas de rougeole. Cette dernière épidémie permit de faire, dans une petite ville, une remarque fort intéressante ; sur 315 habitants il y eut 139 cas de rougeole ; sur les 176 personnes qui furent épargnées, 111 avaient eu la rougeole en 1846, 21 en 1862, 1 au cours d'un voyage, et 43 seulement ne l'avaient jamais eue.

L'étude de ces épidémies dans des îles comme les îles Féroé, comme l'île Maurice, où la rougeole fit en 1873 près de 2000 victimes, comme les îles Fidji où cette maladie enleva à la même époque 40000 personnes sur une population d'environ 130000, montre la *contagiosité extrême* de la rougeole et justifie cette phrase de Sanné : « A moins d'une immunité spéciale, qui est fort rare, le seul refuge contre la rougeole en temps d'épidémie est une première atteinte de la maladie ; encore faut-il tenir compte de la possibilité des récidives. »

L'âge n'a donc en soi aucune influence sur l'étiologie de la rougeole et si, dans nos pays, cette maladie atteint surtout les enfants, paraissant respecter les adultes et les vieillards, c'est parce que ces derniers l'ont déjà eue dans l'enfance et ont conservé l'immunité conférée par la première atteinte.

Les statistiques de Barthez et Sanné, portant sur 1488 cas de rougeole soignée à l'hôpital des Enfants, donnent 1051 cas de deux à cinq ans ; 163 cas de six à sept ans, 250 cas de huit à quatorze ans. On retrouve les mêmes proportions dans la statistique de Comby. Ces chiffres, de l'avis de leurs auteurs, ne sont point exacts en ce qui concerne les nourrissons, car ces petits enfants sont rarement apportés ou conservés à l'hôpital lorsqu'ils ont la rougeole. Steffen et Sioffi ont cependant soutenu que les nourrissons présentaient vis-à-vis de la rougeole une certaine immunité congénitale, comme on l'a dit pour d'autres maladies infectieuses. J'ai déjà exposé cette théorie à l'occasion de la scarlatine avec les hypothèses auxquelles elle a donné lieu. Je suis convaincu, en ce qui concerne la rougeole, que cette immunité des nourrissons n'est qu'apparente : dans les salles d'hôpital, dites crèches, où sont les enfants en bas âge, la rougeole n'en épargne aucun, si elle y pénètre.

Monti, sur 364 enfants atteints de rougeole, en compte 43 au-dessous d'un an ; Gassot, sur 200, en a vu 25 ayant moins d'un an, dont 2 n'avaient pas plus d'un mois. On a vu des enfants au sein prendre la rougeole de leur mère. Vogel, Rilliet et Barthez et d'autres auteurs ont même publié des observations, qui démontrent la possibilité de la transmission placentaire de la rougeole : des enfants présentant à la naissance, ou dans les quelques jours qui suivent, tous les symptômes de la rougeole dont leur mère avait été atteinte dans la dernière quinzaine de la grossesse.

L'*immunité* apparente des enfants au sein tient sans doute à ce qu'ils sont moins exposés à la contagion. La prédisposition apparente des enfants plus âgés tient, par contre, à ce qu'ils y sont plus exposés. On peut, pour ces derniers, comme l'avaient déjà remarqué Rilliet et Barthez, distinguer les enfants qui sont soignés à l'hôpital de ceux des classes aisées. Les enfants de la clientèle hospitalière ont surtout la rougeole de deux à cinq ans, parce que, dès cet âge, ils sont mis en commun dans des asiles, des crèches où ils prennent la contagion ; les enfants des classes aisées, qui restent davantage dans leur famille pendant les toutes premières années, contractent la rougeole après cinq ans dans les collèges, les cours, les réunions d'enfants, etc.

L'immunité naturelle contre la rougeole paraît être exceptionnelle, ainsi que le démontrent toutes les épidémies ; et cette immunité peut d'ailleurs n'être pas permanente. J'ai observé dans une famille de quatre enfants un fait intéressant, qui montre l'existence d'une immunité naturelle et en même temps son caractère transitoire : un des enfants revient du collège avec la rougeole ; deux de ses sœurs l'ont quatorze jours après ; la troisième, qui a été en contact permanent avec les trois malades, y échappa, mais prit la rougeole quelques années plus tard à une source inconnue.

La rougeole confère presque toujours une immunité définitive. Les *récidives*, cependant, ne sont point exceptionnelles. Il faut évidemment n'admettre que sous réserve les narrations des parents dont les enfants auraient eu deux ou trois fois la rougeole ; il est probable que la rubéole ou des roséoles de diverses natures entrent souvent en ligne de compte. Mais tous les auteurs en ont observé des cas indiscutables quelques années ou quelques semaines après une première atteinte. J'ai pour mon compte le souvenir des deux fillettes d'une surveillante de l'hôpital des Enfants-Malades que je soignai deux fois, à un an d'intervalle, de la rougeole.

Chauffard et Lemoine, en 1895, ont attiré l'attention sur les rechutes de rougeole, qui surviennent quinze jours, trois semaines ou un mois et pensent qu'il s'agit vraisemblablement d'une réinfection chez des malades incomplètement immunisés par une première atteinte et restant en contact avec d'autres rougeoleux, soit dans leur famille (Chauffard), soit à l'hôpital (Lemoine). Sevestre, Le Cler (de Saint-Lô), Vergely, Comby ont observé des cas semblables. S'agit-il vraiment de *réinfection* exogène, comme le pensent ces auteurs, ou de *rechutes* véritables, analogues à celles qu'on observe dans d'autres maladies infectieuses ou enfin de l'*évolution successive d'une rubéole et d'une rougeole*, comme le croit Béclère? D'autres observations permettront peut-être de trancher le différent.

L'*inoculation* de la rougeole a été tentée au xviiie siècle par Home, puis au commencement du xixe par Spéranza, puis Monro et Looke, Michaël de Katona. Tous ces auteurs réussirent, en inoculant soit le sang recueilli au niveau des éléments éruptifs, soit la salive, soit les larmes : mais toutes ces expériences ont été faites le plus souvent en temps d'épidémie et vraisemblablement avec une technique qui ne répondrait pas aux desiderata scientifiques actuels : nous ne pouvons donc que les enregistrer sans les discuter.

La rougeole n'est pas inoculable aux animaux de laboratoire. Josias, en badigeonnant avec du mucus recueilli dans le gorge de rougeoleux les fosses nasales de singes sajous, détermina chez ces animaux une maladie qui, par ses accidents éruptifs et généraux, avait une certaine analogie avec la rougeole.

La contagion de la rougeole se fait surtout au contact même des malades. C'est par la *contagion directe* que se produisent toutes les épidémies de rougeole, ainsi que Panum l'a depuis longtemps démontré, comme tous les médecins l'ont observé depuis lors, et comme il est facile malheureusement de le constater souvent dans les familles et dans les écoles. Ce qui, dans les grandes villes, rend difficile la connaissance de la contagion, ce sont les contacts répétés avec des enfants qui sont malades sans qu'on le sache encore ; ce sont aussi la longue durée de l'incubation et la contagiosité avant la période d'éruption : les parents ont souvent oublié ce qu'ont fait leurs enfants quinze jours auparavant et affirment qu'ils n'ont pas vu de rougeoleux, alors que ces enfants peuvent avoir été à leur insu en contact avec des malades à la période d'invasion.

La contagion directe se fait-elle vraiment par contact d'épiderme à épiderme, ou par l'air qui entoure le malade, ou par les particules salivaires invisibles, que celui-ci émet constamment autour de lui ? Il est impossible de poser une conclusion ferme tant que l'on ne connaîtra pas l'agent de la rougeole.

On sait que la contagiosité de la rougeole est extrême, et nous avons déjà dit que cette maladie, lorsqu'elle éclate dans un milieu neuf, n'épargne personne. Il suffit, d'autre part, d'une exposition fort courte à la contagion pour que cette contagion ait lieu.

Il arrive malheureusement tous les jours que, dans les consultations des hôpitaux et des dispensaires, des enfants prennent la rougeole d'autres malades, au contact desquels ils ont été pendant une heure ou deux au plus et souvent un temps bien moins long.

La *contagion indirecte* paraît être la plus fréquente pour les raisons que nous avons données plus haut ; elle ne l'est pas cependant. Panum nie même sa possibilité, contrairement à l'opinion de Madsen, qui croit la rougeole transportable par des personnes saines.

Il est exceptionnel, en ville qu'un médecin transporte la rougeole dans sa clientèle, et, selon Sevestre, le temps qui sépare deux visites consécutives suffit à rendre impossible la contagion indirecte.

Grancher pense qu'à l'hôpital elle est fréquente : les premiers contagionnés ne sont en effet pas toujours les voisins du rougeoleux, et la maladie frappe souvent les enfants comme au hasard ; il admet dans ce cas que les germes sont transportés par les étudiants ou les infirmières qui vont sans précautions d'un malade à un autre.

Ces différences entre la ville et l'hôpital s'expliquent vraisemblablement par l'atténuation très rapide de la virulence du germe morbillifère en dehors de l'organisme. Cette virulence, si l'on en croit des observations anciennes, peut cependant, dans certaines conditions particulières, persister un temp parfois fort long.

On cite des cas de rougeole transmise par des vêtements à une assez longue distance et même par un panier d'osier transporté d'Angleterre aux Antilles. Plusieurs de ces faits sont sujets à caution, soit parce qu'ils ont été observés en temps d'épidémie, soit parce que l'incubation aurait dépassé de beaucoup sa durée normale si la contagion avait pu réellement être attribuée à l'objet incriminé. Il est probable que la virulence de l'agent de la rougeole s'éteint très rapidement en quelques heures sur les vêtements, comme elle le fait sur les mains des personnes saines.

Pendant plusieurs siècles, on considéra la rougeole comme contagieuse aux périodes d'éruption et de desquamation, sans songer qu'elle pouvait l'être aussi à la période catarrhale : c'est dans la première moitié du XIXe siècle que Harnier à Pyrmont (1837), Panum aux îles Féroé (1846), Von Mayr aux environs de Vienne (1851) virent des cas dans lesquels la contagion avait eu lieu incontestablement pendant la période catarrhale. Cette opinion, reprise par Girard (de Marseille) (1865), fut irréfutablement démontrée par Sevestre, Grancher, Béclère (1882). La rougeole est certainement contagieuse non seulement la veille ou l'avant-veille de l'éruption, mais dès l'apparition des premiers signes de catarrhe.

Dans un cas même, cité par Murchison, deux enfants prirent la rougeole d'un troisième, qui n'avait aucun symptôme et n'eut son éruption que trois jours après. La contagiosité de la rougeole pendant la période d'invasion est maintenant admise par tout le monde ; aucun fait probant ne permet de supposer qu'elle le soit déjà à la période d'incubation. Une observation fort intéressante, rapportée par Sevestre, va même tout à fait à l'encontre de cette hypothèse : un enfant, qui eut son éruption de rougeole un vendredi, avait donné, dès le mardi précédant, sa maladie à six ou huit enfants, qui se trouvaient avec lui à une matinée enfantine ; ce même enfant avait été à une autre matinée le lundi, veille du début de la période d'invasion et dernier jour de la période d'incubation, et n'avait donné la maladie à aucun enfant.

Non seulement la rougeole est contagieuse dès sa période d'invasion, mais c'est à cette période que sa *contagiosité* paraît être le plus grande ; ainsi s'explique l'extrême difficulté d'arrêter les épidémies de rougeole, puisque les malades sont contagieux quatre jours avant que leur maladie puisse être reconnue, quatre jours pendant lesquels ils sont souvent trop peu souffrants pour être gardés à la maison.

La rougeole n'est pas moins contagieuse à sa période d'éruption, mais l'enfant est au lit, et les risques de dissémination de la maladie sont de ce fait considérablement diminués.

Plusieurs auteurs, Sevestre et Béclère entre autres, pensent que la rougeole cesse d'être contagieuse à la fin de la période d'éruption. Cette opinion n'est pas généralement admise. Darolles (de Provins) cite le cas d'un commis voyageur, qui parcourut six villages onze jours après son éruption de rougeole et y contamina plusieurs enfants, dont l'éruption apparut treize jours après son passage. Guinon a vu un malade contagieux neuf jours après l'éruption. La Commission anglaise rapporte 11 cas sur 127 dans lesquels la contagion fut produite par des convalescents en état de reprendre leurs occupations ou de rentrer à l'école.

L'*incubation*, c'est-à-dire la période qui s'écoule entre le moment de la contagion et l'apparition des premiers symptômes, est de huit à dix jours, mais les symptômes de la période d'invasion ont une intensité très variable, passent parfois inaperçus, et leur nature est le plus souvent méconnue : aussi a-t-on pris l'habitude, en pratique et par un abus de langage, d'appeler incubation le temps qui sépare l'exposition à l'infection du jour de l'éruption, c'est-à-dire du jour où le diagnostic est certain et de dire couramment que la durée de l'incubation de la rougeole est de quatorze jours.

Cette durée de l'incubation a été bien étudiée par Panum, qui la considérait comme étant en général de treize à quatorze jours, par Sevestre et par Béclère, qui la fixent à quatorze ou quinze.

Elle est sujette à quelques variations ; elle peut baisser à dix jours ou s'élever jusqu'à dix-huit. Sur 36 cas dans lesquels l'exposition à l'infection a été fort courte, de quelques heures au plus, la commission anglaise a noté que l'intervalle entre l'exposition et l'éruption a été : de quatorze jours 19 fois, de quinze jours 7 fois, de treize jours 2 fois, de seize jours 2 fois, de douze jours 2 fois, de dix jours 4 fois, de dix-huit jours 1 fois.

Les variations dans la durée de l'incubation dépendent, d'une part, des résistances individuelles et, d'autre part, du temps plus ou moins long pendant lequel le sujet contaminé a été exposé à la contagion.

La preuve des résistances individuelles variables se trouve dans de petites épidémies comme celles qu'a rapportées le Dr Newmann : le dimanche matin 30 décembre 1888, 17 enfants sont réunis à l'école ; le 1er janvier, l'un d'eux a la rougeole ; des 16 autres, 1 qui avait eu la rougeole antérieurement reste indemne, les 15 derniers ont l'éruption dans l'ordre suivant : 2, le 13 janvier, 8 le 14, 3 le 15, 1 le 16, 1 le 18. Le Dr Armstrong rapporte aussi une petite épidémie survenue dans un village où la rougeole était inconnue depuis longtemps : un enfant a la rougeole le 7 février 1887 et est immédiatement isolé ; les enfants contagionnés par celui-ci l'ont été dans l'ordre suivant : 3 le 18 février, 2 le 19, 4 le 20, 1 le 21, 1 le 22, et enfin 1 le 25, c'est-à-dire dix-huit jours après le premier.

L'exposition prolongée à la contagion semble diminuer la longueur de l'incubation, comme si la dose de l'infection, par inoculation répétée, avait de l'importance. C'est ainsi que, sur 10 cas réunis par la Commission anglaise dans lesquels l'exposition à la contagion a été prolongée et a commencé à une date connue, sans possibilité d'une contagion antérieure, l'éruption a suivi le début de l'exposition de douze jours 6 fois, de treize jours 1 fois, de onze jours 1 fois, de sept jours 1 fois.

En résumé, il faut retenir que la durée de l'incubation, calculée du début de l'exposition à la contagion jusqu'à l'éruption, est en général de quatorze jours, assez souvent de treize à quinze jours, et peut être de sept jours ou aller jusqu'à dix-huit jours.

BACTÉRIOLOGIE. — L'agent de la rougeole est aussi inconnu que celui de la scarlatine ; les petites bactéries mobiles découvertes par Coze et Feltz dans le sang des rougeoleux (1866) sont évidemment sans importance.

Les microcoques, en diplocoques ou en chapelets, trouvés par Cornil et Babès (1888) dans le sang, les sécrétions nasales, dans les crachats et à l'autopsie dans le contenu alvéolaire, ne sont vraisemblablement que des streptocoques, agents d'infection secondaire, comme peuvent l'être le pneumocoque et le pneumobacille.

Daehle (1892) et Behla ont trouvé dans le sang des morbilleux des corps fusiformes analogues à ceux qu'ils ont trouvés dans la scarlatine et la syphilis et qu'ils considèrent comme des protozoaires : il ne semble pas que ces protozoaires soient spécifiques.

Canon et Pielické ont isolé du sang, des crachats, des sécrétions nasales et conjonctivales des bacilles de dimensions variables, qu'ils ont pu cultiver parfois dans du bouillon que Kolle et Hetsch considèrent comme des bactéries analogues à celles de l'influenza et qui n'ont rien de spécifique.

Comme celui de la scarlatine, l'agent de la rougeole reste encore à trouver.

PROPHYLAXIE. — La rougeole étant contagieuse dès son début, pendant toute la période d'invasion, pendant toute la période d'éruption et souvent pendant toute ou partie de la période de desquamation, l'*isolement* du rougeoleux devrait commencer avec l'invasion et finir avec la desquamation. Mais, dans la période d'invasion, les signes de catarrhe oculo-nasal et de catarrhe bronchique n'ont rien de caractéristique, et le diagnostic ne peut être posé d'une façon certaine avant l'éruption ; d'autre part, la desquamation, furfuracée, est souvent à peine apparente et a une durée indéterminée ; aussi ne peut-on en général commencer l'isolement qu'avec l'éruption et le continue-t-on non seulement pendant la période de desquamation, mais durant les quinze jours qui suivent le début de l'éruption, durée qui correspond en pratique à la fin de la période de contagiosité. En procédant ainsi, on n'isole le rougeoleux que pendant une partie de la période contagieuse, et on le laisse au contact des autres personnes pendant toute la période d'invasion, où la rougeole est tout aussi contagieuse, sinon plus, qu'aux autres périodes. L'absence d'isolement pendant l'invasion, c'est-à-dire pendant quatre jours de contagiosité, rend la prophylaxie de la rougeole à peu près impossible ; la *recherche systématique de l'énanthème palatin*, qui apparaît le troisième jour, et des *taches de Köplik*, qui apparaissent le second jour ou le troisième de la période d'invasion, permet souvent l'isolement plus précoce et, par conséquent, plus efficace du rougeoleux.

Quelques auteurs, s'appuyant d'une part, sur l'impossibilité d'isoler ces maladies pendant toute la durée de leur contagiosité, et d'autre part, sur la bénignité de la rougeole, ont proposé de ne pas isoler les rougeoleux.

Si la rougeole était toujours bénigne, cette manière de voir pourrait, à la rigueur, être discutée ; malheureusement très meurtrière chez les enfants au-dessous de deux ans, souvent grave chez ceux de deux à cinq ans, elle n'est pas sans danger au-dessus de cet âge, surtout lorsqu'elle frappe des enfants débilités ou entachés de tuberculose. Aussi doit-on s'efforcer d'en préserver les petits enfants, plus spécialement les enfants en bas âge, et nous n'avons pas, pour y parvenir, de moyen plus efficace, si peu qu'il le soit, que l'isolement précoce et suffisamment prolongé des malades.

Il faut s'efforcer de faire l'*isolement individuel* : il n'est pas en effet sans danger de mettre les rougeoleux ensemble, la rougeole étant

dangereuse surtout par ses complications, et ses complications étant
éminemment contagieuses. Dans les familles, autant que ce sera
possible, chaque malade aura sa chambre; à l'hôpital, il en devrait
être ainsi; la séparation des malades contagieux et leur isolement
dans des pavillons spéciaux ont déjà considérablement diminué la
mortalité; la séparation des rougeoles compliquées et des rougeoles
non compliquées a encore diminué les décès; l'isolement des petits
malades par *chambres individuelles* serait meilleur encore, car cela
diminuerait le nombre des complications et, par conséquent, la mortalité.

Pendant les dix ou douze premiers jours d'une rougeole, même
sans complications, le malade doit pour lui-même être gardé au lit,
puis à la chambre : il n'est donc pas question de le renvoyer à
l'école pendant cette période de traitement.

Le malade, lorsqu'on peut lui permettre de sortir, n'est en général plus contagieux : nous avons vu cependant qu'exceptionnellement il peut l'être encore treize ou quatorze jours après le début de
l'éruption, et le Conseil supérieur d'hygiène publique de France a
admis que la durée de l'isolement pouvait être fixée en pratique à
quinze jours; sur cet avis, le ministre de l'instruction publique a
décrété que tout enfant atteint de rougeole ne pouvait être admis de
nouveau à l'école que seize jours après le début de la maladie ou plus
exactement de l'éruption.

Les *frères* et les *sœurs d'un rougeoleux* doivent être considérés
comme dangereux, parce que la maladie peut éclater chez eux à un
moment quelconque, soit presque en même temps que chez le premier malade, s'ils l'ont prise à la même source, soit douze à quinze
jours plus tard s'ils l'ont contractée à son contact; ils doivent donc
être refusés à l'école, dès que la rougeole du premier malade est
reconnue : leur isolement durera aussi longtemps que celui du
malade, c'est-à-dire quinze jours et, en pratique, il durera le double,
car ils ont toutes chances de prendre la maladie. On pourrait faire
une exception en faveur des enfants, qui ont eu antérieurement la
rougeole et ont ainsi acquis l'immunité; mais cette exception ne
serait pas pleinement justifiée : la certitude de l'immunité n'est pas
absolue, puisque les récidives sont possibles et, d'autre part, l'enquête
sur l'existence ou l'absence d'une rougeole antérieure ne donne pas
des résultats suffisamment précis, les parents ayant pu prendre pour
la rougeole une rubéole ou des exanthèmes morbilliformes.

Le licenciement d'une école, lorsqu'y éclate une épidémie de rougeole, n'est en général pas conseillé; dans les villes où la rougeole
est endémique, beaucoup d'enfants l'ont déjà eue; d'autre part, la rougeole est le plus souvent bénigne chez les enfants en âge d'aller à
l'école; les causes de contagion en dehors de l'école sont enfin assez
nombreuses pour que la rougeole soit permanente dans les écoles et

que, si on voulait les licencier à chaque cas de rougeole, il n'y aurait pas d'instruction possible.

Dans les écoles communales de campagne, les conditions ne sont pas les mêmes : la rougeole ne règne pas en permanence et les épidémies n'y éclatent même pas tous les ans; les enfants viennent de hameaux différents éloignés les uns des autres : le licenciement de l'école, dès les premiers cas de rougeole, peut empêcher une épidémie.

Pour les crèches et les pouponnières, le licenciement, c'est-à-dire la fermeture, s'impose dès le premier cas de rougeole à cause de la gravité spéciale de cette maladie chez les nourrissons.

Nous avons vu que le germe de la rougeole perd rapidement sa virulence en dehors du malade ; les mesures de *désinfection*, qui sont si importantes pour la scarlatine, tant au cours qu'à la fin de la maladie, deviennent ici à peu près inutiles.

Pendant la maladie, les linges qui auront servi au malade doivent être mis à part et seront désinfectés avant d'être envoyés au blanchissage. A la fin de la maladie, le local sera désinfecté conformément à la loi de 1902 et aux décrets ministériels. Ce n'est pas, à vrai dire, l'agent même de la rougeole que l'on vise par ces désinfections, mais les agents des infections secondaires et notamment ceux des bronchopneumonies, dont la vitalité est infiniment plus grande et la virulence plus persistante. En théorie, on devrait réserver la désinfection pour les rougeoles compliquées; en pratique, il est bon, dans les milieux mal aérés, de l'appliquer à toutes les rougeoles, parce que là toute occasion est bonne pour la désinfection.

L'*antisepsie* médicale dans ces salles d'hôpital et dans les maisons particulières lorsqu'il y a plusieurs enfants est, par contre, tout aussi importante que dans les autres maladies : nous avons vu, en effet, que la rougeole peut être transportée par une tierce personne, à petite distance, d'un malade à un autre, par exemple dans une salle d'hôpital. L'étudiant ou l'infirmière qui vient d'examiner un malade atteint ou suspect de rougeole dans une salle commune doit changer sa blouse et se laver soigneusement les mains avant d'aller à un autre malade.

Grancher, à la clinique de l'hôpital des Enfants-Malades, considérait tout enfant qui n'avait pas eu la rougeole comme étant en incubation de cette maladie et, par conséquent, susceptible d'en être pris pendant dix-huit à vingt jours et de contaminer alors ses voisins ; le lit d'un enfant suspect d'incubation de rougeole était entouré d'un grillage spécial en forme de paravent, et toute personne qui entrait dans ce box pour examiner ou soigner l'enfant devait y revêtir une blouse qu'elle y laissait ensuite et devait enfin se laver les mains avant d'approcher un autre malade.

L'isolement des suspects et l'antisepsie médicale, mieux en rapport avec ce que nous savons de l'étiologie de la rougeole, donneront plus de résultats que l'isolement du malade, ordinairement trop tardif.

SCARLATINE

le Dr **Jules RENAULT**

Médecin des hôpitaux de Paris.

La scarlatine est une maladie épidémique et contagieuse.

Cette notion est contemporaine de la première description de la maladie et remonte au milieu du xvıe siècle. Après Ingrassias (de Naples), qui en 1556 décrivait la scarlatine sous le nom de *rossania*, Jean Coyttard (de Poitiers), en 1576, la décrivait sous le nom de « fièvre pourprée épidémique et contagieuse ».

Jusqu'au milieu du xıve siècle, les auteurs, sans se désintéresser complètement de la contagiosité, se préoccupèrent surtout d'étudier les épidémies dans leur intensité, leur symptomatologie, leurs complications, leur gravité : les causes mêmes de l'épidémie les intéressaient moins et vraisemblablement leur paraissaient très difficiles à démêler. Bientôt la difficulté fut plus grande encore, quand la maladie devint endémo-épidémique dans les grandes villes. S'il est possible d'étudier avec fruit, au point de vue épidémiologique, un épidémie de petite ville ou de village, la tâche est plus ardue quand il s'agit de tirer un enseignement d'une épidémie de grande ville : les contacts sont si multipliés, si divers entre des personnes qui ne se connaissent pas, que la notion de contagion disparaît sous la multiplicité des cas en apparence étrangers les uns aux autres.

Aussi ne doit-on pas être surpris de voir que les anciens auteurs ont cherché les causes des épidémies dans des influences saisonnières, climatériques, météorologiques et géologiques, qui ne nous intéressent plus guère aujourd'hui. Ces recherches nous ont appris que la scarlatine n'est influencée ni par l'humidité, ni par la sécheresse, qu'on l'observe sur les plateaux comme le long des cours d'eau, à toutes les altitudes comme sous toutes les latitudes, sous les tropiques et dans les régions polaires. Sur tous ces points, les opinions les plus contradictoires ont été admises et controuvées par la suite ; en réalité, la scarlatine est de tous les temps et de tous les lieux. En France on répète souvent que les épidémies de scarlatine sont plus intenses en hiver et au printemps : il n'y faut voir que le résultat des contacts plus intimes et plus répétés à ces époques de l'année entre les enfants, qui se rencontrent non seulement à l'école, mais dans les petites fêtes enfantines de famille, les exercices préparatoires à la première communion, tandis qu'en été ces réunions sont terminées, et les vacances dispersent les enfants.

Les épidémies de village sont uniquement conditionnées par l'arrivée d'un premier scarlatineux dans le village, indépendamment de toute considération saisonnière ou climatérique. Dans les grandes villes, la scarlatine est endémique et les poussées épidémiques, qui viennent renforcer l'épidémie, sont surtout conditionnées par la multiplicité des contacts plus grande à certaines époques, comme je le disais plus haut. Mais ces mêmes causes reviennent tous les ans, et les grandes poussées épidémiques ne reviennent que de loin en loin. Jusqu'ici aucune donnée scientifique ne permet d'en expliquer l'apparition et la disparition. Je serais assez tenté de croire que ces grandes épidémies, comme celle qui a frappé Paris en 1906 et 1907, s'arrêtent lorsqu'elles ont atteint la plupart des sujets en état de réceptivité. Puis la population se trouve pour plusieurs années réfractaire, pour les uns par une immunité naturelle, pour les autres grâce à l'immunité conférée par la maladie, et quelques années s'écoulent avant qu'il se trouve assez de sujets en état de réceptivité pour permettre l'éclosion d'une nouvelle épidémie.

Dans les grandes villes, où la scarlatine règne à l'état endémique, les épidémies devraient se reproduire périodiquement, s'il suffisait qu'il y eût un assez grand nombre de personnes en état de réceptivité; il n'en est rien et nous ignorons la raison de leur apparition. Cette inconnue fait partie des qualités du *génie épidémique*, caractérisé d'autre part, dans chaque épidémie, par les formes de la maladie, la fréquence inexplicable de telle ou telle complication, presque à l'exclusion des autres, par une bénignité extrême comme celle de la dernière épidémie parisienne ou par une gravité insolite, que les soins les plus attentifs n'arrivent pas à diminuer.

La scarlatine n'est pas seulement de tous les temps, de tous les lieux, elle est de tous les âges: on l'a vue frapper des nourrissons et des vieillards, mais elle atteint surtout les personnes jeunes et plus particulièrement les enfants; Rilliet et Barthez considèrent que ce sont surtout les enfants de trois à dix ans qui sont atteints et plus spécialement encore les enfants de six à dix ans, sans différence de sexe; cette préférence de la scarlatine pour les enfants s'explique par plusieurs considérations : 1º les enfants n'ont pas encore été immunisés par une atteinte antérieure; 2º ils sont particulièrement exposés à la contagion à l'école, dans les fêtes enfantines; 3º leurs contacts sont multiples chaque jour dans leurs embrassements et leurs jeux. Plus tard, de vingt à vingt-cinq ans, ce sont surtout les jeunes hommes qui sont frappés, à cause de la vie en commun dans les casernes : les épidémies régimentaires, pour être moins fréquentes et moins

étendues que les épidémies scolaires, n'en sont pas moins dignes
d'intérêt. Si les jeunes femmes sont souvent atteintes aussi au cours
des épidémies de scarlatine, c'est parce qu'elles sont plus spécialement exposées à la contagion en soignant leurs enfants, qui sont
presque toujours les premiers atteints dans la famille.

Les nourrissons, de l'avis de tous les auteurs, peuvent être atteints
de scarlatine, mais de l'avis de tous aussi ils paraissent présenter à
l'égard de cette maladie une réceptivité moindre que les enfants
plus âgés. Est-ce simplement parce qu'ils sont moins exposés à la
contagion, du fait de leur isolement relatif dans leur berceau? Est-ce
parce qu'ils ont une immunité naturelle? Les partisans de cette
dernière théorie citent les cas où des nourrissons de femmes
atteintes de scarlatine ont vécu à côté d'elles, ont été allaités par
elles sans contracter la maladie, et ils attribuent cette immunité soit
à l'immunisation *in utero* du fœtus par la mère antérieurement
malade et immunisée, soit à l'immunisation après la naissance par le
lait de la mère contenant aussi des immunisines, soit enfin à ces
deux immunisations, la seconde prolongeant et renforçant la première. D'après la théorie, l'immunité congénitale du nourrisson à
l'égard des maladies infectieuses disparaîtrait quelques mois après
le sevrage. Cette hypothèse, fort séduisante, n'a pu être démontrée
d'une façon précise par l'expérimentation.

En dehors de cette immunité relative des nourrissons, on rencontre, au cours des épidémies de scarlatine, comme au cours des
épidémies de rougeole, varicelle, etc., de toutes les maladies
contagieuses, des sujets qui paraissent complètement réfractaires et
dont l'immunité ne paraît pas due à une atteinte antérieure, contrairement à d'autres familles dont la réceptivité est extrême.

L'immunité naturelle contre la scarlatine peut être passagère ;
et on voit dans une famille un enfant qui n'a pas pris la scarlatine
au cours d'une épidémie familiale et qui la prend quelques années
plus tard on ne sait où. Il en est de même de l'immunité acquise :
on voit certaines familles plus prédisposées que d'autres à une
seconde infection scarlatineuse, dont l'immunité par conséquent n'a
été que transitoire.

On retrouve donc pour la scarlatine les mêmes variétés d'immunité que pour toutes les maladies infectieuses. En général, l'immunité
acquise est permanente.

La réceptivité est moindre vis-à-vis de la scarlatine que vis-à-vis
des autres fièvres éruptives. En 1838 et 1839, à une époque où les
fièvres éruptives étaient mélangées dans les salles communes avec
toutes les autres maladies, Roger, Rilliet, Barthez et Barrier
recueillaient dans les services d'enfants où ils étaient internes
427 exanthèmes ainsi répartis : rougeole, 267 ; variole, 213 ; scarlatine, 167. J. Frank, au commencement du xixe siècle, avait déjà fait la

même remarque. Guersant et Blache ont dit expressément : « Dans des familles nombreuses, nous avons vu, plus souvent que pour la rougeole, un seul enfant être atteint sans que les autres prissent la maladie. »

Tous les médecins d'enfants sont aujourd'hui d'accord sur ce point.

La *contagiosité* de la scarlatine a été, depuis le xvie siècle, admise sans conteste par presque tous les auteurs. C'est par elle qu'on a toujours expliqué les épidémies de famille, d'école, de village et même des grandes villes où la maladie est endémique. Mais le premier cas, celui qui est le point de départ de l'épidémie, a quelquefois une origine inconnue et, pour l'interpréter, beaucoup d'auteurs, tels que Barrier, Guersant et Blache, Barthez et Rilliet, etc., pensaient que la maladie pouvait, dans certaines conditions, éclore spontanément, sans contagion antérieure par un scarlatineux. Il serait oiseux de reprendre aujourd'hui une discussion sur la spontanéité des maladies après les immortelles découvertes de Pasteur : la scarlatine ne peut être engendrée que par la scarlatine. Des observations plus précises nous permettent de comprendre comment on pouvait croire à la spontanéité de la scarlatine. Il n'est pas nécessaire en effet, pour la contagion, que le contact du sujet sain se fasse avec un malade en pleine période d'éruption ou de desquamation ; nous verrons que le scarlatineux est déjà contagieux à la période d'invasion, c'est-à-dire avant que le diagnostic puisse être établi ; nous verrons aussi qu'il est contagieux dans la période de quelques jours qui sépare la fin de l'éruption du début de la desquamation, période pendant laquelle le malade peut présenter toutes les apparences de la bonne santé et pendant laquelle, surtout dans les classes pauvres, il peut quitter son lit et retourner à l'école jusqu'à ce qu'une néphrite aiguë, avec anasarque ou urémie convulsive, le fasse transporter à l'hôpital ; nous verrons enfin que, dans certains cas exceptionnels, le scarlatineux peut être contagieux après la fin de la desquamation. Nous savons, d'autre part, que les scarlatines frustes, les angines scarlatineuses sans éruption (*scarlatinæ sine scarlatinis*) sont aussi contagieuses que les scarlatines avec éruption intense. N'est-il pas logique enfin d'admettre qu'il y a des porteurs de virus scarlatineux comme il y a des porteurs sains de bacilles diphtériques, de méningocoques, de bacilles typhiques, etc. ? On conçoit que ces connaissances, ignorées jusqu'à la fin du xixe siècle, aient pu faire croire à un cas de scarlatine spontanée, lorsqu'il s'agissait d'une scarlatine contractée grâce à l'une de ces conditions.

Quand, dans un village jusque-là indemne, éclate une épidémie de scarlatine, la contagion des cas secondaires s'explique toujours aisément, car on retrouve les contacts avec le premier malade. Pour retrouver l'origine de ce premier cas, il faut rechercher l'emploi du temps du malade pendant la huitaine qui a précédé l'éclosion de la maladie : on arrive ainsi à reconstituer sa filiation avec d'autres cas existant au bourg voisin ou dans un village éloigné, dans lequel le malade est allé chercher le germe de la scarlatine.

Dans les villes, il est beaucoup plus malaisé de suivre la filiation des cas de scarlatine, surtout en cas d'épidémie : ils se produisent partout comme au hasard. Sur 200 scarlatineux que j'ai soignés en 1907 à l'hôpital Andral, affecté temporairement aux scarlatineux pendant la grande épidémie parisienne, la plupart des malades n'avaient aucun souvenir d'avoir été en contact avec un scarlatineux; ils avaient donc contracté leur maladie avec des malades à la période d'invasion, ou à la période de desquamation, ou avec des porteurs sains de virus.

La contagion est démontrée tous les jours par la contamination d'un enfant sain au contact de son frère dans sa famille, de son camarade à l'école, de son voisin à l'hôpital : il s'agit là d'une *contagion directe*, ou contagion immédiate.

La *contagion indirecte*, ou médiate, n'est pas exceptionnelle ; elle peut se faire par l'intermédiaire des personnes saines ou des objets contaminés.

On trouve dans la littérature médicale un assez grand nombre de cas de contagion indirecte par des personnes saines. Témoin celui de Thorencen (1868) ; un cordonnier qui travaillait dans la maison d'un scarlatineux rapporte la scarlatine à son enfant dans son domicile où il rentrait le soir. Témoin celui de Sanné (1879) : un homme « qui ayant un fils atteint de scarlatine dans une maison d'éducation, et lui faisant de longues visites, rapporta la maladie à ses autres enfants restés à domicile ». Sanné cite aussi le cas suivant : « Un enfant est atteint de scarlatine dans un collège ; sa mère, qui avait un autre enfant qu'elle nourrissait au sein, venait plusieurs fois par semaine passer une heure ou deux avec le malade ; de retour à la maison, elle donnait à téter au nouveau-né. Celui-ci ne tarda pas à contracter la scarlatine. »

La Commission anglaise rapporte plusieurs cas analogues dont les deux suivants méritent d'être cités : 1° un homme, une heure après avoir visité un scarlatineux, va voir un de ses amis, embrasse un enfant, qui a la scarlatine trente-six heures après ; 2° une école est fermée le 15 à cause d'une épidémie de scarlatine ; la maîtresse d'école, qui n'a pas eu la moindre atteinte, s'en va demeurer dans la maison de son frère, ferme isolée dont les habitants n'ont été exposés à aucune contamination ; dans la semaine qui suit son arrivée, deux des enfants de son frère, l'un de deux ans et l'autre de quatre ans, sont atteints de scarlatine.

Sanné, puis Sevestre, et avec eux la plupart des auteurs ont admis

(1) Sanné, Diction. encyclop. des sciences médicales, art. *Scarlatine*

que la personne qui transportait le germe du scarlatineux au sujet sain devait avoir eu avec le malade un contact assez prolongé ; cette opinion s'appuyait surtout sur le fait que la maladie est rarement transportée par les médecins, dont le séjour auprès des malades est court.

Sanné cite cependant un cas rapporté par Bernouilli, dans lequel « un médecin qui, peu de temps après avoir été en contact avec des scarlatineux, se rendit auprès d'une femme en couches à laquelle il pratiqua la version ; huit jours après, cette femme fut atteinte de scarlatine ; l'enfant resta sain. »

La transmission par l'intermédiaire des personnes saines est donc incontestable.

Elle est susceptible de plusieurs interprétations.

Squire et Murchison pensent que souvent les personnes qui servent d'intermédiaires ne sont saines qu'en apparence et sont atteintes d'une scarlatine fruste, caractérisée par une angine. Nous savons tous qu'au cours des épidémies de scarlatine les angines en apparence simples sont fréquentes, et nous pensons que ces angines peuvent donner la scarlatine la plus franche, mais, en temps d'épidémie, les causes de contagion sont trop multiples pour qu'on puisse être affirmatif sur la contagiosité d'une angine sans éruption, et je crois bon de citer, entre autres, le cas suivant rapporté par la Commission anglaise : « Un écolier est renvoyé dans sa famille parce qu'il y avait à son école une épidémie de scarlatine ; il n'avait qu'un simple mal de gorge ; sa mère eut la scarlatine trois jours après son arrivée, et d'autres cas se produisirent dans la famille. »

Nous verrons plus loin que le lait peut être un véhicule du germe scarlatineux. Or, au cours des épidémies de scarlatine produites par un lait contaminé, on observe, en même temps que des scarlatines franches, de simples maux de gorge évidemment d'origine scarlatineuse et chez d'autres malades des troubles digestifs caractérisés par des vomissements et des diarrhées plus ou moins intenses. On ne sait encore si ces troubles digestifs doivent être attribués à la scarlatine ou à une autre contamination du lait et s'ils peuvent jouer un rôle dans la transmission de la maladie. La Commission anglaise, sans se prononcer sur ce point de doctrine, pense qu'il faudrait soumettre aux mesures d'isolement et de désinfection tous les cas de vomissements et de diarrhée survenant au cours d'une épidémie de scarlatine.

Il est possible que les personnes qui transportent la scarlatine d'un malade à un sujet sain soient elles-mêmes tout à fait saines. Est-il inadmissible qu'il y ait des porteurs sains de virus scarlatineux comme il y a des porteurs sains de bacilles diphtériques, de méningocoques, de bacilles typhiques, de virus poliomyélitiques.

Les personnes saines peuvent enfin transporter les germes par leurs vêtements contaminés au contact d'un malade : la contagion par l'intermédiaire des médecins devient de plus en plus exceptionnelle depuis qu'ils ont adopté l'antisepsie médicale, telle que l'a conseillée Grancher dès 1888 : n'examiner le malade qu'après avoir revêtu une blouse, quitter cette blouse lorsque l'examen est terminé et se laver soigneusement les mains.

Il n'est pas douteux, d'autre part, que les vêtements contaminés au contact d'un malade conservent le germe un temps parfois fort long.

On trouve cité partout le cas classique du Dr Hildebrand, qui remonte à 1806 et qui nous paraît bien invraisemblable : « Un habit noir que j'avais en visitant une malade et que je portai de Vienne en Podolie sans l'avoir mis depuis plus d'un an et demi me communiqua, dès que je fus arrivé, cette maladie contagieuse que je répandis ensuite dans cette province, où elle était presque inconnue jusqu'alors. »

L'observation suivante du Dr Pringle, rapportée par Murchison, est plus intéressante parce qu'on ne peut songer à une contamination d'un autre ordre. « En avril 1868, j'étais médecin d'un des plus grands bateaux à vapeur faisant le service entre l'Australie et Suez. Nous quittions Sydney en avril, emportant 147 passagers de première classe, dont plus de 50 enfants de moins de dix ans. Nous n'avons eu aucune maladie à bord jusqu'au lendemain de notre départ d'Aden, cinquante-six jours après notre départ de Sydney. Ce jour-là, la scarlatine fit son apparition et, avant notre arrivée à Suez, c'est-à-dire en quatre jours, 30 cas s'étaient développés. Il n'y avait pas de scarlatine à Sydney, il n'y en avait pas non plus à Melbourne, King-Georges-Sound, Galle et Aden, les seuls ports où nous ayons touché (je me suis soigneusement enquis de cela à mon retour). Une des familles que nous avions à bord avait, trois semaines avant l'embarquement, séjourné chez des amis, à Queensland, où il y avait la scarlatine ; personne dans la famille n'avait contracté la scarlatine, mais des vêtements légers qu'ils avaient portés à Queensland, où la chaleur est presque tropicale, avaient été enfermés dans des malles et n'en avaient été sortis qu'après Aden pour résister à la chaleur terrible de la mer Rouge. C'est dans cette famille que les quatre premiers cas apparurent et en quatre jours il y en avait trente à bord. »

Des blanchisseuses ont été souvent contaminées par des linges provenant de scarlatineux.

Les ambulances dans lesquelles on transporte les malades gardent les germes de la maladie si elles ne sont pas désinfectées. Voici un cas rapporté par la Commission anglaise : « Un malade considéré comme scarlatineux est transporté à l'hôpital dans l'ambulance des scarlatineux le 30 mai 1879 au matin ; on voit qu'il a non la scarlatine, mais la rougeole, et on l'isole. Le 30 mai l'éruption de rougeole a disparu ; le 2 juin, à huit heures du matin, la température remonte, un mal de gorge se déclare, et l'éruption de scarlatine sort à onze heures du matin. »

Bénédict cite le cas de deux enfants qui contractèrent la scarlatine après être rentrés dans une chambre où était mort un scarlatineux un mois auparavant.

Depuis l'exemple classique de Sanné, on considère comme démontré qu'une lettre écrite par un scarlatineux à la période de desquamation peut transmettre la scarlatine : « Une dame veuve habitant avec sa fille en Bretagne, dans une localité absolument indemne de scarlatine, reçoit, au mois d'août 1877, une lettre d'une jeune femme qui avait servi d'institutrice à sa fille et qui habitait pour le moment en Allemagne. Dans sa lettre, cette personne annonçait qu'elle venait d'avoir la scarlatine, mais qu'elle était en convalescence ; la maladie en était, disait-elle, à la période de desquamation, et cette exfoliation était tellement abondante que tout en écrivant sa lettre elle avait été contrainte de secouer son papier à plusieurs reprises, afin d'en chasser les pellicules qu'elle y laissait tomber à profusion. Quelques jours après l'arrivée de ce billet, la mère et la fille sont prises toutes deux de scarlatine ; la mère succombe, la fille guérit à grand'peine. »

Les livres lus par les malades au cours de leur scarlatine peuvent être de même des véhicules de virus scarlatineux.

Les auteurs anglais admettent que le *lait* de vache peut transmettre la scarlatine ; c'est Taylor de Penrith qui, en 1870, publia la première épidémie de scarlatine due à l'usage d'un lait provenant d'une laiterie, dans laquelle il y avait des scarlatineux.

Depuis cette époque, plus de 40 épidémies de scarlatine ont été attribuées à l'ingestion de lait contaminé. Toutes ne sont pas probantes, car plusieurs ont été observées dans des grandes villes où les modes de contagion sont multiples.

La transmissibilité de la scarlatine par le lait a paru cependant bien démontrée dans un certain nombre d'épidémies : elle ne frappait que la clientèle d'un même laitier, ne se produisait pas chez les clients qui avaient l'habitude de faire bouillir leur lait et cessait lorsqu'on supprimait le lait incriminé.

Très vraisemblablement le lait peut servir de véhicule au virus de la scarlatine, mais il n'est pas démontré que toutes les épidémies attribuées au lait lui soient vraiment dues : d'une part, dans les grandes villes, les modes de contagion sont multiples, et il est souvent difficile de déterminer celui auquel a été exposé le malade ; d'autre part, il n'a pas été prouvé dans toutes les épidémies attribuées au lait qu'il y eût des scarlatineux dans la vacherie d'où il provenait.

Les épidémies attribuées à l'ingestion du lait présentent enfin certains caractères qui les distinguent de la scarlatine habituelle : leur incubation paraît plus courte, quarante-huit heures en moyenne ; elle s'accompagne souvent de troubles digestifs, vomissements ou diarrhée ; l'éruption manque assez fréquemment ; l'évolution est bénigne ; ces cas enfin donnent rarement lieu à d'autres cas par contagion directe.

Certains de ces caractères font songer à une infection digestive avec éruption scarlatiniforme, et il sera bon d'étudier les épidémies de ce genre avec une critique plus sévère.

L'épidémie de Hendon, en Angleterre, en 1883, est devenue classique par les recherches et les discussions auxquelles elle donna lieu. Power constata que cette épidémie frappa les clients d'une seule vacherie, dans laquelle une vache avait les pis couverts de vésicules et admit que le lait de cette vache avait produit la scarlatine des malades. Klein trouva dans le liquide des vésicules de cette vache et dans son lait un streptocoque qui, inoculé à des veaux, produisit des accidents généraux avec angine et chute des poils : Power et Klein considérèrent cette maladie des veaux comme identique à la scarlatine des personnes qui avaient bu le lait de la vache malade.

Crookshank, qui fut chargé de reprendre l'enquête de Klein, retrouva le même streptocoque trouvé par Klein et, avec la commission médicale d'Édimbourg, admit que la vache de Hendon avait non une affection capable de donner la scarlatine, mais un cow-pox modifié par une infection secondaire streptococcique.

On a, d'autre part, signalé déjà au xviiie siècle, à Châlons-sur-Marne, une épidémie qui coïncidait avec une épizootie frappant les bovidés et qui était probablement la peste bovine. Au xixe siècle, Siker remarqua la coïncidence d'une épidémie de scarlatine avec une épizootie qui avait tous les caractères de la fièvre aphteuse.

Le lait peut transporter le germe de la scarlatine s'il est contaminé à la ferme par des employés scarlatineux insuffisamment guéris ; la scarlatine des animaux n'est pas encore démontrée.

Les recherches entreprises pour démontrer l'*inoculabilité* de la scarlatine, soit avec le sang (Miguel d'Amboise, 1834), soit avec les squames (Leroy d'Étiolles, 1858), soit avec les liquides de la gorge (Darwine), soit avec le contenu des vésicules de miliaire (Mandl), remontent toutes à une époque où la technique de ce genre d'expériences était loin d'être minutieuse, et les résultats sont fort sujets à caution.

L'inoculabilité de la scarlatine n'est donc pas démontrée, la scarlatine puerpérale et la scarlatine chirurgicale, admises jusqu'ici sans conteste, méritent à mon avis d'être étudiées à nouveau. Leur existence a été signalée surtout à une époque, peu lointaine, où les malades atteints de maladies contagieuses n'étaient pas isolés comme aujourd'hui et où les fièvres éruptives voisinaient avec toutes les autres affections médicales, chirurgicales ou obstétricales.

Dans les salles de chirurgie infantile, les petits opérés prennent la scarlatine tout comme les autres, mais pas davantage, et de ce que la scarlatine éclate deux ou trois jours après l'opération on n'est pas autorisé à conclure que le virus scarlatineux a pénétré par l'incision chirurgicale plutôt que par la gorge.

On en peut dire autant des brûlés, qui prennent très bien la scarlatine, mais ont aussi des érythèmes scarlatiniformes débutant autour de la brûlure.

On en peut dire autant aussi des accouchées, qui prennent la scarlatine : rien ne démontre que la porte d'entrée ait été l'utérus et non la gorge. Comme les brûlés, elles peuvent d'ailleurs présenter des infections scarlatiniformes, mais non scarlatineuses.

Période de contagion. — La scarlatine est contagieuse pendant toute sa durée, depuis le début de la période d'invasion jusqu'à la fin de la desquamation et peut-être encore quelque temps après.

Pendant longtemps on pensa qu'elle était surtout contagieuse à la desquamation, et les squames étaient considérées comme les agents habituels de transmission de la maladie. Aussi enregistra-t-on avec soin les premières observations démontrant que le malade est contagieux à la période d'éruption : Guersant et Blache (1) rapportent à ce sujet l'observation tout à fait probante que leur avait communiquée le Dᵣ Potier « d'un enfant nouveau-né dont la mère fut, le lendemain de l'accouchement, prise de cet exanthème avec complication de gangrène de la jambe droite ; l'enfant, isolé immédiatement du sein maternel, n'en contracta pas moins la maladie, qui fut très intense et qu'il supporta très bien, tandis que la mère mourait le quinzième jour ». — Puis Girard (2) (de Marseille) démontra que la scarlatine et en général les fièvres éruptives sont contagieuses déjà avant la période d'éruption, dès l'apparition des premiers prodromes, et son opinion fut reconnue exacte par Sevestre et tous les auteurs qui suivirent. Girard avança même que la scarlatine n'était plus contagieuse lorsqu'arrivait la période de desquamation. Sans aller aussi loin que Girard, certains auteurs, Lemoine (3) entre autres, pense que, si le malade est encore souvent contagieux à la période de desquamation, ce n'est pas par l'intermédiaire des squames elles-mêmes, car il a vu maintes fois des soldats rentrer chez eux ou à la caserne à la période de desquamation, sans contaminer qui que ce soit.

Voilà donc les squames considérées par les uns comme extrêmement dangereuses, capables de transporter la maladie dans une lettre à plusieurs centaines de kilomètres, et regardées par les autres, sinon comme complètement inoffensives, tout au moins comme un agent de transmission secondaire. Pour Lemoine, elles ne seraient nuisibles que si elles ont été souillées par les produits de sécrétion de la bouche et de la gorge. C'est selon lui dans la bouche et la gorge que réside le virus de la scarlatine.

(1) GUERSANT et BLACHE, Diction. de médecine, 1844.
(2) GIRARD, Soc. méd. des hôp., 1865.
(3) LEMOINE, Soc. méd. des hôp., 1895.

Cette opinion, admise aujourd'hui par tout le monde, permet de concevoir les diverses modalités de la contagion de la scarlatine. Ni les squames, ni l'éruption ne sont nécessaires pour que le scarlatineux soit un foyer de contagion, et nous avons vu qu'au cours des épidémies les scarlatines sans éruption et sans desquamation (*scarlatinæ sine scarlatinis*) étaient contagieuses comme les scarlatines les plus franches L'infection pharyngée, qui est manifeste dès le début de l'invasion, très intense à la période d'éruption, persiste encore fort longtemps, pendant tout ou partie de la période de desquamation, ainsi que le montrent la rougeur de la gorge, les adénopathies et les otites tardives.

Les produits de sécrétion buccale et pharyngée rejetés par le malade, soit dans ses crachats, soit en fines particules dans la toux, disséminent le virus de la scarlatine tout autour de lui, sur ses voisins de salle d'hôpital ou les personnes de son entourage, qui peuvent ainsi prendre la contagion directe ; — sur ses draps, ses couvertures, les meubles, les mûrs, le parquet de la chambre, ses ustensiles de toilette, son couvert, etc., tous ces objets ainsi souillés conservent le virus pendant un temps fort long et sont des agents de la contagion indirecte.

Pendant combien de temps le virus reste-t-il dans la gorge du malade? Nous l'ignorons encore, et nous l'ignorerons très probablement tant que nous ne connaîtrons pas la nature du virus scarlatineux. Les ensemencements de la gorge d'un diphtérique cliniquement guéri nous permettent de savoir pendant combien de temps il garde le bacille de Lœffler et, par conséquent, reste contagieux. Nous ne pouvons être renseignés de la même façon sur la persistance de la contagiosité de la scarlatine. Un certain nombre de faits paraissent démontrer que la contagiosité persiste après la guérison complète, après la disparition nettement constatée des dernières squames. Déjà Spear, en 1875, avait signalé le cas d'un convalescent qui contagionna son frère en rentrant chez lui, trois mois après sa maladie; Bond (1887) a vu un enfant contagionner sa sœur en rentrant de l'hôpital six semaines après le début de la scarlatine et quinze jours après la disparition de la desquamation. J'ai vu, pour ma part, deux fois à l'hôpital Trousseau arriver des enfants atteints de scarlatine entre trois et six jours après le retour à la maison de leurs frères ou sœurs, que j'avais renvoyés du pavillon de la scarlatine lorsque leur desquamation était complètement terminée depuis quelques jours.

Nous ne savons pas davantage pendant combien de temps le virus de la scarlatine peut rester vivace en dehors de l'organisme, sur les vêtements ou dans les locaux contaminés. Les observations que nous avons citées au cours de cet article nous ont semblé montrer que la virulence pouvait persister des semaines et même des mois.

Durée de l'incubation. — La durée de l'incubation varie d'un à huit jours.

Cette durée est parfois difficile à déterminer, surtout dans les cas d'épidémies, où les occasions de contagion sont nombreuses et souvent insoupçonnées. De même, lorsqu'une personne est en contact permanent avec un scarlatineux et prend la scarlatine, il est impossible de préciser le moment auquel s'est faite la contagion.

Un assez grand nombre d'observations, dans lesquelles l'exposition à la contagion avait été très courte et certainement unique, a permis de rendre compte que la durée de l'incubation était le plus souvent de deux ou trois jours, plus rarement de quatre à six jours, exceptionnellement de vingt-quatre heures ou de sept ou huit jours. Aucune observation probante ne permet d'affirmer que cette durée puisse dépasser huit jours.

Sur 106 cas réunis par la Commission anglaise, dans lesquels a été noté l'intervalle qui sépara le début de la maladie d'une seule contagion ou du commencement de l'exposition à la contagion, on trouve :

5 cas	24 heures.
23 —	2 jours.
24 —	3 —
18 —	4 —
10 —	5 —
12 —	7 —
9 —	7 —
5 —	8 —

BACTÉRIOLOGIE. — La scarlatine, affection épidémique et contagieuse, est apparue, dès le début des études bactériologiques, comme d'origine évidemment microbienne. Et cependant, malgré les nombreuses recherches dont elle a été l'objet, la nature de son agent causal demeure encore des plus controversées.

La *Tillelia scarlalinosa* de Hallier (1), les bactéries de Coze et Feltz (2), de Tschauer (3), la *Monas scarlatinosa* de Klebs (4), les microcoques de Pohl Pinkus (5), de Riess (6), le bacille de Echhuylon (7) celui de Jamieson et Eddington (8) isolés du sang, des urines, des sueurs, des squames des scarlatineux n'ont plus guère aujourd'hui qu'un intérêt historique.

Avec les importants travaux de Klein (9) (1885) naît la théorie de l'origine streptococcique de la scarlatine, théorie qui compte encore aujourd'hui de nombreux partisans.

(1) HALLIER, *Jahrbuch für Kinderheilk.*, Bd. II, 1869, p. 169.
(2) COZE et FELTZ, Rech. chim. et expér. sur les mal. infect., Paris, 1872.
(3) TSCHAUER, *Centralbl. für Kinderheilk.*, 1877, n° 23.
(4) KLEBS, *Arch. für exper. Pathol. und Pharmacol.*, Bd. IV, 1875, p. 477.
(5) POHL PINKUS, *Centralbl. für med. Wissenschaft.*, 1883, n° 36.
(6) RIESS, *Arch. für Anat. und Phys. von Richer und Dubois*, 1872, p. 237.
(7) ECHHUYLON, *Brit. med. Journ.*, 1887.
(8) JAMIESON et EDDINGTON, *Brit. med. Journ.* 1887.
(9) KLEIN, Report of the med. of the Local governement Board for 1885-1886, n° 8, p. 90. (*Proceed of the Roy. Soc. London*, vol. XLII, 1887 ; *Lancet*, 1887, vol. II, p. 728 ; *Brit. med. Journ.*, 1887, p. 1342).

Klein étudia une épidémie de scarlatine (épidémie de Hedon) qui paraissait en rapport avec une épizootie sévissant sur les vaches à lait. Cette épizootie, relatée par Power, était caractérisée par des ulcérations des pis succédant à des pustules.

Klein nota dans ces ulcérations, ainsi que dans la gorge et le sang des enfants scarlatineux, un microcoque en chaînette, sorte de streptocoque, différent d'après l'auteur du streptocoque pyogène, et le considéra comme l'agent des deux maladies.

Nous avons vu que Crookshank, chargé de contrôler les opinions de Power et de Klein, conclut que la maladie des vaches, à laquelle Power attribuait la scarlatine humaine, n'était autre qu'un cow-pox secondairement infecté, et que le *Micrococcus* considéré par Klein comme un agent spécifique n'était que le streptocoque pyogène infectant secondairement le cow-pox.

Les conclusions de Klein, contestées par Crookshank (1), attaquées par Duclaux (2), ne furent pas admises par la commission d'enquête nommée par la Société médico-chirurgicale d'Édimbourg. Elles devaient cependant être le point de départ d'une controverse qui dure encore.

Parmi les partisans de l'origine streptococcique, il faut citer Kurth (3) d'Espine et Marignac (4), Bergé (5), Moser (6) et Gabritchewski (7).

Kurth décrit un streptocoque spécial, le *Streptococcus conglomeratus*, différent, au dire de l'auteur, des autres races de streptocoques. D'Espine et Marignac admettent une opinion analogue.

Bergé (8) consacre sa thèse à la théorie streptococcique de la scarlatine. Dans ce travail important, Bergé réunit les arguments cliniques et bactériologiques qui plaident en faveur de cette théorie et donne une conception pathogénique de la maladie. Pour lui, la scarlatine est une amygdalite streptococcique avec érythème toxi-infectieux dû soit à une variété spéciale de streptocoques, soit plutôt à la virulence exaltée du streptocoque banal.

Moser soutient la spécificité et l'individualité du streptocoque scarlatin. Il prépare un sérum antiscarlatineux. Gabritchewski assimile à la scarlatine les érythèmes streptococciques qu'il a pu observer chez l'homme. Comme Moser, il admet que le streptocoque de la scarlatine est différent du streptocoque ordinaire par ses carac-

(1) Crookshank, *Brit. med. Journ.*, 1887 et 1888 ; *Centralbl. für Bakt.* 1888 ; *Lancet*, 1887.
(2) Duclaux, *Ann. de l'Inst. Pasteur*, 1887.
(3) Kurth, *Arbeit. aus dem k. Gesundheisamte*, 1893.
(4) D'Espine et Marignac, *Arch. méd. expér.* 1892 ; *C. R. Acad. des sciences*, 1895.
(5) Bergé, *C. R. Soc. de biol.*, 18 déc. 1893, et Thèse de Paris, 1895.
(6) Moser, Congrès de Carlsruhe, 1902, et *Wien. klin. Wochenschr.*, oct. 1902, p. 568.
(7) Gabritchewski, Scarlatine et érythème streptococcique (*Berlin. klin. Wochenschr.*, 6 mai 1907).
(8) Bergé, Thèse Paris, 1895.

tères morphologiques et culturaux ainsi que par ses réactions biologiques.

Parmi les adversaires de l'origines treptococcique, qui sont d'aillleurs les plus nombreux et ceux dont l'opinion est la plus en faveur, il en est de deux sortes. Les uns se contentent de nier la nature streptococcique de l'affection, les autres décrivent d'autres agents pathogènes. On a décrit ainsi des bactéries, des protozoaires, un leuconostoc (Hlava) ; aucun d'eux n'a connu de fortune durable. En réalité, cette question confuse de la bactériologie de la scarlatine comprend deux points très différents : la bactériologie des complications de la scarlatine, la bactériologie de la scarlatine elle-même, qu'il convient d'étudier séparément.

Bactériologie des complications de la scarlatine. — Sur ce premier point, l'accord est complet ; la streptocoque joue dans la bactériologie des complications de la scarlatine un rôle prépondérant.

C'est le streptocoque qui est l'agent de la plupart des angines de la scarlatine, aussi bien des angines rouges érythémateuses du début que des angines blanches, à fausses membranes, de la période d'état, ainsi que l'ont montré les travaux de Lœffler (1), Heubner et Bardt (2), Frænkel et Freudenberg (3), Babes (4), Marie Raskin (5), Wurtz et Bourges (6), Baginsky enfin, qui l'a retrouvé constamment dans 696 cas. Ces travaux ont été confirmés récemment par les recherches de Lemoine (7), qui a trouvé le streptocoque seul dans 93 cas sur 117, et de Frantz Schleissner (de Prague) (8), qui a toujours pu isoler le streptocoque de la gorge des scarlatineux et souvent d'emblée à l'état de pureté. Cet isolement est d'ailleurs d'autant plus facile qu'il s'agit de l'énanthème du début et non d'une angine blanche de la deuxième période. Il convient de faire une exception pour les angines à fausse membrane, qui peuvent être diphtériques, et pour les angines nécrotiques et gangreneuses, dans la pathogénie desquelles les bacilles anaérobies paraissent jouer un rôle important.

C'est encore le streptocoque qui est l'agent ordinaire des complications rénales et bronchopulmonaires. Mme Marie Raskin l'a rencontré dans les reins ; Babes l'y a trouvé 13 fois sur 14 dans les cas compliqués d'albuminurie. Il l'a isolé par culture et retrouvé sur les coupes dans les vaisseaux, les tubes, le tissu interstitiel, généralement seul, dans quelques cas associé au pneumocoque. C'est

(1) Lœffler, *Mittheilungen aus dem kaiserl. Gesundheitsamte*, Bd. II, 1884, p. 42.
(2) Heubner et Bardt, *Berlin. klin. Wochenschr.*, 1884.
(3) Frænkel et Freudenberg, *Centralbl. für innere Medizin*, 1885.
(4) Babes, Bakt. Untersuch. über sept. Roum. des Kindalt., Leipzig, 1889.
(5) Marie Raskin, *Vratch*, 1888 ; *Centralbl. für Bakt.*, 1889.
(6) Wurtz et Bourges, *Arch. méd. expér.*, 1890. — Bourges, Thèse de Paris, 1891.
(7) Lemoine, *Bull. de la Soc. méd. des hôp.*, 1895, p. 847.
(8) Fr. Schleissner, *Wiener klinische Wochenschrift*, XXII, n° 16, 22 avril 1909, p. 553.

également lui que l'on retrouve dans les adénites suppurées (Mme Marie Raskin) les otites (Babes, Marie Raskin, Netter).

L'ensemble de ces conclusions est confirmé par les travaux plus récents de Courtois (1), de Gabritchewski, de Nechiguilow (2). Suivant le mot de cet auteur, d'ailleurs adversaire de la nature streptococcique de la maladie, le streptocoque est le compagnon habituel de la scarlatine.

On a rencontré, outre le treptocoque et, bien plus rarement que lui, le pneumocoque, le staphylocoque, le *Bacterium coli* au cours de quelques complications de la scarlatine.

Bactériologie proprement dite de la scarlatine. — Il faut étudier successivement les résultats fournis par l'ensemencement de la gorge et du sang, les réactions biologiques du sérum, l'inoculation du virus scarlatineux, les effets de la sérothérapie anti-streptococcique.

L'ensemencement de la gorge donne de façon presque constante des cultures de streptocoque souvent d'emblée à l'état pur.

L'ensemencement du sang donne aussi fréquemment des cultures de streptocoques, mais ici les résultats varient suivant les auteurs. Sans parler des statistiques anciennes de Mme Marie Raskin (6 fois sur 23 cas) de Babes, de Baginsky, les statistiques d'Hektoen (3) et de Schleissner (4) (de Prague), faites toutes deux à l'aide des procédés modernes d'hémoculture, donnent la première 12 p. 100, la deuxième 60 p. 100 d'hémocultures positives. Peut-être s'agit-il là de divergences plus apparentes que réelles, justifiées par les caractères spéciaux de chaque épidémie. Dans tous les cas, la présence du streptocoque dans le sang des scarlatineux est relativement fréquente.

Les réactions biologiques ont donné lieu à de nombreuses discussions.

La réaction agglutinante vis-à-vis du streptocoque se rencontre fréquemment au cours de la scarlatine. Mais le streptocoque fait aisément de l'agglutination spontanée et, d'autre part, la plupart des auteurs qui se sont occupés de la question, tels que Weaver (5), Iogiches (6), n'ont pas trouvé de différences entre l'agglutination du streptocoque scarlatin et celui des autres streptocoques. Gabritchewski, par contre, admet la spécificité de cette réaction agglutinante. Elle apparaît assez tardivement et est surtout manifeste dans le courant de la cinquième ou de la sixième semaine (Iogiches).

(1) Courtois, Streptocoque et scarlatine. Thèse de Paris, 1899.
(2) Nechiguilow, Zur Frage ueber die spezifische Natur des Scharlachstreptococcus (*Centralbl. für Bakt.*, Bd. XLII, 1906).
(3) Hektoen, *Journ. of american diseases*, 14 mars 1903.
(4) Fr. Schleissner, *Wiener klinische Wochenschrift*, XXII, n° 16, 22 avril 1909, p. 553.
(5) Weaver, *Journ. of amer. Assoc.*, 14 mars 1905.
(6) Iogiches, *Centralbl. für Bakt.*, Bd. XXVVI, p. 692.

La réaction de fixation, niée par Besredka et Dopter(1), a été trouvée positive par Foix et Mallein (2) dans 85 p. 100 des cas. Ces auteurs ont montré qu'il n'en était ainsi qu'en se servant du streptocoque isolé de la gorge des malades au moment de l'énanthème scarlatineux, et que, vis-à-vis de ce streptocoque, le sérum des malades atteints de fièvre puerpérale et d'érysipèle était dépourvu de propriétés spécifiques.

Ces recherches ont été confirmées par les auteurs qui se sont occupés depuis de la question, Livierato (3) et Fr. Schleissner (4) (de Prague). Ce dernier a trouvé également que le sérum des scarlatineux donnait dans 80 p. 100 des cas une réaction de fixation positive vis-à-vis du streptocoque de l'angine rouge du début.

La réaction de fixation est généralement négative vis-à-vis du streptocoque de l'érysipèle, assez souvent mais faiblement positive vis-à-vis du streptocoque de la fièvre puerpérale et celui de la panophtalmie.

Ces recherches tendent à conférer au streptocoque de l'angine scarlatineuse une certaine spécificité, puisque, d'une part, le sérum des malades atteints d'autres streptococcies se montre vis-à-vis de lui dépourvu de propriétés spécifiques (Foix et Mallein), et que, d'autre part, le sérum scarlatineux est dépourvu de propriétés spécifiques (F. Schleissner) vis-à-vis des agents des autres streptococcies.

Ainsi se trouve soulevée la question de l'unité ou de la pluralité des streptocoques.

Les tentatives d'inoculation remontent au début de l'histoire de la scarlatine. C'est ainsi que Stoll, Miguel d'Amboise, Leroy d'Étiolles, Ashmed crurent avoir reproduit la scarlatine en injectant soit des squames, soit du sang de scarlatineux. Les streptocoques scarlatins isolés par les auteurs se sont montrés de façon générale d'une virulence plutôt faible. Le *Streptococcus conglomeratus* de Kurth, pathogène pour la souris, ne produit d'abcès qu'au point d'inoculation. La souris meurt de septico-toxémie. De façon générale, l'on n'a jamais pu, avec le streptocoque, reproduire d'affection analogue à la scarlatine. Récemment Grunbaum (5), Cantacuzène (6), et enfin Landsteiner, Levaditi et Prasek (7) ont obtenu chez le chimpanzé, en portant sur les amygdales et le pharynx de l'exsudat d'angine scarlatineuse, une affection à début brusque caractérisée par de l'angine, des vomissements et de la tendance à la desquamation. L'affection fut bénigne. Landsteiner Levaditi et Prasek isolèrent de la gorge du

(1) BESREDKA et DOPTER, *Ann. de l'Institut Pasteur*, 1904, p. 373.
(2) FOIX et MALLEIN, *Presse méd.*, 1907, et *Presse méd.*, 1910.
(3) LIVIERATO, *Centralbl. für Bakt., Parasit. und infect. Krankheiten*, 1909.
(4) FR. SCHLEISSNER (de Prague), *loc. cit.*
(5) GRUNBAUM, *Brit. med. Journ.*
(6) CANTACUZÈNE, *C. R. de la Soc. de biol.*, 1911.
(7) LANDSTEINER, LEVADITI et PRASEK, *C. R. de la Soc. de biol.*, 17 mars 1911.

chimpanzé un streptocoque dont les cultures furent incapables de reproduire la maladie chez un autre chimpanzé.

Les tentatives de sérothérapie antiscarlatineuse ont été basées par Moser sur la théorie de l'origine streptococcique dont cet auteur est partisan. Le sérum de Moser (1) et ses dérivés, le sérum d'Aaronson et celui de Gabritchewski, ont été essayés largement en Allemagne et en Russie.

Les résultats favorables apportés par Escherich ont été observés également par Bókay (2), Pojischill (3), Bela Schick (4), Eghire et Langovoy (5). Ces auteurs s'accordent à constater une baisse brusque de la température après l'injection de sérum et une amélioration de l'état général. La mortalité serait diminuée. Par contre, Bilik (6) conteste absolument l'action du sérum de Moser, et Moltschanoff (7), tout en admettant la baisse de la température, nie l'action sur l'état général et la modification ultérieure de la maladie.

Ces données sont, on le voit, loin d'être concordantes, et la question se complique encore du fait que les propriétés spéciales du streptocoque scarlatin, admises par Moser et par Gabritchewski, sont contestées par Wurtz et Bourges, Besredka et Dopter, Weaver, Iogiches, Nechigailow, qui se rattachent à la théorie de l'unité du streptocoque soutenue par Widal dans sa thèse, puis dans ses travaux avec Besançon sur les angines à streptocoques.

Il paraît vraisemblable, étant donnés les travaux récents, que le streptocoque scarlatin présente, tant au point de vue morphologique que biologique, des caractères différentiels. Ces caractères suffisent-ils à lui conférer une individualité propre, ou ne sont-ils que des propriétés passagères conférées par son association au véritable virus scarlatin ? Il n'y a, pour la minorité qui soutient la première opinion, comme pour la majorité qui soutient la deuxième, qu'un seul moyen de donner une preuve décisive : ou bien de reproduire expérimentalement la scarlatine avec le streptocoque scarlatin, ou bien de découvrir le véritable agent spécifique dont le streptocoque deviendrait simplement alors l'auxiliaire à peu près constant.

PROPHYLAXIE. — L'*isolement* des malades atteints de maladies contagieuses a été conseillé de tout temps par les médecins ; on en réservait à vrai dire l'application aux maladies pestilentielles, et plusieurs chefs d'États, en Italie surtout, édictèrent pendant la grande peste du xvie siècle des règlements hygiéniques, qui pourraient encore aujourd'hui servir de modèles. Cela n'empêchait pas

(1) Moser, Congrès de Carlsruhe, 1902, et *Wien. klin. Wochenschr.*, oct. 1902.
(2) Bokay, *Deut. med. Wochenschr.*, 1904.
(3) Pojischill, *Wiener klin. Wochenschr.*, 1903.
(4) Eghire et Langovoy, *Jahresb. für Kinderheilk.*, 1907, Bd. LXII, p. 514.
(5) Bela Schick, *Deutsche med. Wochenschr.*, 1905.
(6) Bilik, *Arch. für Kinderheil.*, 1908, Bd. XLVII, p. 349.
(7) Moltschanoff, *Jahresb. für Kinderheilk.*, 1907, Bd. LXVI.

les populations d'attacher plus d'importance pour la préservation des maladies à l'influence de tel ou tel saint ou de ses reliques, comme dans l'antiquité à des divinités spécialisées ; quant aux médecins, ils s'efforçaient de trouver dans l'administration des simples ou des corps découverts par la chimie naissante la prophylaxie des maladies transmissibles. C'est ainsi qu'au commencement du XIXᵉ siècle beaucoup de médecins, et non des moindres, accordaient une grande valeur préservatrice contre la scarlatine, les uns à la belladone, les autres au mélange de soufre doré d'antimoine et de mercure doux. Berndt assurait que, sur 195 personnes exposées à la contagion en trois ans et prenant quotidiennement de la belladone, 14 seulement furent affectées de scarlatine et d'une manière peu grave. Hahnemann, l'inventeur de la méthode, en expliquait l'efficacité par des phénomènes homœopathiques, la belladone donnant chez le sujet sain une sécheresse de la gorge et une rougeur plus ou moins fugace de la peau dans lesquelles Hahnemann voyait des symptômes analogues à ceux de la scarlatine.

Ces procédés de préservation ne résistèrent pas à la critique du temps et, en 1844, Guersant et Blache écrivaient : « Nous pensons que l'isolement, lorsqu'il est praticable, est jusqu'ici du moins le meilleur préservatif de la scarlatine. »

Ajoutons-y la désinfection, et nous aurons les deux seuls moyens de préservation dont on dispose actuellement contre la scarlatine.

L'isolement, qui paraît à tous aujourd'hui si naturel, ne commença à être pratiqué dans les hôpitaux parisiens qu'en 1875. Jusque-là les maladies contagieuses les plus graves voisinaient dans les salles avec les affections les plus bénignes, et les cas n'étaient pas rares où un enfant entrait à l'hôpital pour une bronchite ou un rhumatisme, voire pour un impétigo, y prenait la rougeole ou la scarlatine, la diphtérie, la variole. « A l'hôpital des Enfants, disait un médecin des hôpitaux, on meurt de la maladie qu'on y contracte, et non de celle pour laquelle on y entre. »

En 1875, on ouvrit à Sainte-Eugénie un pavillon d'isolement pour les varioleux ; en 1880, un pavillon pour les diphtériques ; en 1882, un pavillon de diphtériques à l'hôpital des Enfants-Malades ; en 1886, seulement, furent créés à l'hôpital des Enfants-Malades, dans de vieux batiments, des services spéciaux pour les rougeoleux et pour les scarlatineux, qui furent quinze ans plus tard remplacés par des pavillons bien aménagés.

Un des résultats fort importants de la séparation des scarlatineux des autres malades et de leur réunion dans un pavillon spécial fut de faire baisser considérablement la mortalité par la scarlatine ; lorsqu'ils étaient soignés dans la salle commune, la mortalité atteignait 13 ou 15 p. 100 ; lorsqu'ils furent placés dans un pavillon spécial, elle tomba à 9,50 p. 100 ; lorsqu'enfin, en 1900, à l'hôpital Trous-

seau, et en 1902, à l'hôpital des Enfants-Malades, ils eurent à leur
disposition les nouveaux pavillons et qu'ainsi on leur eut appliqué
un rigorisme plus complet dans l'antisepsie et l'isolement, le pourcentage des décès s'abaissa à 8 p. 100; il n'est plus guère aujourd'hui
que de 2 à 3 p. 100 (1).

Au point de vue prophylactique, qui nous intéresse surtout ici, les
résultats ne furent pas moins remarquables. Il serait exagéré de dire
que la scarlatine a disparu des salles communes, car un enfant peut
y être reçu avec un autre diagnostic au premier jour de la maladie
ou pour une autre affection pendant l'incubation de la scarlatine, et,
lorsque l'éruption apparaît, le petit malade a déjà pu contagionner
un ou deux de ses camarades, qui à leur tour peuvent être, quelques
jours plus tard, la cause d'autres cas. Mais l'enlèvement immédiat
du scarlatineux, dès que l'éruption est reconnue, et l'enlèvement
des cas secondaires, dès l'apparition du mal de gorge, diminuent à
tel point les risques de contagion qu'il est rare d'observer plus de
3 ou 4 cas dans une salle.

Pour diminuer encore la contagion due aux scarlatineux, rougeoleux, diphtériques, etc., qui arrivent à l'hôpital au cours de la
période d'invasion, l'assistance publique, sur la demande de Grancher, créa, en 1892, à l'hôpital Trousseau et, en 1893, à l'hôpital des
Enfants-Malades, un pavillon spécial avec chambres à un seul lit
pour les maladies insuffisamment caractérisées, appelé «pavillon des
douteux ».

Grancher, dès 1888, avait conçu et mis en pratique dans ses salles
de l'hôpital des Enfants-Malades une sorte de quarantaine basée sur
l'antisepsie médicale et l'isolement, qui, malgré les imperfections
inévitables, donnèrent une diminution considérable des contagions
de fièvres éruptives, la suppression des contagions de diphtérie et
de coqueluche. Tout enfant qui entrait dans une des salles était
supposé en incubation d'une maladie contagieuse et partant considéré comme contagieux. Son lit était entouré d'un grillage
mobile, qui le séparait des lits voisins et rappelait aux médecins et
aux infirmières les précautions particulières qu'ils devaient prendre.
Toute personne qui pénétrait dans le box revêtait une blouse qu'elle
laissait sur le lit de l'enfant en sortant, puis allait se laver soigneusement les mains avant d'approcher un autre enfant. Lorsque l'enfant était reconnu atteint de la rougeole, de la diphtérie, de la
scarlatine, il était transporté dans le pavillon affecté à l'une ou l'autre
de ces maladies. S'il n'avait aucune d'entre elles, il restait en box
pendant trois semaines, c'est-à-dire un laps de temps plus long que
l'incubation la plus longue des maladies contagieuses. S'il avait la
coqueluche, il y restait jusqu'à la guérison.

(1) Jules RENAULT et G. SIGURET, *Bulletin médical*, 1908.

La question de l'isolement se trouve donc résolue à l'hôpital par l'existence d'un pavillon spécial où l'on reçoit les scarlatineux et l'existence d'un pavillon de « douteux », où restent les malades jusqu'à ce que le diagnostic de leur maladie soit définitivement établi ; il faudrait, pour obtenir une prophylaxie complète, que chaque malade subît une quarantaine de vingt jours selon la formule de Grancher pour qu'on pût être sûr qu'il n'incube pas une maladie contagieuse. On peut atteindre ce dernier résultat de deux façons, soit par le pavillon de quarantaine ou lazaret, soit par des chambres individuelles. Le pavillon de quarantaine est applicable aux maisons de convalescence, aux sanatoria comme les hospices de Berck ou d'Hendaye : les malades qu'on y envoie faire une cure doivent y rester longtemps ; ils peuvent sans inconvénient être maintenus en quarantaine pendant les trois semaines nécessaires et passer ensuite dans les salles communes sans jamais cesser d'être sous la même direction médicale. Dans les hôpitaux, le pavillon de quarantaine aurait de grands inconvénients : un enfant entrant dans ce pavillon pour une maladie non contagieuse le quitterait après sa quarantaine et passerait dans le service d'un autre médecin, d'où le manque de suite dans le traitement ; ou bien à chaque service serait affecté un pavillon de quarantaine ; mais, le nombre des entrées variant constamment, le pavillon serait alternativement trop grand ou insuffisant et jamais adéquat aux besoins. Le seul moyen d'obtenir la quarantaine à l'hôpital dans des conditions compatibles avec la marche normale d'un service et avec les intérêts des malades, c'est de supprimer les salles communes et d'arriver au système des petites chambres individuelles.

Ces chambres individuelles sont d'ailleurs nécessaires aussi dans les pavillons spécialement affectés à la diphtérie, à la scarlatine, à la rougeole, à la coqueluche, non parce qu'on évite pour chacune de ces maladies la contagion des complications, mais encore parce que quelquefois un malade atteint d'une de ces maladies, lors de son entrée, est en incubation d'une des autres, qui éclôt quelques jours plus tard.

En ville, dans les milieux riches, l'isolement est facile : chaque enfant a sa chambre et, si l'un d'eux tombe malade, il est aisé de le séparer des autres. Pour la scarlatine, dont la contagiosité n'est pas aussi grande que celle de la rougeole, on arrive souvent à éviter la contagion, et cette possibilité non seulement excuse mais commande l'isolement absolu du malade. Si l'on peut éloigner les enfants sains de l'appartement et les placer chez des grands-parents, on diminue évidemment les risques de contagion ; mais il est très possible de l'éviter même en laissant les enfants dans le même appartement, si les parents et les gardes-malades observent avec soin les précautions antiseptiques.

L'isolement du malade durera aussi longtemps que la maladie, depuis le commencement de la période d'invasion s'il est possible, et en tout cas depuis le commencement de l'éruption jusqu'à la fin de la desquamation, et mieux encore pendant quelques jours après, pour s'assurer qu'il n'y a pas de desquamation récidivante. C'est un isolement de quarante jours en général, mais ce nombre n'a rien de fatidique : c'est d'après la desquamation que se réglera la durée de l'isolement.

L'*antisepsie médicale*, telle que l'a définie Grancher, est le complément indispensable de l'isolement du malade : sans elle les personnes chargées de soigner le scarlatineux peuvent porter le germe aux enfants des chambres voisines à l'hôpital ou aux frères et sœurs dans l'appartement : nous savons, en effet, que l'agent inconnu encore de la scarlatine conserve sa virulence longtemps sur les vêtements et probablement sur les mains. Toute personne qui entre dans la chambre du malade doit y revêtir une blouse qu'elle y laisse en sortant et doit se laver les mains soigneusement aussitôt après ; si l'on a reçu des particules salivaires à la figure en examinant ou soignant l'enfant, on doit aussi se laver avec soin avant de quitter la chambre. Dans les appartements, pour éviter de transporter des pellicules épidermiques sous la semelle des chaussures, il est bon de mettre les pieds dans des sandales laissées en permanence dans la chambre du malade.

Les règlements scolaires défendent aux malades atteints de scarlatine de rentrer en classe avant quarante jours ; il serait mieux de n'autoriser la rentrée qu'après la fin de la desquamation constatée par un médecin.

Les frères et sœurs du malade doivent être traités différemment suivant qu'ils vivent avec lui, comme il arrive ordinairement dans les campagnes et fort souvent dans les villes, ou bien s'ils sont complètement séparés du malade, comme cela est possible dans les classes riches. Dans le premier cas, ils doivent être éloignés de l'école aussi longtemps que lui ; dans le second, ils peuvent être reçus à l'école huit jours après leur séparation du scarlatineux, c'est-à-dire après un laps de temps excédant la durée habituelle de l'incubation.

La *désinfection* en cours de maladie porte sur le malade lui-même, son expectoration, sa desquamation, sur les linges et les ustensiles qui lui servent quotidiennement.

Le malade fait l'antisepsie du nez et du rhino-pharynx au moyen d'inhalations ou de pommades antiseptiques, de la bouche et de la gorge par des gargarismes et des lavages, dans le but de hâter la destruction du germe de la scarlatine, qui vit vraisemblablement dans ces régions.

Pour hâter la desquamation et pour empêcher les squames de se répandre dans la pièce, sur le parquet, et d'être transportées dans les chambres voisines, il est une excellente précaution qui consiste à baigner le malade tous les deux jours ou même tous les jours et à le frotter ensuite de vaseline.

Les linges et les ustensiles qui servent au malade sont désinfectés suivant les règles communes pour toutes les maladies infectieuses et qui ne présentent ici rien de particulier.

Pendant toute la durée de la maladie, il sera bon de nettoyer les meubles et le parquet avec un linge légèrement humide, pour éviter le transport au dehors des poussières contaminées et des squames. Si ce nettoyage humide est impossible, on s'efforcera de détruire dans la cheminée de la chambre toutes les squames et poussières.

A la fin de la maladie, la chambre du malade et les pièces voisines, si elles ont pu être souillées, seront désinfectées selon les règles prescrites par les décrets ministériels.

COQUELUCHE

PAR

le Dr **Jules RENAULT**

Médecin des hôpitaux de Paris.

La coqueluche est une maladie épidémique et contagieuse.

Les anciens ne nous en ont pas laissé de description ; il semble cependant que ce soit elle qu'Avicenne ait eue en vue quand il parle de « la toux violente des enfants qui fait cracher le sang et donne au visage une coloration bleue ».

C'est au xv⁰ siècle, en France, qu'apparaissent les premières relations d'épidémie de « coqueluche », nom sous lequel on décrit vraisemblablement des affections différentes, notamment des épidémies de grippe. Il faut arriver au xvi⁰ siècle pour trouver une bonne description de la coqueluche, telle que nous la connaissons aujourd'hui : elle est due à Baillou, qui, en 1578, en observa une épidémie à Paris et l'appela *tussis quinta seu quintana*, parce que les accès de toux paraissaient revenir toutes les cinq heures. En 1682, Willis précisa les caractères de la maladie, qu'il décrivit sous le nom de *tussis puerorum convulsiva seu suffocativa*.

Dans le cours du xviii⁰ siècle, de grandes épidémies ravagèrent l'Europe à plusieurs reprises. Cela n'empêchait pas beaucoup d'auteurs du commencement du xix⁰ siècle de nier la contagiosité de la coqueluche, qui est aujourd'hui universellement admise.

La coqueluche est avant tout une maladie de l'enfance, et, dans les grandes épidémies si meurtrières du xviii⁰ siècle, les médecins ont tous insisté sur sa prédilection pour le jeune âge : en quinze ans, de 1749 à 1764, d'après Rosen, la Suède a perdu plus de 40000 enfants du fait de la coqueluche. Mais la maladie n'épargne ni les adultes ni les vieillards, comme les petites épidémies de famille le démontrent journellement ; si les grandes personnes sont moins atteintes que les enfants, c'est parce que la plupart d'entre elles ont été rendues réfractaires par une première atteinte ; il est juste de faire remarquer, toutefois, que bien souvent la coqueluche de l'adulte est méconnue parce que la toux convulsive n'est pas accompagnée de la reprise, si caractéristique chez l'enfant ; dans certains cas, le diagnostic de coqueluche n'est posé pour les grandes personnes qu'à cause de la coexistence de coqueluche nette parmi les enfants de la famille.

Chez les enfants, la coqueluche est rare avant deux ans, notamment au cours de la première année. Les nourrissons n'y sont point réfractaires, car on en a vu contracter, pendant les premières semaines de la vie, la coqueluche de leur mère ; mais en général ils vivent à peu près isolés des autres enfants, et cet isolement relatif les met à l'abri de la contagion. Lorsque les nouveau-nés, au lieu de vivre dans leur famille, sont élevés en commun dans des crèches ou des maternités, ils sont exposés, tout comme les autres enfants, à la coqueluche, qui les décime d'autant plus qu'ils sont plus jeunes. A partir de deux ans, la vie isolée de l'enfant cesse ; il prend part aux jeux en commun, aux réunions enfantines, et se trouve alors exposé à contracter la coqueluche aussi bien que les fièvres éruptives. C'est surtout de deux à cinq ans que la coqueluche est fréquente.

On a cherché si les garçons étaient plus souvent atteints que les fillettes ou inversement : les résultats contradictoires des statistiques montrent que le sexe n'a aucune influence, ce qui était d'ailleurs à prévoir.

La coqueluche est de tous les pays, de tous les climats, de toutes les saisons : elle est causée par la contagion, et les influences qui paraissent en faire varier la fréquence sont celles qui font varier les occasions de contagion.

Autrefois les *épidémies* de coqueluche, ravageant tout un pays, ont été fréquentes et meurtrières ; aujourd'hui elles sont plus bénignes et se cantonnent plus volontiers à une ville ou à une petite région : ces différences tiennent évidemment moins à la diminution de contagiosité qu'à l'amélioration des conditions matérielles de l'existence. Dans les petites villes ou les villages, la coqueluche procède par épidémie, frappant en quelques semaines tous les enfants qui n'ont pas acquis l'immunité du fait d'une coqueluche antérieure ; dans les grandes villes, elle sévit toute l'année à l'état endémique, et de temps en temps on voit apparaître des recrudescences de la maladie, qui revêt alors passagèrement une allure épidémique.

On ne discute plus aujourd'hui la *contagiosité* de la coqueluche, et l'on admet que tout nouveau cas reconnaît pour cause un cas antérieur, plus ou moins facile à retrouver selon les circonstances.

La contagion se fait surtout par *contact direct*, contact que favorisent les jeux en commun, les classes, les exercices religieux, les réunions d'enfants, etc. Le contact n'a pas besoin d'être prolongé, et la coqueluche est certes une des maladies les plus contagieuses de l'enfance. Roger a vu la contagion se faire par un contact de moins de cinq minutes et Variot par un simple baiser.

La *contagion médiate* par l'air n'est pas douteuse, mais, comme l'avait déjà observé Guersant, elle ne semble s'exercer que dans une zone restreinte autour du coquelucheux : elle est due sans doute aux

particules liquides, d'origine bronchique, rejetées par les secousses
de toux. Au delà d'une certaine zone, la contagion devient problé-
matique : les contagions sont rares en effet entre des enfants rigoureusement maintenus au lit dans une salle commune, si les lits ne
sont pas rapprochés les uns des autres.

La *contagion indirecte* par les objets, les mains et les vêtements de
personnes qui approchent les coquelucheux, en particulier les
médecins, existe, mais elle est rare : il semble nécessaire, pour qu'elle
se produise, que la personne qui transporte le contage touche le
sujet sain quelques instants seulement après avoir touché le malade.
Le germe de la coqueluche paraît donc perdre rapidement sa virulence en dehors de l'organisme : ce qui le prouve encore, c'est que les
locaux qui ont été occupés par des coquelucheux ne restent pas longtemps dangereux.

La coqueluche passait autrefois pour n'être contagieuse qu'à la
période des quintes et pour l'être aussi longtemps que durait cette
période. M. Weill a insisté sur la *contagiosité* de la coqueluche
pendant la période catarrhale, contagiosité qui atteindrait alors son
maximum pour s'atténuer à la période des quintes et disparaître
même avant elles. Tous les auteurs aujourd'hui reconnaissent que
la coqueluche est contagieuse pendant la période catarrhale, mais
continuent à en redouter la contagiosité aussi longtemps qu'il y a
des quintes évidentes.

Une première atteinte confère généralement une *immunité* durable.
H. Roger, West, Barthez et Rilliet, Le Gendre, Comby ont vu des
récidives incontestables ; mais ces cas sont exceptionnels, et il faut
reconnaître que l'état réfractaire, créé par une première atteinte,
est beaucoup plus solide dans la coqueluche que dans la variole, la
rougeole, la fièvre typhoïde, etc.

L'*incubation* de la coqueluche ne paraît pas avoir la fixité qui est
la règle dans les fièvres éruptives ; sa détermination est, il est vrai,
difficile, parce que, d'une part, le début de la période catarrhale est
en général insidieux, et que, d'autre part, le passage de cette période
à celle des quintes est souvent imprécis, surtout dans les formes
légères. Il semble que la moyenne de la durée d'incubation soit de
six à sept jours, mais on a vu des incubations très courtes, de
quarante-huit heures, ou très longues, de dix jours et plus. On
admet en général qu'un enfant qui, *quinze jours après avoir été
exposé à la contagion, n'a pas la coqueluche, restera indemne.*

BACTÉRIOLOGIE. — La bactériologie de la coqueluche était restée
obscure jusqu'ici malgré les efforts des microbiologistes. Mais les
travaux récents de Bordet et Gengou (1) marquent dans cette voie un
progrès considérable.

(1) Bordet et Gengou, *Ann. de l'Inst. Pasteur*, 1906, p. 731 ; 1907, p. 720 ; 1909,
p. 415.

Ces auteurs ont coloré dans les crachats et isolé par cultures en série un cocco-bacille ne prenant pas le Gram, vis-a-vis duquel le sérum des coquelucheux s'est montré doué de propriétés spécifiques. L'existence du microbe, les propriétés du sérum des malades ont été confirmées depuis par tous les auteurs qui se sont occupés de la question.

Il s'agit donc probablement cette fois de l'agent véritable de la maladie. Cependant la liste déjà longue des parasites autrefois décrits comme microbes de la coqueluche doit inciter encore à quelques réserves.

Sans insister sur les recherches lointaines de Hencke, Poulet, Letzerich, Moncorvo, Tschammer, qui n'ont plus guère qu'un intérêt historique, il est nécessaire de décrire les bactéries dont le rôle a prêté le plus à discussion. Ce sont :

Le bacille de Burger-Afanasieff ;

Le diplocoque de Ritter ;

Le *Polbacterium* de Czaplewski et Hensel ;

Le *Bacillus pertussis* Eppendorf de Jochmann et Krause.

Le bacille de Burger-Afanasieff est un bacille mobile, court, trapu, poussant facilement sur tous les milieux, en jaune brun sur la gélatine, en jaune gris ou brun sur la pomme de terre, en épaisses colonies blanches ou grises sur la gélose ordinaire. Injecté dans la trachée, il produit chez le chien et le chat des accès de toux convulsive et des lésions de bronchopneumonie. Afanasieff (1) l'a trouvé dans les mucosités des quintes et, *post mortem*, dans les foyers bronchopneumoniques.

Wendt confirme les recherches d'Afanasieff. Semtschentk retrouve surtout le microbe au moment des poussées bronchopneumoniques. Deichler (1890) et Rahner (1901) contestent sa spécificité ; tous deux s'accordent à admettre qu'il s'agit d'un agent de bronchopneumonie, mais non du microbe de la coqueluche.

Le diplocoque de Ritter (2), dont il faut rapprocher le diplocoque de Galtier (3), est un microbe aérobie, parfois groupé en chaînettes ou en amas, qui se cultive bien sur gélose. Il apparaît dès le début de l'affection et peut être seul ou associé au pneumocoque ou au streptocoque, etc.

Inoculé au chien, il détermine, comme le bacille d'Afanasieff, de la toux convulsive et de la bronchopneumonie, Cohn et Neuman décrivent également un diplocoque pathogène, mais leurs recherches, comme celles de Ritter, n'ont pas depuis trouvé confirmation.

Le *Polbacterium* de Czaplewski et Hensel est un petit bâtonnet, analogue d'aspect au bacille de Pfeiffer, mais plus grand, plus

(1) AFANASIEFF, *Rousskii Vratch*, 1887 ; *Saint-Petersburg med. Wochenschr.*, 1887.

(2) RITTER, *Soc. méd. berlin.*, 2 nov. 1892.

(3) GALTIER, *Lyon méd.*, 1892.

trapu, à bouts plus arrondis, dont les pôles sont mieux colorés que le centre. Le microbe pousse mal sur les milieux ordinaires, mieux sur les milieux hémoglobiniques. Ses cultures restent pauvres. Il n'est pas pathogène pour l'animal. Le *Polbacterium* de Czaplewski-Heusel (1) a été retrouvé par un grand nombre d'auteurs. Spengler, Arnheim, Vincenzi, Buttermilch l'ont vu dans presque tous les cas. Cavasse l'a également constaté en France. Il est probable que c'est à lui qu'il faut rattacher le microbe décrit par Reyher, au sujet duquel cet auteur a soulevé une question de priorité (2). Le sérum des coquelucheux est dépourvu vis-à-vis de lui de propriétés spécifiques. Aussi Rahner combat-il son rôle pathogène. Il ne serait, d'après cet auteur, qu'un agent de bronchopneumonie.

Le *Bacillus pertussis* Eppendorf de Jochmann et Krause (3) est un cocco-bacille très analogue au bacille de l'influenza (bacille de Pfeiffer), comme le constate Jochmann lui-même. Il est petit, immobile, tantôt seul ou par deux, tantôt en petits amas. Il ne prend pas le Gram et ne pousse bien que sur les milieux hémoglobiniques. Les auteurs l'ont trouvé en abondance dans les crachats et à l'état de pureté dans les foyers de bronchopneumonie. Il n'est pas pathogène pour les animaux de laboratoire. La plupart des auteurs qui ont étudié le *B. pertussis* de Jochmann l'ont identifié au bacille de Pfeiffer. Tel est l'avis de David de J. Davis, de Casagrandi et enfin de Bordet et Gengou. Ces auteurs ont retrouvé chez leurs coquelucheux le *B. pertussis*, mais ils admettent son identité avec le bacille de Pfeiffer et lui refusent le rôle de microbe pathogène. Comme le *Polbacterium* de Czaplewski, il serait un agent de bronchopneumonie. Le sérum des coquelucheux est d'ailleurs dépourvu vis-à-vis de lui de propriétés spécifiques.

Le bacille de Burger-Afanasieff, le diplocoque de Ritter, le *Polbacterium* de Czaplewski et Hensel, le bacille de Jochmann et Krause ne sont pas les seuls microbes auxquels on ait voulu faire jouer un rôle dans l'étiologie de la coqueluche. Il faut encore citer le protozoaire de Deichler, le bacille de Leuriaux, le micrococque de Pottier, les bacilles de Manicatide et de Vincenti avant d'arriver aux travaux de Bordet et Gengou (4).

Pour ces deux auteurs, le microbe de la coqueluche est un coccobacille qui, par son aspect morphologique, rappelle le bacille de l'influenza et le *Bacillus pertussis* de Jochmann-Krause, mais qui s'en différencie nettement par ses propriétés biologiques et les caractères de ses cultures.

(1) CZAPLEWSKI et HEUSEL, *Deut. med. Wochenchr.*, 1897. 9 sept., n° 37, p. 586.
(2) REYHER, *Ann. de l'Inst. Pasteur*, 1907, p. 727. — BORDET et GENGOU, Même publication, même année, p. 735.
(3) JOCHMANN et KRAUSE, *Zeitschr. für Hyg.*, 1901 et 2 oct. 1903.
(4) BORDET et GENGOU, *loc. cit.*

C'est un cocco-bacille un peu plus grand et moins polymorphe que le bacille de Pfeiffer, non mobile, ne prenant pas le Gram, et présentant après coloration un aspect en navette, le centre pâle et les extrémités fortement teintées par le bleu phéniqué de Kuhne. Quelques individus plus grands ont au centre un point bleu, marquant un début de cloisonnement; d'autres sont placés en diplobacilles, bout à bout; la plupart sont isolés.

La culture initiale est difficile ; elle se réussit bien sur le milieu spécial de Bordet (extrait gélosé de pomme de terre, sang défibriné à parties égales). Les colonies trop petites ne sont point visibles à l'œil nu, mais, réensemencé sur les milieux au sang ou plus simplement sur la gélose-ascite, le microbe donne à partir de ce moment des cultures blanches assez abondantes, comparables comme couleur et comme intensité aux cultures d'Eberth en agar ordinaire. Il pousse également bien sur les milieux liquides organiques (bouillon-sérum ou bouillon-ascite).

Sur ces milieux, le microbe, très aérobié, se développe mieux quand le tube est incliné; il pousse alors sur la large surface et détermine un trouble intense. Il ne pousse pas sur les milieux ordinaires (bouillon, agar, pomme de terre).

Le bacille de Bordet-Gengou a été retrouvé par les auteurs dans les crachats de coquelucheux à la période initiale. Il existait même, dans certain cas, à l'état d'absolue pureté. Il présente alors les mêmes caractères morphologiques dans les cultures et ressemble beaucoup au bacille de l'influenza, ce qui explique que quelques auteurs les aient confondus l'un et l'autre et aient isolé le bacille de Pfeiffer, dont la culture initiale est plus facile et qui est souvent associé au bacille de Bordet-Gengou.

Le sérum des coquelucheux est doué vis-à-vis du bacille de Bordet-Gengou de propriétés spécifiques. L'agglutination n'est pas constante, mais se réussit dans la plupart des cas, au vingtième et au cinquantième, alors qu'elle ne se réussit jamais avec le sérum normal. La réaction de fixation est constamment positive et toujours très marquée dans les cas de coqueluche; elle est constamment négative chez les sujets témoins.

Le bacille de Bordet-Gengou est pathogène pour le lapin et le cobaye. En injection intraveineuse chez le lapin, intrapéritonéale chez le cobaye, il détermine la mort avec des lésions de nécrose. Ces lésions sont surtout marquées quand on pratique chez le cobaye l'injection sous-cutanée.

Il n'y a cependant pas de multiplication de microbe, et les auteurs en ont déduit qu'il s'agissait d'un effet toxique.

Cet effet toxique n'est pas dû à une toxine soluble, mais à une endotoxine. Celle-ci, extraite par le procédé de Besredka, détermine la mort du cobaye à la dose $0^{cm},25$ où $0^{cm},50$ en injection intrapéritonéale et tue le lapin à la dose de 1 à 2 centimètres cubes en injection intraveineuse.

Bordet et Gengou (1) ont réussi à immuniser des animaux contre leur bacille. Le sérum de ces animaux, puissamment agglutinant (jusqu'au 1/5 000), est dépourvu de propriétés antitoxiques. Il ne neutralise par l'endotoxine *in vitro*, et cette absence d'antitoxine explique l'insuccès de la sérothérapie. D'autre part, la vaccination est impossible.

Les résultats de Bordet et Gengou ont été confirmés par Cassagrandi (2), Klimenko (3), Metchnikoff (4). Ces auteurs ont confirmé l'existence constante du bacille à la période initiale, parfois à l'état de pureté, ses caractères culturaux et son indépendance vis-à-vis des bacilles de Pfeiffer, de Czaplewski, de Jochmann et Krause, les affinités du sérum des coquelucheux pour le microbe, et en particulier les réactions de fixation et d'agglutination. Klimenko a pu reproduire la maladie chez le chien et chez le singe.

En résumé, l'ensemble des points avancés par Bordet et Gengou se trouve confirmé par les recherches du contrôle, et il est infiniment probable que leur bacille est bien l'agent pathogène de la coqueluche.

PROPHYLAXIE. — La coqueluche étant contagieuse dès le début de la période catarrhale, le coquelucheux devrait être *isolé* dès ce moment ; malheureusement le diagnostic est alors impossible, et l'isolement ne commence en réalité qu'à la période des quintes : le malade a pu, pendant quinze jours, contaminer un grand nombre d'autres enfants ou même de grandes personnes.

Pour la coqueluche, comme pour la rougeole, on aurait tort d'arguer de ce que l'isolement n'est pas fait aussitôt qu'il le faudrait pour conclure qu'il n'est pas utile de le prescrire lorsque le diagnostic est posé. En se conformant à cette précaution, on évite certainement des contagions, et ce résultat n'est pas négligeable surtout lorsqu'il y a, dans la famille ou le voisinage, des nourrissons, pour lesquels la maladie est ordinairement si meurtrière.

Combien de temps doit durer l'isolement des coquelucheux ? Henri Roger admettait que deux ou trois mois étaient suffisants, « le contage étant très affaibli à une période avancée du déclin ». Pour Weill, il est inutile de prescrire un isolement aussi prolongé, puisque, selon lui, la coqueluche n'est presque plus contagieuse au delà d'une certaine période. Mais c'est précisément cette période

(1) BORDET et GENGOU, Le microbe de la coqueluche (*Ann. de l'Inst. Pasteur*, 1906, p. 731 et 1907, p. 720); L'endotoxine coquelucheuse (*Ann. de l'Inst. Pasteur*, 1907, p. 415).
(2) CASSAGRANDI, Sulla filtrabilita del virus pertossico (*Bull. de la Soc. des sc. méd. et nat. in Cagliari*).
(3) KLIMENKO, *Rousskii Vratch*, 10 mai 1908, t. VII, 637.
(4) METCHNIKOFF, *Rousskii Vratch*, t. VIII, 1904 et 1er août 1909.

qu'il est difficile de déterminer, et en général on admet que l'isolement est nécessaire pendant toute la période des quintes ou au moins pendant tout le temps où l'enfant a encore deux ou trois quintes par jour.

Il arrive parfois qu'un enfant qui vient d'avoir la coqueluche a encore une quinte à l'occasion d'une colère, d'une course un peu rapide, d'un jeu violent, mais n'en a pas en dehors de ces conditions particulières : j'estime qu'à cette période l'enfant n'est plus contagieux et que ce serait l'exposer à un isolement fort long et inutile que d'attendre la disparition de ces quintes. De même il est tout à fait inutile d'isoler les anciens coquelucheux, qui, quelques semaines ou même quelques mois après la guérison, ont, à l'occasion d'un rhume banal ou d'une grippe, des quintes de toux qui rappellent fort celles de la coqueluche : il ne s'agit ni d'une rechute ni d'une récidive, mais simplement d'une toux spasmodique traduisant l'habitude antérieure contractée par le larynx.

Lorsque, dans une famille, il y a un cas certain de coqueluche et qu'un autre enfant commence à tousser, il faut l'isoler tout de suite sans attendre l'installation des quintes évidentes : on peut ainsi éviter la contamination d'un des autres enfants.

La contagiosité de la coqueluche pendant un long laps de temps où elle n'est pas diagnosticable n'est pas le seul obstacle à la limitation rapide d'une épidémie ; il faut aussi compter avec les coqueluches frustes, qui évoluent sans quintes nettes, suffisantes pour permettre le diagnostic.

D'après les règlements scolaires, les coquelucheux ne peuvent rentrer à l'école qu'après la disparition des quintes, et leurs frères et sœurs, même s'ils n'ont pas la coqueluche, sont soumis à la même règle : ils peuvent en effet, d'un jour à l'autre, être pris d'une toux légère, qui est le début de la coqueluche et par conséquent déjà contagieuse.

Dans les hôpitaux parisiens, depuis 1894, les coquelucheux sont isolés soit dans une salle spéciale, soit dans un pavillon spécial. Le désir de les séparer des autres malades est très légitime et justifié par la gravité d'une coqueluche survenant au cours d'une autre affection ; mais les coquelucheux eux-mêmes n'ont rien gagné à être réunis ensemble, parfois serrés les uns contre les autres lorsque règne une épidémie un peu intense ; ils se communiquent les complications bronchopulmonaires, qui augmentent considérablement le danger de la maladie. Autant que les malades atteints d'autres maladies contagieuses et même plus qu'eux parce que leur toux violente projette au loin les microbes, les coquelucheux devraient être séparés les uns des autres : le pavillon spécial qui leur est destiné devrait être divisé en petites *chambres individuelles* ou plus simplement et tout aussi efficacement divisé en box individuels.

A l'isolement il faut joindre l'*antisepsie* ; le médecin ou l'infirmière qui entre dans le box d'un coquelucheux doit revêtir une longue blouse, qu'il quitte après avoir examiné ou soigné l'enfant, puis se lave minutieusement les mains avant de passer dans le box voisin.

Avant la création des pavillons spéciaux, Grancher faisait entourer dans ses salles les coquelucheux avec un paravent métallique mobile, et l'on prenait vis-à-vis du petit malade les précautions antiseptiques dont je viens de parler : de 1894 à 1898, pendant que j'étais chef de clinique, je n'ai pas vu un seul cas de contagion de coqueluche.

Dans les familles, la même antisepsie est nécessaire ; la personne qui entre dans la chambre du coquelucheux doit y revêtir une longue blouse qu'elle y laisse à sa sortie, et en sortant se lave soigneusement les mains et même la figure, si elle s'est trouvée à une petite distance de l'enfant au moment d'une quinte.

La *désinfection* est le complément indispensable des précautions précédentes, la coqueluche pouvant être transportée, quoique rarement, par les vêtements du malade, les linges et les objets qui lui ont servi et qui ont pu être souillés par les crachats ou les vomissements. Il est la plupart du temps difficile de recueillir les crachats dans une solution antiseptique, les quintes de toux, qui secouent l'enfant et le font se jeter d'un côté ou de l'autre, rendant cette précaution presque inapplicable, et, en réalité, c'est presque toujours dans des serviettes que sont rejetés les vomissements glaireux ou alimentaires.

La désinfection des serviettes, des mouchoirs et des draps est faite par trempage dans une solution de crésylol sodique à 2 p. 100 ou par ébullition dans l'eau savonneuse, avant d'être envoyés au blanchissage.

A la fin de la maladie, les vêtements du malade, la chambre qu'il a occupée avec tout son mobilier sont désinfectés conformément aux règlements administratifs.

OREILLONS

le Dr **CH. DOPTER**

Médecin-major de 2e classe,
Professeur agrégé au Val-de-Grâce.

La maladie ourlienne est une affection connue de toute antiquité.
Hippocrate en a donné, à propos de l'épidémie de Thasos, une description très exacte, où il sépare déjà très nettement la « parotidite épidémique » spécifique des états inflammatoires d'ordre banal, sévissant
sur la parotide, et survenant le plus souvent à l'état de complications greffées sur des états infectieux concomitants ou
antérieurs.

Cette affection est de tous les pays; elle s'observe en toute
contrée, sous toutes les latitudes. Si les régions tempérées paraissent
plus favorables à son développement et à son extension, elle n'est
absente ni dans les pays froids de l'Europe septentrionale, ni dans
les régions tropicales.

En France, on l'observe en tous points de notre sol, dans les
campagnes, les villes, sur les hauts plateaux, dans les vallées. Sa
fréquence paraît cependant plus marquée sur la côte atlantique de
notre pays.

La parotidite épidémique est extrêmement bénigne ; elle dure
peu et agit surtout comme élément de morbidité, car la léthalité
par les ourles est exceptionnelle. Mais, tandis que, chez les enfants,
les oreillons constituent une maladie remarquablement légère,
évoluant toujours simplement et presque toujours sans complication, ils sont loin, chez l'adulte, de représenter une maladie négligeable : non seulement l'affection est plus douloureuse, mais elle
affecte des localisations diverses, qui présentent un certain degré de
gravité en raison des suites qu'elles entraînent.

Quand elle n'intéresse que les glandes salivaires, l'affection ne
laisse après elle aucune trace de son passage ; mais il n'en est plus
de même quand l'orchite prend naissance ; cette dernière menace
surtout les adolescents à la période de la puberté et surtout les
adultes. « Inconnue à l'école primaire, l'orchite ourlienne se
montrera moins rarement au collège, et généralement dans les
établissements d'instruction secondaire. Déjà elle cesse d'être une

quantité négligeable dans les épidémies collégiales. Mais combien plus fertiles en orchites se montrent les épidémies qui sévissent sur les collectivités d'adultes ! » (Comby.) Cette fréquence varie d'ailleurs suivant les épidémies. En certaines d'entre elles, on a pu compter 1 cas d'orchite sur 3 atteintes ourliennes (A. Laveran) ; en d'autres, elle est plus faible : 1 cas sur 16 à 18. En moyenne, on peut estimer qu'un cas d'orchite se produit sur 8 ou 10. Ce qui fait la gravité de l'orchite, ce n'est pas la localisation elle-même sur le testicule, c'est l'atrophie testiculaire qui en résulte dans les deux tiers des cas (A. Laveran), atrophie qui, si elle est double, aboutit à l'impuissance virile. Une maladie qui entraîne cette complication ne saurait être regardée comme une affection légère, si faible que soit sa mortalité ; elle n'est donc par conséquent pas négligeable.

CARACTÈRES ÉPIDÉMIOLOGIQUES. — Les oreillons sévissent rarement sous la forme sporadique ; dans les cas où ils ne se manifestent qu'à l'état d'atteintes isolées, c'est que la graine n'a pu trouver les circonstances nécessaires à son extension. Ils se montrent surtout à l'état épidémique.

Ces épidémies sont rares DANS LES CAMPAGNES et n'y prennent naissance qu'accidentellement ; dans les grands centres de population, au contraire, les oreillons règnent pour ainsi dire à l'état endémique, sur lequel se greffe des épidémies plus ou moins denses suivant les cas.

Elles se limitent souvent à une circonscription territoriale plus ou moins étendue, à une ou plusieurs localités voisines. Hirsch signale cependant des épisodes où l'affection a dépassé les limites de ces foyers restreints, où elle s'est montrée sur des étendues de territoire plus ou moins considérables, en un mot sous forme pandémique.

DANS LES VILLES, les épidémies d'oreillons se limitent le plus fréquemment à un groupe de la population et prennent le plus habituellement naissance dans les écoles, les maisons d'éducation, les séminaires. Parfois cependant elles éclatent en même temps dans les divers quartiers, formant plusieurs foyers, dont chacun devient un centre d'extension se réunissant à ses congénères. La densité des atteintes peut ainsi devenir considérable.

La durée des épidémies est variable ; elles peuvent s'éteindre sur place au bout de quelques mois ; mais elles s'étendent parfois sur deux ou trois hivers.

Notons que, dans la population civile, les adultes restent habituellement indemnes.

Dans l'armée. — Les oreillons sont extrêmement fréquents. Relativement rares dans l'ancienne armée, composée en majeure partie d'anciens soldats, ils sont devenus aujourd'hui très communs ; à eux seuls, ils absorbent une grande partie de la morbidité militaire. Ils s'y montrent au taux courant de 8,5 à 15 ou 16 pour

1 000 hommes d'effectif. Signalons ici que l'armée d'Algérie et de Tunisie donne à la morbidité ourlienne un chiffre inférieur à celui de l'armée métropolitaine. En France, ce sont les corps d'armée du centre et du midi qui offrent le maximum des atteintes.

L'évolution épidémique des oreillons est analogue à celle des fièvres éruptives. Quand ils se déclarent dans une famille, une école, une ville, la maladie ne s'étend pas d'emblée à un grand nombre de sujets; une ou deux personnes sont atteintes d'abord, puis, quinze à vingt jours plus tard, d'autres cas se déclarent parmi les personnes qui fréquentent les premières; le développement des cas est non pas simultané, mais successif, ainsi qu'on l'observe pour la rougeole et la scarlatine.

Dans une caserne, les cas d'abord isolés se multiplient peu à peu dans l'entourage des premiers malades, dans la même chambre, dans la même compagnie; puis l'affection atteint les diverses chambres de la caserne, les diverses fractions du régiment.

Dans les garnisons composées de plusieurs corps de troupe, cette marche générale n'est pas moins caractéristique à cet égard. Il est rare que les épidémies sévissent simultanément sur toutes les fractions : presque toujours, au contraire, les divers corps sont intéressés successivement, à tour de rôle, comme au gré des contacts entre les sujets qui les constituent. L'épidémie s'échelonne ainsi sur une période de plusieurs mois, se manifestant par des séries d'atteintes à des intervalles de quinze à vingt jours.

Les épidémies sont la plupart du temps communes à la population civile et à l'élément militaire, et il est souvent facile d'établir que celui-ci a été contaminé par celle-là : fréquemment le premier soldat atteint a visité une famille où se trouvait un enfant malade des oreillons. Fréquemment aussi l'affection est importée dans les casernes par les militaires, qui l'ont contractée dans leurs foyers au cours d'une permission ou d'une convalescence. L'importation peut se faire encore par les ordonnances en contact avec les enfants d'officiers, ou bien encore par les enfants des militaires ou civils mariés habitant la caserne (cantinier, bottier, armurier, sellier, etc.). Le plus souvent donc, les oreillons n'apparaissent dans les casernes qu'à la suite d'une importation.

NATURE ÉTIOLOGIQUE. — Il y a peu d'années encore, la nature essentielle des oreillons était discutée. On les attribuait volontiers à une influence atmosphérique et on incriminait surtout le froid humide. Pour certains, il s'agissait d'une maladie locale *a frigore*, n'atteignant que la parotide, qui, en raison de son siège superficiel, était exposée, plus que tout autre organe, aux influences ambiantes.

Plus tard, la connaissance plus approfondie de l'affection montra que les oreillons se révélaient comme une véritable maladie infectieuse. En effet « la multiplicité, l'ubiquité et le caractère essentiellement fluxionnaire de ses déterminations, son épidémicité, sa transmissibilité manifeste, l'immunité enfin conférée par une première atteinte, portent témoignage que les ourles ne sont pas une simple inflammation de la parotide, mais une maladie générale relevant d'une cause évoluant dans l'organisme tout entier, d'une maladie spécifique » (Kelsch).

Mais, avant que cette conception, actuellement en cours, n'ait eu droit de cité, de nombreux auteurs voulurent identifier les ourles avec les maladies catarrhales, telles que la bronchite, avec le rhumatisme ; d'autres, ayant observé, au début des oreillons, l'existence d'une angine et parfois, au cours de la maladie, un exanthème, eurent tendance à les rapprocher des fièvres éruptives et principalement de la rougeole: Rilliet attribuait même les manifestations angineuses à l'existence d'un exanthème.

Il est admis aujourd'hui que cette angine est la première manifestation de l'infection due à l'action pathogène d'un agent pathogène qui pénétrerait dans l'organisme par les premières voies digestives. Les oreillons se séparent des fièvres éruptives et des infections voisines, constituent une entité morbide distincte, une maladie nettement spécifique, se transmettant sous forme d'oreillons et pas autrement.

Cause déterminante. — Maladie infectieuse, spécifique, contagieuse, les oreillons sont assurément de nature parasitaire. On n'est cependant pas encore nettement renseigné sur la nature de l'agent pathogène.

Les premières recherches datent de l'année 1880. Ecklund, à cette époque, découvre des vibrions, des cocci, des bacilles, qu'il rend responsable de l'infection ourlienne.

En 1881, sur 8 malades, Charrin et Capitan décèlent dans le sang des malades des microcoques, isolés ou en chaînettes, et des bacilles. Les cultures de ces germes inoculés au lapin, au cobaye, au chien, ne donnèrent aucun résultat.

Ollivier, en 1885, trouve dans le sang et l'urine d'enfants atteints d'oreillons les mêmes cocci et les mêmes bacilles, tantôt mobiles, tantôt immobiles, disparaissant à la période de convalescence. Il leur attribue un pouvoir spécifique.

La même année, Boinet décrit des germes identiques.

C'est encore un bacille que Bordas décède en 1889 dans le sang et le liquide parotidien d'oreillards.

En 1893, Laveran et Catrin font porter leurs recherches sur le sang, les sérosités parotidienne et testiculaire, obtenues par ponction à l'aide d'une seringue stérile. Les cultures leur fournissent, dans 67 cas sur 92, des microcoques, souvent en diplocoques.

Ces germes se retrouvent encore dans l'œdème sous-cutané et le liquide synoviale des arthrites. On peut les déceler encore quinze à vingt jours après la guérison; ils disparaissent toujours au bout d'un mois. L'inoculation expérimentale ne donna que des résultats négatifs.

En 1895, Leczerich ensemence du sang et de l'urine d'oreillards sur pomme de terre et obtient un bacille sporulé dont les colonies sont sèches, mates et à contours irréguliers.

Entre les mains de Bère et Michaelis (1897), l'ensemencement de la sérosité et de la salive parotidiennes et du sang révèle la présence de cocci analogues au pseudo-méningocoque de Jæger. Ces mêmes germes furent retrouvés en 1902 par Friedel Pick.

En 1906 enfin, P. Teissier et Esmein isolent du sang, du liquide parotidien, du testicule, un coccus disposé fréquemment en tétrades et que, pour cette raison, ils rapprochent du tétragène. Ce microbe, dans 11 cas sur 12, présentait la propriété de s'agglutiner sous l'influence du sérum des malades. Enfin, inoculé dans le péritoine du cobaye, il provoque une péritonite, parfois accompagnée, chez le cobaye mâle, d'une orchite.

Il est assez difficile actuellement de se faire une opinion sur le rôle joué par ces divers microorganismes dans l'étiologie des oreillons; une conclusion ferme semblerait donc encore prématurée; de nouvelles recherches sont nécessaires.

Contagiosité. — Niée par plusieurs auteurs, la notion de transmissibilité des ourles est cependant indiscutable.

Elle est basée sur une multitude de faits qui en constituent des preuves les plus convaincantes, sur lesquelles il y a à peine lieu d'insister aujourd'hui.

L'observation établit en effet la transmission des oreillons aux divers membres d'une même famille après l'atteinte de l'un d'eux; il en est de même du développement de la maladie dans une localité jusque là indemne, après l'arrivée d'un sujet qui vient d'en être atteint. Un fait entre tous servira de démonstration:

Une jeune fille habitant une localité indemne et n'ayant jamais été en contact avec un oreillard vient passer à Genève une journée chez une parente atteinte d'oreillons. Rentrée chez elle, elle contracte la maladie six jours après et la transmet quinze jours après à un de ses frères, qui ne s'était jamais absenté (Rilliet).

On connaît de même les faits d'importation dans les écoles, les pensionnats, les casernes, par un sujet contaminé: souvent c'est un collégien atteint d'oreillons qui va se faire soigner dans sa famille et contagionne ses parents, sa mère de préférence (Trousseau). Ou bien on voit encore un soldat en permission dans une localité où règne l'affection, et qui la rapporte dans sa chambrée de même le cas n'est pas rare où l'ordonnance d'un

officier dont l'un des enfants en est atteint contracte l'affection et
la communique à ses camarades habitant la caserne.

On remarque d'ailleurs assez fréquemment que, dans les écoles, les
premiers sujets atteints sont les voisins du premier malade : à la
caserne, il en est de même : les voisins de lit du premier oreillard
sont les premiers à payer tribut à l'infection, et c'est dans la
chambrée du premier malade que se groupent les premiers cas.

D'ailleurs, il est d'observation courante que la marche des épidémies semble généralement réglée d'après les contacts et les
fréquentations.

Enfin la fréquence des cas intérieurs dans les hôpitaux et les
infirmeries, où l'isolement n'a pu être effectué, est encore en faveur
de la contagiosité ; il en est de même de la fréquence des atteintes
dans le personnel infirmier, qui présente avec les malades les
contacts les plus étroits.

La transmissibilité des oreillons ne peut donc être mise en doute.

Caractère de la contagion. — Certaines conditions
régissent toutefois la contagion des oreillons.

Elle est incomparablement moins marquée que celle des fièvres
éruptives, de la rougeole en particulier. Plusieurs faits bien
observés le prouvent nettement.

Un premier, cité par Variot, est fort démonstratif :

Dans une école municipale de Paris, une épidémie d'oreillons se
déclare parmi les enfants de l'école maternelle ; celle-ci est contiguë
à une autre école de jeunes filles recevant plus de 200 élèves ;
une grande porte vitrée et un mur de clôture haut de 2 mètres les
séparent. Or cette école de jeunes filles resta indemne ; une seule fut
atteinte, mais elle allait chaque soir chercher son petit frère à l'école
maternelle.

A Tours, Marvaud a constaté un fait analogue : la caserne Morier
comprend deux groupes de pavillons distincts, séparés par un mur
et affectés l'un à un régiment d'infanterie, l'autre à un régiment de
cavalerie. En 1886, le régiment d'infanterie présenta un grand
nombre d'oreillons ; les cavaliers restèrent complètement indemnes.
En 1887, c'est dans le régiment de cavalerie que la maladie se développa sous forme épidémique ; l'infanterie n'offrit pas un seul cas.

Ces faits sont de nature à prouver que le contage ne semble pas se
transmettre par l'air atmosphérique, puisqu'il a suffi d'un mur peu
élevé pour empêcher la contagion, qui cependant ne peut entraver
les échanges gazeux.

Ce qu'un mur, une porte peuvent faire, peut être réalisé encore
par la distance, tel le fait rapporté par Bussard :

Pendant l'hiver 1874-1875, les oreillons régnaient dans la population
civile de l'île d'Oléron. La garnison casernée dans l'aile droite du
château d'Oléron fut atteinte ; le premier cas fut observé sur un

soldat qui, quinze jours auparavant, avait passé plusieurs heures dans une chambre où se trouvaient deux enfants atteints d'oreillons ; quatre compagnons de chambrée du premier malade présentèrent bientôt après les symptômes des oreillons, puis la maladie se répandit dans les chambrées voisines. Dans l'aile gauche du château, séparée de la droite par une large cour, se trouvaient 220 disciplinaires de la marine, habitant la même citadelle, soumis aux mêmes conditions météorologiques que les soldats, faisant quotidiennement des exercices. Aucun d'eux ne contracta les oreillons.

Par conséquent, le germe possède un pouvoir de rayonnement assez limité, une fixité assez accusée, faisant contraste avec la diffusibilité du virus morbilleux. Ces caractères expliquent « la limitation fréquente de la maladie à une fraction de corps de troupe, à une partie du casernement, alors même que les contacts ne sont pas supprimés entre les groupes qui subissent des atteintes et ceux qui sont épargnés par elles » (Kelsch).

Ces épisodes peuvent expliquer certains faits de non-contagion, observés par certains auteurs (Vogel, Valleix, Bouchut, Béhier) et mis en avant pour dénier aux ourles tout pouvoir de transmissibilité. Ces faits négatifs ne sauraient prévaloir contre les faits positifs bien observés. Ils sont seulement de nature à montrer que la contagiosité des ourles est moins extensive que celle des fièvres éruptives, de la diphtérie, etc. D'ailleurs, même dans ces dernières, ne trouve-t-on pas des faits analogues que la science épidémiologique est encore parfois impuissante à expliquer ?

Périodes de contagiosité. — Les documents ne sont pas abondants sur cette question. Néanmoins des notions assez précises se dégagent de quelques faits bien étudiés.

La contagiosité des oreillons s'exerce déjà à la fin de la période d'incubation, au moment où se produisent les malaises prodromiques, qui annoncent l'invasion de la maladie, c'est-à-dire vingt-quatre heures au moins avant la fluxion parotidienne, à un moment donc où il est impossible d'établir le diagnostic (Rendu). Le fait a été confirmé par Sevestre, Comby, qui ont vu plusieurs fois la contagion s'opérer avant l'apparition des symptômes caractéristiques de la maladie. Dans cet ordre d'idées, il est bon de rappeler le fait observé par Feulard, d'une jeune fille qui, en incubation d'oreillons, danse dans un bal avec plusieurs jeunes gens et communique l'infection à huit d'entre eux.

Cette particularité est à rapprocher de ce qui se passe pour la transmission de la rougeole, qui s'opère presque toujours pendant la période prodromique. D'après Rendu, c'est pendant les quarante-huit premières heures de l'invasion que le contage ourlien, comme le contage morbilleux, présente son maximum de transmissibilité. Cette contagiosité à la période prodromique n'est d'ailleurs pas sans augmenter les difficultés de la prophylaxie ; elle explique à la fois l'extension considérable et la longueur des épidémies dans les milieux propices, comme les lycées et les casernes.

D'autre part, il n'est pas douteux que les oreillons restent contagieux pendant l'évolution de la maladie confirmée, pendant la durée de la tuméfaction parotidienne.

Rendu, Sevestre estiment que la contagiosité prend fin quatre à cinq jours après l'éclosion de la fluxion parotidienne et surtout après la disparition des oreillons ; d'après eux, le convalescent ne saurait être un danger pour les sujets indemnes ; aussi s'élèvent-ils contre les instructions de l'Académie de médecine, d'après lesquelles, dans les écoles, les lycées, les élèves atteints d'oreillons ne peuvent être rendus à la vie commune avant les trois semaines qui suivent leur guérison. Les faits démontrent cependant que les convalescents peuvent encore être contagieux. Tel celui que Bernutz a rapporté : « Trois enfants d'une famille à laquelle je donnais mes soins eurent successivement les oreillons ; je prévins les parents que la maladie était contagieuse, et je leur recommandais d'isoler les malades. Au bout de *six semaines*, les parents me demandèrent si leurs enfants pourraient sans danger aller rendre visite à la famille de leur oncle, qui était à la campagne, et dont j'étais également le médecin. Ils y allèrent et communiquèrent la maladie qu'ils venaient d'avoir à leurs deux petits cousins. A cette occasion, j'ai perdu la clientèle des deux familles. »

Voici un autre exemple rapporté par la statistique médicale de l'armée de 1887 : un brigadier d'artillerie de Montbéliard contracte les oreillons. Convalescent depuis plus d'une semaine, il est renvoyé à son corps, et, onze jours après son retour et sa reprise de service, il communique les oreillons à son voisin de lit.

En réalité, les exemples de cet ordre ne sont pas exceptionnels, mais ils n'ont guère attiré l'attention. D'ailleurs la persistance de l'agent pathogène chez les sujets guéris de la tuméfaction parotidienne s'accuse par l'apparition, non exceptionnelle, des orchites un mois ou même deux mois après l'engorgement parotidien.

Par conséquent les oreillons sont contagieux dès la fin de la période d'incubation, pendant la période prodromique ; ils le sont encore pendant la période d'état et même pendant la convalescence.

Incubation. — L'incubation des oreillons est plus longue que celle des fièvres éruptives ; les auteurs ne sont pas d'accord pour en fixer la durée.

Gerhardt attribue à l'incubation une durée qui peut varier de une à trois semaines.

Rilliet et Barthez l'estiment à vingt à vingt-deux jours ; cependant ils signalent des cas où l'éclosion des oreillons est survenue le dix-huitième, le quatorzième et même le huitième jour. Durant l'épidémie de Genève, Rilliet et Lambard ont observé le plus souvent une incubation de vingt à vingt-deux jours.

Luche estime au minimum dix-sept à dix-huit jours le stade d'incubation. C'est à ce chiffre que s'arrêtent Roth, Pearse.

D'Espine et Picot prétendent qu'elle oscille entre quatre et vingt-six jours, avec une durée habituelle de deux à trois semaines; Merklen, entre quinze et vingt-six jours; Sevestre, Cadet de Gassicourt, vingt jours.

On voit, d'après ces chiffres, qu'en général la durée d'incubation des oreillons est de dix-huit à vingt jours, entre le moment de la contamination et celui où l'on voit apparaître les malaises prémonitoires de la tuméfaction ourlienne.

Toutefois ces limites sont parfois dépassées. Il est difficile de connaître la cause de ces variations : elles peuvent dépendre de l'âge des sujets, de leur degré de réceptivité; mais on est fort mal renseigné à cet égard.

Siège du virus. — Le virus siège assurément au niveau des glandes intéressées par le processus ourlien. On conçoit, par la simple logique, que sa localisation sur les glandes non ouvertes à l'extérieur (pancréas, testicule, ovaire, etc.) ne présente pas grand intérêt pour la contagion, puisque le germe supposé ne peut être émis dans le monde extérieur. Il n'en est pas de même de sa localisation parotidienne, bien qu'il soit de règle que, chez tout oreillard, la sécrétion salivaire soit tarie. La présence très vraisemblable au niveau de la muqueuse bucco-pharyngée de ses produits d'excrétion est autrement importante à considérer. C'est sans doute par cette voie qu'il est émis au dehors à la faveur des particules de mucus buccal, projetées lors de l'acte de la parole, de la toux, de l'éternuement.

Modes de contamination. — Cette dernière particularité est de nature à expliquer la propagation par *contagion directe*, qui s'exerce d'autant mieux que les contacts sont plus étroits et plus prolongés; elle est indiscutable et certes la plus fréquente.

Néanmoins, quelques observations montrent que le contage peut survivre à la maladie et persister dans le monde extérieur une fois qu'il a quitté l'organisme du malade, pour assurer ensuite la *contagion indirecte*.

C'est ainsi que les locaux contaminés par les malades qui les ont habités ont pu être incriminés par Roth dans le fait suivant : une malade contracte les oreillons dans une salle d'hôpital qui avait abrité peu de temps auparavant des sujets atteints de cette affection.

La statistique médicale de l'armée de 1889 mentionne que le 29º bataillon de chasseurs fut atteint, un mois après son retour de Tunisie à Vincennes, pour avoir occupé un casernement précédemment infecté par un régiment de ligne.

De même, en 1902, à Abbeville, les ourles se déclarent tout d'abord chez des soldats qui suivaient des cours du soir, dans des salles d'une école où avaient séjourné des enfants, dont quelques-uns étaient atteints d'oreillons.

Il semble aussi que le virus persiste sur les linges et vêtements ayant appartenu aux malades. La statistique médicale de l'armée signale plusieurs faits qui tendent à faire accepter ce rôle de véhicule, joué en quelques circonstances par les effets d'habillement contaminés.

Ce rôle de véhicule paraît d'ailleurs pouvoir être rempli par des personnes saines servant d'intermédiaires animés : un assistant du service de Roth, après avoir examiné un ourleux, était allé rendre visite à une dame de la ville qu'il avait l'habitude de soigner : dix-huit jours après, cette dame était prise d'oreillons sans que l'assistant les ait lui-même contractés.

Causes secondes, favorisantes. — Comme toutes les maladies infectieuses, l'éclosion des oreillons est soumise à l'action des causes favorisantes, dont les unes sont intrinsèques, les autres extrinsèques. Elles ne créent pas de toutes pièces l'infection ourlienne, mais elles contribuent à favoriser la pullulation, le pouvoir pathogène et la transmission du germe spécifique.

Parmi les *facteurs individuels* qu'il y a lieu d'incriminer, l'*âge* des sujets exerce une action nettement prépondérante. Les chiffres établis par Rilliet à l'occasion d'une épidémie qui sévit à Genève en 1848 et 1849 et fournit 85 atteintes, sont éloquents à cet égard :

De 0 à 2 ans	0 cas.
De 3 à 5 ans	7 —
De 5 à 10 ans	18 —
De 10 à 15 ans	19 —
De 15 à 20 ans	20 —
De 20 à 30 ans	9 —
De 30 à 40 ans	8 —
De 40 à 50 ans	2 —
De 50 à 60 ans	1 —
De 60 à 70 ans	1 —
	85 cas.

Les statistiques urbaines établies depuis cette époque sont pour ainsi dire calquées sur cette dernière.

Ces chiffres montrent donc qu'au-dessous de deux ans les enfants jouissent d'une immunité qui fait contraste avec la réceptivité des sujets plus âgés. C'est la deuxième enfance et l'adolescence qui présentent la plus grande prédisposition ; c'est entre cinq et vingt-cinq ans que cette dernière présente son maximum. C'est à partir de quarante ans que cette prédisposition est le moins accusée (1).

(1) Ces règles comportent toutefois des exceptions. On a cité en effet quelques atteintes chez l'enfant nourrisson. Daugaix a observé le cas d'un enfant qui, le

L'influence de l'âge se retrouve encore dans les milieux comme l'armée, composée d'hommes d'âge adulte. Les chiffres montrent nettement la prédilection des ourles pour les sujets les plus jeunes. Durant la période de 1888 à 1902, Kelsch a relevé les faits suivants :

Officiers... 2 p. 10 000
Sous-officiers............. 3,131   —
Soldats de plus d'un an de service............. . 10,143   —
Soldats de moins d'un an de service............ 22,201   —

Jacquin, lors de l'épidémie du 135e de ligne à Cholet, en 1879, rapporte que les hommes du 72e territorial, répartis dans diverses compagnies du 135e, restèrent indemnes, quoique ayant fait leur période de treize jours au moment de l'acmé de l'épidémie qui sévissait chez les soldats de l'armée active. Un tel exemple ne saurait être mieux choisi pour démontrer l'influence de l'âge dans l'étiologie des oreillons. Les quelques exceptions à cette règle ne sauraient prévaloir contre la quantité de faits qui le mettent si notoirement en évidence.

La *profession* doit entrer encore dans une certaine mesure en ligne de compte, non pas tant par elle-même que par les conditions d'existence qu'elle impose à ceux qui l'exercent. Il est bien avéré que les jeunes gens qui vivent au milieu d'agglomérations comme les lycées, les casernes, les ateliers et usines, où la promiscuité est étroite, sont plus prédisposés que d'autres à être victimes de la contagion.

On sait, par contre, combien l'existence à la campagne, dans les champs, en assure la rareté ; la vie au grand air, l'isolement relatif de ceux qui la mènent rendent plus difficile la propagation des oreillons.

L'influence des agglomérations contribue à rendre les atteintes non seulement plus denses, mais aussi plus sérieuses. De même encore la marche, les exercices physiques semblent prédisposer, plus que les professions sédentaires, aux complications testiculaires.

D'après Hippocrate, qui découvrit la célèbre épidémie de Thasos, il semble que les ourles atteignent plus fréquemment le *sexe* masculin que le sexe féminin. Cette notion était devenue pour ainsi dire classique, sans qu'on ait pu en saisir la raison. Kelsch, dans l'enquête qu'il a menée d'après les documents de l'Académie de médecine, n'a pu la confirmer, où il vit dans divers épisodes le maximum des cas porter tantôt sur les hommes, tantôt sur les femmes.

jour de sa naissance, contracta les oreillons (la mère en était atteinte depuis quelques jours). Évrard signale que, durant l'épidémie de Beauvais de 1878, quelques vieillards présentèrent des ourles. J. Walcott mentionne le cas d'un vieillard de quatre-vingt-dix-neuf ans qui en fut atteint et mourut quelques jours après, avec les symptômes de paralysie cardiaque.
L'immunité qui s'attache aux âges extrêmes de la vie n'est donc que relative.

L'*immunité* ourlienne est admise par tous. Les anciens ourleux qui se trouvent dans un milieu épidémique ne contractent pas en général les oreillons. Rilliet, Hirsch, citent de multiples faits qui prouvent nettement cette immunité. D'après Kelsch, « en 1877 et 1878, le 125ᵉ de ligne subit respectivement à Paris et à Poitiers, deux épidémies sévères par le nombre des malades. Or aucun des hommes qui en furent attaqués dans la première n'en devint victime dans la seconde. » Toutefois, cette immunité n'est pas absolue : en maints épisodes épidémiques, on signale des faits montrant des récidives, se produisant chez d'anciens oreillards. Certains sujets sont atteints deux et même trois fois durant la même épidémie (Antony, Catrin, Tartière, Martin, etc.). J'ai observé plusieurs cas analogues.

Parmi les *causes extrinsèques*, le rôle des *facteurs atmosphériques* est indéniable, à tel point que, pour les anciens, ils pouvaient à eux seuls créer les oreillons. Sans être aussi importante dans la genèse de ce dernier, leur influence est néanmoins importante à considérer.

Le rôle favorisant du froid a maintes fois été incriminé à juste titre, semble-t-il, chez des sujets exposés au courant d'air, restant couchés près de portes ou de fenêtres ouvertes, chez les soldats faisant l'exercice sur des champs de manœuvre exposés aux vents froids.

En se plaçant à un point de vue plus général, il est bien avéré que les épidémies d'oreillons commencent d'ordinaire en hiver et au printemps, alors que le temps est froid, humide ou pluvieux. Ce fait s'accuse nettement quand on considère les recrudescences des atteintes, se produisant par intervalles plus ou moins espacés ; elles surviennent avec les recrudescences de froid, de pluie, de neige, de brouillard : ce parallélisme étroit est mis en évidence en de nombreuses épidémies rapportées par les médecins militaires, où l'on voit les rémissions coïncider avec l'élévation de la température et les exacerbations avec son abaissement.

L'*influence saisonnière* n'est pas moins manifeste ; Kelsch, étudiant tous les documents concernant 115 épidémies d'oreillons, a noté les particularités suivantes :

36 sont nées en	janvier.
14 — —	février.
11 — —	mars.
6 — —	avril.
8 — —	mai.
5 — —	juin.
2 — —	juillet.
2 — —	août.
0 — —	septembre.
2 — —	octobre.
5 — —	novembre.
24 — —	décembre.

En les rapportant aux saisons au cours desquelles leur évolution s'est produite, on constate que :

39 ont régné en hiver.
32   —   en hiver et au printemps.
19   —   au printemps.
9   —   au printemps et en été.
5   —   en été.
2   —   en hiver, printemps et été.
1   —   en automne et hiver.
5   —   pendant une année entière.

Ces chiffres montrent donc la prédilection indiscutable de l'infection ourlienne pour la saison froide (hiver et printemps).

Ces faits, sont, d'ailleurs corroborés par l'évolution annuelle des ourles dans l'armée. Les courbes empruntées à la statistique médicale de l'armée le démontrent surabondamment.

Le chiffre des atteintes commence à s'accroître à partir du mois de novembre ; ce mouvement ascensionnel continue à s'accuser jusqu'au mois de mars et avril ; le déclin se dessine alors pendant les époques chaudes de l'année, jusqu'en octobre.

L'influence des *climats* ne paraît pas très marquée, les oreillons sévissant également tant dans les pays tempérés que dans les zones tropicales, où d'ailleurs on constate une courbe sensiblement parallèle à celle qu'ils suivent en nos régions.

On voit donc que ces causes secondes ne sont pas négligeables dans l'étiologie des oreillons. Si elles sont incapables de provoquer l'infection de toutes pièces, elles interviennent néanmoins dans son déterminisme, en préparant l'organisme à subir les méfaits de l'agent pathogène spécifique.

PROPHYLAXIE.— L'étude étiologique qui précède nous a montré que les oreillons étaient très contagieux ; de plus, elle a prouvé que le foyer infectieux essentiel du contage était constitué avant tout par l'homme malade qui le dissémine autour de lui, déjà pendant la période des prodromes, durant toute la période évolutive et même pendant la convalescence. Elle a appris encore que les locaux, les linges, les vêtements infectés par les ourleux pouvaient transmettre le virus aux sujets sains.

De ces notions résumées découlent les règles prophylactiques qui doivent être mises en vigueur pour lutter contre la marche envahissante de l'infection ourlienne.

Quand un cas d'oreillons se déclare dans une famille, l'isolement du malade est de rigueur ; les personnes qui l'approchent doivent prendre les précautions antiseptiques usuelles pour éviter de servir d'intermédiaire animé entre l'oreillard et les personnes saines. Enfin la désinfection des locaux, des vêtements, du linge contaminé par le malade doit être pratiquée.

Les difficultés sont plus grandes quand un cas d'oreillons s'est déclaré dans une agglomération, comme une école ou une caserne. Dans ces deux cas en effet, quand les oreillons sont diagnosticables, quand la fluxion parotidienne a pris naissance, on peut admettre que pendant les quarante-huit heures précédentes, le malade a contaminé les personnes avec lesquelles il a été en contact. Or, si ces dernières se bornaient à être ses voisins de classe ou de chambrée, l'isolement de ses voisins pourrait faire espérer l'extinction rapide de la contagion. Mais il n'en est pas ainsi : le sujet atteint s'est trouvé en récréation avec ses camarades, souvent en dehors de l'école même. Il faudrait donc isoler toute une classe, sans compter que l'enfant a pu être en contact avec des élèves d'autres classes. On conçoit l'impossibilité de cette mesure.

Il en est de même dans les régiments, où l'homme malade a été en contact non seulement avec ses voisins de lit, mais avec ses voisins de réfectoire, avec d'autres camarades à la cantine, pouvant appartenir à d'autres unités. Il a pu les voir en ville, à l'extérieur, et bien souvent on a remarqué, en effet, que la détermination des cas suivant la première atteinte était régie par la fréquentation des amis personnels, des *pays* habitant un bâtiment éloigné de la caserne, ou même des casernes ou des régiments différents.

Peut-être pourrait-on tenter l'isolement non seulement du malade, mais de tous les hommes appartenant à la chambrée de ce dernier : l'isolement durerait un mois environ.

Mais on conçoit que cette mesure ne serait applicable qu'à l'apparition du premier cas ; plus tard, elle deviendrait trop difficile et apporterait trop d'entraves au service.

Quoi qu'il en soit, l'*isolement complet* du malade s'impose. A la caserne, l'isolement à l'infirmerie est insuffisant ; il ne peut y être que très relatif. Il devra être effectué à l'hôpital, où il sera dirigé dans une salle spéciale, jamais dans une salle commune. Il durera au moins vingt jours après la guérison des oreillards.

Les linges, les vêtements, la literie du sujet atteint doivent être désinfectés à l'étuve.

La désinfection des locaux est indiquée : il est vrai de dire que, en plein cœur d'épidémie, elle est assez illusoire. Régulièrement appliquée dans l'armée, elle semble n'avoir jusqu'alors produit aucun résultat utile ; les statistiques mentionnent le fait à propos de toutes les épidémies. Ce n'est pas que la désinfection soit incapable de détruire les germes contenus dans les locaux ; mais, en la pratiquant seule, à l'exclusion de toute autre mesure, on néglige de lutter contre la source même du contage : l'homme malade.

Une excellente mesure à préconiser serait la suivante : l'antisepsie buccale à l'aide de gargarismes à pratiquer chez les sujets qui ont été en contact avec le malade.

L'évacuation des casernes, qu'on a proposée, ne saurait être utile. Les faits montrent, en effet, que les oreillons suivent les corps de troupe dans leurs déplacements. La statistique médicale de l'armée cite l'épisode qui suit : un détachement du 141ᵉ d'infanterie à Aix, atteint par les oreillons, se rend à Marseille, où l'infection l'accompagne, puis à Nîmes, où il va exécuter ses tirs; les cas continuent à se déclarer.

En 1887, on fait évacuer le casernement du 134ᵉ d'infanterie à Mâcon pour une épidémie d'oreillons ; le régiment campe sous la tente, l'épidémie ne cesse pas. Bien au contraire, évacuer une caserne et placer les hommes sous la tente, ou dans des abris provisoires et improvisés, c'est multiplier les contacts, faciliter par conséquent la transmission du germe.

On voit donc combien, en certaines circonstances, la prophylaxie des oreillons est rendue difficile, voire même impossible.

GRIPPE

PAR

Le Dᵣ **FERNAND BEZANÇON** ᴇᴛ   Le Dᵣ **S. I. DE JONG**

Professeur agrégé à la Faculté de médecine de Paris,   Ancien chef de clinique
Médecin de l'hôpital de la Charité.   médicale à la Faculté de médecine de Paris.

Alors que, pour la plupart des maladies infectieuses étudiées dans ce traité, on possède des données solides, soit cliniques, soit épidémiologiques, soit bactériologiques, qui servent de base à leur étude, dans le chapitre de la grippe il n'est presque pas un paragraphe qui ne soit sujet à discussion. Dès l'abord, en effet, on est arrêté par la définition à donner d'une maladie dont la clinique est protéiforme, dont la spécificité bactériologique n'est rien moins qu'établie, dont l'épidémiologie, de par l'abondance même de documents s'appliquant peut-être à des maladies différentes, n'est nullement fixée. Il est même curieux de constater que c'est probablement à cause de l'imprécision du tableau nosologique, auquel correspond le mot de grippe, que les médecins le prononcent si facilement devant des états infectieux mal caractérisés ; puis, lorsque apparaît avec évidence l'affection que cachait le vague syndrome désigné par ce mot commode, on parle de complications : que de grippes se sont ainsi compliquées (?) de tuberculose.

D'ailleurs, cette « question de la grippe » ne date pas d'hier, comme voudraient le faire croire certains esprits malveillants qui s'obstinent à vouloir opposer la clinique au laboratoire et à prétendre que c'est là une controverse de « savants » ou de « bactériologistes », ignorants par définition de la clinique.

En effet, comme nous le verrons plus loin, l'idée de la non-spécificité de la grippe et la tendance à en faire une bronchite épidémique, un catarrhe saisonnier exalté se retrouve dans les écrits des médecins de la grande période clinique où s'établissent les cadres nosographiques, période qui occupe la moitié du xixᵉ siècle. Sans parler de la fameuse boutade de Broussais (1), Béhier et Hardy, Brochin, Gintrac, Colin, etc., rapprochaient la grippe et les catarrhes vulgaires et en faisaient une bronchite épidémique. Quand on parcourt les textes, on constate que la controverse sur la place de la grippe en nosographie

(1) Bʀᴏᴜssᴀɪs : « La grippe est une invention des gens sans le sou et des médecins sans clients, qui, n'ayant rien de mieux à faire, se sont amusés à créer ce farfadet. »

s'est élevée du jour même où une nosographie est apparue. Tout ce que l'on peut reprocher à la bactériologie, c'est de n'avoir pas, malheureusement, apporté la solution du problème, puisque la spécificité du cocco-bacille de Pfeiffer est de moins en moins admise. Comme cette spécificité du cocco-bacille a semblé certaine pendant quelques années, la question de la grippe, maladie épidémique à microbe spécifique, semblait résolue aux auteurs qui ont écrit les plus récents articles didactiques sur cette question, et qui étaient encore sous l'impression de la pandémie de 1889 (1).

Le problème bactériologique de la grippe ne pouvant plus être considéré comme résolu, le vieux problème nosographique renaît. Le but de cet article sera précisément de tâcher de montrer, en dehors de toute idée préconçue, comment à l'heure actuelle se pose la question d'après les principaux documents que nous possédons.

HISTORIQUE ET ÉPIDÉMIOLOGIE. — On peut reconnaître trois périodes à l'histoire de la grippe. Avant 1837 — de 1837 à 1889 — de 1889 à 1911. La première période est une période de confusion ; la deuxième correspond à l'époque où se précisent les décisions nosographiques cliniques basées sur l'anatomie pathologique ; la troisième est la période bactériologique de la grippe.

I. **La grippe avant 1837.** — Jusqu'au xixᵉ siècle, la nosographie n'est pas assez avancée pour que l'on puisse réellement retrouver la grippe, telle qu'elle nous est apparue en 1889, dans toutes les épidémies désignées comme telles, et dont l'énorme liste se trouve reproduite dans tous les articles classiques. Le nom même de grippe ne fut employé qu'en 1742 ; le terme d'influenza avait déjà été employé en 1702 au cours d'une épidémie à Milan (2). Dans les thèses et les articles classiques sur la question (3), on retrouve toute une liste d'états épidémiques variés, dont quelques-uns ressemblent à la description classique de la griffe catarrhale, mais où on a souvent l'impression qu'il s'agissait de maladies différentes. Comme le faisait déjà remarquer Brochin, certaines épidémies sont des épidémies de méningite cérébrospinale (épidémie de 1575, épidémie anglaise de 1737, de 1753 surtout), de diphtérie (1737 et 1742-43), peut-être de fièvre typhoïde, de suette

(1) On consultera avec fruit l'article de F. WIDAL (Traité de médecine CHARCOT-BOUCHARD, 2ᵉ édit.), de NETTER (Traité de médecine BROUARDEL-GILBERT, fasc. IX), le volume d'ANDRÉ (Paris, 1908), l'article de LEICHTENSTERN (Spezielle Pathologie de NOTHNAGEL, vol. IV, fasc. I), le Traité des maladies épidémiques de KELSCK, l'article de HUTINEL et DARRÉ (Maladies des enfants, t. I).

(2) D'ailleurs la synonymie de la grippe prouve déjà et la variété des symptômes observées au cours de ces états épidémiques anciens, et la confusion probable avec d'autres maladies : coqueluche, coquette, générale, dando, tac, horion, petite poste, petit coursier, cocotte, rhume épidémique, fièvre catarrhale, synoque catarrhale, bronchite épidémique, morbo-russo (Italie), influencia russia, épidémie catarrhale (Angleterre), epidemischer Husten, russische Krankheit.

(3) On consultera notamment l'article *Catarrhes* de BROCHIN dans le Dictionnaire Dechambre (1873) et le volume du Pʳ ANDRÉ (de Toulouse), La grippe ou influenza, 1908.

miliaire et de paludisme (épidémies italiennes). Pendant plusieurs siècles, ce fut d'ailleurs surtout avec la coqueluche que la grippe a été confondue, jusqu'au xviiie siècle, bien que la description de Baillou date de 1578. Cette confusion, certaine pour le xive et le xve siècle, se retrouve encore aux xviie et xviiie. Les épidémies de 1658 (Willis), de 1724, de 1727, furent des épidémies de coqueluche, semble-t-il.

Quoi qu'il en soit, depuis 1403, année où « plus de cent mille personnes à Paris perdirent le boire, le manger et le reposer », et où au Parlement « le greffier ne put rien enregistrer et fut-on contraint d'abandonner le plaidoyé », jusqu'en 1837 les principales épidémies « catarrhales » se produisirent en 1580 (généralisation à toute l'Europe), en 1663 (Venise), en 1675 (Sydenham), en 1729-1730 (qui ressemble le plus à l'épidémie de 1889), en 1782 (qui de Russie gagna toute l'Europe), en 1803 en France. Dans la description de ces épidémies, on retrouve toute la pathologie ; mais on peut considérer comme analogues à la pandémie de 1889 celles de ces épidémies où dominaient les accidents pulmonaires, avec dépression nerveuse. Ainsi, en 1729, l'épidémie s'étendit en Saxe, en Allemagne, en Suisse, en Hollande, en Angleterre, en Écosse, en France, en Italie, en Espagne, puis en Amérique. On observa de la céphalalgie, des épistaxis, du catarrhe suffocant, des pneumonies ; les vieillards furent particulièrement atteints. En 1782, les symptômes consistèrent surtout en troubles thoraciques et cérébraux avec vives douleurs sternales, interscapulaires, prostration extrême ; en Angleterre, les quatre cinquièmes de la population furent atteints. L'expansion générale de l'épidémie fut lente ; mais, dans chacun de ses foyers, sa diffusion fut si rapide qu'on l'appela catarrhe fulgurant (Blitz-Katarrh).

L'intérêt de l'épidémie de 1782 réside également dans ce fait célèbre du grand nombre de personnes frappées à Pétersbourg le jour même, à la suite d'un brusque relèvement de la température.

II. **La grippe de 1837 à 1889.** — Deux grandes épidémies de grippe sont signalées pendant cette période, l'une en 1837, l'autre en 1847. Si le qualificatif de grippe est douteux pour l'état épidémique ayant précédé et suivi le choléra de 1832 (grippe de 1831 et 1833), il est certain qu'une pandémie importante sévit en 1837 sur laquelle nous possédons d'importants documents, et notamment l'étude de Petrequin (1) et de Nonat (2). « Elle débute à Paris du 15 au 20 janvier, se révèle au bureau central le 25, se généralise le 30, est à son summum du 1er au 10 février, est éteinte le 11 mars. » Elle envahit en février les départements.

Sa description clinique ne diffère pas du tableau de celle de 1889, que nous verrons plus loin. Quant à sa marche épidémiologique, elle

(1) Petrequin, Recherches pour servir à l'histoire générale de la grippe de 1837 en France et en Italie (Gazette méd. de Paris, 23 déc. 1837, n° 51).
(2) Nonat, Arch. gén. de méd., 1837.

avait frappé d'abord l'Angleterre et semble s'être propagée au même
moment dans les directions les plus opposées ; en France, elle atteignit
d'abord l'ouest puis le Midi après Paris. Nous signalerons encore que
les pneumonies jouèrent un rôle fondamental dans cette épidémie et
qu'on se demanda déjà à cette époque s'il fallait penser à l'existence
d'une épidémie de pneumonies distincte de l'épidémie de grippe, ou à
l'existence de pneumonies grippales, les uns voulant décrire des
pneumonies grippales avec des lésions spéciales, les autres soutenant
que rien ne différenciait ces pneumonies des pneumonies graves
habituelles. Notons encore que la grippe se caractérisa déjà par un
réveil de toute la pathologie : pneumonies, urticaires, éruptions
scarlatiniformes, méningites cérébro-spinales, cystites, otites, rhuma-
tismes articulaires, etc. « Autour de ce type moyen se groupaient
des cas d'une intensité moindre et d'une intensité beaucoup plus
grande, avec toutes les nuances intermédiaires possibles, depuis les
degrés les plus simples et en quelque sorte rudimentaires, où les
malades ne présentaient, pendant deux ou trois jours, qu'un peu de
courbature avec quelques accès de toux, de l'enchifrènement et
quelques douleurs vagues, jusqu'aux degrés les plus élevés en gravité,
c'est-à-dire jusqu'à ceux qui entraînaient la mort, les malades
succombant soit à un accès de catarrhe suffocant, soit à une véritable
pneumonie, soit, mais ceci est moins péremptoirement établi, à la
violence des phénomènes nerveux qui avaient pris chez quelques
sujets les caractères de la méningite cérébrale ou cérébro-spinale »
(Brochin) (1).

La mortalité de cette épidémie fut considérable, et on parla à
Londres de mille morts par jour, à l'acmé de l'épidémie.

En 1847, la grippe fut surtout grave à Londres et à Genève. A Paris,
elle fut relativement bénigne. Elle fut caractérisée par des pneumonies,
mais moins graves qu'en 1837, par de l'herpès, par l'importance des
phénomènes articulaires et des accidents cutanés. Graves, qui la
décrivit, nota qu'elle ne suivit aucune marche régulière dans sa propagation.

Depuis 1847 jusqu'en 1889, on trouve mentionnée toute une série
d'épidémies qualifiées de grippe ; mais ici on note l'apparition dans
toute son ampleur d'un problème nouveau qui n'est pas encore résolu
aujourd'hui : le problème des relations existant entre les états saisonniers et les grandes pandémies. C'est pour cette raison d'ailleurs que
nous avons isolé cette période étiologique de la grippe, période de
discussion entre les cliniciens sur des rapports existant entre les
grandes et les petites épidémies, alors que la bactériologie n'était
pas encore inventée.

Sur ces épidémies saisonnières, plus ou moins intéressantes, nous

(1) BROCHIN, article *Catarrhes* du Dictionnaire DECHAMBRE, p. 246.

avons de nombreux documents, les plus typiques étant les rapports présentés à la Société médicale des hôpitaux de Paris par une commission des épidémies, rapports destinés à caractériser « les constitutions médicales » du trimestre écoulé (1862-1883). Dans les discussions qui suivaient l'exposé du rapport, on retrouve les tendances personnelles de chaque auteur, à une époque où l'on essayait de faire cadrer les vieilles idées humorales (vieilles idées redevenues en partie les nôtres) avec les idées nouvelles d'anatomie pathologique, et où les cadres nosographiques se créaient très laborieusement d'ailleurs. La question de la grippe se rattache nettement à cette époque aux idées sur les catarrhes et « l'affection catarrhale » à laquelle Fuster (1), dans une monographie retentissante, rattachait presque toute la pathologie, et que Brochin a exposées dans son remarquable article « Catarrhe » du Dictionnaire Dechambre (1873). Brochin classe les affections catarrhales en :

Déterminations catarrhales locales aiguës : coryza, trachéobronchite, bronchopneumonie, angines catarrhales, catarrhe œsophagien, buccal (stomatite), gastrique, intestinal (dysenterie), vésical, biliaire, etc. ;

Déterminations catarrhales locales chroniques ;

Complications catarrhales ;

Diathèse catarrhale ;

Fièvre catarrhale.

La fièvre catarrhale est « une de nos grandes pyrexies saisonnières... Elle débute par un sentiment de malaise et de lassitude générale ou de courbature, par un mouvement fébrile d'invasion, frissons erratiques revenant à plusieurs reprises et suivis d'accélération du pouls, de chaleur sèche ; céphalalgie intense sus-orbitaire, quelquefois générale ; douleurs contusives quelquefois assez vives dans les membres. Tous ces symptômes... s'accompagnent d'une prostration souvent extrême et qui contraste avec la faible intensité du mouvement fébrile... Tels sont les phénomènes du début de la première période de la fièvre catarrhale ; bientôt survient une toux sèche ;... en un mot tous les symptômes du rhume, du coryza et de la laryngo-bronchite à leur début ou à leur période de crudité. La maladie suivant son cours naturel... fait place à une nouvelle série de phénomènes qui constituent ce que les anciens appelaient la coction. La toux, de sèche qu'elle était, devient humide, l'expectoration s'établit avec ses modifications graduelles habituelles d'abord séreuses, filantes, glaireuses, transparentes, puis muqueuses, plus épaisses, plus ou moins visqueuses et enfin puriformes vers la fin... A cette période se manifeste presque toujours un état saburral plus ou moins accusé... Telle est la fièvre catarrhale sporadique dans ses éléments les plus simples et dans sa

(1) FUSTER, Monographie clinique de l'affection catarrhale, Montpellier, 1861.

marche la plus commune. On en aura le tableau a peu près complet si on y ajoute quelques troubles du côté du système nerveux, une céphalalgie intense persistante, quelques vertiges, des douleurs vagues dans les membres et quelquefois dans les articulations et enfin des névralgies ».

Plus loin Brochin décrit des épidémies catarrhales :

« On n'aurait de l'affection qu'une idée bien incomplète si on la bornait à la notion de la fièvre catarrhale vulgaire sporadique, dont nous venons d'esquisser rapidement l'histoire. L'affection catarrhale est surtout une maladie collective, qui atteint et frappe simultanément les populations en masses... Il n'est pas d'année, en effet, dans nos climats, qu'on n'observe simultanément, principalement pendant la période hivernale, mais surtout aux deux époques extrêmes de cette période, un grand nombre d'affections catarrhales, tantôt simples et apyrétiques, coryza, laryngo-trachéites et trachéobronchites, angines, etc., tantôt pyrétiques à forme ordinairement rémittente et s'accompagnant presque toujours alors d'un état gastro-intestinal, de céphalalgie intense et souvent de douleurs névralgiques et rhumatoïdes. En même temps les affections phlegmasiques pulmonaires ainsi que presque toutes les maladies aiguës saisonnières concomitantes, telles que les fièvres éruptives, revêtent d'une manière plus ou moins manifeste le caractère catarrhal... Cependant, parfois. ce sont alors de véritables épidémies, dans l'acception complète et réelle du mot, c'est-à-dire des maladies qui, nées sur un point, s'étendent, se propagent, gagnant de proche en proche les populations, comme si elles obéissaient à une impulsion inconnue ... Il faudrait un volume pour reproduire l'histoire des constitutions et des épidémies catarrhales dont les auteurs nous ont transmis des relations. » Et Brochin rappelle les 92 épidémies admises par Fuster, en fait la critique que nous avons citée plus haut (il s'agissait parfois de coqueluche, de méningite cérébro-spinale, de diphtérie) et se pose la question :

« Devons-nous mettre au rang des fièvres catarrhales les épidémies si fréquentes dans le siècle dernier et de nos jours, désignées plus particulièrement en Angleterre sous le nom d'influenza, et en France sous celui de grippe ? »

C'est qu'en effet certains auteurs tendent déjà à faire de la grippe pandémique une maladie « pestilentielle » voisine du choléra.

Petrequin (1) fait de la grippe une maladie spécifique générale ; Graves (2) veut que l'on sépare l'influenza des affections catarrhales qui se rencontrent presque toutes les années dans les climats tempérés. L'article de Raige-Delorme (3), plus ancien (1836), avait déjà considéré la grippe comme « une maladie *sui generis*, produite

---

(1) Petrequin, *loc. cit.*
(2) Graves, Leçons de clinique médicale, 1862.
(3) Raige-Delorme, Dictionnaire de médecine en 30 volumes, 1836.

comme la peste noire du xive siècle et comme le choléra de notre siècle, par une cause inconnue mais générale ». Les auteurs du *Compendium* (1) en font également une maladie générale, épidémique, mais comme Monneret et Fleury, auteurs de l'article, comprennent dans la fièvre catarrhale, qu'ils considèrent comme une pyrexie spéciale, la coqueluche et la diphtérie à côté de la grippe, leur opinion n'est pas très intéressante.

En revanche, beaucoup d'auteurs, ou rangeaient la grippe parmi les bronchites et n'en faisaient qu'une forme spéciale, épidémique, des bronchites saisonnières, ou rapprochaient la grippe des fièvres catarrhales saisonnières.

Hardy et Behier (2) protestent contre la tendance à classer la grippe parmi les maladies pestilentielles. « La grippe n'est pas une bronchite ordinaire, mais à notre avis c'est une bronchite... » Si on envisage que tous les phénomènes de la grippe désignés comme phénomènes constants, céphalalgie, brisure des membres, ne sont autre chose à proprement parler que l'exagération des phénomènes exprimés très légèrement dans les bronchites sporadiques, on sera conduit, comme nous l'avons été nous-mêmes, à voir dans la grippe une bronchite modifiée dans son expression symptomatique par la forme épidémique qu'elle a revêtue.

En 1858 Forget (3) avait défendu avec vigueur des idées analogues.

En 1872, Gintrac (4) écrit : « La grippe..., c'est une bronchite épidémique avec des phénomènes généraux particuliers, et non une maladie générale avec des phénomènes de bronchite. »

En 1873, Brochin, auquel nous avons déjà fait de nombreux, emprunts soit dans l'article catarrhe, soit dans l'article grippe du Dictionnaire Dechambre, discute très longuement la question et conclut (5) : « De ces deux ordres de faits, l'un est général et constant : c'est le retour périodique annuel et aux mêmes époques de l'année, à quelques légères oscillations près, des affections catarrhales aiguës simples. L'autre variable, inconstant et irrégulier, est la manifestation, à certaines époques plus ou moins éloignées, souvent distantes les unes des autres, d'un grand nombre d'épidémies catarrhales. Ces épidémies, tout en tenant manifestement par leurs expressions symptomatiques principales de l'affection catarrhale simple ou commune, se présentent sous des variétés infinies de degrés et de formes,

(1) MONNERET et FLEURY, Compendium de médecine pratique, 4e volume, art. *Grippe*, 1841.

(2) HARDY et BEHIER, Traité élémentaire de pathologie interne, 1864, 2e édition, p. 774 et suiv.

(3) FORGET, Principes de thérapeutique générale et spéciale, 1860, et *Gaz. méd. de Strasbourg*, 1858.

(4) GINTRAC, Dictionnaire JACCOUD, article *Grippe*.

(5) BROCHIN, art. *Catarrhes*, p. 267.

depuis le plus simple rhume en apparence jusqu'à ces fièvres catarrhales ataxo-adynamiques qui confinent, d'une part, par l'extension
et la profondeur qu'acquiert parfois la lésion locale des membranes
muqueuses aux affections diphtériques, de l'autre, par l'intensité de
l'état fébrile et des phénomènes nerveux qui le compliquent ou par
l'association de la phlegmasie catarrhale avec un élément septique
connu ou inconnu, aux affections méningitiques cérébro-spinales ou
à certaines fièvres d'apparence putride et infectieuse auxquelles on
les a quelquefois assimilées. »

Quelques années plus tard, Colin (1) écrivait également : « Des
formes » intenses revêtues par la grippe en 1837, nous pourrions
rapprocher chaque année un nombre plus ou moins considérable
d'affections catarrhales, indépendantes de toute épidémie générale,
survenant par le fait du retour des constitutions de la saison froide
et dans lesquelles les symptômes nerveux prédominent sur les signes
d'irritation des muqueuses... Il y a de même des constitutions hivernales et printanières dans lesquelles la tendance aux pneumonies est
aussi considérable que dans les épidémies d'influenza par le type
rémittent de la fièvre, par la profonde adynamie, par la fugacité des
phénomènes locaux ; ces pneumonies correspondent aux pneumonies
grippales... » Et il conclut : « Plus nous observons, moins nous croyons
à une différence nosologique absolue entre la grippe et le catarrhe
saisonnier... La grippe ne doit pas continuer à représenter le type
de la grande épidémie, de l'épidémie étrange nouvelle. Elle ne peut
continuer à figurer auprès des maladies dont la léthalité extrême
et l'étrangeté bien autrement grande repoussent une telle assimilation : peste noire, choléra.

« *Au lieu de représenter l'épidémicité dans ce qu'elle a de plus net, de
plus détaché des affections banales, elle témoigne au contraire, à notre
sens, de l'aptitude de certaines maladies très vulgaires à prendre
des allures épidémiques.* »

Enfin il serait très intéressant de citer encore à ce point de vue le
détail des communications faites à la Société médicale des hôpitaux de 1862 à 1883, au cours de la discussion des rapports de la
commission des épidémies, mais nous voulons nous borner et nous
rappellerons simplement ce que nous disions en 1905 :

« Les petites épidémies comprennent en quelque sorte trois degrés :
ou bien la quantité des individus atteints et la gravité des atteintes
sont suffisantes pour que tous les médecins parlent d'épidémie et
de grippe (1842, 1848, 1858, 1867, 1868, 1875) ; ou bien, tout en reconnaissant que les affections catarrhales sont plus fréquentes et plus
tenaces que les années précédentes, les médecins hésitent à affirmer
qu'on est en présence d'une épidémie *et, selon leur tendance person-*

(1) Colin, Traité des maladies épidémiques, 1879, p. 500 et 501.

nelles, diagnostiquent bronchites, pneumonie catarrhale ou parlent de grippe (épidémie de l'hiver 1868, novembre et décembre 1871, 1875, 1886); ou bien, enfin, rien dans la multiplicité ou la gravité des cas permet de parler d'épidémie, mais cependant le terme de grippe est appliqué à certaines affections des voies respiratoires, qui, par leur allure anormale et leur ténacité insolite, rappellent les formes observées en temps d'épidémie. »

Notons enfin qu'en 1886, à propos d'une épidémie de pneumonies qui fit le sujet de sa thèse, M. Ménétrier (1) montrait que l'on avait artificiellement séparé les pneumonies grippales des pneumonies franches banales, qu'il n'y avait pas de différence anatomo-pathologiques et cliniques nettes entre elles, et que le pneumocoque seul était la cause de l'épidémie de pneumonies de l'hiver de 1886, considérées comme des pneumonies grippales. Nous sommes en effet au commencement de l'ère bactériologique, qui pour la grippe date de l'épidémie de 1889. *On remarquera seulement, et c'est pour cela que nous avons donné un assez grand développement à ce paragraphe de l'histoire de la grippe, que vouloir rapprocher la grippe des états saisonniers, admettre qu'il n'y eût peut-être pas de microbe spécifique de la grippe, n'était pas si révolutionnaire qu'on l'a prétendu en 1905 ; au contraire, il semble bien que la majorité des auteurs du milieu du XIX⁰ siècle aient été frappés des faibles nuances cliniques qui séparaient la grippe épidémique des catarrhes saisonniers.*

III. **La grippe de 1889 à 1911.** — L'histoire épidémiologique et bactériologique de la grippe tourne en réalité aujourd'hui entièrement autour de la pandémie qui frappa le monde vers la fin de 1889. Nous en rappellerons sommairement l'histoire. Il existe en effet des documents si nombreux, sur cette pandémie, qu'il est difficile de faire un choix (2).

La pandémie semble avoir débuté à Saint-Pétersbourg dans les premiers jours d'octobre. On a incriminé à ce propos la Tartarie, et notamment la ville de Bokhara comme origine de l'épidémie. Un médecin russe, Heyfelder, y aurait observé en mai 1889 une épidémie parmi les Européens qui y résidaient, épidémie ayant tous les caractères de celle apparue au début d'octobre à Pétersbourg. Mais il semble qu'il existait à Bokhara une endémie, s'exaltant au moment des grandes pluies, et la grippe est une affection trop polymorphe pour qu'on puisse sans documents cliniques très précis affirmer qu'il y ait là un foyer originel, comme pour la peste ou le choléra. Quoi qu'il en soit, elle apparaît à Moscou du 1ᵉʳ au 10 novembre, à Berlin le

---

(1) Ménétrier, Grippe et pneumonie en 1886. Thèse de Paris, 1887.
(2) Nous nous sommes surtout servis des rapports de Bouchard et de Proust à l'Académie de médecine, du rapport de Kelsch et Antony sur l'épidémie dans l'armée française, enfin de l'article de Leichtenstern.

12 novembre (épidémique le 30), à Paris le 12 novembre (épidémique le 26), à Hambourg, Brême, Copenhague, Vienne, Lausanne du 21 au 30. En France, l'épidémie atteint d'abord Montpellier, puis Lyon, puis Marseille, puis Versailles, et Saint-Malo (fin décembre), en même temps que Constantine. Hors de France, on constate que la grippe apparaît en Angleterre, en Amérique, en Espagne et au Portugal vers le milieu de décembre, en Hollande à la fin du même mois. Évidemment ces dates n'ont qu'une valeur relative. En effet les tableaux de la marche des épidémies sont souvent faits d'après les rapports des médecins militaires, qui ont le mérite de la précision dans les dates. Mais la population civile peut être prise une semaine avant l'élément militaire (ce fut le cas à Lyon), et, d'autre part, la symptomatologie de la grippe est si protéiforme que les affections catarrhales, habituelles en hiver, n'ont pas attiré l'attention de médecins jusqu'au moment où les journaux parlent de la pandémie et de son retentissement sur les services publics des grandes villes. Ces flottements forcés dans le diagnostic rendent la date précise du début presque impossible à fixer dans les grands centres. Il n'y a que dans les villages où l'arrivée d'un voyageur, venant d'un milieu contaminé, fut suivie de l'explosion d'un état épidémique que cette date put être établie, et à ce point de vue les documents ont été nombreux.

Mais de ces documents sur la marche de l'épidémie, un observateur qui n'est pas hanté par la comparaison avec le choléra ou la peste ne retire pas du tout l'impression d'une marche progressive, en tache d'huile, mais d'une explosion en masse dans les grands centres sans règle absolue.

On admet presque partout que la grippe a suivi dans la rapidité de la propagation la progression des moyens de communication. On écrit qu'au xviiie siècle la grippe a mis six mois pour venir de Pétersbourg à Paris, et qu'en 1889 elle a mis moins de six semaines, à cause des chemins de fer. Mais si ce fait était exact, ce n'est pas six semaines, mais six jours que la grippe aurait dû mettre pour venir de Russie en France, et les relations internationales sont aussi actives entre Londres et Berlin, Amsterdam et Berlin, qu'entre Paris et Berlin ; pourtant la grippe, signalée du 15 au 25 novembre à Paris, est à Londres un mois plus tard et à Amsterdam en fin décembre. On cite toujours, à ce point de vue, l'exemple intéressant de Kœnigsberg, qui est un centre important, situé entre Pétersbourg et Berlin, où s'arrêtent les rapides, et où la grippe apparut huit jours après Berlin. Si la marche épidémiologique de la grippe avait cette régularité des pandémies spécifiques, comment expliquer que Montpellier fut pris après Paris, avant Lyon, Marseille et Versailles, que Christiania fut pris après Boston ?

Nous ne pouvons discuter ici le détail de ces faits ; on les trouvera notamment discutés dans Kelsch (1), qui ne croit pas au rôle exclusif de la contagion. Nous ne prétendons non plus nullement nier la contagion dans la grippe, quelle que soit sa pathogénie ; nous voulons seulement faire constater que nous ne savons *rien d'indiscutable* sur la marche de la pandémie grippale et qu'à la lecture des documents on reste étonné de voir affirmer la marche régulière de l'est à l'ouest ou du nord au sud de l'épidémie de grippe.

En revanche l'explosion massive fut un des caractères de l'épidémie bien plus que l'extension en tache d'huile. La morbidité fut considérable. La France fut éprouvée par l'épidémie dans la proportion de 75 p. 100, et l'Allemagne dans celle de 50 p. 100 environ. Il s'est trouvé des localités où plus d'un tiers de la population fut atteinte. Au magasin du Louvre, où l'épidémie débuta, le nombre des malades fut de 670 employés en quelques jours. Dans l'armée (Kelsch), sur 460 000 hommes, elle en a frappé 150 000 environ, et ces chiffres, pour être élevés, n'en restent pas moins en dessous de la vérité, car ils ne comprennent ni les officiers, ni les permissionnaires atteints pendant leur absence, ni les cas très légers compatibles avec la continuation du service et qui furent très nombreux. Cette morbidité a varié d'ailleurs suivant les régions.

Au point de vue clinique, cette épidémie ne se distingua pas des épidémies antérieures. Voici le résumé que nous extrayons du rapport de Proust à l'Académie.

« Cette épidémie a offert plusieurs formes :

« 1° Début extrêmement brusque ; céphalalgie très intense ; douleurs très vives dans les orbites ; sensation d'écrasement des yeux ; douleurs arthralgiques et musculaires très prononcées.

« Au bout de vingt-quatre heures ou quarante-huit heures, quelquefois trois ou quatre jours, cessation de ces phénomènes et apparition d'une toux quinteuse, sans expectoration ; affaiblissement excessif qui n'était point en rapport avec la bénignité de l'affection ; ce phénomène est constaté dans presque toutes les épidémies antérieures.

« Cette forme, dite grippe nerveuse, s'accompagna quelquefois d'éruptions scarlatiniformes, rubéoliformes, rash sur la partie antérieure des bras et des poignets, et sur la partie antérieure de la poitrine. J'ai constaté également de l'urticaire. Ces éruptions polymorphes ont été notées dans l'épidémie de 1775 par Haygarth et Heberden.

« D'ailleurs, les divers symptômes observés dans la grippe révèlent bien plutôt un trouble nerveux général qu'un état d'inflammation franche, et les cas où ils présentaient ce dernier caractère étaient de beaucoup les moins nombreux.

« 2° Forme pulmonaire. Mêmes accidents avec déterminations pharyngées, laryngées et pulmonaires. Cette dernière forme, avec congestion pulmonaire, fluxion de poitrine et pneumonie, a été de beaucoup la plus grave et a été surtout observée chez les personnes qui, grippées, avaient continué leurs occupations

---

(1) Rapport Kelsch (tableau p. 4).

ou les avaient reprises trop tôt ou qui, encore souffrantes, s'étaient exposées au froid; enfin chez quelques malades et chez quelques vieillards.

« 3° Forme gastrique. Elle était caractérisée par des troubles du côté du tube digestif; vomissements, diarrhée, etc.

« Mais ces différentes formes étaient rarement isolées; le plus souvent, elles se succédaient et se mêlaient l'une à l'autre.

« En dehors des complications, la plupart dues à l'affaiblissement du malade ou à ses imprudences, l'affection a été, surtout au début, généralement bénigne. Beaucoup de collectivités qui ont présenté des centaines de malades n'ont pas eu à enregistrer un seul décès, ni même un seul cas ayant donné des inquiétudes.

« La durée de la maladie a varié entre deux, quatre, six et huit ou dix jours.

« Cette marche, cette durée et cette terminaison rappellent complètement celles des épidémies antérieures. »

On remarque encore, en lisant les discussions de l'époque à la Société médicale des hôpitaux, que tous les spécialistes virent augmenter le nombre de leurs malades, comme si chaque individu réagissait à l'infection ambiante par son point faible.

Quant aux recherches bactériologiques qui furent faites à cette époque, nous n'y insisterons pas maintenant. Nous rappellerons seulement qu'elles montrèrent uniquement la présence dans les exsudats de saprophytes, dont les principaux furent le pneumocoque et le streptocoque.

La mortalité fut assez considérable, malgré la bénignité relative de l'affection, et la mortalité des tuberculeux fut une des causes de l'augmentation générale du nombre des décès. Cette mortalité ressort très nettement des tableaux comparatifs de la statistique des décès comparés en janvier 1889 et en janvier 1890. En 1888, on note, du 16 au 22 décembre, 982 décès; en 1889, 1626; du 23 au 29 décembre 1888, 955 décès; du 23 au 29 décembre 1889, 2394 décès. Enfin, du 30 décembre 1888 au 5 janvier 1889, il y a 970 décès, tandis que du 29 décembre au 4 janvier 1890, maximum de l'épidémie, on trouve 2683 décès. Des chiffres analogues ont pu être établis pour les principales villes d'Allemagne. On a remarqué également la chute considérable de la natalité dans les derniers mois de 1890; d'ailleurs, les enfants furent moins frappés et surtout bien moins gravement frappés que les vieillards.

Après 1889-1890, il semble y avoir eu une épidémie importante en 1891-1892. Mais, pour cette épidémie, les auteurs les plus convaincus de la marche épidémiologique régulière de la grippe ont dû constater que la grippe fit des explosions simultanées sans aucun lien évident entre les différents foyers. L'épidémie de 1891 a surtout sévi en Angleterre, où elle fut peut-être plus meurtrière qu'en 1890; de même en Allemagne Wolff fait mention d'une importante pandémie en 1891-1892. Celle-ci est surtout intéressante parce qu'elle correspond à la découverte par Pfeiffer du cocco-bacille, que l'on considéra comme spécifique de la maladie. Cette épidémie, dont la marche se trouve rappelée notamment dans la thèse d'Hulmann (1), semble avoir envahi le monde entier d'une façon très irrégulière. Depuis, on peut dire qu'il y a encore eu quelques épidémies, mais elles furent beaucoup moins graves, et leurs rapports avec la grande pandémie de 1889 sont, comme nous le verrons, sujets à discussion. Nous signalerons surtout l'état épidémique observé au début de l'hiver 1905, qui, d'après les travaux bactériologiques éclos de toutes parts, semble bien avoir frappé l'Europe et l'Amérique. En effet, en même temps que nous étudiions à Paris la bactériologie des crachats des malades observés à cette époque, on faisait des recherches analogues à Vienne, à Berlin, à Londres et même à New-York.

Ceci nous amène à faire remarquer les rapports qui avaient déjà été vus par les auteurs anciens entre la méningite cérébro-spinale épidémique et la grippe. On se rappelle en effet que l'Amérique, en 1904, et l'Allemagne, en 1905, subirent une effroyable épidémie de méningite. Ceci est d'autant plus intéressant que, comme nous le verrons, on a signalé dans l'épidémie de grippe de cette époque, comme un des agents pathogènes, le *Micrococcus catarrhalis*, dont on sait les rapports avec le méningocoque. On se rappelle également que c'est dans l'arrière-nez que l'on suppose que se trouve à l'état latent le méningocoque.

A une autre époque, on avait déjà supposé également l'existence de relations entre les accidents intestinaux, qu'on avait baptisés du nom de grippe intestinale, et le choléra. On trouvera ces faits discutés en 1862 par Chauffard (2) et les médecins des hôpitaux de l'époque.

Si nous résumons les résultats de l'histoire de l'épidémiologie de la grippe, on voit que sa marche est très difficile à apprécier d'une façon sûre? Ces difficultés tiennent d'ailleurs à la symptomatologie même de la maladie. Quand l'épidémie débute, les personnes atteintes le sont trop légèrement, et d'une façon trop banale, rhume, fièvre avec angine légère, pour que l'on pense à une épidémie sérieuse. Ou bien certains symptômes, tels que les éruptions, comme ce fut le cas en 1889, font errer le diagnostic au commencement. On sait qu'en 1889 on avait cru tout d'abord à une épidémie extraordinaire de dengue. Ce qui est certain, c'est que cette pandémie a envahi presque en même temps toute l'Europe avec une morbidité énorme. Mais seule cette morbidité fut caractéristique, car elle correspondait à un tableau clinique tout à fait protéiforme. Comme

(1) Hullmann, Contribution à l'étude de la nature de la grippe considérée surtout au point de vue de la propagation épidémique. Thèse de Paris, 1894.
(2) Chauffard, Étude clinique sur la constitution médicale de l'année 1862 (*Soc. méd. des hôp.*, 1862, et *Arch. gén. de méd.*, juin 1863).

nous l'avons dit, en 1905 cette mise en branle d'infection formidable
n'aboutit qu'à la production d'affections diverses, banales, différant
seulement des affections habituelles de la saison par leur gravité,
que traduit l'affaissement du système nerveux, et par la diffusion
de cas.

Pour les petites épidémies, il est impossible d'établir une marche
épidémiologique (1). Mais là se pose le problème qui avait déjà
préocupé les anciens auteurs des rapports existants entre les grandes
pandémies, telles que celles de 1837 et de 1889 et les petites épidémies.
De l'aveu même de ceux qui croient à la spécificité de la grippe
pandémique, il n'y a pas entre elles de différences cliniques évidentes.
Seul le degré de morbidité les sépare. Aussi, après la grippe de 1889,
une nouvelle tendance apparaît chez les auteurs qui ont abordé ce
sujet. Tandis que les uns continuent à vouloir séparer complètement les grandes pandémies des petites épidémies et se demandent
s'il n'y a pas des états saisonniers absolument différents de la grande
influenza qui serait seule spécifique, d'autres supposent que les
petites épidémies qui ont fait suite à la pandémie de 1889 ne sont
que des reviviscences de l'influenza restée latente et endémique. Les
collectivités comme les individus auraient de la peine à se débarrasser de l'influenza, dont la lente convalescence est bien connue. Cette
discussion ne peut d'ailleurs être poursuivie sans que nous ayons
montré l'histoire bactériologique de la question.

ÉTIOLOGIE. — 1° **Bactériologie**. — La grande épidémie qui
sévit en Europe en 1889-1890 ouvrit en réalité pour l'influenza l'ère
des études bactériologiques. Déjà, en 1883, Seiffert (2) avaient
trouvé des microbes ne prenant pas le Gram et groupés en chaînette. En 1886, M. Ménétrier (3) avait trouvé le pneumocoque dans
les pneumonies grippales. En 1889-1890, les bactériologistes ont
signalé des microbes banaux : ce furent le streptocoque (Bouchard,
Vaillard et Vincent, du Cazal, Laveran, Chantemesse et Widal), le
pneumocoque (Weichselbaum, Netter), le pneumo-bacille de
Friedlænder (Letulle et Frazer James), enfin le staphylocoque signalé
par Bouchard (4).

Devant cette diversité microbienne, on admit que ces microbes
n'étaient que des microbes d'infection secondaire, et la cause des
complications de la maladie, mais non de la maladie elle-même.
L'intensité de l'épidémie faisait chercher un microbe spécifique,
et, même avant Pfeiffer, différents auteurs crurent l'avoir isolé.

---

(1) Voy. LEICHTENSTERN, qui a longuement discuté, dans son article du Traité de
NOTHNAGEL, la marche épidémiologique des petites épidémies (p. 22 et suiv.).

(2) SEIFFERT, *Volkmanns klin. Vorträge*, n° 240, 1883.

(3) MÉNÉTRIER, *loc. cit.*

(4) *Soc. méd. des hôp.*, 24 janv., 7 févr., 14 mars 1890. — WEICHSELBAUM, *Wien.
klin. Woch.*, n°s 6 et 10, 1890.

Kirchner (1) décrit un diplocoque encapsulé voisin du pneumo-bacille et comme lui ne prenant pas le Gram. Le photogramme qui accompagne son article est particulièrement important, parce qu'il semble prouver qu'il s'agissait du *catarrhalis* et non pas, comme Pfeiffer l'a prétendu plus tard, du cocco-bacille. Klebs signale dans le sang des monades avec des flagelles (2); Kowalsky (3) décrit deux bacilles spéciaux et un microcoque ; Babes (4), une bactérie ressemblant à la bactérie septique et une autre bactérie encapsulée. Kruse, Pansini, Pasquale rencontrent un diplocoque spécial et des strepto-coques qui ne prennent pas le Gram (5); Arloing, un bacille voisin de l'Eberth (6); Cornil et Chantemesse, un petit bacille pathogène pour le lapin (7).

En 1891, MM. Teissier, Roux et Pittion (8) décrivent un microbe rencontré dans le sang au moment des accès fébriles et dont la description rappelle beaucoup ce que nous considérons aujourd'hui comme étant l'entérocoque. Ce microbe aurait été retrouvé également en Algérie par Jarron (9). Mais, comme Pfeiffer décrivit un microbe encore inconnu et qu'il avait observé au cours de l'épidémie allemande de 1891-1892, cette découverte que l'on attendait en quelque sorte fut acceptée avec enthousiasme. Les circonstances mêmes de cette découverte, expliquant pourquoi le microbe avait pu passer jusque-là inaperçu, justifiaient le crédit qu'on apporta à sa description.

Le microbe de Pfeiffer. — Pfeiffer (10) cherchait le microbe de la grippe depuis 1890 et, ensemençant des crachats sur milieu solide ordinaire, n'obtenait aucun élément spécial. Ensemençant un crachat légèrement hémoptoïque, il observa au contraire qu'autour de la parcelle sanguinolente s'étaient développées des colonies très fines d'un microbe extrêmement petit et non signalé jusque-là. Comme on le retrouvait à l'examen direct des lames de crachats, l'auteur allemand admit très rapidement que c'était là l'agent spécifique de la grippe, mais qu'il avait besoin que l'on ajoutât du sang au milieu pour se développer. Et de fait, le bacille de Pfeiffer poussa facilement sur les milieux hémoglobinés, sang de pigeon, milieux à l'hémoglobine du commerce, etc. La petitesse du microbe d'une part (c'est l'un des plus petits microbes connus), le fait qu'il ne prenait pas le Gram et qu'il fallait le recolorer, par un rouge assez énergique (Ziehl dilué),

(1) Kirchner, Bakteriol. Untersuch. über Influenza (*Zeitschr. für Hygiene*, 1890, p. 528).
(2) Klebs, *Centralbl. für Bakt.*, 1890.
(3) Kowalsky, *Wien. klin. Woch.*, 1890.
(4) Babes, *Centralbl. für Bakt.*, 1890, nᵒˢ 8, 15, 19.
(5) Kruse, Pansini et Pasquale, *Centralbl. für Bakt.*, 1890.
(6) *Lyon méd.*, 20 nov. 1892.
(7) *Acad. de méd.*, 9 févr. 1892.
(8) Teissier, Roux et Pittion, *Arch. de méd. expér.*, 1892.
(9) Jarron, Thèse de Bordeaux, 1894.
(10) Pfeiffer, *Zeitschr. für Hygiene*, Bd. XIII, 1893, p. 357.

la nécessité de milieux spéciaux expliquait si bien que le bacille de Pfeiffer eût passé inaperçu jusque-là que l'on ne discuta guère, au début, la valeur de la découverte de Pfeiffer.

Il y eut bientôt de nombreux travaux de contrôle. Déjà, à cette époque, Kitasato trouva un bacille identique, et Canon confirma cette découverte; Huber, Klein admirent les résultats de Pfeiffer, après les avoir combattus. Chiari le trouva trois fois dans les bronches, une seule fois associé au pneumocoque. Pribram l'observa dans 26 cas; Borchardt le trouva 35 fois sur 50; Pielicke, 15 fois sur 22 dans les crachats. Par contre, Pfuhl s'élève contre les conclusions de Pfeiffer et décrit un nouveau bacille. Mais les caractères de ce dernier permettent de le confondre absolument avec le bacille de Pfeiffer (1).

En France beaucoup d'auteurs retrouvent le cocco-bacille découvert par Pfeiffer, et M. Metchnikoff, en particulier, fit, au cours de bactériologie de l'Institut Pasteur, une leçon sur la grippe, dans laquelle il reconnut l'exactitude de la découverte de Pfeiffer.

Nous rappellerons ses principaux caractères : dans les crachats ou les exsudats pathologiques où il se rencontre, souvent en quantités considérables, le bacille de Pfeiffer se présente sous l'aspect d'un cocco-bacille extrêmement grêle. C'est le plus fin de tous les microbes pathogènes connus; il est d'ordinaire deux fois plus long que large, mais il est parfois très court, et ce caractère, joint à ce fait que les extrémités sont arrondies ou effilées, que le microbe se trouve souvent par deux, le fait ressembler, à la taille près, au pneumocoque. D'après Nicolle se serait un pseudo-diplocoque; en réalité, il s'agirait de bacilles dont les deux extrémités seraient seules colorées.

Le microbe se décolore par la méthode de Gram.

Le bacille ne se colore qu'assez difficilement; il faut laisser agir plus longtemps que d'ordinaire la solution colorante, bleu phéniqué ou rouge de Ziehl dilué à 1 p. 10.

Il ne présente pas à sa périphérie de capsule colorable.

Dans les milieux de cultures, le microbe a à peu près les mêmes caractères que dans les crachats; il peut cependant y présenter des formes allongées, même de véritables filaments formés en réalité, comme l'a montré Klein, de petits bâtonnets juxtaposés.

Dans les vieilles cultures, nombreuses formes d'involution sous forme de longs filaments qui finissent par s'enchevêtrer.

Le bacille est immobile. On ne lui connaît pas de spores.

Cultures. — Le bacille de Pfeiffer est rigoureusement aérobie et ne se développe bien qu'à 37°.

Le bacille de l'influenza ne cultive sur aucun milieu usuel,

(1) Pour la bibliographie, voy. l'article de F. Bezançon, Le microbe de l'influenz (*La médecine moderne*, 1895, p. 44).

bouillon ou gélose; l'emploi de milieux spéciaux est toujours nécessaire. Le procédé le plus employé consiste, avant l'ensemencement,
à laisser couler à la surface quelques gouttes de sang. Le sang peut
venir indifféremment de l'homme ou de l'animal, cobaye, lapin,
pigeon. Le sang de ce dernier animal, que l'on peut puiser facilement dans une très grosse veine située dans la région axillaire, est
très favorable.

Nous nous sommes servis avec succès, à plusieurs reprises, avec
Griffon, du sang gélosé, milieu dont nous avons donné la formule
pour la culture du bacille tuberculeux.

Sur ces divers milieux, à 37°, le bacille se développe facilement, et
l'on voit apparaître au bout de vingt-quatre heures, mais surtout au
bout de deux jours, de très nombreuses colonies, arrondies, extrêmement fines, transparentes, plus petites encore que celles du pneumocoque, souvent visibles seulement avec le secours de la loupe.

Ces colonies, comme l'ont montré Pfeiffer et Kitasato, restent toujours distinctes les unes des autres et ne confluent jamais.

Grassberger, Meunier, Rosenthal ont montré que la présence d'un
certain nombre de bactéries étrangères favorisait le développement du bacille de Pfeiffer.

Si, par exemple, sur gélose au sang, on ensemence en nappe du
bacille de Pfeiffer et par piqûre sur un point, un microbe, tel que le
staphylocoque blanc ou doré, les colonies du bacille de Pfeiffer
prennent autour de cette colonie de staphylocoques des dimensions
géantes et une disposition satellitique dans laquelle les colonies les
plus centrales se montrent dix et vingt fois plus grandes que celle
d'une culture témoin pure. Rosenthal a, d'autre part, montré l'importance qu'il y a à se servir d'hémoglobine fraîche; il ajoute à nouveau
au tube d'agar-sang une nouvelle quantité de solution d'hémoglobine.

Milieux liquides. — Le bacille de Pfeiffer pousse assez bien dans
le bouillon additionné de sang : le milieu se trouble, puis s'éclaircit
bientôt avec formation d'un dépôt au fond du tube.

Le liquide de condensation des tubes de gélose du sang est un bon
bouillon de culture; il en est de même, d'après Rosenthal, du sérum de
lapin dans lequel est redissoute l'hémoglobine.

Vitalité. — Rosenthal (1) dit que les tubes gardés à la chambre
perdent rapidement en quatre à six jours leur vitalité. La vitalité du
microbe nous a paru plus grande lorsque le milieu est riche en hémoglobine, et nous avons conservé vivantes pendant plusieurs semaines
des cultures sur sang gélosé ; par repiquages successifs, le microbe
peut être conservé très longtemps. Le microbe est très sensible à la
dessiccation et à la chaleur.

(1) ROSENTHAL, Recherches cliniques et bactériologiques sur quelques cas de
bronchopneumonie. Thèse de Paris, 1900.

Inoculation aux animaux. — Le singe et le lapin sont sensibles, d'après Pfeiffer, au microbe de l'influenza, mais seulement à dose considérable, et encore le microbe ne se multiplie-t-il pas dans les organes des animaux infectés.

D'après Meunier, si la souris, le cobaye, le chien, le pigeon sont réfractaires, il n'en est pas de même du lapin. Le cocco-bacille se montrerait pathogène selon deux modes, habituellement en conférant au lapin une maladie passagère (hyperthermie intense, anorexie, abattement), plus toxique qu'infectieuse, quelquefois en déterminant une véritable septicémie.

Elmassian n'a pu, par contre, tuer le lapin malgré une injection intraveineuse de 10 centimètres cubes : le cobaye inoculé dans le péritoine succombe le plus souvent en moins de vingt-quatre heures avec des phénomènes de péritonite généralisée. Broca a montré l'action pathogène du bacille en symbiose avec le streptocoque. D'après Rosenthal, le lapin inoculé dans le poumon avec un mélange de culture de cocco-bacille et d'une ancienne culture non virulente de staphylocoque doré meurt de congestion pulmonaire, accompagnée en général de septicémie.

Cantani, en injectant dans le cerveau du lapin $0^{mg},5$ à 1 milligramme de culture sur gélose, détermine en général la mort de l'animal en dix-huit à trente-six heures ; les méninges et les ventricules renferment le plus souvent du pus ou un exsudat séro-sanguinolent ; les bacilles restent cantonnés au point d'inoculation ; les viscères sont congestionnés, et l'on observe des épanchements dans les séreuses. Les expériences de Cantani ont été confirmées par Slatineano. L. Martin, de même, inoculant le microbe dans le liquide céphalo-rachidien, détermine la mort du lapin en deux ou trois heures. En associant du streptocoque au bacille de Pfeiffer, Jacobson est parvenu à rendre virulent le bacille, qui détermine de véritables septicémies.

Habitat et manifestations pathologiques. — Le cocco-bacille de Pfeiffer semble être un saprophyte extrêmement répandu sur la muqueuse des voies respiratoires ; il peut, par suite, déterminer des infections primitives ou associées des bronches et du poumon, et même déterminer des lésions à distance.

Pfeiffer avait cru pouvoir conclure que le cocco-bacille isolé par lui était le microbe de l'influenza, du fait de sa présence constante dans les cas de grippe.

Le cocco-bacille de Pfeiffer joue un rôle considérable dans la pathologie des voies respiratoires, surtout chez les enfants, au cours des complications respiratoires des fièvres éruptives (Nobécourt et Paisseau, Tedesko, etc.). On l'a constaté dans les bronchites purulentes, les pleurésies purulentes. Il est assez fréquent dans les crachats de tuberculeux ; on l'a trouvé comme seul agent microbien dans des cas de méningite (Meunier, Pfuhl, Walter, Hœdeke), d'ostéopériostites.

Le cocco-bacille de Pfeiffer n'a pu être isolé du sang pendant la vie par Pfeiffer. Depuis Canon et Bruschettini, Cornil et Chantemesse, Meunier, Letzerich ont signalé sa présence.

Rosenthal l'a rencontré dans le sang du cœur après la mort. Dans un travail récent, Ghedini (1) dit avoir pu isoler 18 fois sur 28 le Pfeiffer du sang, en cultivant le sang en bouillon lécithiné dès le début de l'affection, en pleine période fébrile. Il l'aurait trouvé dans la rate 8 fois sur 14. Isambert (2) l'a trouvé 13 fois sur 19 à l'état de pureté, et 19 fois associé à d'autres microbes.

La bactériologie de la grippe de 1895 à 1911. — Nous avons déjà vu que, à la suite de la découverte de Pfeiffer, de nombreux travaux confirmatifs avaient été publiés, et l'un de nous se rappelle avoir vu constamment le cocco-bacille dans les crachats des malades de l'hiver 1898-1899. Il a même pu, à plusieurs reprises, avec Griffon, l'isoler en culture pure sur sang gélosé en plaques. Mais divers travaux commencèrent à ébranler la confiance dans la spécificité du cocco-bacille. D'une part, on n'avait pu reproduire expérimentalement par l'injection des bacilles de Pfeiffer ou de ses toxines que des états mal caractérisés. Slatineano n'a pu tuer les animaux qu'avec des injections intracérébrales. Jacobson n'a pu également tuer les animaux qu'en inoculant le Pfeiffer en symbiose. D'autre part, on commençait à publier des cas où le bacille de Pfeiffer avait été retrouvé en dehors de la grippe. Arthaud le retrouve dans la flore des cavernes pulmonaires et Elmassian dans les crachats des malades atteints de tuberculose et de bronchopneumonies. Dujardin-Baumetz fit des recherches qui eurent le même résultat. On le signala souvent dans les sécrétions des coquelucheux et surtout chez les enfants. Rosenthal (3) put conclure d'après ces recherches et les siennes propres dans les bronchopneumonies que le bacille de Pfeiffer est un microbe saprophyte de la flore pathologique du poumon. Il le signala même quelque temps après dans la gorge des individus sains. Mais ces premières constatations pouvaient s'expliquer facilement par des états de grippe antérieure, surtout pour les auteurs qui croyaient aux reliquats endémiques de la grippe. Signalons encore que Liebscher (4) trouva très fréquemment le bacille de Pfeiffer dans les sécrétions nasales des rougeoleux et scarlatineux.

Mais bientôt certains auteurs signalèrent l'absence du cocco-bacille dans des cas indiscutablement considérés comme étant des cas de

(1) GHEDINI, *Centralbl. für Bakt.*, Bd. XLIII, p. 407.
(2) ISAMBERT, Hémo-cocco-bacillémie et septicémie grippale. Thèse de Nancy, 1901.
(3) ROSENTHAL, *Méd. mod.*, 4 avril 1900; *Presse médic.*, 1er mai 1901.
(4) LIEBSCHER, *Prager mediz. Wochenschr.*, 1903, p. 85.

grippe. Von Jacksch (1) déclare en 1899 avoir observé à Prague des cas d'influenza impossible à distinguer cliniquement de la grippe véritable et où le cocco-bacille ne put être retrouvé. En 1900 Sacquépée (2), à Rennes, étudia une épidémie de grippe qui, sur 4200 hommes de garnison, en frappa 2200. Or il observa trois phases bactériologiques dans l'épidémie :

« *Première phase.* — On rencontre un bacille spécial, bacille R. On le trouve d'abord dans un liquide de ponction lombaire d'une méningite curable, puis dans différentes autres manifestations, coryza, laryngites, bronchopneumonie. Très abondant pendant la première quinzaine de Janvier, le bacille R cède bientôt la place à d'autres microbes.

« *Deuxième phase.* — Les déterminations anatomiques restent les mêmes ; seule va changer la nature de l'agent pathogène. Ce sont surtout le pneumocoque et le streptocoque qui dominent.

« *Troisième phase.* — Pendant le mois de février, on trouve le cocco-bacille, que l'on avait vainement recherché pendant les quatre semaines précédentes. Il règne en maître. On le trouve dans les formes compliquées. La physionomie générale de la pandémie ne change d'ailleurs nullement.

En somme, quatre microbes ont été trouvés :

« a. *Le bacille R.* — Bacille long et grêle, extracellulaire, rarement inclus dans les globules blancs, ne prend pas le Gram. Il est filamenteux dans les vieilles cultures en bouillon, cultures aérobies, pousse sur milieux usuels, ne léquéfie pas la gélatine ; en bouillon trouble, léger, sans voile ni dépôt. Il n'est pas pathogène pour les animaux ; il détermine à peine quelques troubles chez le lapin, mais ne le tue pas, même en injection intraveineuse. Le sérum des sujets infectés l'agglutine à 1 p. 20 et les sérums témoins n'agglutinent pas à 1 p. 5.

« b. *Le pneumocoque.* — Il fut retrouvé dans les localisations électives de la pneumonie, de la bronchopneumonie, des arthrites suppurées. Au total, son rôle est restreint.

« c. *Le streptocoque.* — Il donne comme toujours de la suppuration.

« d. *Le cocco-bacille de Pfeiffer.* — On le trouva une seule fois ; on put le déceler plus profondément dans l'exsudat d'une pleurésie purulente. »

Les conclusions générales de Sacquépée sont les suivantes :

« Rien n'autorise à admettre que le cocco-bacille de Pfeiffer ait joué dans cette épidémie le rôle exclusif, systématique. Recherché dans les premières atteintes en raison du caractère spécifique dont on continue à le décorer, il ne put être décelé nulle part. Si l'on veut à

(1) Von Jacksch, Les pseudo-influenzas (*Berlin. klin. Woch.*, 15 mai 1899, p. 425).
(2) Sacquépée, Évolution bactériologique d'une épidémie de grippe (*Arch. de méd. expér.*, 1901, p. 562).

tout prix qu'il ait échappé à de nombreuses recherches, tout au moins était-il permis d'affirmer qu'il était bien rare et par suite bien peu infectant.

« Dans la deuxième phase, au contraire, le bacille de Pfeiffer apparaît en nouveau venu et s'installe au premier plan. Il devient l'agent à peu près exclusif des formes communes. Mais son invasion ne modifie en rien le tableau préexistant ; aux yeux du clinicien ou de l'épidémiologiste, rien ne transpire de ce nouveau. L'épidémie reste également dense, également diffuse, également infectieuse.

« De ces constatations, on peut avancer que le bacille de Pfeiffer n'a pas été l'agent pathogène spécifique de l'épidémie de grippée ici étudiée ; il n'est intervenu qu'en agent secondaire, surajouté au même titre que beaucoup d'autres bactéries nullement spécifiques non plus.

« C'est au bacille R que sont dues les atteintes du début. Lui non plus n'est pas agent spécifique, car il est loin d'être constant.

« Tous ces microbes semblent n'être liés à la grippe par aucun lien nécessaire ; ils peuvent faire défaut sans que rien soit modifié dans son histoire nosologique. Et la diversité même de ces microorganismes, l'absence de toute parenté entre eux, l'exaltation soudaine de leur virulence, permettent de se demander si réellement la grippe reconnaît une cause primitivement infectieuse. »

Mais c'est surtout au cours de l'hiver 1904-1905 que les travaux furent importants, qui mirent en doute la spécificité du cocco-bacille. Il se produisit à cette époque un état épidémique de décembre à mars, qui fut caractérisé par des angines, des bronchites et des pneumonies très nombreuses, épidémie qui d'ailleurs ne fut pas très grave. Cet état épidémique fut observé non seulement à Paris, mais en d'autre pays d'Europe, et l'Amérique elle-même semble avoir été atteinte. Or les recherches faites à cette époque par les bactériologistes montrèrent toutes que cet état épidémique, que l'on avait qualifié de grippal à cause de l'état d'asthénie des malades, de la brusquerie du début, de l'allure anormale des bronchites et des pneumonies observées, à cause encore des convalescences traînantes, ne semblait pas dû au bacille de Pfeiffer.

A la Société des médecins de Vienne, le 10 février 1905, le Pr Kretz (1), bactériologiste de l'hôpital Saint-Joseph, signale qu'il existe, « de l'avis unanime », une épidémie de grippe et apporte les résultats des examens qu'il a pratiqués du 1er novembre 1904 au 31 janvier 1905. Sur 54 examens, il trouve, à son grand étonnement, 27 fois seulement du Pfeiffer, et encore de ces 27 cas il en retranche 16 où il était rare, pour n'en garder que 11 indiscutables. Dans les 43 autres examens de sécrétions de malades considérés comme grip-

(1) *Wien. klin. Woch.*, 1905, n° 7, p. 177.

pés, dans les services de l'hôpital, il a trouvé des cocci et pas de trace de Pfeiffer. Kretz admettant, semble-t-il, la spécificité du bacille de Pfeiffer, se demande, devant cette épidémie dite de grippe, si l'on ne doit pas séparer de la grippe-influenza (*Bacillaire Influenza*) une grippe endémique banale, « bien que cliniquement elle soit difficile à distinguer, ce qui expliquerait l'erreur dans laquelle on serait tombé en croyant à une épidémie d'influenza ».

Parallèlement à Kretz, Sternberg apporte de son côté les résultats de ses examens. Sur 70 examens, il n'a trouvé que 13 fois du bacille de Pfeiffer, et, dans tous les autres cas, des diplocoques, du Friedländer, du *catarrhalis*. En 1899, il avait rencontré, dans plus de 100 cas, le bacille de Pfeiffer; en 1903-1904 déjà, il ne l'avait plus trouvé que 4 fois sur 56.

A la même époque, quinze jours après Kretz et sans avoir connaissance de ses travaux, qui ne furent publiés que plus tard, nous apportions à la Société médicale des hôpitaux (1) les résultats des recherches poursuivies, depuis trois mois que l'état infectieux, qualifié communément de grippe, régnait à Paris. Nous reproduisons notre communication, car on y trouvera la description de deux microbes, l'un peu connu, l'autre non étudié, qui semblent jouer un rôle important dans certains états épidémiques.

« En présence de l'état épidémique incontestable qui existe actuellement, il nous a paru intéressant de reprendre l'étude bactériologique des crachats de malades atteints d'altérations pulmonaires, revêtant les différents types cliniques depuis la bronchite jusqu'à la pneumonie. Dans ces recherches, nous nous sommes efforcés de superposer autant que possible les résultats des cultures à ceux donnés par une étude extrêmement minutieuse de l'expectoration elle-même, étalée sur lames, et d'autre part, pour les cultures, d'ajouter à l'emploi des milieux usuels celui de milieux organiques pour déceler les espèces microbiennes difficiles à cultiver qui, avec une technique banale, risquent de passer inaperçues (sérum de lapin : pneumocoque; sang gélosé : bacille de Pfeiffer).

« Une étude comparative des préparations actuelles avec d'autres lames, faites en 1898-1899 par M. V. Griffon et l'un de nous, qui fourmillaient de cocco-bacilles de Pfeiffer, nous a permis de conclure au peu d'importance de celui-ci dans l'épidémie actuelle. La culture des crachats, faite sur sang gélosé, comme contrôle, nous a confirmés dans cette opinion.

« Au cours de cet examen direct, on est frappé d'un fait capital dans les circonstances actuelles, l'extrême rareté des cas où on

---

(1) F. Bezançon et S. I. de Jong, Caractères bactériologiques des crachats au cours de l'épidémie actuelle dite de grippe (*Soc. de méd. des hôp.*, 24 févr. 1905); A propos de la grippe (*ibid.*, 10 mars 1905); Quelques nouveaux documents concernant l'épidémie dite de grippe de l'hiver 1904-1905 (*ibid.*, 13 oct. 1905).

trouve une seule espèce et le fait presque constant d'associations microbiennes. Même dans les cas où, cliniquement, s'imposait le diagnostic de pneumonie, cas où il existait des crachats rouillés typiques, les préparations n'avaient pas l'aspect de crachats typiques de pneumonie.

« « Le pneumocoque était toujours associé à d'autres espèces qui rendaient sa recherche difficile.

« A côté du pneumocoque, qui était donc presque constant, souvent prédominant, du pneumobacille, que nous avons trouvé prédominant dans deux cas, du staphylocoque exceptionnel, et à côté d'un diplo-streptocoque, pouvant rentrer soit dans le groupe des streptocoques, soit plus souvent peut-être dans celui de l'entérocoque, à côté de bacilles à type pseudo-diphtérique, nous avons été frappés de l'extrême fréquence de deux espèces microbiennes spéciales, insuffisamment signalées jusqu'ici, espèces dont nous devons préciser les caractères.

« Dans la première, il s'agit de diplocoques qui ont de grandes ressemblances avec le gonocoque. Dans les crachats, ils apparaissent soit sous forme de diplocoques isolés, extracellulaires, soit sous forme de petits amas, parfois contenus à l'intérieur des leucocytes polynucléaires et se décolorant par la méthode de Gram, rappelant à s'y méprendre une préparation de pus blennorragique. Nous avons pu, à plusieurs reprises, isoler ce microbe en culture pure et en étudier les caractères. Microbe aérobie, se développant à 22°, poussant sur des milieux usuels, donnant sur gélose des colonies épaisses, adhérentes, blanchâtres et arrondies au début, qui, en vieillissant, brunissent par leur centre, qui surélève et semble s'entourer d'une collerette irrégulière et translucide, d'aspect moiré quand on l'examine à la loupe. Il ne liquéfie pas la gélatine, trouble le bouillon avec un dépôt pulvérulent, ne coagule pas le lait. Ce microbe ne semble pas pathogène pour la souris et le cobaye. L'examen des cultures montre des diplocoques non encapsulés en sérum de lapin, en grains de café, habituellement aplatis dans le sens longitudinal, de taille souvent irrégulière, fréquemment en amas, rarement en tétrades, plus souvent en réseaux comme le staphylocoque et se décolorant toujours nettement par la méthode de Gram. Par ces caractères, ce microbe rentre dans le groupement encore mal délimité du *Micrococcus catarrhalis* (1) étudié par Bernhein, Ghon et H. Pfeiffer et rencontré par eux dans les affections dites grippales des voies respiratoires.

(1) F. BEZANÇON et S. I. DE JONG, Le « Micrococcus catarrhalis » (*Presse médic.* n° 82, 11 oct. 1905). — On y trouvera la bibliographie de la question jusqu'à cette époque. Depuis il faut signaler l'article de LE DAMANY, *Presse méd.* 2 déc. 1905 ; de BENHAM, de DUNN et GORDON, *British med. Journ.*, 5 mai et 26 avril 1905 ; les communications de BRUCKNER, *Soc. de biol.*, 1908.

« La deuxième espèce a dans les crachats un aspect beaucoup plus caractéristique. Sur une préparation colorée par le bleu de méthylène phéniqué, on voit de larges placards dont le fond est formé par des diplocoques à contour mal délimités, prenant mal les colorants, semblant unis les uns aux autres par une masse glaireuse comme dans une zooglée, fond sur lequel se détachent de très gros cocci, groupés en tétrades et prenant fortement le colorant. L'étude des éléments du fond à un très fort grossissement montre qu'il s'agit en réalité de diplocoques se regardant par leur hile, soit de tétrades identiques, sauf par la taille et l'aptitude colorante aux gros éléments. Sur une préparation traitée par le Gram-éosine, les gros éléments seuls restent violets; les petites sont colorés par l'éosine. Dans les placards, les grosses tétrades sont parfois auréolées; en dehors des placards, on retrouve souvent, mais toujours en moindre abondance, des tétrades encapsulées.

« Le groupement et la réaction colorante caractéristique que nous venons de signaler persistent dans les milieux de cultures avec une telle netteté qu'on est assuré que le microbe isolé est bien le même que celui qu'on a vu dans les crachats. Quel que soit le milieu, on trouve toujours de grosses tétrades bien colorées et gardant le Gram au milieu de diplocoques agminés en zooglée, se décolorant par la méthode de Gram.

« Les caractères de culture de ce microbe sont à peu près ceux du *Micrococcus tetragenes septicus* ordinaire : colonies d'un blanc éclatant, arrondies, crémeuses sur milieu solide; le bouillon reste clair ou à peine troublé avec dépôt visqueux s'élevant en spirale par agitation; la gélatine n'est pas liquéfiée, le lait n'est pas coagulé. Le microbe n'est pas pathogène, semble-t-il jusqu'ici, pour les animaux de laboratoire. Pour rappeler son aspect particulier, ce microbe pourrait être provisoirement désigné sous le nom de *paratétragène zooglèique* (1).

« Ce paratétragène se retrouvait avec ses caractères fondamentaux dans tous les cas d'angine à exsudat pultacé, que nous avons eu l'occasion d'observer pendant ce temps; nous l'avons même retrouvé dans le sang d'un cas d'endocardite, d'un cas de gangrène pulmonaire mortelle, et dans le liquide céphalo-rachidien d'un malade atteint de paraplégie consécutive à une infection pulmonaire également due à ce microbe, qui existait presque pur dans les crachats.

« Si l'on n'était averti par les histoires des épidémies antérieures de grippe, on pourrait être tenté de faire de ces microbes les agents pathogènes de la grippe. Nous voyons, en réalité, que leur rôle est

(1) Il a été également retrouvé depuis par BENHAM, Bacteriology of common colds (*British med. Journ.*, 5 mai 1906), et Researches in to the Bacteriology and vaccine therapy of common colds (*ibid.*, 6 nov. 1909).

beaucoup plus modeste et que, pas plus que le bacille de Pfeiffer, ils ne méritent un brevet de spécificité.

« On a décrit tour à tour, en effet, et selon les époques, des espèces microbiennes prédominantes, tantôt des espèces vulgaires, tantôt jusque-là des microbes non étudiés, comme le cocco-bacille de Pfeiffer, ou le groupe des diplocoques que nous venons de mettre en avant.

« Cette absence de microbe spécifique, cette action momentanément prédominante, selon les années, de l'une quelconque des espèces microbiennes commensales de la bouche, nous oblige à penser que, au lieu de chercher indéfiniment le microbe spécifique inconnu de la grippe, il serait plus logique de se demander si le problème de l'étiologie de la grippe n'est pas mal posé et si la grippe est bien une maladie spécifique comparable à la variole ou à la fièvre typhoïde. »

Nos conclusions étaient les suivantes :

« Pour en rester sur le terrain bactériologique, le seul sur lequel nous voulions nous placer, nous croyons qu'on peut conclure :

« 1° Que le cocco-bacille de Pfeiffer n'est pas le microbe spécifique de la grippe ;

« 2° Que, selon les diverses épidémies, et même, peut-être, selon les diverses époques d'une même épidémie, on trouve dans les crachats des espèces prédominantes qui semblent faire le génie épidémique du moment : le cocco-bacille de Pfeiffer en 1892 et en 1898-1899, le *catarrhalis* de 1902 (Ghon et H. Pfeiffer) ; en 1905, le *catarrhalis* et le paratétragène en zooglée.

« 3° Que, par suite, on est en droit de se demander si la grippe, ou tout au moins la variété de grippe qui revêt les allures de la petite épidémie qui sévit en ce moment, au lieu d'être considérée comme une maladie spécifique, ne devrait pas être rangée simplement parmi les affections catarrhales saisonnières, et si ce qu'on appelle a grippe n'est pas seulement un état morbide correspondant à une exaltation momentanée, saisonnière, de certains microbes commensaux de la cavité bucco-pharyngée, dont la virulence s'est exaltée par passages successifs et qui ont aussi momentanément acquis une certaine tendance à faire des localisations et des déterminations similaires. »

A la même époque, d'autres travaux parurent à l'étranger, dont les résultats étaient identiques à ceux qu'avaient présentés les auteurs français précités. Ceci est intéressant non seulement parce qu'ils confirmaient ces résultats, mais parce qu'ils prouvaient bien qu'en 1904-1905 il existait une épidémie de grippe en Europe et en Amérique. On ne peut plus dire que le cocco-bacille pouvait échapper aux investigations par une insuffisance de technique bactériologique. Wassermann (1) a prétendu que ce fut peut-être le cas, en 1889-1890, époque à laquelle certains milieux, tels que les milieux au sang, n'étaient pas employés. Tous les auteurs dont nous allons citer les noms connaissaient le cocco-bacille, savaient le rechercher par des méthodes spéciales et s'étonnaient précisément de ce qu'ils ne le trouvassent point malgré l'emploi de ces méthodes.

A New-York, au cours d'une épidémie considérée comme de la grippe, le 16 février 1905, à l'Académie de médecine de New-York, une discussion s'est élevée sur la question de la grippe. W. H. Park (2) constate que, si on a trouvé des bacilles de Pfeiffer, ils étaient moins nombreux que les cocci, et toujours associés à de nombreuses autres espèces, de sorte qu'il était très difficile de les diagnostiquer même sur un sang gélosé. Est-il même certain que les organismes considérés comme du Pfeiffer ou des variétés en étaient réellement ? L'auteur ne peut tirer aucune conclusion de ses examens bactériologiques de cet hiver. Hastings dit n'avoir trouvé que du Pfeiffer, mais il a certainement pris pour du Pfeiffer le *Micrococcus catarrhalis*, quand il dit : « Par sa morphologie et sa réaction colorante, le bacille de la grippe ressemblait au gonocoque. Il poussait facilement sur gélosé glycérinée. » Faut-il rappeler que le Pfeiffer ne pousse que sur milieu au sang et ne peut être confondu avec le gonocoque, bien plus volumineux et autrement groupé ? Knapp, dans 8 cas de trachome, a trouvé du Pfeiffer. Dench a vu de nombreuses otites à la suite de coryza ou d'attaque de grippe. Il n'a jamais trouvé du Pfeiffer, mais du streptocoque, ou du pneumocoque virulent, souvent associés. Au point de vue clinique, tous insistent sur la difficulté du diagnostic de grippe et se préoccupent de savoir où finissent le coryza et la bronchite, où commence la grippe. P. A. Connor notamment, comme Kretz à Vienne, propose de séparer les catarrhes des vraies épidémies d'influenza dont il a en vain essayé de trouver un vrai cas depuis trois ans à l'*Hudson Street Hospital*.

Les résultats de Ruhemann (3) (de Berlin), dans un article destiné surtout à montrer les relations entre l'exposition d'une ville exposée aux rayons du soleil et les états épidémiques, sont particulièrement intéressants. Ruhemann croit à la spécificité du bacille de Pfeiffer, aussi n'est-il pas peu étonné de constater qu'en 1904 il n'a vu que 24 influenzas typiques sur 78 cas de maladies des voies respiratoires. Or, en 1903, sur 7 examens, 6 fois il trouva du Pfeiffer ; pendant le dernier trimestre de 1904, 10 recherches (aspects dans les exsudats

(1) Wassermann (*Deutsche med. Woch.*, n° 28, 1900) a prétendu également que le cocco-bacille disparaissait rapidement des crachats. Notre expérience ne concorde pas avec ces conclusions, car nous l'avons encore observé récemment dans les crachats de bronchite traînante, longtemps après le début, et en grande quantité.
(2) W. H. Park, *Medical Record*, 18 mars 1905, p. 431.
(3) Ruhemann, *Berlin. klin. Woch.*, n° 11, 13 mars 1905.

et cultures) furent faites et, les 10 fois, la recherche du Pfeiffer fut
négative, mais on trouva du pneumocoque, du streptocoque, du
catarrhalis. De même toutes les recherches faites en janvier et
février 1905 furent négatives quant au Pfeiffer... Pour bien marquer
le contraste, il rappelle encore que d'août 1900 à août 1904 il a fait
faire des examens qui montrèrent 117 fois du Pfeiffer, tandis que,
d'août 1904 à mars 1905, jamais on n'a pu déceler ce microbe.

Comme il croit à la spécificité du Pfeiffer et à la spécificité de la
grippe, il arrive à cette conclusion que seul l'examen bactériologique
permettra d'affirmer le diagnostic d'influenza, qu'il ne s'agissait pas
cet hiver d'influenza véritable, que les agents de la fièvre catarrhale
exaltée peuvent créer des états cliniques consécutifs qu'on a rattachés
à l'influenza. On manque souvent, d'ailleurs, de signes cliniques
absolument concluants permettant un diagnostic différentiel entre
l'influenza et les affections par refroidissement. Notons encore,
d'après cet article, qu'il semble y avoir eu une épidémie dite de
grippe à cet hiver, à Copenhague, épidémie d'ailleurs bénigne.

Klieneberger (1) a observé une épidémie à Francfort, pendant
l'hiver 1904-1905. Les malades, tant d'après les médecins de la ville
que d'après les médecins de l'hôpital, présentaient des symptômes
de grippe.

Dans 27 cas étudiés, le *Micrococcus catarrhalis* était prédominant,
quelquefois pur. Dans 4 cas seulement le Pfeiffer était abondant.
Cet auteur insiste sur la fréquence avec laquelle on rencontre du
catarrhalis chez les malades dans les exsudats desquels on s'attendait
à trouver du Pfeiffer, et sur la difficulté qu'on peut éprouver à l'examen direct à reconnaître le *catarrhalis* ou le Pfeiffer. Quant à lui,
il est sûr de ses résultats de culture, car au laboratoire d'Ehrlich ils
ont l'habitude d'étudier les bacilles hémophiles, qui forment un
groupe dont la classification serait peut-être à reviser.

La question de l'influenza fut également l'objet d'une discussion
à la *Hunterian Society de Londres* (2).

Au point de vue clinique, cette discussion n'apporte aucun fait
nouveau ; les orateurs insistent uniquement sur la variabilité des
symptômes de la maladie.

Le D' Bulloch, au point de vue bactériologique, ayant rappelé à ses
auditeurs les caractères du cocco-bacille hémophile, fit remarquer
que, dans les dernières années, on n'a presque pas trouvé de Pfeiffer
dans de nombreuses affections catarrhales diagnostiquées influenza.
Ce qu'on appelle influenza n'est pas une seule maladie, mais probablement une série de maladies causées par différents microbes, parmi
lesquels le *Micrococcus catarrhalis* occupe une place prépondérante.

Au XII° Congrès de médecine interne tenu à Wiesbaden, du 12 au

(1) KLIENEBERGER, *Deutsche med. Woch.*, 13 avril 1905, p. 375.
(2) *Lancet*, 13 mai 1905.

15 avril 1905, Pick (de Prague) combat la théorie de Wassermann sur la disparition rapide du bacille de Pfeiffer dans les crachats et montre que ce microbe n'a pas été trouvé dans les dernières épidémies, même dans les cas les plus nets au point de vue clinique. Il ne l'a pas rencontré dans la récente épidémie saisonnière, mais dans des cas de coqueluche. Et Jochmann (de Berlin) confirme ces résultats.

Enfin G. Rosenthal (1) confirme la rareté du cocco-bacille cet hiver et insiste de nouveau sur la non-spécificité de ce microbe.

Quelques voix discordantes se sont cependant élevées. MM. Nobécourt et Paisseau (2) ont trouvé cet hiver le cocco-bacille de Pfeiffer chez des petits malades de l'hôpital des Enfants-Assistés, où aurait régné un état épidémique assez net de novembre 1904 à mars 1905. Mais on doit faire remarquer que leurs examens bactériologiques se rapportent à 1 cas de tuberculose pulmonaire cavitaire, à 1 cas de coqueluche, 1 cas de scarlatine avec otite, 2 de rougeole avec broncho-pneumonie. Or il est de notion courante actuellement que ce sont précisément dans ces affections, surtout chez les enfants, qu'on a trouvé du Pfeiffer, en dehors de tout état endémique rappelant la grippe. Que le cocco-bacille de ces malades exaltés ait pu créer un état épidémique local, au même titre, d'ailleurs, que n'importe quel autre microbe, c'est possible. Mais nous n'avons pas trouvé, rapporté dans leur travail, d'examen bactériologique d'exsudats d'individus jusque-là normaux et ayant eu des accidents infectieux à cette époque. Leur travail n'infirme donc en rien nos résultats.

De ces travaux, parus à la même époque et dans différents pays, il résulte que le cocco-bacille de Pfeiffer, qui s'était montré nettement prédominant dans un certain nombre des épidémies antérieures, a été rare ou absent dans la flore des voies respiratoires au cours de l'épidémie saisonnière du dernier hiver, et que, d'autre part, cette flore a été surtout constituée par des cocci avec prédominance d'espèces jusque-là peu décrites, telles que le *catarrhalis*. Ces faits confirment donc d'une façon absolue nos conclusions bactériologiques.

Depuis 1905, il ne semble pas qu'il y ait eu de pandémie grippale suffisante pour provoquer un ensemble de travaux, comme il en parut à cette époque. Mais les idées émises un peu partout concernant la valeur discutable du cocco-bacille amenèrent les auteurs que la question intéressait à deux ordres de recherches. D'une part, les cultures de sang étaient entrées de plus en plus dans les techniques bactériologiques courantes ; on étudia les septicémies sans lésion organique évidente et qui ressemblaient cliniquement à la grippe. Comme nous le verrons, on y trouva souvent d'autres microbes que le Pfeiffer, et notamment le pneumocoque. D'autre part, voulant

(1) Rosenthal, *Arch. gén. de méd.*, n° 21, 23 mai 1905.
(2) Nobécourt et Paisseau, *Arch. gén. de méd.*, n° 17, 25 avril 1905.

se faire une opinion, certains bactériologistes consultèrent les registres d'examens d'un laboratoire donné pendant une longue période et apportèrent les résultats auxquels ces recherches avaient abouti. Ce sont ces travaux que nous allons passer en revue.

Certains auteurs ont, en premier lieu, trouvé simplement et purement des résultats analogues à ceux que nous avons cités au chapitre précédent.

Jochmann (1), assistant du Pr Strumpell, et qui seul, en Allemagne, s'élève contre l'idée de spécificité que, malgré toutes les recherches et communications, des bactériologistes et des cliniciens très compétents ne veulent pas abandonner, conclut de ses travaux que le bacille de Pfeiffer n'est pas le seul microorganisme capable de provoquer la grippe et que, sous ce rapport, il joue exactement le même rôle que le pneumocoque, le streptocoque ou le *Micrococcus catarrhalis.*

Dunn et Gordon (2), Benham (3) confirment l'importance du *catarrhalis* et du paratétragène dans les affections banales ou épidémiques des voies respiratoires. Ce dernier signale l'importance des pseudo-diphtériques, et notamment d'une forme qu'il décrit sous le nom de *Bacillus septus.*

Desguin (4), dans une série de communications, a attiré l'attention, dans ces dernières années, sur l'importance qu'il faut attribuer aux septicémies à pneumocoques. Dans le volume qu'il leur a consacré, dès les premières lignes, il déclare : « C'est lui (le pneumocoque) qui engendre, le plus souvent, la grippe et les nombreuses affections dites grippales. » Il cherche à établir les caractères cliniques de ces pneumococcoses, et surtout avec beaucoup de vigueur cette idée que les épidémies saisonnières sont, avant tout, précisément, des pneumococcoses. Il reste, d'ailleurs, assez partisan d'une grippe-influenza spécifique à Pfeiffer, mais reconnaît que « la grippe et l'influenza sont des maladies cliniques si mal définies... qu'il serait à peu près impossible au plus docte médecin d'en donner une symptomatologie non contestable ». Il essaie d'ailleurs d'établir un diagnostic entre la pneumococcose et l'influenza. Rappelons avant tout qu'en somme il reconnaît que la grippe est surtout due au pneumocoque dans les formes banales qu'elle revêt.

Curschmann (5) publie un travail intéressant en 1909.

« Pendant les mois d'automne, d'hiver et de printemps de l'année 1907-1908, a sévi dans plusieurs villes d'Allemagne, et notamment à Leipzig, une épidémie que les médecins n'ont pas hésité à diagnos-

(1) Jochmann, *Deutsche Arch. für klin. Med.,* 1905, p. 470, Bd. LXXXIV.
(2) Dunn et Gordon, *British med. Journ.,* août 1905.
(3) Benham, *loc. cit.,* 1906 et 1909.
(4) Desguin, La septicémie à pneumocoques, Bruxelles, 1908.
(5) Curschmann, *Münch. med. Woch.,* n° 8, 23 févr. 1909.

tiquer influenza. Tous les caractères cliniques classiquement décrits se retrouvaient chez les malades atteints par l'épidémie : frisson du début, céphalalgie, douleurs lombaires, dépression énorme, coryza, etc. La durée moyenne était d'une à trois semaines. » Curschmann soumit à l'examen bactériologique les crachats de ses malades. Dans aucun cas il ne put déceler le bacille de Pfeiffer. Par contre, 46 fois sur 49 malades étudiés, le pneumocoque existait pur ou extrêmement abondant ; la culture et l'inoculation à la souris ont confirmé la nature du diplocoque. Dans quelques cas existent, à côté du pneumocoque, quelques streptocoques et quelques staphylocoques.

Curschmann, en présence des symptômes observés et du caractère épidémique de l'affection, porte le diagnostic d'influenza. Ceci n'enlève rien, dit-il, au bacille de Pfeiffer, qui a réalisé pendant les grandes épidémies de 1889 et de 1893 un tableau clinique analogue. Mais ceci prouve une fois de plus qu'un même complexus symptomatique peut relever de plusieurs microorganismes différents.

Rose (1) décrit également une épidémie de grippe à pneumocoques dans un hôpital « caractérisée surtout par une pharyngite purulente et par la fréquence des pneumonies fibrineuses qui n'appartiennent pas en propre au tableau clinique de la grippe à bacilles de Pfeiffer où prédominent les bronchopneumonies ». Dans tous les cas, la présence du pneumocoque en culture fut constatée au niveau des lésions et parfois dans le sang (chez deux malades qui moururent). Jamais on ne put déceler de bacille de Pfeiffer. Enfin, parmi les travaux récents, deux mémoires très importants sont à citer, l'un par l'étude des faits qu'il embrasse, puisque les recherches de son auteur portent sur dix années dans les hôpitaux les plus importants de Vienne, l'autre par la personnalité de l'auteur, qui est un des chefs de laboratoire de R. Pfeiffer lui-même.

Tedesko (2), dans son travail inspiré par Kretz, après avoir exposé sa technique (Gram et fuchsine) et indiqué que la culture avait été faite dans tous les cas, apporte la statistique du laboratoire central de l'hôpital François-Joseph (de Vienne), portant sur dix années :

Du 1er janvier 1896 à fin juillet 1906, il y a eu 1 479 examens de crachats? 1896. — I. B. (3) prédomine.
1897. — Sur 71 examens, on trouve 18 fois du Pfeiffer dans des cas très variables ; dans les autopsies, on trouve des péricardites et d'autres complications. Le bacille de Pfeiffer n'est pas toujours pur.
1898. — Grosse épidémie à prédominance du bacille de Pfeiffer, agent de mort chez les vieux chroniques.
1899. — Le bacille de Pfeiffer est très fréquent ; mais, dans les cas où on le trouvait, il s'agissait de rougeole, de diphtéries, de tuberculeux.

(1) Rose, Münch. med. Woch., 2 nov. 1909.
(2) Tedesko, Les examens microbiologiques dans l'influenza faits à l'hôpital François-Joseph de Vienne dans les onze dernières années (Centralbl. für Bakt., Bd XLIII).
(3) I. B., Influenza Bacillus, cocco-bacille de Pfeiffer.

1900. — A ce moment, la discordance commence entre le diagnostic clinique influenza et les examens bactériologiques.

A la page 443, se trouve un tableau dans lequel on peut voir que les cas observés sont des plus variés. Il y a beaucoup de coqueluches, de varicelles, etc.

1901-1902. — Le bacille de Pfeiffer est très rare à l'état de pureté. L'auteur le trouve une fois seulement dans un cas de rougeole.

1903-1904-1905-1906. — Le bacille de Pfeiffer semble jouer de moins en moins un rôle essentiel ; il est presque toujours en association avec le staphylocoque, le streptocoque et surtout avec le *Micrococcus catarrhalis*.

En somme, il ne conclut pas. Il n'admet qu'une moitié de l'axiome de Wassermann, « trop bactériologique » à son gré : « Là où il y a du Pfeiffer, c'est de l'influenza ; là où il n'y a pas du Pfeiffer, il n'y a pas de l'influenza. » Il n'admet que la seconde partie de l'axiome, et il suppose que la vraie influenza a diminué par « vaccination des jeunes générations » (?) ou que le bacille a diminué de virulence. Il termine ainsi : « Cette question n'est pas encore mûre. » Mais les chiffres sont par eux-mêmes intéressants, puisqu'ils portent sur dix années et qu'ils nous prouvent, tout en confirmant les travaux de Kretz, qu'à Vienne le bacille de Pfeiffer avait beaucoup perdu de son importance en tant qu'agent pathogène spécifique des épidémies de grippe.

L'autre travail est celui de Scheller (1), assistant de Pfeiffer. Après avoir constaté que depuis 1892 différents auteurs ont mis en doute la spécificité du bacille de Pfeiffer, et que Neisser lui avait même dénié toute valeur diagnostique, il dit : « Déjà, R. Pfeiffer lui-même savait que les états nosologiques, qui évoluent avec le complexe symptomatique de la grippe, ne présentent pas une entité absolue au point de vue étiologique. C'est R. Pfeiffer, lui-même, qui a découvert le *Micrococcus catarrhalis* comme agent d'états infectieux ressemblant à la grippe, et qui a décrit ces états infectieux. Nous savons aussi que les diplocoques, prenant le Gram, et qu'on ne peut séparer du pneumocoque, et même les méningocoques, peuvent provoquer des inflammations catarrhales des muqueuses des voies respiratoires, *dont la marche est cliniquement très voisine de l'influenza et qui peuvent se répandre épidémiquement.*

Comparant après l'influenza au choléra, et rappelant que les vibrions autres que le choléra peuvent être trouvés dans des états cholériformes qu'engendrent des microbes divers, Scheller dit : « L'influenza pandémique, qui doit être attribuée au bacille de l'influenza (le cocco-bacille de Pfeiffer), est, comme maladie à séparer absolument des formes de grippe endémique, pour lesquelles on doit reconnaître le rôle des agents pathogènes mentionnés ci-dessus.

« A l'acmé de la pandémie on peut constater en même temps des cas de grippe endémique, moins nombreux d'abord, mais dont le nombre

(1) SCHELLER, *Centralbl. für Bakt. Origin.*, Bd. L, fasc. 5, p. 503, 1909.

augmente à mesure que l'influenza vraie diminue. Cela se traduira
par ce fait que, tandis que le cocco-bacille domine dans les examens
pendant que la pandémie est à son acmé, les agents banaux des
catarrhes dominent au déclin de cette pandémie, tandis que les cocco-
bacilles se trouvent plus rarement. Ces considérations *a priori* sont
en parfaite harmonie avec les faits et prouvent d'une façon élégante
la valeur spécifique du cocco-bacille de l'influenza. »

Passant sur des détails (il considère une cystite à Pfeiffer comme une
localisation anormale de la grippe), nous arrivons à cet autre fait que,
pour lui, si on trouve du Pfeiffer en dehors des épidémies, c'est qu'il
y a une influenza chronique, et notamment que les tuberculeux
peuvent très longtemps héberger du bacille de Pfeiffer.

« Si on en trouve chez eux en dehors des époques des épidémies,
on ne peut pas en tirer une preuve de ce que le cocco-bacille n'a pas
de valeur étiologique. » Les rougeoleux, les scarlatineux ont du
cocco-bacille dans leurs sécrétions. Nous savons, dit Scheller, que
Pfeiffer et Beck ont montré que ces malades étaient particulièrement
sensibles à l'influenza en période d'épidémie.

Scheller attire plus loin l'attention sur ce fait qu'il y a d'autres
bacilles très voisins du Pfeiffer appartenant au groupe des bacilles
hémophiles, qui sont encore mal étudiés, qui jouent peut-être un rôle
en pathologie humaine. Enfin, dit-il, si c'était un saprophyte banal,
on trouverait autant de cocco-bacilles dans la gorge des individus
sains en dehors des périodes d'épidémie qu'en période d'épidémie
d'influenza.

Puis il donne un tableau de ses recherches portant sur 800 cas
d'autant plus intéressants qu'on pourrait en tirer des conclusions très
différentes des siennes. Nous en reproduisons la traduction intégrale.

I. Hiver 1906-1907 (maximum d'une épidémie de grippe à Königsberg):
Crachats de 56 cas diagnostiqués grippe; 50 fois on trouve *I. B.* : 26 fois
pur, 20 fois mélangé au pneumocoque et au *catarrhalis*, 4 fois mêlé au
streptocoque et au pneumocoque. Crachats de 8 cas de grippés, faussement
considérés comme tuberculeux : 8 fois *I. B.* pur, pas de bacilles de Koch.
Poumons pris à l'autopsie de 4 cas : 4 fois *I. B.* pur.
Crachats de 29 tuberculeux : 10 fois *I. B.*, c'est-à-dire 33 p. 100 de porteurs
de bacilles (?).
Frottis de gorge de 109 individus non atteints d'influenza. Chez ces 109
malades on trouve 25 fois l'*I. B.* (c'est-à-dire 24 p. 100 de *Bacillenträger*). —
Or, 20 avaient eu l'influenza et on trouva 15 fois chez eux *I. B.* (75 p. 1000) ;
89 n'avaient jamais eu l'influenza et on trouva 10 fois chez eux *I. B.*
II. Hiver 1907-1908 (épidémie moins étendue) :
20 crachats de malades diagnostiqués cliniquement influenza : 4 fois *I. B.*
en culture pure (20 p. 100).
2 crachats de malades considérés à tort comme tuberculeux : 2 fois *I. B.*
105 crachats de tuberculeux : 10 fois *I. B.* (10 p. 100 de *Bacillenträger*).
113 frottis de gorge chez des individus non grippés : 15 fois *I. B.* (13 p. 100

de *Bäcillentrager*), dont 15 avaient eu l'influenza : 7 fois *I. B.* (50 p. 100);
98 n'avaient pas eu l'influenza : 8 fois *I. B.* (8 p. 100).

III. Eté 1908 (l'influenza a disparu) :
10 crachats de grippés : 10 fois pneumocoques, pas de *I. B.*
65 frottis de gorge de non-grippés : 1 fois *I. B.* (1,5 p. 100).

IV. Hiver 1908-1909 :
24 crachats de grippés : 24 fois pneumocoques, pas de *I. B.*
90 crachats de tuberculeux : pas de *I. B.*
90 crachats de tuberculeux : 3 fois *I. B.* (3 p. 100 de *Bacillenträger*).
95 frottis de gorge de non-grippés : pas de *I. B.*

« L'épidémie de 1906-1907 a bien été de la vraie influenza ; le cocco-
bacille a été très répandu, même chez les tuberculeux et chez les
personnes non atteintes. Dans les cas observés en 1907-1908, *nous
n'avons trouvé que 4 fois sur 20 du cocco-bacille, alors que ces 20 cas
étaient diagnostiqués influenza. Dans ces derniers cas, il ne s'agissait
donc pas d'influenza pandémique, mais de la grippe à forme endémique...*

« Nous devons aussi remarquer que, tandis que, pendant l'acmé de
l'épidémie, un tiers des tuberculeux étaient infectés par le cocco-
bacille, ce pourcentage diminue parallèlement à l'épidémie. Si nos
recherches ne concordent pas avec celles d'autres auteurs qui ont
trouvé le cocco-bacille en plus grande abondance, même en dehors
des périodes épidémiques, c'est que nous faisons nos recherches sur
des sujets plus avancés comme lésions. » Enfin il attire l'attention sur
ce fait que les individus sains étaient porteurs de cocco-bacilles,
surtout quand il y avait épidémie d'influenza, et c'étaient surtout des
malades atteints d'affections nasales chroniques ».

Il conclut donc que R. Pfeiffer avait raison de considérer son cocco-
bacille comme l'agent de la forme pandémique de l'influenza.

Comme nous l'écrivions dans la thèse de notre élève *Castay* (1),
parmi les critiques que l'on pourrait faire à ce travail, il y en a une
qui vient immédiatement à l'esprit. Sur quoi Scheller se base-t-il
pour distinguer les malades de 1906-1907 de ceux de 1907-1908 et
surtout de ceux de 1908-1909 et appeler les premiers « influenzés »
en opposition avec les derniers, qu'il appelle « grippés » ? Pas un mot
de clinique n'accompagne ce travail, dont on pourrait tirer des
conclusions toutes différentes des siennes : on pourrait faire
remarquer que des malades considérés à Königsberg comme atteints
de grippe ne présentaient pas de cocco-bacille dans leurs crachats,
et qu'au plus fort de la pandémie (?) de 1906-1907, dans 24 cas sur 50,
le cocco-bacille était associé au pneumocoque et au *catarrhalis*, c'est-à-
dire que, dans la moitié des cas, le Pfeiffer n'était pas pur. Peut-on
même comparer une épidémie ainsi limitée à la pandémie de 1889 ?
Pourquoi attribuer toute l'action pathogène au Pfeiffer et n'en

(1) Castay, État actuel du problème bactériologique de la grippe. Thèse de Paris,
1910.

attribuer aucune au pneumocoque et au *catarrhalis* dans ces derniers cas ? Scheller ne nous le dit pas. En tout cas, il est intéressant de voir que l'école de R. Pfeiffer lui-même reconnaît qu'il y a des grippes dues à d'autres microbes que le cocco-bacille hémophile. Les adversaires de la spécificité du cocco-bacille n'ont jamais dit autre chose ; ils n'ont jamais nié que, dans certains états épidémiques qualifiés de grippe, le Pfeiffer pût être prédominant suivant les années.

Scheller rapporte comme grippe pandémique les cas observés à Königsberg en 1906-1907. Or il ne semble pas, à cette époque, qu'il y eût ailleurs, en France, du moins, une pandémie analogue. Elle eût certainement provoqué dans les différents pays de nouvelles recherches bactériologiques. Et même on pourrait faire remarquer que l'épidémie de 1904-1905 méritait bien plus le nom de grippe pandémique, puisqu'elle a frappé l'Autriche, l'Allemagne, la France, l'Angleterre et même l'Amérique, provoquant partout des recherches bactériologiques de contrôle. A quoi ces recherches, faites avec les techniques les plus sérieuses, et par les auteurs les plus qualifiés, ont abouti, nous le savons : à la constatation de l'absence du cocco-bacille de Pfeiffer.

Il est donc évident que très peu de bactériologistes croient encore à la spécificité du cocco-bacille de Pfeiffer comme agent pathogène des épidémies de grippe. Si nous ne considérons que les trois derniers travaux que nous rapportons, nous voyons que, de plus en plus, avec les progrès de la technique, on est arrivé à cette conclusion certaine que le tableau clinique de la grippe épidémique, tel qu'il est classiquement décrit, peut être dû à des microbes autres que le Pfeiffer, surtout le pneumocoque et le *catarrhalis*. Nous voyons le fait même dans le travail de Scheller, assistant de Pfeiffer et partisan de la spécificité du cocco-bacille.

2° Données météorologiques. — L'idée de constater l'état météorologique et d'y chercher la cause des épidémies de grippe est aussi ancienne que la maladie elle-même. D'ailleurs, à une époque où on a considéré la grippe comme faisant partie intégrale des affections catarrhales, on devait admettre qu'elle était sous l'influence immédiate des perturbations atmosphériques. Les données bactériologiques ont semblé devoir faire perdre tout intérêt à ces constatations. Mais, d'une part, il est possible et même probable que les variations atmosphériques jouent un rôle dans la virulence des microbes. Tous les médecins des hôpitaux d'enfants connaissent les effroyables mortalités qui sévissent brusquement dans une crèche, notamment chez les nourrissons présentant des lésions cutanées les jours où le thermomètre monte brusquement. On voit alors 10 ou 12 décès survenir le même après-midi chez des entéritiques ou chez des eczémateux avec une température de 40°, donnant l'impression d'une brusque septicémie. D'autre part, nous savons si peu de chose de définitif sur l'agent pathogène de la grippe qu'il ne faudrait peut-être pas trop oublier ces données météorologiques.

Pressions barométriques. — Pour nous en tenir aux faits bien observés, nous rappellerons les recherches de M. Masson au cours de l'épidémie de 1889 (1). A Paris, pendant la période de temps allant de juin 1888 à juin 1890, la moyenne des pressions s'est constamment tenue au-dessus de 760 millimètres, tandis que la moyenne barométrique constatée depuis de longues années à Paris est de 755 millimètres. Pendant toute la durée de l'épidémie, d'ailleurs, la pression s'est presque constamment tenue au-dessus de 765 millimètres. Le maximum absolu 779^{mm},8 a été atteint le 20 novembre 1889. A part l'année 1867, il faut remonter jusqu'à 1757 pour retrouver une pression aussi élevée : le mois de novembre a été spécialement signalé par des pressions considérables ; la moyenne 769^{mm},2 est supérieure de 7^{mm},8 à la normale.

Si on étudie les rapports de la marche de l'épidémie avec la pression atmosphérique, on doit remarquer que la courbe de la mortalité et celle des oscillations de l'aiguille barométrique coïncident presque partout, semaine par semaine, sauf en novembre. Il faut noter que M. Teissier a constaté au contraire en Russie une série de basses pressions barométriques ; en revanche, la chaleur était anormale pour la saison et le degré d'humidité de l'air était excessif. Dans sa thèse, Didier (2) constate qu'en 1891-1892 ce fut moins la hauteur des pressions qui attira l'attention que la variation de ces pressions. Il conclut que ce sont peut-être les basses pressions du baromètre, mais surtout les oscillations profondes et brusques de la colonne de mercure qui ont de l'importance.

Température. — Ce qui a surtout frappé les auteurs dans l'étude thermométrique des épidémies de grippe, c'est que les froids semblent avoir eu moins d'importance qu'une chaleur anormale ou tout au moins une température relativement élevée pour la saison. Nous rappellerons l'histoire de la grippe, qui régnait à Moscou en décembre 1781. Le 2 janvier 1782, le thermomètre, qui était à Saint-Pétersbourg à moins de 35°, remonta subitement à plus de 5° ; le même jour, dit Mertens, 40 000 habitants furent pris de grippe. En 1889, M. Masson constate qu'au début de janvier le thermomètre n'est pas descendu à moins de 2°. M. Héricourt constate à la même époque : « Actuellement, même en plein mois de janvier, nous avons une température tout à fait élevée et une humidité tout à fait anormale pour la saison. » Didier, en 1891-1892, fait des constatations identiques. Il note que, le 3 décembre 1891, le thermomètre s'est même élevé à plus de 12° et que la moyenne des températures de cet hiver fut nettement supérieure à celle de l'hiver précédent.

(1) MASSON, *Revue d'hygiène et de police sanitaire*, juin 1891.
(2) DIDIER, Essai sur la grippe et les causes de ses épidémies. Thèse de Paris, 1893.

On peut rappeller également qu'à Saint-Pétersbourg l'épidémie de 1889 subit un temps d'arrêt quand le froid devint assez vif pour que la Néva fût gelée.

État hygrométrique. — D'après M. Masson, l'état hygrométrique fut constamment très élevé à Paris et à Vienne pendant l'épidémie. Nous avons déjà signalé que M. Teissier avait observé en Russie un degré d'humidité de l'air touchant presque à la saturation.

Didier fit à Lille une observation identique en 1891-1892.

En résumé, si on peut négliger complètement les données météorologiques que nous possédons sur la marche des vents, sur l'ozone, il semble bien que les brusques variations de pressions barométriques, un état hygrométrique très élevé, des pluies fréquentes puissent être considérés comme accompagnant les épidémies de grippe. Il faut remarquer pourtant que, malgré les inondations survenues à Paris l'hiver dernier, on n'observa à ce moment à Paris rien qui pût ressembler à une épidémie de grippe.

Nous terminerons ce paragraphe en citant pourtant l'observation célèbre de Duflocq (1), citée toujours comme un exemple de contagion et qui semble bien prouver le rôle des conditions atmosphériques. Deux maçons grippés venant de Paris arrivent, le 22 décembre, dans le bourg de Saint-Germain-Beau-Pré (Creuse), où il n'existait aucun cas de cette maladie. Le 25 décembre, la mère de l'un d'eux est prise par la grippe ; ces trois cas restent isolés jusqu'au 4 janvier. Ce jour-là, il fait une chaleur excessive ; dans l'après-midi, le temps devient orageux : il tonne violemment à plusieurs reprises ; dans la soirée même et la journée du lendemain, 150 personnes sont prises par la maladie.

3° Causes prédisposantes. — La grippe et les autres maladies. — Au point de vue de l'âge, l'influenza est rare au-dessus d'un an, mais elle est surtout fréquente de vingt à quarante ans. Elle est en revanche beaucoup plus grave chez les vieillards. Parmi les professions les plus exposées, on a cité les employés des postes, et, parmi le personnel des chemins de fer, on a cru remarquer que les mécaniciens et les employés de la voie ont été pris plus tard et en moindre proportion que les employés des stations en rapport avec le public et les ouvriers des ateliers. On sait également que la grippe a frappé les convalescents d'une autre maladie ; elle a donné en 1889 un coup de fouet très net à la tuberculose pulmonaire. Chantemesse a vu mourir en dix jours de la fièvre typhoïde démontrée par l'examen bactériologique un soldat qui, cinq jours avant le début de cette maladie, avait guéri d'une grippe légère. En revanche, il semble qu'en 1889 la rougeole et la scarlatine aient été fréquentes et que la diphtérie ait gardé sa fréquence habituelle. Les adultes ont été

(1) Duflocq, *Revue de médecine*, 1890.

particulièrement frappés par la grippe. En général, les névropathes ont vu se réveiller les phénomènes pathologiques qu'ils présentaient ; elle exaspéra les douleurs des ataxiques. De même on a signalé chez les paludéens la reprise de leur fièvre intermittente. Les emphysémateux et surtout les vieillards succombèrent à la bronchite capillaire et à l'asystolie. Nous avons déjà insisté sur ce fait curieux et unique du réveil par cette pandémie, soi-disant spécifique, de toutes les tares pathologiques possibles, car, ce que nous venons de dire des emphysémateux, nous pouvons le dire également des cardiaques, des hépatiques, etc.

CONTAGION. — Les discusions sur la contagion de la grippe n'ont plus grand intérêt aujourd'hui. Personne ne nie l'existence de cette contagion, d'autant qu'elle ne prouve rien en faveur de la spécificité de la grippe. Quoi qu'il en soit, on trouvera dans tous les articles classiques d'innombrables exemples prouvant cette contagion. Elle est d'ailleurs assez difficile à prouver, quelquefois certains individus présentant des grippes aussi bénignes qu'un simple rhume et étant les agents inconnus de contagion qui, sur d'autres individus, aboutissent à des pneumonies graves. On trouvera également cités partout, et notamment dans les rapports de Proust de Bouchard, dans l'article du traité de Kelsch, dans l'article de Leichtenstern, des exemples de contagion. On sait que Kelsch défendait cette idée que la contagion n'expliquait pas à elle seule la propagation de la grippe et que chaque individu portait en lui des germes latents susceptibles de se réveiller. Il a discuté très longuement des documents qui tendaient à prouver que les établissement fermés, tels que les prisons, les couvents, ont presque entièrement échappé à la contagion, sauf en ce qui concerne le personnel en rapport avec l'extérieur. On a pu d'ailleurs prouver la contagion venant de l'extérieur, à un moment absolument précis à l'intérieur des phares, à bord des bateaux, où la grippe n'est apparue que lorsque embarquèrent des individus ou des marchandises venant d'endroits contaminés. Nous répétons que cette question est secondaire. Il existe des épidémies incontestables de pneumococcie par contagion dans une même famille ou un même hôpital, aussi bien qu'il existe des cas de contagion de grippe-influenza.

CLINIQUE. — Nous rappellerons rapidement les symptômes de la grippe, cette étude étant nécessaire pour la discussion même du problème de la nature de cette maladie. Au cours des grandes pandémies, l'incubation a été en moyenne de deux jours. L'invasion, en revanche, fut brusque. Ce fut même là un des caractères les plus spéciaux de la pandémie. On connaît l'histoire du conducteur d'omnibus, qui fut pris brusquement en cours de route, alors qu'il avait quitté la tête de ligne en parfait état, semblait-il, et que les voyageurs durent descendre et soutenir pour le faire asseoir dans un bureau de la compagnie. En dehors du début brusque, la courbature, la sensation des brisements des membres, les névralgies, la rachialgie, les vertiges, parfois l'épistaxis caractérisèrent la période de début.

A la période d'état, la température monte brusquement. Nous avons déjà dit qu'elle était absolument irrégulière (Jaccoud). Le malade présente souvent des exanthèmes, des sueurs ; les phénomènes nerveux s'accentuent. Suivant les formes, on observe alors soit des accidents nerveux, soit des accidents thoraciques, soit des accidents gastro-intestinaux. Dans la forme nerveuse, tous les symptômes possibles ont été décrits, depuis la simple prostration jusqu'au délire, à la pseudo-méningite, sans compter une grippe bulbaire avec syncope, pouls accéléré ou ralenti, arythmie, respiration de Cheyne-Stokes et mort par collapsus cardiaque. Dans les formes gastro-intestinales, on a signalé que la grippe était capable de simuler l'intoxication stibiée, la dysenterie, le choléra et surtout la fièvre typhoïde. Enfin, dans les formes thoraciques, on a également tout observé. On sait que la gravité de la grippe était due surtout au cours des pandémies aux pneumonies et aux bronchopneumonies, mais les auteurs qui croient le plus à la spécificité grippale ont reconnu qu'il n'y avait rien de pathognomonique dans les symptômes thoraciques grippaux ; si nous ajoutons, enfin, qu'on a signalé toutes sortes d'accidents éruptifs, des myélites, des méningites suppurées, 14 cas de gangrènes de poumon (Decaze), des pleurésies purulentes, des endocardites, des phlébites, des otites hémorragiques, — et nous en passons volontairement, — on voit que nous avions raison de dire que la grippe réveille toute la pathologie.

Dans les petites épidémies, telles que celles que nous avons observées en 1904-1905, on voit généralement, au cours d'une première semaine, entrer à l'hôpital un grand nombre d'angines. Au cours de la seconde semaine, on voit entrer un assez grand nombre de bronchites et quelques congestions pulmonaires fugaces ; enfin, la semaine suivante, on voit entrer en même temps un certain nombre de pneumonies plus ou moins graves. A ce moment, l'encombrement des salles donne l'impression d'un état épidémique, d'autant qu'en même temps on observe en ville un assez grand nombre d'états infectieux mal caractérisés ou aboutissant, après vingt-quatre heures, soit à une angine, soit à une bronchite évidente. Rien n'est plus instructif à ce point de vue que l'observation d'une même famille, où les uns présentent un état infectieux sans détermination nette, les autres une angine, d'autres une bronchite, où les enfants sont pris d'une adénite avec tuméfaction des ganglions du cou. En vain on chercherait dans tout cela un tableau clinique spécifique.

ÉTAT ACTUEL DU PROBLÈME DE LA GRIPPE. — De tous les documents que nous avons cités, il ressort que la grippe est une question sur laquelle on a toujours bataillé, qui a toujours semblé difficile au point de vue nosographique et que seule une documentation insuffisante, soit bactériologique, soit historico-clinique, peut permettre de considérer comme résolue aujourd'hui. Il n'y a, en effet, qu'à lire les vieux auteurs pour se rendre compte que ce n'est nullement son tableau clinique, mais le nombre des malades qu'elle frappe qui a fait croire à la spécificité de la grippe comparée à une maladie « pestilentielle ». A notre époque, c'est la croyance à la spécificité du coccobacille de Pfeiffer, découvert au cours d'une épidémie localisée, sans marche régulière, qui a fait considérer comme acquise cette spécificité de la grippe. Si, à la lumière des documents actuels *qui peuvent être mis en défaut demain*, on cherche à préciser les notions que nous possédons, on peut mettre en avant les propositions suivantes.

Il n'y a pas de microbe spécifique *actuellement connu* de la grippe. Le Pfeiffer se voit dans certaines épidémies, mais il peut manquer dans des cas cliniquement semblables à ceux où on l'a rencontré. Dire qu'il s'agit d'influenza parce qu'on trouve dans les sécrétions des malades du cocco-bacille est une pétition de principes. Il semble même que le pneumocoque joue un rôle fondamental au moins dans les dernières petites épidémies.

A côté de lui, il faut faire une place à d'autres saprophytes, parmi lesquels le *Micrococcus catarrhalis*; certaines variétés de tétragènes semblent également capables de produire des états infectieux rappelant la description classique de la grippe. En tout cas, *rien ne prouve d'une façon certaine que l'agent pathogène de la grande pandémie* de 1889 fut le microbe de Pfeiffer. Il reste néanmoins un agent important d'états infectieux avec ou sans détermination organique prédominante, notamment chez les enfants.

Au point de vue de la marche des épidémies, il semble en réalité que, même pour la grande épidémie de 1889, la marche en ait été assez irrégulière. Quant aux petites épidémies, on ne peut leur décrire une marche quelconque. Aucun rapprochement ne s'impose à ce point de vue avec la peste ou même le choléra.

La question de contagion, d'ailleurs presque indiscutable, ne prouve rien en faveur d'une affection à microbe toujours identique. La contagion existe pour les affections saisonnières banales.

Le tableau clinique n'a jamais eu, en réalité, rien de spécifique, sauf peut-être le début brusque, l'intensité de la prostration. Une fièvre typhoïde, malgré l'existence de formes anormales, présente une majorité de cas ayant une symptomatologie caractéristique, de même pour la peste et le choléra. Le chapitre grippe au point de vue clinique, c'est toute la pathologie et une pathologie saisonnière. En réalité le vieux mot de constitution médicale catarrhale dans son imprécision caractérisait bien la pandémie grippale.

La question des rapports existant entre les grandes épidémies

(1837 et 1889-1890) et les petites épidémies reste délicate. Il est certain qu'entre les états saisonniers, familiaux ou urbains et les états pandémiques, il y a tous les intermédiaires suivant les années. Il est très difficile de séparer complètement, au point de vue clinique, une épidémie du type de celle 1904-1905, d'une épidémie du type de 1891-1892, ou même une pandémie type 1889. *Un seul caractère indiscutable les différencie, c'est l'extrême diffusion de la maladie, dans les grandes pandémies.* La division proposée par certains auteurs en grippe saisonnière absolument distincte étiologiquement de l'influenza épidémique paraît ne reposer sur aucune base clinique et bactériologique suffisante (1). Dire que les épidémies consécutives de 1889 ne sont que des reliquats de celle-ci, considérées comme une infection spécifique due au Pfeiffer, ne repose sur aucun fait clinique bactériologique ou épidémiologique certain. D'autre part, la diffusion extraordinaire, qui n'existe au même point presque pour aucune autre épidémie, donne bien l'impression, en ce qui concerne les pandémies de 1837 et de 1889, de quelque chose de tellement spécial et anormal dans l'étiologie que l'on comprend fort bien que les auteurs ne veuillent pas accepter comme cause de celle-ci une simple exaltation de virulence de microbes saprophytes banaux. *On s'est mépris sur notre pensée quand on a cru que nous n'admettions pas qu'au moment où on parle de grippe il n'y ait quelque chose de spécial, de différent, des affections saisonnières banales.* Il est possible qu'il s'agisse d'un microbe inconnu, un virus filtrant par exemple (Vincent); mais ce n'est pas indispensable, et *ce quelque chose de spécial peut être une condition étiologique encore inconnue qui exalte la virulence des microbes banaux.* Alors qu'on accepte volontiers que les petites épidémies puissent être dues à l'exaltation de virulence de saprophytes banaux tels que le *catarrhalis* ou le pneumocoque, on nous a accusés d'ignorer toute clinique en admettant la même exaltation pour une pandémie du type 1889. Nous ne comprenons pas ce qu'il y a de contraire à la clinique d'admettre que l'épidémie de 1889 fut peut-être une septicémie à pneumocoques et non à cocco-bacilles de Pfeiffer? Nous croyons qu'il y a eu, en effet, quelque chose de tout à fait spécial dans un état pandémique dont la diffusion a dépassé la contagion d'homme à homme, comme si une même cause inconnue exaltait en même temps chez les « porteurs de germes » que nous sommes soit un microbe encore inconnu, soit les saprophytes des voies respiratoires. Nous pensons même que, s'il ne faut pas se contenter trop facilement du mot de grippe pour cacher les incertitudes diagnostiques quotidiennes, on peut s'en servir pour désigner ces états septicémiques mal classés que nous

---

(1) Il n'y a qu'à voir les nombreux cas où on a cru à une épidémie d'influenza épidémique et où il s'agissait de *Pneumococcus,* etc.

commençons à connaître (1). En réalité, le problème de la grippe est d'autant plus intéressant qu'il n'est peut-être pas seulement le problème de la découverte d'un microbe spécifique, mais celui de la cause générale d'exaltation de virulence des germes.

Le problème de la grippe est peut-être le même que celui qu'il faudrait résoudre pour expliquer pourquoi, certaines années, malgré la sérothérapie, la diphtérie est plus virulente : pourquoi, malgré la vaccination, on voit encore certaines années une exaltation de la variole. Quoi qu'il en soit, nous espérons avoir montré que le problème est délicat aussi bien cliniquement qu'épidémiologiquement ou bactériologiquement et mérite d'autres recherches.

PROPHYLAXIE. — On comprend que toute prophylaxie d'une maladie aussi protéiforme soit absolument illusoire. Il serait complètement inutile de vouloir, comme l'a proposé Sisley, exiger une déclaration obligatoire des cas d'influenza. Tout au plus peut-on songer à préserver certains groupes humains, tels qu'un hôpital, une prison, un collège. Encore tout isolement pour une affection où les cas légers sont la majorité est-il une impossibilité sociale.

On a bien tenté à donner la quinine à titre préventif. On a essayé, d'autre part (Bruschettini et Cantoni), d'obtenir des sérums immunisants avec le cocco-bacille de Pfeiffer. En réalité, tout ce que l'on peut conseiller, c'est tenter en temps d'épidémie d'aseptiser les fosses nasales et la bouche des individus, surtout des vieillards et des enfants par des gargarismes, des instillations nasales d'huile résorcinée ou goménolée.

(1) Rappelons les travaux de Desguins, de Lemierre et Joltrain sur les *Pneumococcus* ; de R. Bernard et Sacquépée sur les infections tétragéniques, etc.

DENGUE

le Dr **FRANCK CLAIR**

SYNONYMIE. — Anglais : *Dengue fever*, *break-bone*. — Allemand :
Dengue Fieber. — Espagnol : *Colorado*.

La dengue, véritable protée, évolue sous des aspects multiples et
quelquefois même déconcertants (1). Endémique dans l'Amérique
intertropicale, l'Inde anglaise, l'Indo-Chine, elle rayonne actuellement un peu dans tous les sens. C'est une affection caractérisée par
une invasion soudaine, des douleurs musculo-articulaires, une fièvre
à type récurrent, une éruption essentiellement polymorphe apparaissant au début de la première et de la seconde période fébrile.
Tels sont les symptômes les plus constants; nous les décrirons
brièvement en faisant remarquer qu'on ne les observe pas dans tous
les cas; l'éruption même peut manquer.

La période d'incubation est en moyenne de trois à quatre jours (2).

Le stade d'invasion de la dengue débute par un frisson et est
quelquefois si brusque que l'on cite des cas d'individus que l'intensité des douleurs a subitement immobilisés dans la position où ils
se trouvaient. La fièvre peut marquer alors 39°,5 à 40°. Plus fréquemment, le malade est frappé moins brutalement; il est abattu,
présente les symptômes d'un embarras gastrique ordinaire; la fièvre
marque 38°, mais rapidement elle atteindra et dépassera 40°. Dans
la grande majorité des cas, on signale seulement de la courbature
généralisée; le malade, les jambes comme « fauchées », titube et
demande à se coucher au plus tôt.

Quoiqu'il n'arrive pas toujours que l'on voie le malade tout au
début des accidents, il est possible, en observant les courbes de
température pour un grand nombre de cas, de fixer le type de la
fièvre qui est presque toujours à deux paroxysmes séparés par un
intervalle de deux à trois jours.

1° *Courbe à deux paroxysmes.* — Fièvre élevée d'emblée, 39°,5,

---

(1) Van der Burg (C. L.), Handbuch der Tropenkrankheiten, herausgegeben
von Dr Carl Meuse, II Bd., « Das Dengue Fieber »; Leipzig, J. A. Barth, 1905.
(2) Cotholendy, Relation de l'épidémie de dengue qui a régné à Saint-Denis
(Réunion) pendant les mois de février, mars, avril et mai 1873 (*Arch. de méd.
nav.*, 1873).

40°, ou atteignant son maximum en quelques heures; chute
de 1 ou 2° avec plateau, deux à trois jours; nouveau paroxysme;
retour à la normale en trois ou quatre jours. C'est la courbe relevée
dans la majorité des cas.

2° *Courbe à un paroxysme.* — Fièvre atteignant son maximum en
vingt-quatre à trente-six heures; chute moins marquée avec plateau,
trois ou quatre jours; chute en lysis.

Une troisième courbe pourrait être figurée, mais, comme elle se
rapporte à des malades qui, pour diverses raisons, défaut de résistance de l'organisme, particulière réceptivité, soins tardifs, affections du cœur, du foie, des reins, ont fait de graves complications,

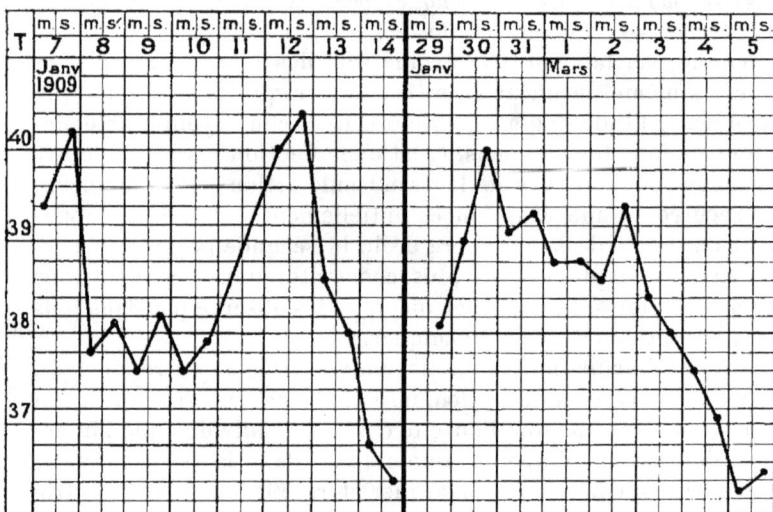

Courbe à deux paroxysmes.   Fig. 14.   Courbe à un paroxysme.

cette courbe n'a plus aucune signification dans la maladie qui nous
intéresse.

En dehors de la rachialgie toujours notée, les douleurs musculo-
articulaires peuvent être très atténuées ou même faire totalement
défaut. Ce qui domine, c'est une douleur intense et constante,
siégeant au niveau de la région frontale et péri-orbitaire; les mouvements des yeux sont limités et pénibles; la pression sur les globes
oculaires provoque de la douleur. État saburral des voies digestives;
la langue est couverte d'un enduit blanc qui s'épaissit et devient
brunâtre; la bouche est amère, l'haleine fétide, l'anorexie complète;
le ventre n'est pas ballonné, pas douloureux à la pression, ni consti-
pation ni diarrhée, du moins tout au début de la maladie. L'insomnie
est absolue et persistera dans la convalescence ainsi que l'état
saburral.

L'éruption (1) de la première période fébrile (*initial rash*) manque dans bien des cas, ou peut passer inaperçue, surtout si le malade est couvert de bourbouilles confluentes. C'est quelquefois une simple rougeur diffuse de la face, de la partie antérieure du tronc, des avant-bras, de la face dorsale des mains, des membres inférieurs, plus marquée aux coudes et aux genoux. Plus intense, elle peut s'accompagner de gonflement des paupières et faire croire à un début d'érysipèle; elle se manifeste quelquefois par des taches écarlates, lie de vin, des papules, du prurit, un aspect urticarien ou morbilliforme. Le voile du palais, le fond de la gorge peuvent présenter un peu de rougeur.

L'éruption de la seconde période fébrile (*terminal rash*) est plus constante et débute ordinairement par la face dorsale des mains, les avant-bras, le tronc; elle est le plus souvent éphémère. La desquamation, tantôt furfuracée, tantôt en lambeaux, en lanières comme dans la scarlatine, est d'autant plus abondante que l'éruption a été plus marquée. Dans les cas de rechutes, assez rares du reste, l'éruption reparaît à nouveau.

Du côté du cœur, on a signalé l'affaiblissement ou l'accélération des mouvements, les bruits mal frappés, les faux pas, l'arythmie, le dicrotisme du pouls, la tendance à la syncope, indices d'une altération plus ou moins profonde du myocarde. Le pouls a une tendance à fléchir; dans certains cas, on observe sa discordance manifeste avec la température; on compte 100 pulsations avec 40° et 56, 48 avec une température normale ou un peu au-dessous de la normale (36°). Ce ralentissement s'observe plus particulièrement chez les malades présentant une forme sévère de dengue; pendant la convalescence, le pouls se relève et redevient régulier.

Quelques-uns des malades observés par nous ont eu de véritables crises sudorales; chez certains sujets plus sérieusement atteints, nous avons constaté de la douleur au niveau de la rate et du foie, qui étaient augmentés de volume, et les urines contenaient de l'albumine. Au cours de certaines épidémies, on a signalé l'apparition d'hémorragies diverses qui n'ont présenté aucun caractère de gravité.

Les manifestations pulmonaires sont extrêmement rares et n'offrent rien de particulier.

Du côté du système nerveux, on peut signaler, dans les cas où l'invasion a été brutale et la fièvre très élevée, un délire de peu de durée, mais quelquefois si violent qu'il nécessite une étroite surveillance du malade.

La perte de poids subie par les malades au cours d'une affection pourtant de courte durée est quelquefois considérable; le fait mérite d'être signalé.

(1) De Brun, Maladies des pays chauds, t. I, chap. iv, Masson, Paris; *Revue de méd.*, août 1889; *Académie de médecine*, 6 août 1893.

On a observé des rechutes après des périodes de santé plus ou moins longues.

Nous insistons tout particulièrement sur la gravité du pronostic chez les malades dont le cœur, le foie, les reins fonctionnent mal. Pour notre part, au cours de deux épidémies de dengue, nous avons noté des complications sérieuses chez un officier mécanicien, un chauffeur et un cambusier, tous trois gros mangeurs et alcooliques avérés, qu'à diverses reprises nous avions soignés pour des accidents hépatiques et rénaux. On se trouve alors en présence d'une véritable septicémie dans un organisme incapable de se débarrasser des toxines élaborées par l'agent infectieux. La convalescence, ordinairement normale et de courte durée, traîne en longueur; les céphalées, l'insomnie, l'état saburral des voies digestives persistent longtemps, les tares cardiaques s'accentuent, et chez l'un de nos malades s'est aggravée une néphrite à laquelle il a succombé un an plus tard.

Au début de la maladie, le diagnostic est quelquefois délicat, diverses affections pouvant prêter à confusion; nous citerons plus spécialement la malaria, la fièvre typhoïde, le typhus exanthématique, la fièvre ondulante, la fièvre récurrente, la grippe, la scarlatine.

Dans les contrées à paludisme, la recherche de l'hématozoaire spécifique, l'absence ou la présence d'anophèles, l'épreuve de la quinine, la courbe de la température permettront d'écarter ou d'incriminer la malaria.

L'invasion brusque, les douleurs musculo-articulaires, l'éruption différencient aisément la dengue de la fièvre typhoïde. L'absence de troubles intestinaux, de taches rosées, enfin, s'il est possible, le séro-diagnostic lèveront tous les doutes.

La stupeur qui existe pendant toute la durée de la maladie, l'éruption pétéchiale qui respecte la face, la température qui se maintient élevée durant huit à dix jours, les commémoratifs permettront d'établir le diagnostic entre la dengue et le typhus exanthématique.

Dans la fièvre ondulante, la marche de la température procède par ondes fébriles d'une durée de vingt-cinq à trente jours, séparées par des périodes de rémission plus courtes, d'une durée de huit à dix jours seulement; de plus, l'hémoculture fixera le diagnostic par la découverte de l'agent infectieux.

Dans la fièvre récurrente à deux paroxysmes, la température se maintient élevée durant plusieurs jours, forme plateau; il en est de même pour les périodes de rémission; de plus l'examen du sang révèlera la présence des spirilles.

L'absence ou la bénignité des complications pulmonaires, des manifestations inflammatoires de la gorge et du nez, la courbe de la température mettront la grippe hors de cause.

Dans la scarlatine, la fièvre est continue, la langue framboisée, les angines avec adénopathies habituelles.

En résumé, l'invasion brutale avec ses douleurs musculo-articulaires, les courbes de température, les constatations microscopiques négatives, l'étiologie culicidienne dont nous allons parler, la morbidité énorme permettront, dès le début d'une épidémie, d'établir un diagnostic raisonné entre la dengue et la plupart des maladies éruptives.

C'est une affection relativement bénigne, car dans toutes les épidémies on ne relève qu'un chiffre très faible de décès, eu égard à la quantité considérable d'individus atteints. Pour ne citer que quelques exemples, nous dirons qu'en Indo-Chine, au cours de l'épidémie de 1895-1896, sur un très grand nombre de malades, 8 cas seulement se terminèrent fatalement. En 1905, à Cavite (Philippines), E. R. Stitt ne signale aucune mortalité sur les habitants, qui tous paient leur tribut à la maladie; même constatation en Nouvelle-Calédonie dans les deux dernières épidémies (1908-1910). Par contre, Martialis (1), Nogué (2), Ashburn et Craig, Vassal sont moins optimistes et signalent quelques complications graves et des cas de mort. Quoi qu'il en soit, on peut dire qu'en dehors des décès de sujets prédisposés par diverses causes mettant l'organisme en état de réceptivité et de moindre résistance, le taux de la mortalité reste généralement peu élevé. Toutefois, si l'on songe que, sans distinction d'âge, de sexe ou de race, tous les individus sont susceptibles d'être atteints, on comprendra quelle désorganisation profonde la maladie pourra apporter dans la vie sociale d'un pays où elle aura fait son apparition. De là l'importance et la légitimité de l'effort scientifique en vue de fixer exactement l'étiologie d'une affection dont on pourra dès lors établir la prophylaxie sur des bases sérieuses.

ÉTIOLOGIE. — Pour la dengue, comme pour la fièvre jaune et le paludisme, le moustique paraît être l'hôte définitif du parasite cause de la maladie.

En 1901, Graham (3), observant des malades atteints de dengue au cours d'une épidémie à Beyrouth et dans le Liban, signale dans le sang frais l'existence d'un hématozoaire endoglobulaire doué de mouvements amiboïdes rappelant le *Piroplasma bigeminum*, mais ne présentant pas de formes bigéminées. Tous ses essais échouent pour déceler la présence de ce même parasite sur les lames colorées par divers procédés. La piqûre d'un moustique infecté (*Culex*

(1) MARTIALIS (M.), La dengue d'après les documents anglais de Madras et les observations recueillies dans les possessions françaises de l'Inde (*Arch. de méd. nav.*, janv. 1874).

(2) NOGUÉ (J.), Notes et observations sur deux épidémies de dengue observées en Cochinchine en 1895-1896 (*Arch. de méd. nav. et colon.*, déc. 1897).

(3) GRAHAM (H.) [Beyrouth], The dengue : a study of its pathology and mode of inoculation (*Journ. of trop. med.*, t. VI, 1er juillet 1903, p. 209-215, 5 fig. dans le texte).

fatigans Wiedemann) transmettrait la maladie. Dans le corps du moustique, l'infection se développerait, et la couche musculaire de l'estomac, les glandes salivaires contiendraient des spores. Une émulsion de ces glandes infectées injectée à un sujet sain provoquerait une forme sévère de dengue.

Ces recherches n'ont pas été confirmées, du moins en ce qui concerne la présence des spores dans le corps du moustique infecté et celle de l'hématozoaire endoglobulaire dans le sang.

Les observations de P. M. Ashburn et Ch. Craig (1) semblent établir d'une façon définitive le rôle du *Culex fatigans* dans la propagation de la maladie.

Voici résumés, aussi brièvement que possible, les résultats de ces expériences conduites avec un soin scrupuleux par les deux médecins américains à Manille, au cours d'une épidémie de dengue qui sévit au camp Mac-Kinley :

a. Dans le sang frais des malades, l'examen microscopique et les cultures ne font découvrir aucun parasite. De même l'examen sur lames colorées par les divers procédés connus n'a donné aucun résultat ;

b. La piqûre d'un moustique élevé dans le laboratoire et infecté depuis quarante-huit heures peut transmettre la maladie. On sait que, pour la fièvre jaune, il faut douze jours avant que le *Stegomyia* soit infectieux ;

c. Après une période d'incubation variant entre deux et sept jours, la maladie évolue avec un caractère très franc chez des sujets jeunes et sains auxquels on a fait une injection intraveineuse de sang pris sur un malade infecté ;

d. Le parasite serait un microbe invisible comme celui de la fièvre jaune. Après défibrination du sang prélevé sur un malade infecté expérimentalement et son mélange à volume égal avec du sérum physiologique, ce sang est filtré sur bougies à terre d'infusoires ; le filtrat injecté à un homme sain provoque chez ce dernier une forme particulièrement grave de la maladie.

Dans la fièvre *Pappataci*, le virus passe également à travers les filtres (2) ; le fait est à signaler, car certains auteurs considèrent cette fièvre comme une forme de dengue.

L'étiologie culicidienne dans la dengue paraît actuellement scientifiquement démontrée (3).

Dans un mémoire remarquablement documenté, Vassal et

(1) Ashburn (P. M.), Craig (Ch.), Experimental investigations regarding the etiology of dengue fever with a general consideration of the disease (*Philippine Journ. of Sc.*, t. II, mai 1907, p. 93-147).

(2) Dœrr (R.), Ueber ein neues invisibles Virus (*Berlin. klin. Woch.*, n° 41, 12 oct. 1908, p. 1847-1849).

(3) Castellani (A.) et Chalmers (A. J.), Manual of trop. Med., p. 752-757, Baillière-Tindall and Cox, London, 1910.

Brochet (1) ont relaté une épidémie de dengue en 1907 à bord de la *Manche*, bateau affecté à la mission hydrographique. La première victime fut un matelot chargé des caisses à eau ; puis ce furent les officiers dont le poste s'ouvre à l'arrière, juste au-dessus de la cale où sont disposées ces caisses. Comme en 1895 (épidémie de Saïgon), les examens de sang ont été négatifs ; même constatation du reste au cours des deux dernières épidémies de dengue en Nouvelle-Calédonie (1908-1910). Les auteurs n'incriminent plus spécialement aucun culicide domestique.

A Nouméa, les premiers cas constatés le furent deux mois environ après l'arrivée du *Kersaint*. L'état sanitaire était satisfaisant à bord, mais ce navire venait de Saïgon, où il avait fait un long séjour, et l'Indo-Chine est un des pays où la maladie est endémique (2). Le taux de la morbidité fut presque de 100 p. 100 à Nouméa.

De nombreuses et minutieuses observations faites à Hanoï feraient penser à J. Legendre (3) que seul le *Stegomyia* est l'agent de transmission de la maladie, et voici les raisons qu'il en donne.

Il a constaté des cas de dengue dans des localités où les *Stegomyia* abondaient et où l'on ne trouvait pas un seul *Culex*.

Au Tonkin, les périodes d'accalmie (printemps et hiver) sont en relation constante avec l'abaissement de la température. A ces époques, le *Stegomyia* cultive ; on ne le trouve plus que difficilement, alors qu'au contraire les *Culex* pullulent. En mai, juin, juillet, le *Culex* devient rare, et le *Stegomyia* se rencontre en abondance dans les flaques d'eau, les divers récipients placés dans le voisinage immédiat des habitations, dans les jardins ; on a constaté sa présence jusque dans les rizières ; or on sait qu'il est surtout un citadin. Avec les températures de ces époques de l'année, 25 à 30°, il se trouve dans les meilleures conditions de développement. Legendre fait remarquer enfin que, si la transmission de la maladie s'effectuait au Tonkin par des culicides autres que les *Stegomyia*, l'épidémie devrait augmenter à partir de décembre, car alors les *Culex* abondent, et c'est principalement à cette époque que colons et fonctionnaires, sujets éminemment réceptifs, arrivent d'Europe.

Ajoutons que les examens de sang frais et coloré n'ont rien fait découvrir au point de vue parasitaire et qu'il n'a pas été possible d'incriminer aucun autre insecte piqueur. Il est important, en effet, en temps d'épidémie, de porter de parti pris son attention sur les puces, punaises, poux de corps et autres insectes susceptibles de

---

(1) VASSAL (J. J.) et BROCHET (A.), La dengue en Indo-Chine. Épidémie à bord de la « Manche » en 1907 (*Ann. d'hyg. et de méd. colon.*, t. XI, p. 547-571, 1908).

(2) DEGONCE, Étude clinique des cas de dengue observés à Hanoï (*Revue méd. de l'Indo-Chine française*, n⁰ˢ 1, 2 et suiv., Hanoï, février-mars 1908).

(3) LEGENDRE (J.), Dengue et Stegomyia (*Bull. de la Soc. de path. exot.*, 11 janvier 1911).

convoyer la maladie. Ainsi un phlébotome serait, d'après Dœrr (1), l'agent de transmission dans la fièvre de trois jours qui sévit en Herzégovine, en Dalmatie, à Malte (2) et en Crète; le colonel Fooks, Mac Carrison incriminent également les phlébotomes, véritables mouches de sable (Howlett), qui vivent dans les terrains humides et sur les parois des latrines (Austen). Ces mouches auraient aussi un rôle prépondérant dans la fièvre de sept jours (Clayton) (3); or divers auteurs considèrent également cette dernière fièvre comme une forme sporadique de la dengue.

Nous avons eu nous-même l'occasion d'observer de nombreux malades au cours de deux épidémies de dengue à bord de la *Nera*, et pour ce qui a trait à la transmission de la maladie par les moustiques, voici relaté un fait qui a la valeur d'une expérience :

La *Nera* avait quitté Nouméa depuis un mois environ; il y avait quinze jours qu'aucun cas de dengue n'avait été constaté à bord ; l'état sanitaire général était satisfaisant et tous les hommes avaient repris leur service. Les passagers étant très peu nombreux, l'un d'eux demanda à changer de cabine. La nouvelle cabine n'avait pas été ouverte depuis Sydney, et, comme il nous a été donné de le constater maintes fois, les divers récipients à eau étaient à moitié remplis, et le garçon ne prit même pas la peine de changer cette eau. Rencontré sur le pont le lendemain, le passager nous raconta qu'il n'avait pu rester dans sa couchette, car, la chaleur l'ayant obligé à se découvrir, il avait été assailli par de nombreux moustiques et avait dû finir la nuit sur le pont. Deux jours après évoluait chez ce passager une forme de dengue particulièrement grave, qui nécessita son débarquement à Freemantle (Australie), où il put se rétablir complètement malgré quelques accidents cardiaques, qui, à un moment donné, firent craindre un dénouement fatal. Dans la cabine, nous trouvâmes une grande abondance de moustiques. Ils avaient cultivé dans les divers récipients, et nous pûmes en examiner quelques-uns qui, gorgés de sang, furent d'une capture facile. C'étaient pour la plupart des *Culex fatigans* avec quelques rares *Stegomyia*.

En résumé, pour la grande majorité des observateurs, l'étiologie culicidienne de la maladie ne fait aucun doute. Tous signalent pendant la saison chaude la présence d'innombrables moustiques, parmi lesquels dominent les *Culex fatigans*, et, à bord de la *Manche*, il était impossible, disent les auteurs du mémoire, d'entrer dans une

(1) Dœrr (R.), Franz (K.) et Taussig, Das Pappataci-Fieber. Ein endemisches drei-Tage-Fieber, im adriatischen Kustengebiete Osterreich-Ungarns, Leipzig, Vienne, F. Dentike, 1909, 1 vol., 166 pages.

(2) Birt (C.), Experimental investigations of simple continued fever. Phlebotomus fever (*Journ. of the Royal Army med. Corps*, 1908, p. 566-569 et 1910, p. 142).

(3) Clayton (F. A.), Seven-days fever (*Journ. of trop. med. and hyg.*, 15 juin 1908, et *Journ. of the Royal Army med. Corps*, févr. 1910, p. 171).

cabine sans être immédiatement piqué. E. R. Stitt (1) observe qu'à Cavite (Philippines), où les moustiques pullulent, tous les habitants sont atteints et qu'aucun cas n'est constaté à Canacao, où l'on ne trouve pas de moustiques. Dans les localités où n'existe pas le *Culex* convoyeur de la maladie, les cas importés s'éteignent sur place. En 1909, grâce à la destruction des moustiques, H. Ross fait disparaître la dengue de Port-Saïd, alors qu'en 1907-1908 de graves épidémies éclatent dans plusieurs autres villes d'Égypte. L'accord est moins unanime lorsqu'il s'agit de déterminer le rôle exact de *Culex fatigans* et de *Stegomyia* comme convoyeurs de la maladie. Les uns, H. Ross (2), incriminent les deux ; H. Graham (3) dit avoir constaté la présence de ces culicides, mais considère que seul le *Culex fatigans* est en cause, sans donner du reste les raisons de ce choix. Les expériences d'Ashburn et Craig avec le *Culex fatigans* ont été rigoureusement conduites et sont bien près d'entraîner la conviction. J. Legendre incrimine le *Stegomyia* et, à l'appui de cette opinion, apporte des arguments qui méritent de retenir l'attention.

Au point de vue des conditions d'existence des culicides, il importe de faire remarquer que, si l'on a constaté leur absence complète à certaines hauteurs, on a par contre signalé leur présence dans les épidémies de dengue du Liban, à 1 500 mètres d'altitude.

Il y a là une simple question d'accoutumance et de sélection, et l'adaptation de tous les êtres au milieu ambiant est de constatation banale. Ne sait-on pas, par exemple, qu'on a dû créer une race spéciale de chiens destinés à donner la chasse aux rats qui, dans les établissements frigorifiques, étaient arrivés à vivre dans des températures de 10 à 12° au-dessous de zéro. Cette question d'adaptation, de résistance, devient particulièrement importante quand il s'agit d'insectes convoyeurs de maladies virulentes : paludisme, fièvre jaune, typhus exanthématique, dengue. Depuis l'établissement du chemin de fer à Madagascar, les moustiques transportés de Tamatave à Tananarive ont été la cause d'une terrible épidémie de paludisme sur les hauts plateaux de l'île.

L'épidémiologie dans la fièvre jaune étant comparable à celle de la dengue, quelques observations au sujet du danger que présentent les navires venant de ports infectés trouveront leur place ici.

En 1861, l'*Anne-Marie*, venant de la Martinique, arrive à Saint-Nazaire, signalant deux décès par fièvre jaune en cours de voyage, mais n'ayant plus de malades à bord depuis dix jours. Quand on procéda au déchargement du navire, toutes les personnes qui

(1) STITT (E. R.), A study of the blood in dengue fever with particular reference to the differential count of the leucocytes in the diagnosis of the disease (*Philippine Journal of Sc.*, t. 1, juin 1906, p. 513-522).

(2) Ross (E. H.), The prevention of dengue fever (*Ann. of trop. med. and Parasit.*, t. 11, n° 3, 1906, p. 193-195).

(3) GRAHAM (H.), Mosquitoes and dengue (*Med. Record*, p. 204-207, 1902).

pénétrèrent dans la cale moururent, ainsi que le médecin qui leur donna ses soins. Des cas de fièvre jaune éclatèrent sur l'*Arequipa*, mouillé à peu de distance et sous le vent de l'*Anne-Marie*.

En 1884, lors de l'épidémie de dengue en Nouvelle-Calédonie, le bateau *Le Havre* transporte la maladie de Nouméa à Taïti.

Le 11 septembre 1908, la *France* quitte la Martinique, où règne la fièvre jaune, et arrive treize jours après à Saint-Nazaire, avec un état sanitaire satisfaisant ; le navire est mis en libre pratique et, dès le début des opérations de déchargement, onze personnes sont atteintes de fièvre jaune et sept cas se terminent fatalement. De nombreux *Stegomyia* vivants sont trouvés dans la cale (Chantemesse).

On a pensé que l'épidémie de dengue de 1908 en Nouvelle-Calédonie avait été apportée par le *Kersaint* venant de Saïgon ; nous croyons qu'il faut plutôt mettre en cause les paquebots des Messageries maritimes qui font escale à Port-Saïd, entrent dans les docks à Bombay et à Nouméa accostent à quai ; or, en 1908, il y avait des cas isolés de dengue à Port-Saïd, et à Bombay la maladie est endémique. Les moustiques infectés qui pénétraient dans les cabines, les divers aménagements, n'y étaient nullement inquiétés, car, à partir de Bombay, les paquebots sont à peu près sans passagers.

Ainsi donc, si en cours de route la température ne s'abaisse pas brusquement et se maintient entre 16 et 30°, les culicides peuvent vivre longtemps dans les caisses à eau, les cales (surtout s'il y a des fruits, du sucre dans le chargement), les bagages des passagers, les cabines où ils pénètrent pendant le séjour du navire à l'escale et cultivent dans les nombreux récipients à eau qu'ils trouvent à leur disposition. Or, comme dans la dengue, les rechutes peuvent être séparées par un laps de temps de vingt à vingt-cinq jours, il est possible aux moustiques de s'infecter à bord.

Reed et Caroll transmettent la fièvre jaune par piqûre de moustique infecté depuis deux mois ; d'après le rapport de la mission Pasteur à Rio-de-Janeiro, le *Stegomyia* serait encore infectant après cent trois, cent quatre jours, et comme la piqûre est d'autant plus virulente qu'elle provient d'un culicide infecté depuis plus longtemps, nous nous expliquons par analogie la gravité du cas survenu à bord de la *Néra* et relaté plus haut. De même, le plus haut intérêt s'attache aux recherches de Marchoux et Simond (1) sur la transmission possible du virus par hérédité chez les *Stegomyia*. Dœrr et Russ (2) auraient constaté le fait pour les phlébotomes. Le virus semble

(1) MARCHOUX (E.) et SIMOND (P.-L.), Études sur la fièvre jaune. Mémoires de la mission française à Rio-de-Janeiro (*Ann. de l'Institut Pasteur*, mars-février 1906, t. XXV).
(2) DŒRR et RÜSS, Pappataci-Fieber (*Archiv für Schiffs und tropen Hygiene*, 2 nov. 1909, et *Journ. of the Royal Army med. Corps*, févr. 1910, p. 224).

être transmis aux jeunes générations. Il perdrait de sa virulence dans ce passage, mais la récupérerait à nouveau à travers l'homme. Reed et Caroll ont également montré la résistance extraordinaire des œufs à la sécheresse. Ceux-ci placés sur papier-filtre pendant quatre-vingt-dix jours se développent normalement quand on les remet dans l'eau. Des œufs soumis pendant une demi-heure, à deux reprises différentes, à une température de — 17°, se développent ultérieurement.

Tout ce qui précède nous amène à conclure que trois facteurs sont indispensables pour la propagation de la maladie : l'homme infecté, le moustique convoyeur, un terrain réceptif.

Sur 600 cas traités, Graham ne relève aucun fait de contage d'homme à homme. Il constate, en outre, que la maladie sévit de préférence dans les régions boisées, humides, côtières, les vallées des rivières où pendant la saison chaude abondent les culicides. La morbidité est aussi considérable, nous l'avons dit, que la mortalité est faible. Quand la dengue pénètre dans une maison, elle fait en général autant de victimes qu'il y a d'habitants. Il faut bien reconnaître que ceux-ci considèrent cette affection comme sans gravité et ne se renseignent même pas sur les précautions à prendre contre la contagion. D'après nos observations personnelles, la dengue évoluerait sous une forme particulièrement grave chez les alcooliques et en général chez les sujets dont le foie et le rein sont altérés ; les affections du cœur peuvent également provoquer des accidents qui assombrissent le pronostic dans une maladie de caractère plutôt bénin. Les nouveaux arrivants dans la colonie, les jeunes recrues offrent un terrain éminemment réceptif et paient un lourd tribut à la maladie. Ces cas isolés entretiennent l'endémicité dans certains pays ; beaucoup passent inaperçus ou sont mis sur le compte du paludisme.

Une atteinte antérieure procurerait une immunité qui, selon quelques auteurs, pourrait être de deux ans chez certains sujets. Dans l'épidémie qui sévit à bord de la *Manche*, Vassal et Brochet constatent que les Annamites sont tous indemnes et supposent qu'ils avaient été immunisés à diverses reprises par de très légères attaques de dengue dont ils n'ont pas gardé le souvenir, car les observations ne sont pas rares où il est noté que la maladie n'a pas frappé les individus chez lesquels elle avait évolué antérieurement. Toutefois cette immunité chez les indigènes de la *Manche* paraît être une exception, car dans d'autres épidémies la maladie a sévi aussi bien sur les Annamites que sur les Européens, et en Nouvelle-Calédonie, de même que sur notre bateau la *Néra*, les Canaques ont également été atteints, en moins forte proportion cependant que les blancs.

PROPHYLAXIE. — Il importe que les premiers cas soient dépistés le plus tôt possible. Ne pas trop compter sur l'éruption (*initial*

rash), qui manque dans bien des cas et qui, du reste, est parfois difficile à reconnaître sur la peau colorée des indigènes ; ne pas se
contenter d'étiqueter paludisme, fièvre récurrente ou typhoïde, une
affection susceptible de se propager avec une aussi foudroyante
rapidité. Au reste, on ne risquera rien à exagérer la prudence et, en
présence d'un cas suspect, à isoler immédiatement le malade. Une
moustiquaire soigneusement vérifiée le mettra à l'abri des moustiques. Ceux-ci seront l'objet d'une destruction méthodique (1). On
fera disparaître toutes les petites dépressions de terrain, les récipients disséminés dans les jardins et susceptibles en retenant l'eau
de pluie d'offrir aux culicides domestiques des lieux favorables pour
la ponte. Au cas où la masse d'eau serait trop considérable pour être
évacuée rapidement, on coulera au fond soit une caisse en fer-blanc,
soit un tonneau usagé à moitié rempli d'un mélange de goudron et
de pétrole, qui ne tardera pas à surnager, empêchant les larves de
venir respirer à la surface de l'eau. Dans les localités où ce mode de
destruction serait difficile à réaliser, Sauzeau de Puyberneau conseille d'utiliser les feuilles hachées et malaxées dans l'eau du cactus
épineux commun (*Opuntia vulgaris*) ; ces feuilles contiendraient une
substance huileuse qui, se répandant à la surface de l'eau, rempla-
cerait le pétrole. Les essais de ce procédé peu dispendieux n'ont
pas donné jusqu'à présent les résultats pratiques annoncés par
l'auteur. Des gîtes-pièges (2) dans lesquels se réfugieront les moustiques aux heures chaudes de la journée seront disposés autour de
la maison. Les citernes et réservoirs utiles seront protégés par une
toile métallique facile à enlever et à replacer. Pour chasser les moustiques de la chambre du malade, on brûlera les graines et bourgeons
florifères desséchés de deux Chrysanthème, l'un à fleurs blanches
(*C. cinariifolium*), l'autre à fleurs rouges (*C. roseum*). L'armoise
(*Artemisia vulgaris*) desséchée et jetée sur des charbons ardents rem-
plira le même but. Les fidibus, qu'on se procure un peu partout,
rendront également des services. La poudre de pyrèthre, brûlée dans
une chambre (trois cuillerées à soupe suffisent) met le moustique
en état de mort apparente, aussi, l'opération terminée, faudra-t-il
recueillir avec soin les corps des moustiques et les brûler. Les vapeurs
d'une dilution de pyridine ou de quinoléine à 1 p. 200000 tuent les
moustiques. Trillat et Legendre, qui ont fait des expériences à ce
sujet, n'ont observé aucun accident toxique sur les animaux témoins.

Quand il s'agira des mesures prophylactiques à prendre pour
protéger d'importantes collectivités, tous les efforts des hygiénistes
devront tendre, dans la mesure du possible, à la suppression des

(1) DYÉ et JUMENTIÉ (J.), Les culicides ; leur destruction (Extrait des *C. R. du
Congrès des Sociétés savantes*, 1909, Sciences. p. 250-257).
(2) LEGENDRE (J.), Sur la destruction des culicides à l'aide du gîte-piège (*Bull.
de la Soc. de Path. exot.*, 11 janvier 1911, p. 26-31).

marécages, des lieux de ponte, des gîtes où les culicides domestiques se réfugient aux heures chaudes de la journée. L'usage habituel de la moustiquaire devra être répandu ; on attirera l'attention des intéressés sur l'utilité de ce précieux moyen de protection, dont on se passe trop souvent par insouciance ou désir d'économie mal comprise.

La destruction des moustiques portera sur les différents états : œufs, larves et nymphes, insectes ailés.

Pour empêcher la ponte, la canalisation des eaux stagnantes sera combinée avec l'arrachement de la végétation aquatique, à l'abri de laquelle elle pourrait se développer. Si les ressources du pays permettent des travaux d'art plus importants, on supprimera radicalement les marais par l'endiguement des eaux venant de la mer ou des cours d'eau; on y gagnera de vastes terrains, qu'on pourra, suivant le cas, boiser ou cultiver. Certains poissons, le *Cyprinodon*, l'épinoche (*Gasterosteus aculeatus*), le *Girardinus pœciloides* (Barbade), les *Gambusea molliensia* (Hawaï), certains batraciens, *Discoglossus pictus* Dies et *Bufo variabilis* Pall, les salamandres, les sirènes détruisent quantité de larves (1).

Le meilleur moyen à employer pour la destruction de l'insecte ailé est l'acide sulfureux, produit de la combustion du soufre; il tue les moustiques en une ou deux minutes. L'opération dans les locaux infectés est précédée de la fermeture hermétique de toutes les ouvertures.

Plus spécialement à bord des bateaux, la règle de conduite en matière de prophylaxie pourra être la suivante : du moins c'est à notre avis ce qu'il serait logique de faire.

Plusieurs éventualités peuvent se présenter. Le navire indemne se dirige vers un port contaminé. Si les opérations, embarquement, débarquement des passagers et marchandises, approvisionnements en eau et en vivres peuvent se faire en rade, le navire n'entrera pas dans le port. Des cas de dengue éclatent sur un navire accosté au quai ; il faudra débarquer ou isoler les malades et aller mouiller en grande rade. On procédera à la destruction méthodique des moustiques dans les cales, les aménagements. Les récipients à eau qui ne seront pas en service seront ébouillantés et vidés soigneusement. Les cales à eau seront l'objet d'une visite spéciale ; on y brûlera du soufre ; les caisses seront vidées et l'eau douce envoyée dans les chaudières. On fera comprendre au personnel des cabines, du pont et de la machine, l'intérêt qu'il y a pour tous à supprimer du bord la cause de transmission de la maladie. Si le navire est en marche, la brise favorisera la disparition des moustiques, mais il faudra les

(1) Galli-Valerio et Rochaz de Jongh, Studi e ricerche sui Culicidi, V^e mémoire p. 1-9 (*Atti della Società per gli Studi della malaria*, t. IX, Roma, cartes hors texte).

chasser de tous les endroits obscurs où il se réfugient pendant le jour.

L'isolement d'un malade à bord d'un bateau exige toute l'active sollicitude du médecin et présente certaines particularités à signaler. Les cabines d'isolement seront autant que possible choisies sur l'arrière ; cela permettra, au cas où les malades seraient nombreux, de séparer aisément du reste du navire, au moyen de toiles solidement fixées, la zone contaminée. Ces cabines seront débarrassées des moustiques par l'un des procédés indiqués plus haut, mais ici la moustiquaire n'est plus qu'un moyen de protection illusoire, car l'étroitesse des couchettes fait qu'à chaque instant le malade, pendant son sommeil, met quelque partie de son corps en contact avec la moustiquaire, et la région exposée est couverte de piqûres. Nous en parlons par expérience. Toutes les ouvertures seront simplement garnies d'un cadre en bois facile à faire exécuter par les moyens du bord et sur lequel on tend soit du tulle, soit simplement de la gaze hydrophile, qu'on fixe soigneusement sur les côtés. Seuls le médecin et l'infirmier pénétreront dans les cabines des isolés. A l'arrivée au port d'attache, si l'état sanitaire est satisfaisant, il faudra néanmoins désinfecter le navire par le gaz Clayton ou Marot, surtout s'il y a du sucre dans le chargement. A défaut de gaz sulfureux sous pression, on pourra brûler du soufre à raison de 50 grammes par mètre cube, mais l'opération présente, il faut le reconnaître, de réelles difficultés quand les cales sont pleines. Des récipients en métal seront placés sur des briques posées à plat et loin de tout objet susceptible de provoquer un incendie. On pourrait exiger qu'à la construction des emplacements d'accès facile et où tout risque d'incendie serait écarté soient ménagés à bord des navires dans les cales. On y disposerait des récipients métalliques fixes, assez profonds, munis d'une ouverture latérale par laquelle on introduirait le soufre dont on devra pouvoir surveiller la combustion. L'air pris dans la cale arriverait dans le récipient par un tuyau placé sur le côté. Un jet de vapeur sèche très fin, réglable à volonté, passerait à angle droit sur l'orifice de section d'un tube s'ouvrant à la partie supérieure de l'appareil, et le gaz acide sulfureux aspiré, mélangé à une très faible quantité de vapeur d'eau, serait projeté dans la cale.

Ce dispositif peu dispendieux auquel il serait aisé d'apporter quelques modifications pourrait être utilisé par les compagnies de navigation qui ne voudraient pas s'imposer l'achat d'un appareil Clayton ou Marot, ce qui serait cependant pour les intéressés la plus pratique des solutions. L'opération de désinfection par l'acide sulfureux pourrait de la sorte être pratiquée d'office à bord de tous les bateaux d'une façon intensive, environ vingt-quatre heures avant l'arrivée présumée au port d'attache.

Si, pour diverses raisons, le navire accoste le quai dans un port contaminé, toutes les mesures de protection sont vaines. Les amarres seront garnies de disques en tôle ou de balais, alors que de nuit et de jour des échelles, des passages au niveau des coupées mettront le navire en communication constante avec le quai. Malgré la défense, l'équipage ne se fera pas faute d'aller à terre. Dans certains ports contaminés, équipage, anciens et nouveaux passagers subissent, il est vrai, une visite médicale avant le départ; mais on peut se demander s'il est possible à un médecin, si expérimenté soit-il, de dépister un cas à la période d'incubation au cours d'une visite qui porte sur plusieurs centaines d'individus, parmi lesquels se trouvent de nombreux émigrants. Ainsi donc, si le navire est à quai, toutes les mesures prophylactiques sont illusoires, et, comme il n'est généralement pas consulté, le médecin du bord assiste impuissant à une contamination possible du navire. Lors de l'épidémie de dengue sur la *Néra*, il nous fut impossible de faire respecter les mesures de prophylaxie les plus élémentaires. Nous étions à Sydney, et les malades, avec la connivence tacite des maîtres d'équipage et des maîtres d'hôtel, évitaient de se présenter dans la crainte d'être retenus à bord. Nous eûmes de ce fait à enregistrer de sérieuses complications chez certains d'entre eux. Aux cours de nos longues années de navigation, nous avons trop souvent constaté combien, malgré toute sa bonne volonté, il est difficile, pour ne pas dire impossible, au médecin de faire œuvre prophylactique utile à bord d'un bateau de commerce.

Au cas où, à l'arrivée dans un port, des cas de dengue existeraient à bord, l'Office sanitaire devra mettre le navire en quarantaine à une distance assez grande du port et des navires pour que l'apport des moustiques y soit impossible. Les malades seront isolés et protégés contre les moustiques. Quatre jours après la désinfection, on pourra mettre le navire en libre pratique.

Certes la dengue ne présente qu'exceptionnellement un caractère de sérieuse gravité; cependant, si l'on réfléchit que, dans le pays où elle sévit, elle fait souvent autant de victimes qu'il y a d'habitants, qu'elle désorganise l'existence et supprime brutalement l'activité d'intéressantes collectivités, on comprendra combien seront nécessaires et légitimes toutes mesures prises dans un but d'intelligente prophylaxie par les autorités sanitaires intéressées.

BÉRIBÉRI

PAR

le Dr E. JEANSELME

Professeur agrégé à la Faculté de médecine de Paris,
Médecin de l'hôpital Broca.

I. — INTRODUCTION.

Tous les symptômes du béribéri, fléau qui fait d'innombrables victimes parmi les races de couleur, sont l'expression d'une polynévrite dont la nature est encore inconnue.

Très répandue dans la zone intertropicale, où elle règne à l'état endémo-épidémique, cette maladie meurtrière a pour principaux foyers :

En ASIE : le Japon, l'Archipel Malais, les Philippines, la Cochinchine, le Siam, la Birmanie, les établissements du détroit de Malacca ;

En AMÉRIQUE : le Brésil, le Paraguay, le Vénézuéla, les Guyanes, les Antilles ;

En AFRIQUE : la côte occidentale et le Congo belge (1).

La névrite, qui est la lésion sinon exclusive, du moins prépondérante, du béribéri, porte sur l'ensemble des nerfs spinaux, mais elle intéresse de préférence ceux des membres. Elle affecte, séparément ou simultanément, les fibres nerveuses de divers ordres : motrices, sensitives, vaso-motrices, sécrétoires ou trophiques.

---

(1) Le foyer asiatique l'emporte par sa puissance dévastatrice sur les deux autres. Pendant mon séjour en Extrême-Orient (1899-1900), j'ai eu l'occasion d'observer un grand nombre d'indigènes atteints de béribéri :

Au SIAM : dans les hôpitaux indigènes de Bangkok ;

En BIRMANIE : à Poulo-Penang et Singapore dans les hôpitaux généraux et les asiles d'aliénés ;

A JAVA : à l'hôpital-pénitencier de Buitenzorg, qui contenait alors 600 prisonniers béribériques ;

Enfin en COCHINCHINE : à l'hôpital de Choquan, à proximité de Saïgon.

Grâce à l'obligeance du Dr Henaff, j'ai pu suivre les nombreux malades qui ont afflué dans cet hôpital pendant le deuxième semestre de l'année 1899. Sur 236 décès survenus pendant cette période, 213 eurent pour cause une épidémie formidable de béribéri, qui avait éclaté parmi les détenus de la prison centrale de Saïgon.

De là des symptômes nombreux et variés, dont les principaux
sont :

L'anesthésie des extrémités et l'hyperesthésie musculaire ;

L'abolition du réflexe rotulien ;

La paralysie des extenseurs suivie d'amyotrophie ;

Le pseudo-tabes, accompagné de steppage, les griffes et autres
attitudes vicieuses.

Un symptôme d'importance majeure, mais inconstant, est l'œdème,
Nul ou réduit à une légère infiltration au niveau des malléoles dans
la forme *sèche* du béribéri, il prend les proportions de l'anasarque
et s'accompagne d'épanchements viscéraux dans la forme *humide*.

Quand la névrite se limite aux nerfs des membres, la maladie est
curable, quoique longue et très sujette aux récidives. Mais, quand les
nerfs du cœur et de la respiration sont atteints, le pronostic est
mauvais, souvent même fatal. Les principaux types de cette forme
viscérale sont : l'hypertrophie du cœur, suivie de dilatation et d'asphyxie lente ; — l'asthénie cardiaque et la thrombose pulmonaire ; —
la syncope brutale qui tue, sans avertissement préalable, un sujet à
peine touché, ou même sain en apparence ; — la compression du
cœur ou des poumons par l'hydropéricarde ou l'hydrothorax ; — l'asphyxie suraiguë produite par la névrite des filets pulmonaires du
vague ; — enfin la paralysie du diaphragme commandée par la dégénérescence du nerf phrénique.

Outre les formes sèche, humide et cardio-pulmonaire, on distingue
des formes légères, frustes ou ambulatoires et une forme *pernicieuse
aiguë*.

La tendance aux rechutes et aux récidives est fort accusée. Chez
nombre de béribériques, avec le retour de la saison des pluies, se
dessine une recrudescence dont l'intensité va en s'atténuant chaque
année.

Le taux de la mortalité, relativement faible dans les cas sporadiques,
atteint le chiffre de 40, 60 et même 70 p. 100 dans certaines épidémies (1).

II. — LES CAUSES PRÉDISPOSANTES.

Il semble que certaines races de couleur possèdent une véritable
réceptivité *ethnique* à l'égard du béribéri. Les Japonais, les Chinois,
les Malais ne lui opposent qu'une faible résistance, tandis que le
blanc est généralement épargné. Mais les exceptions ne sont pas
rares. Autrefois, l'Européen était souvent atteint du béribéri aux
Indes Anglaises et Néerlandaises. Aujourd'hui encore, que la nécessité le contraigne à vivre à la manière des indigènes dans un foyer

(1) Pour plus de détails sur l'étude clinique et anatomique du béribéri, consulter la monographie que j'ai écrite pour l'*Encyclopédie scientifique des aide-
mémoire*, publiée sous la direction de M. LÉAUTÉ, Masson, édit., 1906.

d'endémie, et il perdra l'immunité relative qu'il doit en partie à la stricte observation des lois de l'hygiène. Ainsi les Hollandais, établis dans des cantonnements très défectueux à la pointe d'Atjeh (Sumatra), où ils sont en lutte continuelle avec des tribus guerrières, ont été, à certaines époques, décimés par le béribéri. Lors de la construction de la ligne de Panama à Colon, le personnel européen qui dirigeait les travaux a été fort éprouvé. Suivant la remarque de Bourguignon, le paludisme accroît l'aptitude du blanc à contracter le béribéri.

Sa fréquence est incomparablement plus grande chez l'*homme* que chez la *femme*. Celle-ci n'est atteinte que dans la proportion de 8,7 p. 100, 15 p. 100, 20,6 p. 100, suivant les statistiques. Cette diffé-rence entre les deux *sexes* tient à ce que la vie féminine est au foyer, en dehors des grosses agglomérations. Mais, quand la femme se trouve exposée, à l'égal de l'homme, aux conditions béribérigènes, lorsqu'elle est confinée dans une école, une prison, une fabrique, elle paie un lourd tribut au béribéri. Baelz cite un exemple qui montre bien l'influence du milieu. Dans une école de jeunes filles, à Tokio, l'en-démie fut assez sévère sur les internes, tandis que les externes restèrent indemnes.

Vergnaud, au cours d'une épidémie qui sévit dans un couvent de religieuses annamites situé à Choquan, près de Saïgon, a compté 31 cas sur un total de 40 femmes.

La *grossesse* et l'*accouchement* s'accompagnent de fatigues qui appellent souvent à leur suite le béribéri. C'est presque une exception, disent Baelz et K. Miura, qu'une femme ait une première atteinte de cette maladie en dehors de cette période.

Commun chez les *adultes*, en particulier de quinze à trente ans, le béribéri est rare dans la *vieillesse*.

Grimm pense que le *jeune âge* possède une immunité presque absolue. Toutefois, Hirota (de Tokio) a observé, il y a une douzaine d'années, chez les enfants allaités par des femmes béribériques, des accidents fort graves (1).

Chez le nourrisson, la maladie prend, en effet, dès le début, les allures de la forme pernicieuse aiguë : vomissements, accélération du pouls et de la respiration, cyanose, œdème, dilatation du cœur, aphonie, ptose et paralysie du voile du palais. La suppression de l'allaitement a un effet presque immédat. Quelques jours après, les vomissements cessent, la diurèse devient plus abondante, et, si la maladie n'est pas très avancée, la guérison est obtenue en moins d'une semaine.

Il n'y a pas concordance entre la gravité du béribéri chez la mère et chez l'enfant. Des cas graves peuvent s'observer sur des nourrissons

_____

(1) Hirota, *Centralbl. f. inn. Med.*, 23 avril 1898.

dont les mères ont une forme bénigne ou semblent même en parfaite santé. Quand le poison s'élimine par le lait, la mère est peu touchée et l'enfant gravement malade. Inversement, quand la toxine n'est pas éliminée, la mère est gravement intoxiquée et l'enfant reste indemne.

Les expériences d'Inagagis apportent à cette hypothèse un certain appui. D'après cet expérimentateur, le cœur de grenouille dans du lait de femmes béribériques se ralentit progressivement et finalement s'arrête en diastole. Au contraire, le cœur de grenouille, dans du lait de femmes saines, continue à battre plus longtemps avec une faible diminution d'amplitude. Lorsque l'enfant reste indemne malgré l'existence du béribéri chez la mère, les mouvements du cœur de la grenouille dans le lait maternel ne sont pas modifiés.

Plus récemment, Allan J. Mac Laughlin, directeur adjoint de la Santé aux Philippines, et Vernon L. Andrews, professeur à l'École médicale des Philippines, ont porté la question du béribéri des nouveau-nés devant le IIe Congrès de la « Far Eastern Association of tropical Medicine ».

D'après eux, à Manille, un grand nombre de nouveau-nés succombent à ce qu'ils appellent le « béribéri moite ». Le chiffre des décès dus à cette maladie s'est élevé à Manille, au cours de l'année fiscale 1908-1909, à 595. Toutefois, avant d'être définitivement acceptés, ces résultats doivent être contrôlés, car Mac Laughlin et Vernon Andrews n'ont pu faire que des constatations nécropsiques. Les principales lésions qu'ils ont relevées après la mort étaient : la dilatation et l'hypertrophie du cœur droit, la congestion de tous les viscères et l'anasarque. En ce qui concerne les symptômes observés pendant la vie, ils ont dû s'en rapporter aux notes cliniques fournies par les médecins traitants, souvent incomplètes, parfois même d'une véracité douteuse. Les principales manifestations étaient de la dyspnée, de l'embarras cardiaque avec œdème généralisé. L'évolution, disait-on, avait été très courte, de quelques heures seulement dans certains cas et rarement de plus de deux jours. Mais il est possible, ajoutent les auteurs, que la maladie remontât à une époque plus ancienne, peut-être même à la naissance.

Presque tous les enfants examinés étaient âgés de moins de deux mois, et ils avaient tous été nourris au sein. En aucun cas, l'autopsie ne démontra dans l'estomac des nouveau-nés la présence de riz ou tout autre aliment.

Les mères, pour la plupart, offraient quelques symptômes de béribéri, et plusieurs d'entre elles avaient perdu déjà des enfants d'une maladie analogue (1).

Baelz et K. Miura affirment que les sujets vigoureux et bien nourris sont plus prédisposés que les débiles. La forme pernicieuse

_____

(1) ALLAN J. MAC LAUGHLIN et VERNON L. ANDREWS, *Philippine Journ. of Science*, juillet 1910.

aiguë, du moins au Japon, apparaît presque exclusivement chez des
adolescents ou des hommes *robustes*. A l'hôpital du Kakke, à Tokio,
sur 626 malades atteints récemment, 593 étaient en bon état de nutrition, 26 étaient dans un état moyen et 7 seulement étaient faibles.
D'après Scheube, la proportion des béribériques de bonne constitution est de 87 p. 100.

En Indo-Chine, si des jeunes gens vigoureux peuvent parfois être
atteints, quand ils vivent en plein foyer de béribéri, le cas est tout
à fait exceptionnel. Cette maladie s'abat de préférence sur les *anémiés*,
les *convalescents* et les *cachectiques*. Lors d'une famine qui sévit en
Annam en 1899, j'ai vu, parmi les nombreux faméliques qui bivoua-
quaient dans la plaine de Faï-fo, un grand nombre de béribériques,
la plupart atteints de la forme humide. Les observations de Durham
concordent avec les miennes (1).

Toute cause de débilitation prédispose au béribéri. Celui-ci
apparaît au cours ou à la suite de beaucoup de maladies aiguës ou
chroniques, telles que le paludisme, la dysenterie, la diarrhée, le
choléra, la grippe, la fièvre typhoïde, la phtisie, le rhumatisme
articulaire aigu, la syphilis grave, enfin les interventions opératoires.

Sur 297 cas observés à l'hôpital de Kakke, à Tokio, K. Miura a
trouvé le béribéri combiné avec une autre maladie dans 68 p. 100 des
cas. Les associations les plus fréquentes avaient lieu avec la fièvre
typhoïde, 21 fois; la tuberculose, 20 fois; la pleurésie, 12 fois; l'état
puerpéral, 6 fois; la dysenterie, le catarrhe gastrique et la dyspepsie,
l'ankylostomiase, 4 fois, etc. Dans presque tous les cas, le béribéri
était secondaire.

Les coolies qui vivent au grand air et se livrent à des travaux
manuels, s'ils sont d'ailleurs bien nourris et bien logés, restent
presque toujours indemnes.

La *vie sédentaire*, par contre, est une des conditions qui prédis-
posent le plus au béribéri. Aussi visite-t-il souvent les écoles, les
collèges de lettrés, les orphelinats, les couvents de l'Extrême-Orient.

En Cochinchine, de fréquentes épidémies ont régné au séminaire
de Culao-Gien et à l'école Chasseloup-Laubat. En 1890, les élèves du
séminaire de Saïgon, tous indigènes, au nombre d'une centaine,
furent atteints, à peu d'exceptions près, du béribéri. La maladie
sévit de préférence entre les âges de dix-sept à trente ans. Beaucoup
de cas furent de longue durée, mais un seul élève succomba.
L'épidémie avait commencé en mai, à l'époque des vacances; vers
le 12 juin, quelques élèves à peine avaient été épargnés. La rentrée
s'effectua le 15 août. Les béribériques, déjà valides, revinrent à
l'établissement, mais l'épidémie ne se réveilla pas. Peu avant l'appa-

(1) DURHAM, Notes on beriberi in the Malay Peninsula and on Christmas Island
(*The Journ. of Hygiene*, vol. IV, 1904, p. 112-155).

rition du béribéri, l'influenza avait régné dans le séminaire. Les deux épidémies se sont pour ainsi dire confondues.

Le *surpeuplement*, l'entassement d'un grand nombre d'hommes en état de misère social et physiologique dans des locaux exigus et mal ventilés expliquent les ravages exercés par le béribéri dans toutes les agglomérations que hantent la misère, le désespoir et la faim.

Il décime les coolies des *mines* et *plantations*, qui, aux Indes Néerlandaises comme dans les autres colonies d'Extrême-Orient, sont réduits à une condition voisine de l'esclavage. Dans les concessions de la côte occidentale de Sumatra, le pourcentage des décès s'élève, en temps d'épidémie, à 40, 60 et même 70 p. 100.

C'est au bagne de Poulo-Condor que le béribéri exerce au plus haut degré son pouvoir exterminateur. Dire que le fléau a décimé les détenus serait un euphémisme, car, en réalité, il a *vidé* le pénitencier. En novembre 1899, quand je le visitai, il contenait tout au plus 150 forçats, et l'administration, justement émue de ces hécatombes inutiles, songeait à le désaffecter. D'après Andrieux, auquel j'emprunte ces chiffres, du 1er octobre 1897 au 31 décembre 1898, il est mort 550 détenus au pénitencier, dont 405 du béribéri. Pendant cette période, la mortalité du bagne a été de 67 p. 100 de l'effectif.

L'épidémie s'est prolongée au pénitencier de Poulo-Condor durant plusieurs années, comme le prouvent les chiffres ci-après (1) :

ANNÉES.	MORBIDITÉ par béribéri sur 1 000 d'effectif.	MORTALITÉ par béribéri sur 1 000 d'effectif.	DÉCÈS sur 1 000 malades.
1898.............	582	491	841
1899.............	532	435	815
1900.............	391	193	488

A la prison centrale de Saïgon, où le béribéri faisait rage lors de mon séjour en Cochinchine (1899), les détenus étaient confinés dans des pavillons de constructions massives, humides et mal ventilés. Dans des conditions d'hygiène aussi déplorables, ces prisonniers étaient des victimes toutes désignées au béribéri.

En Cochinchine, tout prisonnier atteint d'une maladie grave est évacué sur l'hôpital de Choquan, situé près de Saïgon. Une visite à cet établissement permet donc d'évaluer le nombre des victimes que fait le béribéri dans cette portion de l'Union Indo-Chinoise.

(1) KERMORGANT, Instruction concernant les mesures à prendre contre les maladies épidémiques et contagieuses.

Au cours du dernier semestre de 1899 (exactement du 14 juillet au
29 décembre), 818 malades sont entrés dans cet hôpital-prison.
Pendant cette période, j'ai relevé sur les registres mortuaires
236 décès, dont 213 dus au béribéri. Sur ces 213 cas mortels,
195 provenaient de la prison centrale de Saïgon.

La statistique établie par Poumayrac montre que la mortalité
causée par le béribéri, à l'hôpital de Choquan, a été encore plus
forte en 1901 (1) :

ANNÉES.	CAS.	DÉCÈS.	ANNÉES.	CAS.	DÉCÈS.
1887	48	14	1895	39	15
1888	51	21	1896	36	10
1889	36	16	1897	54	12
1890	67	29	1898	57	33
1891	29	17	1899	333	216
1892	30	6	1900	421	151
1893	37	3	1901	1126	407
1894	51	32			

Mais ce qui prouve que ces conditions d'habitat ne sont que des
causes secondaires, c'est qu'elles sont impuissantes à créer un foyer
de béribéri.

« Dans les postes de l'intérieur de la Cochinchine, dit Thébaud,
j'ai vu des prisons encombrées, souvent d'une saleté repoussante, où
les condamnés, surmenés par un travail excessif, touchaient une
nourriture absolument inférieure ; jamais je n'ai vu de cas de béribéri, hors deux qui venaient de la prison de Saïgon, et ces deux cas
de béribéri, qui étaient absolument classiques, ont guéri au bout
d'un mois. »

A la prison du roi Norodom, située à Pnom-Penh (Cambodge), où
les prisonniers sont groupés dans une vaste paillote dont les parois
sont en treillis de bambou, je n'ai compté que quelques béribériques,
alors que, dans le même temps, l'épidémie faisait des hécatombes
dans la prison de Saïgon.

Simmons fait aussi remarquer qu'au Japon le kakké n'est pas plus
fréquent parmi les détenus que dans la population libre. « C'est, dit-il,
qu'au Japon les prisons sont de simples constructions en bois,
aussi bien ventilées que possible. » Malheureusement, il n'en
est pas toujours ainsi au Japon. Y. Kuwabara raconte qu'en 1887,
alors qu'il était chargé du service médical de la prison d'Ishinomaki,
dans la province de Rikuzen, il y avait 24 à 25 cas de kakké sur
30 prisonniers. Les nouveaux arrivants étaient presque tous atteints,
et beaucoup succombèrent. La prison était encaissée ; elle manquait
d'air et ne recevait les rayons directs du soleil que quelques heures

(1) POUMAYRAC, Rapport sur l'hôpital de Choquan pour l'année 1901.

par jour. De dix heures du matin au coucher, elle était plongée dans l'obscurité. Aussi le sol était-il très humide. En 1888, cette construction fut brûlée. Dans la nouvelle prison qui est élevée sur le flanc d'une montagne, en vue de la mer et bien ensoleillée, le kakké n'a pas fait son apparition (1).

Dans les *hôpitaux* de l'Extrême-Orient, les cas intérieurs de béribéri sont fréquents. A l'hôpital des Chinois de Singapore, certains pavillons sont des foyers d'endémie, au point que, lorsque je visitai cet établissement en 1899, il était question de le déplacer.

Dans les *asiles d'aliénés*, le béribéri règne en permanence. D'après G. Ellis, directeur du Manicôme de Singapore, de nombreux malades sont atteints dès les premiers mois qui suivent leur internement (2).

Les *casernes* des troupes indigènes sont visitées de temps à autre par le béribéri.

Cette maladie est fréquente dans les *plantations* de tabac des Indes Néerlandaises et dans les plantations de canne à sucre de l'Amérique latine, d'où le nom de mal des sucreries qui lui a été donné. Au Brésil, d'après Da Silva Lima, de 1863 à 1866, la mortalité par béribéri fut de 74,5 p. 100 ; de 1867 à 1871, de 50,8 p. 100. D'après des informations plus récentes, elle est tombée à 45 et même 36 p. 100. En 1873, à Cuba, dans deux plantations situées près de Palmira, une épidémie sévissant sur les nègres causa une mortalité de 60 à 75 p. 100.

Le béribéri décime aussi les coolies qui travaillent aux *mines* d'étain de Sumatra, de Banka et Billiton.

Dans les régions *nouvellement défrichées*, l'endémie peut prendre des proportions telles qu'elle entrave l'exécution des grands travaux d'utilité publique et l'établissement des routes, canaux et chemins de fer. Lors de la construction de la voie ferrée du Congo à Matadi, les nègres des Barbades et les Chinois employés aux terrassements furent presque anéantis : « Pendant deux mois, en 1892, la mortalité s'est élevée chez eux à 75 p. 100 *par mois*, ce qui eût donné le taux inouï de 900 p. 1 000 par an, si ces conditions avaient persisté (3) ».

Du temps de la *navigation à voile*, des épidémies très graves de béribéri se déclaraient souvent sur les transports et les navires de guerre.

Plusieurs fois, des bateaux français transportant des coolies hin-

---

(1) Berichte ueber das Auftreten der Kakkekrankheit in *Mitteilungen der Beriberi-Studien-Kommission*, Tokio, 1911, 1 vol. de 353 pages publié par Mori, inspecteur général du service de santé du Japon.

(2) Communication orale (1899).

(3) BOURGUIGNON, DRYEPONDT et C. FIRKET, Adaptation, acclimatement et hygiène, in *Rapport sur le climat, la constitution du sol et l'hygiène de l'État indépendant du Congo*, publié par la Soc. royale de médecine publique, Bruxelles, 1898, p. 232.

dous de Pondichéry aux Antilles et à la Guyane ont été décimés par le fléau. Le 10 octobre 1861, 401 coolies indiens quittaient la Martinique à bord du *Parmentier*; trois mois après le départ, le béribéri éclate en plein océan. Quand le navire aborda à Pondichéry, le 10 mai 1862, après sept mois de navigation, 281 coolies seulement survivaient; les autres avaient succombé au béribéri.

Le navire hollandais *Voorwaarts* avait embarqué quelques centaines de coolies javanais à destination de Surinam. Durant la traversée, qui fut fort longue, beaucoup d'entre eux, qui, peut-être avant le départ, étaient au stade d'incubation, succombèrent au béribéri. La plupart des survivants durent entrer à l'hôpital de Paramaribo.

Sur le *Merapi* qui effectuait le transport des militaires atteints de béribéri de la pointe d'Atjeh (Sumatra) à Batavia, la maladie gagna les hommes de l'équipage. On désinfecta le navire, qui fut de nouveau affecté au service de l'évacuation. Tout d'abord, l'équipage resta indemne; mais, plus tard, le béribéri fit de nouvelles victimes parmi les marins.

Aujourd'hui, on signale encore des épidémies à bord des bateaux qui font cabotage dans la mer des Indes, le golfe du Bengale et l'archipel Malais.

Les principaux foyers de béribéri occupent les zones tropicales et sub-tropicales du globe. Cependant cette maladie peut s'acclimater dans les régions froides, telles que Yeso, dont le climat est tempéré et même rude dans sa portion septentrionale. Grimm y a étudié cinq grandes épidémies. Le nombre des malades qu'il a soignés a parfois dépassé plus d'un millier par an. Le béribéri remonte vers le nord jusqu'à l'île Sakaline et l'archipel des Kouriles, où l'été est trop court pour permettre la culture du blé.

L'Europe jusqu'ici a toujours été épargnée. Chaque semaine, débarquent dans les ports de la Hollande des soldats atteints de béribéri revenant des Indes Néerlandaises. Ils entrent dans les hôpitaux militaires de Brombeck et de Zütphen, où ils ont couchés dans les salles communes, et cependant ils n'ont jamais créé de foyer intérieur.

Assez rare dans les campagnes, le béribéri est endémique dans les régions surpeuplées, telles que les côtes, les deltas des grands fleuves et les villes populeuses.

Sous l'influence des brusques changements de température et surtout de l'*humidité*, l'endémie se transforme en épidémie saisonnière.

Au Japon, qui a deux saisons de pluies, l'une en juin, l'autre en septembre, les cas de béribéri sont nombreux pendant toute cette période, et le maximum est atteint vers le mois de juillet.

Dans l'archipel de Poulo-Condor, l'épidémie, d'après Gayet, coïncide toujours avec la mousson du nord-est, froide et humide.

Aux Indes orientales Néerlandaises, le béribéri subit sa recrudescence annuelle pendant la mousson d'ouest, qui s'accompagne de pluies diluviennes.

III. — LES CAUSES EFFICIENTES.

De temps immémorial, les anciens médecins chinois et japonais ont considéré le béribéri comme une maladie d'origine miasmatique : « Le kakké est engendré par un poison gazeux qui se dégage de la terre sous l'influence du froid, du chaud, du vent, de l'humidité. Les pieds sont toujours en contact avec le sol; c'est pourquoi le gaz pénètre d'abord les jambes, plus tard les bras, le ventre, le dos, la tête et le cou... (1). »

L'usage de certains aliments, du riz en particulier, ne paraît avoir été considéré comme un facteur étiologique prépondérant du béribéri qu'à une époque relativement récente.

La théorie du sitotoxisme n'est sortie du domaine de l'hypothèse pour entrer dans la voie expérimentale que depuis une vingtaine d'années.

Eykman observa, en 1890, sur des poules du laboratoire de Weltevreden situé près de Batavia, à Java, une épidémie dont les principaux symptômes étaient très analogues à ceux du béribéri. Après une incubation de trois à quatre semaines, les pattes, puis les ailes et enfin les muscles respiratoires étaient frappés de paralysie. La mort ne se faisait pas attendre, et l'examen histologique montrait la dégénération des nerfs.

Cette épizootie était survenue quelques semaines après qu'on avait donné aux poules du riz *cuit*. Elle prit fin aussitôt qu'on les nourrit avec du riz *cru*.

Les poules atteintes de paralysie se rétablissaient si l'on changeait à temps leur régime, mais elles mouraient à coup sûr si elles continuaient à manger du riz *cuit*.

Plus tard, Eykman remarqua que des poules nourries avec du riz *cru* pouvaient tomber malades. La cuisson du riz n'avait pas l'importance pathogène qu'il lui avait attribuée tout d'abord. Après de nouvelles expériences, il acquit la certitude que la polynévrite frappait les poules auxquelles on avait servi du riz *complètement décortiqué*, soit *cuit*, soit *cru*, tandis qu'elle épargnait les animaux qui avaient été nourris avec du riz *incomplètement décortiqué*.

Pour bien comprendre la théorie d'Eykman, il faut savoir en quoi ces deux sortes de riz diffèrent l'une de l'autre. Le *paddi* est le grain de riz tel qu'on le récolte. Il est donc pourvu de ses deux enveloppes.

Après la décortication, qui détache son enveloppe extérieure

---

(1) Son-Sui-Baku, *Sen-kin-ho*, « Mille recettes d'or », publié vers 640 ap. J.-C.

ou péricarpe, il garde encore son endocarpe, mince pellicule argentée que les Hollandais appellent *zilverslies* (1). Selon la coloration de cette membrane, on distingue trois variétés de riz : blanc, rouge et noir. Pour augmenter la valeur marchande des riz de première qualité, on les soumet au polissage, ce qui élimine les dernières parcelles de son. Dès lors, la décortication est complète.

En 1896, après des expériences poursuivies pendant six années, Eykman formulait la conclusion suivante :

Dans la pellicule du riz existe une substance qui neutralise l'effet nuisible du grain et un remède qui guérit la polynévrite. La quantité de matière neutralisante et curative est si minime qu'on n'en saurait enlever sans danger la plus minime parcelle (2).

Entre temps (1895-1896), Vorderman visitait tous les prisonniers de Java et de Madoera, au nombre de plus de 250 000, et cherchait à établir le rôle du riz décortiqué dans la genèse du béribéri chez les détenus.

Il dressa la statistique suivante :

	Pourcentage des béribériques. p. 100.
Prisonniers nourris de riz rouge (incomplétement décortiqué)	0,009
Prisonniers nourris. { Partie de riz rouge	
Partie de riz complètement décortiqué	0,42
Prisonniers nourris de riz complètement décortiqué.	2,79

Dans les prisons où le riz entièrement décortiqué est distribué aux détenus, le nombre des béribériques serait donc trois cents fois plus grand que dans celles où les prisonniers consomment du riz rouge (3).

Les chiffres publiés par Vorderman ont été vivement contestés par plusieurs médecins hollandais de Java, en particulier par van Gorkom (4) et Glogner (5). Est-il certain, en effet, que l'alimentation explique seule les écarts considérables qui existent, vis-à-vis du béribéri, entre les différents établissements pénitenciers de Java ? Ne faut-il pas tenir compte aussi de l'aménagement des prisons, du genre de travail auquel sont astreints les détenus et de beaucoup d'autres conditions qui ont une très grande part dans la genèse du béribéri ? Pendant mon séjour à Java, beaucoup de médecins hollandais partageaient cette opinion. Toutefois, dit G. H. Kiewiet de

(1) En allemand : *Silberhaütchen*.
(2) EYKMAN, *Geneeskundig tydschrift voor Ned. Indië*, t. XXX, 1890, p. 295, et t. XXXVI, 1896, p. 214.
(3) A. G. VORDERMAN, Onderzoek naar het verband tusschen den aard der rystvoeding in de gevangenissen op Java en Madoera en het voorkomen van beri-beri onder de geinterneerden, Batavia, 1897.
(4) VAN GORKOM, *Geneeskundig tydschrift voor Ned. Indië*, t. XXXVIII, 1898, p. 709, et t. XXXIX, p. 366.
(5) GLOGNER, *Arch. f. Schiffs und Tropenhyg.*, I, 1891.

Jonge, les erreurs relevées ne sont pas suffisantes pour infirmer complètement la statistique de Vorderman (1).

A la suite de ces publications, qui eurent un grand retentissement, il fut question de modifier la ration alimentaire de l'armée des Indes néerlandaises pour se conformer à la nouvelle théorie, quand, brusquement, peu avant d'opérer ce changement, le béribéri rétrocéda spontanément et finit par s'éteindre presque complètement. « Si l'abaissement de la morbidité, dit Kohlbrugge, était survenu seulement une année plus tard, on n'aurait pas manqué d'attribuer cet heureux résultat au nouveau mode d'alimentation. »

Toujours pour obéir aux injonctions de la théorie d'Eykman, le gouvernement des Indes Néerlandaises décida de substituer, dans le régime des prisons, au riz décortiqué, le riz rouge considéré comme inoffensif. Mais les résultats n'ont pas paru concluants. Du reste, dit Kiewiet de Jonge, « le béribéri a tellement diminué dans les vingt dernières années, sans qu'il y ait eu la moindre modification de l'alimentation, qu'il paraît impossible de démontrer clairement qu'une nouvelle diminution serait une conséquence de la modification apportée dans l'alimentation » (2).

Les faits expérimentaux qui ont servi de base à la théorie alimentaire du béribéri ont été maintes fois contrôlés. La polynévrite des gallinacés a été reproduite à volonté aux Indes Néerlandaises, au Japon, aux Philippines, dans les États fédérés malais, en Cochinchine, etc. Mais, si les expérimentateurs sont d'accord sur les faits, ils diffèrent sur la manière de les interpréter. Et tout d'abord, est-il bien légitime d'identifier l'épizootie des poules avec l'endémie béribérique ? Certes, les analogies sont grandes entre les deux types morbides, il faut le reconnaître ; mais aller plus loin serait apporter une simple affirmation dépourvue de valeur.

D'autre part, alors même qu'on serait en droit d'assimiler la polynévrite des gallinacés au béribéri humain, le problème étiologique ne serait pas résolu, car il resterait à établir par quel mécanisme le régime alimentaire intervient dans la production de l'une et l'autre de ces maladies. Or, si l'on passe en revue les opinions émises à ce sujet par les expérimentateurs et les cliniciens, on ne peut qu'être frappé de leurs discordances.

Le riz, disent les partisans de la théorie du déficit alimentaire, est, de toutes les céréales, la plus pauvre en principes azotés ; 100 grammes de riz renferment environ $1^{gr},40$ d'azote. La ration quotidienne de riz étant de 900 grammes n'introduit dans l'organisme que $12^{gr},60$ d'azote ; or la ration d'entretien, sur laquelle d'ailleurs

<hr/>

(1) G. H. KIEWIET DE JONGE, Note sur les travaux publiés aux Indes Néerlandaises sur l'étiologie et la pathogénie du béribéri *Soc. de path. exotique,* 12 avril 1911, p. 258).

(2) G. H. KIEWIET DE JONGE, *loc. cit.*

les physiologistes ne sont pas d'accord, exigerait beaucoup plus.

L'insuffisance de la graisse introduite dans l'organisme par ce mode d'alimentation est notoire. La ration de travail, d'après les physiologistes, est de 90 grammes de graisse; or elle était à peine de 20 grammes pour les prisonniers de Poulo-Condor à l'époque où ils étaient décimés par le béribéri.

Autrefois, au Japon, on recommandait comme mesure prophylactique de consommer de l'orge, seule ou mélangée au riz. Les individus soumis à ce régime passaient pour être à peine malades. Les travaux de la commission japonaise contiennent de nombreuses statistiques tirées des archives des prisons. D'une manière générale, les recrudescences de l'endémie béribérique, parmi les détenus, semblent coïncider avec l'usage exclusif du riz et les rémissions avec une alimentation mixte composée de 6 parties d'orge et 4 de riz. Mais il y a des exceptions (1).

Il ne faudrait pas croire d'ailleurs que l'orge est une sorte d'antidote contre le béribéri. On pourrait citer des années où les prisonniers, nourris avec de l'orge, parce que la récolte du riz avait été mauvaise, ont été très éprouvés par le béribéri.

Partant de cette idée, que la ration des troupes de terre et de mer contenait trop peu d'albumine et de graisse, les Japonais ont modifié le régime de l'armée et de la flotte.

En 1883, parmi les 350 hommes d'équipage du *Ryujo*, croiseur faisant route du Japon vers l'Amérique par la Nouvelle-Zélande, 160 cas de béribéri se déclarèrent. La traversée avait duré deux cent soixante et onze jours. L'année suivante, un nouveau régime alimentaire, recommandé par Takaki, inspecteur général du service de santé de la Marine, fut mis à l'essai. Le croiseur *Tsukuba*, reprenant l'itinéraire suivi par le *Ryujo*, effectuait le même voyage en deux cent quatre-vingt-un jours, durant la même saison, et avec un nombre d'hommes d'équipage sensiblement égal; 16 cas de béribéri seulement furent signalés au cours de cette traversée. L'expérience parut concluante et, de ce jour, la réforme fut mise en vigueur.

Voici quelle était la composition de l'ancien régime alimentaire

Riz	780	grammes.
Poisson	96	—
Bœuf	73	—
Légumes de conserve	145	—
Légumes frais	215	—
Sucre	18	—
Sauce de haricots fermentés	16	—

La valeur nutritive correspondait à :

---

(1) Voy. le chapitre : Berichte über das Auftreten der Kakkekrankheit, in *Mitteilungen der Berberi-Studien-Kommission*, publié par Mori inspecteur général du Service de santé du Japon, Tokio, 1911.

Hydrates de carbone......................... 622 grammes.
Albuminoïdes.............................. 109   —
Graisse.................................... 15,8

Le nouveau régime est établi de la façon suivante :

Riz....................................... 648 grammes.
ou Pain. 600   —
ou Biscuits............................... 450   —
Poisson................................... 15   —
Légumes.................................. 450   —
Lait...................................... 45   —
Sucre..................................... 75   —
Sauce de haricots......................... 50   —
Farine 75   —
Haricots.................................. 45   —
Conserves de légumes (légumes salés)........... 75   —
Viande................................... 300   —

plus 15 grammes de graisse, 1 de sel, du thé, du vinaigre et
90 grammes de saké, la bière japonaise.

La valeur nutritive du nouveau régime répond à :

Hydrates de carbone....................... 775 grammes.
Graisses.................................. 43   —
Albuminoïdes............................. 196   —

La statistique du béribéri avant et après la réforme du régime
alimentaire est fort suggestive :

Années.	Effectif de la flotte.	Nombre de marins atteints du béribéri.	Pourcentage. par rapport à l'effectif.
1878...	4 528	1 485	32,20
1879...............	5 081	1 978	38,93
1880...............	4 956	1 725	34,81
1881.....	4 641	1 163	25,06
1882...............	4 769	1 929	40,45
1883............ .	5 346	1 623	23,12

Dès que le nouveau régime est appliqué (1884), le nombre des cas
de béribéri devient infime, et bientôt il s'éteint.

Années.	Effectif de la flotte.	Nombre de marins atteints du béribéri.	Pourcentage par rapport à l'effectif.
1885...............	6 918	41	0,59
1886...............	8 475	3	0,04
1887...............	9 106	0	0,00
1888....	9 184	0	0,00
1889...............	8 954	3	0,03

Durant toute la campagne russo-japonaise, pas un seul cas de
béribéri n'a été signalé dans l'escadre de Togo (1).

Ces chiffres ont été souvent cités comme un argument à l'appui
de la théorie alimentaire. En réalité, ils ne sont pas décisifs ; car, en

(1) J. MATIGNON, Le Caducée, 1906, p. 160.

même temps que les Japonais amélioraient l'ordinaire des équipages, ils modifiaient profondément les conditions hygiéniques de leur flotte.

Gryns exprime la même opinion : « La ration des recrues, à Batavia, dit-il, a été calculée de manière à y faire entrer les quantités nécessaires d'albumine, d'hydrocarbone et de graisse : cependant les soldats sont fréquemment atteints, tandis que les ouvriers libres, dont l'alimentation est moins substantielle, restent presque toujours indemnes. »

Pareillement, les travailleurs qui sont nourris par l'État ou par des sociétés privées offrent une morbidité béribérique plus élevée que celle des indigènes qui se nourrissent eux-mêmes.

On tend de plus en plus à admettre qu'une alimentation déficiente ne saurait, à elle seule, produire le béribéri. Elle jouerait tout au plus le rôle de cause prédisposante et aggravante. « Une surration alimentaire, dit Cadet, paraît avoir pour effet de restreindre la mortalité, tout en laissant la morbidité à peu près au même niveau. » « Quand la nourriture est au-dessus du taux physiologique, dit Durham, l'organisme offre une résistance marquée à l'agent du béribéri. » Ainsi les Chinois aisés des États malais sont pour ainsi dire toujours épargnés par le béribéri, tandis que les indigents sont souvent atteints.

La pellicule argentée, ou endocarpe du grain de riz, a été soumise à l'analyse chimique. Déjà Eykman avait constaté que cette enveloppe contient une grande quantité d'azote et de sels. Il était arrivé à se convaincre que l'absence de ces derniers dans le riz complètement décortiqué n'est pas la cause de la polynévrite.

D'après Nocht et Schaumann, un déficit d'acide nucléique dans la nourriture joue un rôle très important dans l'étiologie du béribéri. Gryns combat cette hypothèse. De ses expériences, il conclut que les nucléines ne sont pas les agents curatifs de la polynévrite des poules.

Jebbing, au contraire se rallie à la théorie de Nocht-Schaumann. Ses recherches ont porté sur la teneur en P^2O^5 du résidu de plusieurs aliments après digestion dans le suc gastrique artificiel. Le riz décortiqué contient très peu d'acide nucléique (0,2 p. 100 de P^2O^5, dans le résidu sec après digestion). Dans le riz à demi décortiqué, et encore pourvu de sa pellicule argentée, la proportion d'acide nucléique est plus grande (0, 25 p. 100 de P^2O^5 du résidu sec). Jebbing entre ensuite dans des considérations sur l'épidémiologie du béribéri. Elles tendent à démontrer qu'une perte notable de l'organisme en acide nucléique prédispose à la maladie, tandis qu'une alimentation riche en acide nucléique est peu favorable à son développement (1).

(1) JEBBING, Over het nucleïnen-gehalte van menschelijk voedsel en vooral van indische versnaperingen. Thèse d'Amsterdam, juin 1910, 124 pages.

L'étiologie du béribéri vient d'être l'objet d'une discussion importante à la première réunion bisannuelle de la « Far Eastern Association of Tropical Medicine », siégeant à Manille, le 10 mars 1910. Presque toutes les communications qui ont été faites à ce congrès attribuent le béribéri à l'usage du riz décortiqué.

Pour H. Faser et A. T. Stanton, la polynévrite des gallinacés est d'origine purement alimentaire. Dans une de leurs expériences, 12 poules furent nourries pendant cinq semaines avec du riz décortiqué ; 6 furent atteintes de polynévrite, et l'une d'entre elles succomba. Dans une autre expérience, 12 poules alimentées avec du riz décortiqué, mais avec addition de 3 grammes de son de riz par kilogramme d'animal, restèrent indéfiniment en bonne santé.

Fraser et Stanton concluent que le béribéri est une désorganisation des échanges nutritifs résultant de l'introduction du riz décortiqué, comme principal aliment, dans la ration alimentaire. Les substances nécessaires à la nutrition du système nerveux qui font défaut, disent-il, dans le riz décortiqué, existent en quantité suffisante dans le grain entier et surabondent dans les déchets de décortication (son de riz).

Après avoir fait l'analyse du grain de riz et de ses parties constituantes (grain décortiqué, son de riz), Fraser et Stanton pensent que la teneur, calculée en P^2O^5, du phosphore total contenu dans un échantillon de riz permet d'évaluer le pouvoir béribérigène de ce riz, quand il représente la majeure partie de la ration alimentaire.

La conclusion pratique qui ressort de cette étude, c'est qu'une contrée peut être protégée contre le béribéri par l'usage du riz non décortiqué ou faiblement décortiqué, ou encore par l'adjonction au riz décortiqué des substances que lui enlève le polissage du grain, c'est-à-dire du son de riz dont le prix de revient est insignifiant. Ils ajoutent que, si le riz bouilli, avant d'être décortiqué, peut avoir le même effet prophylactique, c'est que la décortication effectuée dans ces conditions respecte une partie du péricarpe du grain (1).

H. Aron est du même avis. La décortication détache les enveloppes externes du grain de riz, qui sont très riches en composés organiques phosphorés solubles. Une alimentation dont le riz décortiqué constitue la majeure partie peut déterminer l'éclosion du béribéri ; mais, pour prévenir celui-ci, il suffit d'ajouter, en quantité suffisante au riz décortiqué, d'autres aliments riches en phosphore et en matières protéiques, tels que le *Phaseolus radialus* (2).

(1) H. FRASER et A. T. STANTON, The Etiology of Beriberi (*Philippine Journ. of Sc.*, B. Med. Sc., t. V, fasc. 1, févr. 1910, p. 55-65, 3 pl.).
(2) H. ARON, Phosphorus starvation with special reference to Beriberi (*Philippine Journ. of Sc.*, B. Med. Sc., t. V, fasc. 1, févr. 1910, p. 81).

D'après H. Aron et F. Hocson, le béribérique, arrivé à un stade avancé, utilise beaucoup moins bien que l'homme sain l'azote et le phosphore alimentaires. D'où la quantité de son de riz qu'il devra ajouter à un régime alimentaire pauvre en phosphore (pain et riz) pour maintenir l'équilibre de ses tissus sera nécessairement plus élevée (1).

E. D. Kilbourn pense qu'un déficit alimentaire en sels de phosphore et de potassium ou une disproportion entre ces éléments et les sels de sodium, de calcium et de magnésium, peuvent fort bien donner naissance au béribéri.

Il conseille, pour enrayer cette maladie, qui n'a cessé de faire des progrès dans le corps des troupes indigènes des Philippines depuis sa création (1901) (2), de réduire la quantité journalière de riz, de substituer le riz naturel du pays au riz décortiqué du Siam, et d'introduire dans la ration quotidienne une certaine quantité de fèves (3).

H. Campbell Highet soutient qu'au Siam la consommation du riz blanc, c'est-à-dire privé de tout péricarpe, est le principal facteur du béribéri. Le meilleur moyen de prévenir cette maladie serait de ne consommer que du riz non décortiqué bouilli, ou du riz préparé à la main, dont les grains sont encore recouverts de leur péricarpe. Le premier procédé serait le meilleur.

Le béribéri, dit C. Highet, était inconnu à Bangkok jusqu'en 1900, époque à laquelle on commença à y décortiquer le riz avec des moulins à vapeur (4). Il rapporte qu'à cette date on remplaça, à l'asile des fous, le riz préparé à la main par le riz préparé mécaniquement. Quelque temps après, le béribéri apparaissait dans l'asile et y causait en neuf ans 763 décès.

En 1908, on changea le riz sans rien modifier par ailleurs au régime alimentaire ou hygiénique des aliénés. Dès lors, la maladie aurait cessé de ravager l'établissement.

L'auteur cite plusieurs autres exemples en faveur de l'origine alimentaire du béribéri (5).

D'après J. de Haan, le péricarpe du grain de riz contient certains principes de nature encore inconnue, qui jouent un rôle essentiel dans la nutrition du système nerveux périphérique.

---

(1) H. Aron et F. Hocson, Phosphorus starvation with special reference to beriberi (*Philippine Journ. of Sc.*, *B. Med. Sc.*, t. V, fasc. 1, févr. 1910, p. 98).

(2) En 1902 : morbidité par béribéri, 7.75 p. 1000 ; en 1908 : 121,53 p. 1000.

(3) E. D. Kilbourn, Food salts in relation to beriberi (*Philippine Journ. of Sc.*, *B. Med. Sc.*, t. V, fasc. 1, févr. 1910, p. 127).

(4) Le béribéri était déjà commun à Bangkok avant cette date. Lors de mon séjour dans cette ville, en 1899, j'ai vu plusieurs aliénés atteints de béribéri à forme œdémateuse. J'ai relevé un certain nombre de cas de cette maladie à la prison et dans les hôpitaux de Bangkok [E. Jeanselme, Organisation médicale et pathologie du Siam (*Presse méd.*, 14 juillet 1906, n° 56)].

(5) H. Campbell Highet, Beriberi in Siam (*Philippine Journ. of Sc.*, *B. Med. Sc.*, t. V, fasc. 1, févr. 1910, p. 73).

Le béribéri humain et la polynévrite des gallinacés, qui sont presque toujours la conséquence d'une alimentation composée à peu près exclusivement de riz privé de la totalité de son péricarpe, pourraient être prévenus ou guéris par l'usage de certaines graines, entre autres celles du *Phaseolus radiatus* ou *Katjang idjo* des Japonais (1).

Seul, G. Shibayama, délégué du gouvernement japonais pour étudier le béribéri aux Indes Néerlandaises, a formulé une opinion contradictoire.

Parmi les coolies chinois qui travaillent aux mines d'étain de l'île de Banka, il a constaté l'existence du béribéri aussi bien chez les mineurs qui reçoivent du riz frais, non décortiqué, que chez ceux qui s'alimentent avec du riz de Java décortiqué et déjà vieux. En outre, la maladie frappe également les ouvriers qui reçoivent, chaque jour, régulièrement 150 grammes de *Katjang idjo*. Le fait de consommer une nourriture uniforme, ajoute G. Shibayama, prédispose au béribéri, mais la vraie cause est un microbe encore inconnu (2).

Malgré cette note discordante, la discussion à laquelle ont pris part G.-E. Brooke, J. W. Brewer, H. M. Nieb, F. Clark et A. Castellani, s'est terminée par le vote de la résolution suivante : « La Société estime qu'il est actuellement suffisamment démontré que l'étiologie du béribéri est liée à la consommation habituelle du riz décortiqué comme principal aliment et émet le vœu que le fait soit communiqué aux gouvernements intéressés. »

A la Société médico-chirurgicale de l'Indo-Chine, Mathis et Léger ont critiqué ce vœu. S'appuyant sur un certain nombre de faits rapportés par Angier, Gaide, Jeanselme, Séguin, Paucot, Tranvan-y, qui semblent plaider nettement en faveur de l'origine infectieuse du béribéri, ils croient pouvoir conclure que, si une alimentation insuffisante peut être une cause auxiliaire extrêmement importante, l'on ne saurait néanmoins considérer le riz comme la cause première du béribéri.

L. Braddon soutient la théorie toxi-alimentaire. Le riz frais et le riz *cured* (c'est-à-dire bouilli immédiatement avant la décortication) ne sont pas toxiques et n'engendrent pas le béribéri. Seul, le riz *incured* (c'est-à-dire bouilli longtemps après la décortication et seulement au moment d'être consommé) peut être toxique. Si les Tamils, indigènes du sud de l'Inde Anglaise, n'ont jamais souffert du béribéri, quels que soient les points du globe où ils ont émigré, c'est, dit Braddon, qu'ils ne consomment que du riz *cured*. Pour

(1) J. DE HAAN, On the Etiology of Beriberi (*Philippine Journ. of Sc.*, B. *Med. Sc.*, t. V, fasc. 1, févr. 1910, p. 65).
(2) G. SHIBAYAMA, Some observations concerning beriberi (*Philippine Journ. of Sc.*, B. *Med. Sc.*, t. V, fasc. 1, févr. 1910, p. 123).

faire rétrocéder le béribéri, il suffit de ne faire usage que de riz
cured (1). W. Fletcher est du même avis (2).

Tout récemment encore, Moszkowski vient de faire un plaidoyer en
faveur de la théorie du béribéri, par déficit alimentaire, à la Société
de médecine de Berlin. S'il existe, dit-il, sous les tropiques une contrée ravagée par cette maladie, c'est la vallée du Mambarama, dans
la Nouvelle-Guinée Néerlandaise. C'est ainsi que 42 p. 100 des hommes
faisant partie d'une expédition militaire furent atteints. Le pourcentage était plus élevé pour les habitants de Célèbes (66 p. 100) que pour
les Européens (30 p. 100) et les Dayaks (25 p. 100).

Il a suffi à Moszkowski, pour garantir son expédition contre le
béribéri, de n'autoriser l'usage que de riz simplement trituré.

« Or, grâce à ce retour à un procédé tout à fait primitif, dit-il,
je fus à même de prolonger notre séjour dans la vallée du Mambarama pendant un laps de temps double de celui qu'y demeurèrent
nos prédécesseurs les plus heureux et de remonter, au prix d'efforts
et de privations considérables, jusqu'aux sources de ce fleuve. Personne, ni moi, ni mon compagnon européen, ni nos cinq Malais, ni
nos trois Papouas, ne présenta, durant ces quinze mois, le plus léger
symptôme de béribéri...

« Quoi qu'il en soit, j'estime que, d'après ce qui s'est passé au
cours de notre expédition, il n'est plus permis d'attribuer une origine
infectieuse au béribéri, car toutes les conditions de l'infection se
trouvant réunies (fréquence de la maladie dans ces régions, régime
peu varié et souvent insuffisant, grands efforts musculaires, etc.,),
n'ont pas suffi à déterminer un seul cas de maladie, pour la simple
raison que la cause nocive alimentaire, le défaut de phosphore,
était évitée (3). »

Plehn, puis Schilling, répondant à Moszkowski, ont fait des objection sérieuses à la théorie du béribéri par déficit alimentaire, et ils
ont cité plusieurs faits qui viennent à l'appui de la théorie infectieuse.

Dans une série de mémoires communiqués à la Société de pathologie exotique de Paris, Bréaudat vient de développer une nouvelle
théorie sur l'origine alimentaire du béribéri.

D'après cet expérimentateur, qui a étudié le béribéri en Cochinchine, le riz blanc des usines, longtemps conservé en magasin, est
souillé par un vibrion-ferment, du type vibrion septique, dont les
spores pullulent dans les lieux bas, humides et chauds, dans les rizières
en particulier. Ces spores résistent à la température de 98 à 100°.

---

(1) Léonard Braddon, The cause of true or tropical beriberi (*Trans. of the Soc.
of trop. Med. a. Hyg.*, t. II, nᵒˢ 5 et 6, mai 1909, p. 212).

(2) W. Fletcher, Rice and beriberi (*Journ. of trop. Med. a. Hyg.*, t. XII,
1909, p. 127).

(3) Moszkowski, Étiologie et prophylaxie du béribéri (*Soc. de méd. berlinoise*,
24 mai 1911. D'après le compte rendu de la *Semaine médicale*, 31 mai 1911, nᵒ 22,
p. 263).

Chez les indigènes dont le riz est la nourriture principale, ce vibrion provoque une fermentation acide, constamment alimentée, qui débute dans l'estomac et se poursuit dans le duodénum, détruisant les éléments nutritifs du riz et les transformant en produits inutilisables et en acides gras volatils toxiques, parmi lesquels domine l'acide propionique.

Les accidents d'intoxication sont d'autant plus rapides et plus sévères que le riz est plus cuit et la dislocation des parties nutritives plus active et poussée plus loin.

Chez les porteurs de parasites intestinaux et de lésions dues à ces parasites ou à toute autre cause, la résistance est moindre et la mort arrive parfois brusquement, à la suite d'un repas plus copieux.

Ces conclusions résultent d'observations comparatives, faites chez l'homme et chez les divers animaux de laboratoire, la poule plus particulièrement.

Des animaux nourris de patates cuites et de pain sec, recevant en outre, les produits stérilisés de la fermentation intégrale du riz par le vibrion-ferment, meurent, alors que les témoins résistent.

Tous les animaux nourris exclusivement de riz blanc des usines, cuit, contaminé par le vibrion-ferment, meurent en des temps variables avec l'espèce, l'état de fermentation du riz, la quantité ingérée, l'existence ou l'absence de parasites intestinaux.

Au contraire, tous les animaux nourris parallèlement avec ce même riz contaminé, additionné d'une quantité suffisante de son de *paddy*, résistent indéfiniment et augmentent de poids.

Des animaux nourris de riz blanc contaminé et présentant des accidents identiques à ceux du béribéri reviennent à la santé par l'usage d'une quantité suffisante de son, si les lésions n'ont pas dépassé un certain degré de gravité.

Il y a un rapport directement proportionnel entre la quantité de son à faire ingérer et l'état d'altération du riz consommé (1).

Pottevin s'élève contre cette assimilation du béribéri à un empoisonnement par fermentation due à un microorganisme spécial voisin du vibrion septique. Car, dit-il, bien d'autres microbes donnent dans les mêmes conditions des acides propionique et butyrique, et, d'autre part, les expériences de Bréaudat sur les animaux prouvent simplement que le liquide de culture de son vibrion ou de son distillat les tue, mais non pas qu'il leur donne le béribéri (2).

Les travaux de la commission japonaise n'ont pas élucidé l'étiologie du kakké et de la polynévrite des gallinacés (3).

(1) L. Bréaudat, *Bull. de la Soc. de path. exotique*, 12 janv. 1910, 9 févr., 9 mars, 11 mai 1911.
(2) Pottevin, Origine alimentaire du béribéri (*Bull. de la Soc. de path. exotique*, t. III, 9 mars 1910, p. 128).
(3) K. Shiga et S. Kusama, Eine kakkeähnliche Krankheit der Tiere. — C. To-

396   E. JEANSELME. — BÉRIBÉRI.

Shiga et Kusama estiment que le béribéri de l'homme et la polynévrite des poules sont des maladies d'origine alimentaire. Elles ne
sont pas dues à une infection, car le riz non décortiqué et l'orge,
soumis à une température de 130° qui anéantit tous les microorganismes, peuvent être pathogènes.

Les auteurs passent en revue les hypothèses de Sakaki, d'Eykman
et de Maurer. Ils en font la critique, mais ils n'aboutissent à aucune
conclusion ferme.

C. Toyama établit par de nouvelles expériences que les poules domestiques et les jushimatsu sont atteints de polynévrite quand ils
reçoivent pour nourriture du riz décortiqué. Le résultat est le même,
que ce riz soit frais, lavé, stérilisé par la vapeur à 100°, ou stérilisé.
L'addition de son au riz décortiqué prévient ou enraye la maladie.

J. Tsuzuki a réussi à produire la polynévrite chez des singes, des
chiens, des chats, de cobayes, des lapins, des poules et des pigeons,
en nourrissant ces animaux avec du riz décortiqué.

L'auteur admet que le béribéri humain et la polynévrite expérimentale sont identiques.

Il a pu extraire du son par l'alcool des quantités minimes de la
substance qui protège contre la maladie ou qui la guérit. Cette substance active peut être l'albumine elle-même ou être liée à celle-ci.

I. Fujitani a répété l'expérience d'Eykman sur des poules, des
pigeons et des passereaux.

La pellicule argentée qui enveloppe le grain de riz est très riche
en phosphore sous forme de phytine ; mais celle-ci n'a pas d'action
protectrice ou curative, car l'addition de phytine au riz décortiqué
ne prolonge pas la vie des animaux en expérience. La substance
active, de nature inconnue, perd sa vertu protectrice par une température prolongée à 100°. Elle est extraite avec beaucoup de difficulté
par l'éther et l'alcool.

L'hypothèse qui attribue l'origine du béribéri à l'usage du riz
décortiqué n'a d'autre base que l'expérience d'Eykman. Elle est
passible d'objections multiples et graves.

On a dit que, d'une manière générale, le béribéri épargne les
mangeurs de blé, tandis qu'il fait de nombreuses victimes parmi les
mangeurs de riz. Mais les premiers, en Extrême-Orient, sont soit des
Européens, soit des Chinois fortunés, dont l'ensemble des conditions
hygiéniques est infiniment supérieur à celui des pauvres, mangeurs
de riz.

YAMA, Ueber eine kakkæhnliche Krankheit der Vœgel. — J. Tsuzuki, Untersu-
chungen über die Beriberi bei Tieren. — I. Fujitani, Beiträge zur ætiologische
Kenntniss der bei Reisfuetterung auftretenden Krankheit des Vœgel, in *Mitteilungen der Beriberi-Studien-Kommission*, publ. par Mori, inspecteur général du
Service de santé du Japon, Tokio, 1911.

Ce qui prouve d'ailleurs que cet aliment ne saurait être considéré comme la cause efficiente du béribéri, c'est que la distribution géographique de cette maladie est loin d'être calquée sur celle des peuples consommateurs de riz. Ainsi, dans les foyers américain et africain, ce sont d'autres céréales qui sont la base de l'alimentation. D'après Schubert, aux îles Moluques, où l'on mange du sagou et point de riz, le béribéri existe et guérit sans qu'on change la nourriture des patients. « Au lazaret militaire de Rio-de-Janeiro, dit le même auteur, sont soignés des milliers de béribériques. Ce sont des soldats d'infanterie de marine et des matelots qui tous ont navigué dans la région de l'Amazone. Les troupes qui sont envoyées dans cette région sont indemnes de béribéri avant leur départ ; à bord, elles ont la même nourriture et boivent la même eau qu'à Rio. Le navire n'a aucune communication avec la terre. Et cependant, dès qu'il arrive dans certains points déterminés voisins du littoral, le béribéri se déclare parmi l'équipage et les soldats. Il semble, ajoute Schubert, que l'épidémie soit disséminée, comme le paludisme, par des insectes (1). »

Le béribéri a été signalé chez des sujets qui ne consomment que peu ou point de riz. Gravestein a interrogé dix-sept malades sur leur genre de nourriture : un seul avait mangé du riz sept ans auparavant ; les autres n'avaient jamais goûté cet aliment. Wheeler fait remarquer que le riz n'entrait pas dans l'alimentation des Boers, prisonniers à Sainte-Hélène, qui furent cependant très éprouvés par le béribéri.

Si le riz était la cause réelle de cette maladie, on ne comprendrait pas pourquoi les femmes et les enfants sont beaucoup moins atteints que les hommes, pourquoi de nouveaux foyers se forment sans que l'alimentation ait subi la moindre modification, pourquoi enfin le béribéri règne à l'état endémique en un lieu, pendant plusieurs années, puis s'éteint, bien que, pendant ce temps, la nourriture soit restée la même.

Il est, du reste, facile de fournir des exemples qui sont en désaccord avec la théorie alimentaire. « A l'île Christmas, dit Durham, tous les mangeurs de riz se pourvoyaient de grain de même qualité, provenant du même magasin. Cependant les coolies furent seuls atteints du béribéri. » « Durant une de mes visites dans l'île, dit le même auteur, il y eut une sévère attaque de la maladie parmi un groupe de Tamils ; par contre, parmi les coolies chinois qui vivaient à un mille de distance, aucun ne fut malade. Ces Tamils mangeaient en compagnie de Malais ; à la vérité, les aliments accessoires étaient différents pour chacun de ces deux groupes mais le riz fut puisé en réalité à la même marmite de riz cuit (*the rice*

(1) Max Schubert, Beriberi et scorbut (*Deutsch. Archiv. f. klin. Med.*, t. LXXXVI, fasc. 1-3, 1905, pp. 79-91).

was taken actually out of the same pot of cooked rice) ». Pourquoi donc, ajoute Durham, avec raison, les Malais n'auraient-ils pas été aussi éprouvés que les Tamils, si le riz avait été toxique ?

Les observations faites par Travers (1) dans les prisons de Kuala-Lumpur méritent d'être rapportées en détail, car elles ont une valeur décisive.

Dans l'hôpital du district, le Siechenhaus et la prison vivent en tout mille individus sous le contrôle de la division médicale de l'État de Selangor. Dans ces trois établissements, aucun cas de béribéri n'avait été constaté jusqu'au jour où une nouvelle prison fut ouverte à un mille et demi de l'ancienne. Dans les six ou sept premiers mois qui suivirent son ouverture, une épidémie de béribéri éclata. Elle resta strictement limitée à la nouvelle prison, quoique la nourriture distribuée dans celle-ci, et consistant principalement en riz, fût absolument de même provenance que pour les trois autres établissements. Dans la suite, cent prisonniers furent réintégrés de la nouvelle dans l'ancienne prison et le riz consommé dans les deux établissements fut cuit dans la cuisine de la nouvelle prison et transporté à l'ancienne dans un wagonnet à main. Les prisonniers atteints de béribéri, de retour à l'ancienne prison, se rétablirent promptement, et il n'apparut dans celle-ci aucun nouveau cas, tandis que le nombre des cas se multipliaient dans l'ancienne prison. Il n'y en eut pas moins de 323 pendant une période de neuf mois. L'observation s'est prolongée pendant six années, ce qui autorise à conclure qu'il n'y a aucune relation entre le mode d'alimentation, l'usage du riz en particulier et le développement du béribéri.

Travers a publié une nouvelle série de recherches portant sur trois établissements : the Pudoh Gaol, the Tai Wah Institution et the Leper Asylum.

The Tai Wah Institution reçoit les personnes atteintes de maladies incurables ou incapables de subvenir à leurs besoins. Au 31 décembre 1902, il y avait 51 patients dans les salles, tous de nationalité chinoise. Ces Chinois étaient, presque sans exception, employés auparavant comme coolies et étaient de la même classe sociale que les prisonniers de Pudoh Gaol. De ces 51 malades, 43 (soit 84, 5 p. 100) étaient à l'hôpital depuis plus de sept mois.

The Leper Asylum, comme son nom l'indique, est exclusivement réservé au traitement des lépreux. Au 31 décembre 1902, il renfermait 131 malades, dont 129 étaient Chinois et 2 Tamils ; 118 de ces lépreux (soit 90 p. 100) étaient internés à l'asile depuis plus de sept mois.

Ces deux établissements hospitaliers, ainsi que le Pudoh Gaol, reçoivent leur riz du même fournisseur de Rangoon (Basse-Birmanie).

---

(1) TRAVERS, *The Journ. of Tropic. Med.*, 15 sept. 1904, p. 285.

Il est pris livraison de ce riz à la station du chemin de fer de Kuala Lumpur. Ce riz est placé sur une plate-forme élevée au-dessus du sol, dans un magasin de la ville qui est clair, propre et bien ventilé. Après un séjour de trois semaines tout au plus, les sacs de riz sont portés aux divers établissements sans choix d'aucune sorte.

Il est donc rationnel de supposer que, si l'un de ces établissements est visité par le béribéri, les deux autres doivent l'être également, au cas où cette maladie serait causée par une toxine contenue dans le riz. Or, tandis que le béribéri faisait rage à Pudoh Gaol (291 nouveaux cas intérieurs du 1er janvier au 31 octobre 1902), pas un seul cas n'a pu être constaté dans les deux autres établissements pendant le même laps de temps.

De tout ce qui précède, il résulte qu'une nourriture insuffisante ou de mauvaise qualité ne peut pas être considérée comme la cause réelle du béribéri ; mais il est certain que l'amélioration du régime alimentaire fait obstacle au développement du béribéri. Laurent a vu deux épidémies, l'une à Chantaboun (Siam), l'autre au pénitencier de Poulo-Condor, s'éteindre grâce à l'augmentation de la quantité de graisse. Le Dantec a vu une épidémie cesser dans ce même bagne de Poulo-Condor par l'administration quotidienne d'une petite portion de poisson frais.

Dans les prisons de l'Indo-Chine, les gardiens indigènes, vivant en plein foyer béribérique, restent indemnes ou sont très légèrement atteints. Ils sont nourris comme les prisonniers, mais ils ont une ration plus abondante.

Lors de l'épidémie qui sévit sur les séminaires de Saïgon et de Culao-Gien, les élèves annamites furent seuls touchés. Les professeurs indigènes, aussi bien que les blancs, ne souffrirent pas de la plus légère atteinte. Tous, sans distinction, avaient la même nourriture, mais la ration des professeurs était bien plus largement calculée (1).

Plusieurs observateurs, sans nier l'influence prédisposante de certains aliments, pensent qu'il faut faire une place à l'infection dans

---

(1) Plusieurs espèces de *poissons*, et en particulier ceux de la famille des *scombres*, d'après Moriharu Miura, pourraient engendrer le béribéri. Grimm incrimine le poisson cru. Le poisson sec, aliment fort répandu dans tout l'Extrême-Orient, a été plusieurs fois accusé de produire le béribéri, mais cela sans preuve. Bien qu'il soit consommé après avoir été simplement desséché au soleil et après avoir subi un commencement de putréfaction, il n'apparaît pas clairement qu'il soit nuisible et encore bien moins qu'il soit la cause du béribéri.

Vorderman a signalé une pellicule rouge-brique d'origine parasitaire, qui se développe à la surface de certains poissons. Durham a montré qu'elle est produite par une sarcine colorée en rouge. Rien ne prouve qu'elle soit pathogène..

G. Shibayama fait remarquer que, sur la côte orientale de la presqu'île Itsu, au Japon, le béribéri reste cantonné dans les villages de pêcheurs et ne s'étend pas aux villages voisins habités par des paysans. Néanmoins Shibayama ne pense pas que l'usage du poisson puisse être la cause réelle du béribéri. Du reste, cette maladie est inconnue chez certaines races ichtyophages.

l'étiologie du béribéri humain et de la polynévrite expérimentale.

En 1903, Marchoux et Salimbeni ont publié l'histoire d'une épidémie survenue à Rio-de-Janeiro, dans une grande cage où ils conservaient une vingtaine de singes d'espèces diverses. Ces animaux présentaient des phénomènes de polynévrites tout à fait comparables à ceux qu'on observe dans le béribéri. Quelques-uns succombèrent. Ils étaient nourris de riz blanc cuit à l'eau. Le personnel subalterne de l'hôpital São-Sebastião, dans lequel il ne s'est déclaré aucun cas de béribéri, consommait ce même riz.

La substitution du maïs cuit au riz a éteint l'endémie. Les singes malades se sont rétablis.

Quand l'alimentation par le riz fut reprise, les animaux furent atteints de nouveau de polynévrites. Le maïs fut administré derechef avec succès (1).

« Dans ce cas, le riz était donc bien en cause ; mais non point parce qu'il était altéré ou qu'il portait des germes spéciaux, mais, sans doute, parce qu'il servait dans l'intestin de nos singes de milieu de culture à un microbe spécial (2). »

A. R. Wellington, tout en considérant que la nature du béribéri est encore très incertaine, cite plusieurs exemples tendant à démontrer qu'une épidémie de béribéri peut naître et s'éteindre sans qu'aucune modification ait été apportée à la qualité du riz ingéré. Dans la prison de Bau, les mesures d'isolement furent seules capables d'enrayer la marche du béribéri.

Wellington fait en outre remarquer que, dans la moitié des cas, le béribéri est précédé d'une période d'invasion, de trois jours environ, accompagnée d'une fièvre parfois très violente et ayant un cachet manifestement infectieux (3).

Bien que Wellington croit avoir observé deux cas de transmission directe du béribéri, la contagion directe, d'homme à homme, n'a jamais pu être rigoureusement établie.

Cependant les arguments qu'on peut fournir en faveur de l'infection sont nombreux. L'étroite circonscription d'un foyer à un groupe de maisons, ou même à une maison ou à un seul étage, alors que tous les habitants ont même régime alimentaire et même genre de vie, ne peuvent s'expliquer que par l'existence d'un agent animé inhérent aux locaux.

Ainsi Scriba, à l'hôpital de l'Université, à Tokio, a vu constamment le béribéri atteindre les malades de chirurgie, couchés dans

---

(1) Marchoux et Salimbeni, *C. R. de la Soc. de biol.*, 31 oct. 1903.

(2) Marchoux, Le béribéri (*Bull. de la Soc. de path. exotiq.*, 9 mars 1910, n° 3, p. 116).

(3) Toutefois, Wellington admet comme prouvé que, seul, l'usage du riz non décortiqué a fait disparaître le béribéri de la prison de Kuching. — A. R. Wellington, Notes on beriberi (*Trans. of the Soc. of Trop. Med. a. Hyg.*, t. II, n°s 5-6, mai 1909, pp. 226-231).

certaines chambres, tandis que jamais aucun cas de cette maladie ne se déclarait chez les malades logés dans les autres pièces.

Baelz tient d'un médecin français que, dans un hôpital de l'Indo-Chine, les salles s'ouvrant sur l'un des côtés d'une galerie centrale étaient hantées par le béribéri, tandis que les pièces situées vis-à-vis en étaient préservées.

A l'hôpital des aliénés de Buitenzorg (Java), quand des cas intérieurs de béribéri se produisent, souvent ils occupent des lits contigus.

A l'hôpital militaire de Batavia, il y avait, dit-on, trois lits où tous les jeunes soldats qu'on y couchait prenaient le béribéri, quelque désinfection qu'on ait fait subir à ces lits.

Van Gorkom, attaché à un hôpital de coolies aux Indes Néerlandaises, s'aperçut que les Chinois couchés dans une certaine partie de l'établissement étaient tous atteints de béribéri à forme grave. Il fallut brûler tout ce quartier pour éteindre l'endémie (1).

Patrick Manson rapporte qu'au cours d'une épidémie qui sévit sur la prison de Singapore, le quartier des hommes fut décimé, tandis que pas une seule femme ne fut atteinte, bien que, dans les deux quartiers, la nourriture et l'eau de boisson fussent les mêmes.

Lors de mon passage à Singapore (1899), les cas intérieurs se multipliaient à tel point, dans certains pavillons de l'hôpital chinois, qu'il était question de déplacer cet établissement.

Le béribéri était jusqu'alors inconnu à la prison de Krakaän (Indes Néerlandaises), dit Vorderman, lorsqu'un certain nombre de détenus furent envoyés à Probolinggo, où le béribéri est épidémique. Lorsque les prisonniers revinrent à Krakaän, quelques-uns souffraient du béribéri et, depuis lors, cette maladie a régné dans la prison.

Le béribéri, au dire du major Grey, fut introduit dans la prison de Penang par 200 détenus venant de la prison de Singapore, où régnait l'endémie.

Même fait a été observé à la nouvelle prison de Hanoï, où la maladie s'est acclimatée après qu'on y eut interné des détenus de l'ancienne prison infestée du béribéri.

Je pourrais rapporter bien d'autres faits qui militent en faveur de la théorie infectieuse.

De deux casernes voisines, dit Pekelharing, l'une eut à souffrir d'une épidémie très sévère, tandis que l'autre n'eut pas un seul cas de béribéri, et cependant tous les soldats étaient soumis au même régime alimentaire.

Alors que Kiewiet de Jonge était directeur de l'École de médecine indigène de Weltevreden (Java), un nouveau bâtiment pour loger les élèves fut inauguré. Au cours de la dernière année, le béribéri

---

(1) Je rapporte ces exemples sans m'en porter garant, n'ayant pu les contrôler.

avait été très rare dans l'ancienne école. Deux mois environ après
l'ouverture du nouvel établissement, une épidémie éclata sans que
rien fût modifié dans l'alimentation.

Plehn a relevé une morbidité de 12 p. 100 dans une compagnie de
Haoussas, tandis que les autres soldats indigènes étaient en bonne
santé. Or il suffit de changer les Haoussas de garnison pour enrayer
les progrès de la maladie.

D'après Ingram (d'Aden), en 1906, des cas de béribéri furent
signalés dans le deuxième bataillon des « King's Own Schottisch
Borders », qui avait un état sanitaire excellent et ne consommait que
peu de riz de qualité supérieure. En 1907, quelques hommes du
81ᵉ régiment de pionniers furent aussi atteints du béribéri (juin-
juillet, 21 cas). Or, ces deux régiments avaient déjà eu à souffrir
auparavant de cette maladie.

Tsuzuki a fait une remarque analogue. En 1906, une épidémie de
kakké éclatait dans la 12ᵉ division de l'armée japonaise, et certains
observateurs incriminaient l'alimentation par le riz. Tsuzuki combat
cette opinion et attribue l'origine de cette épidémie aux béribériques
survivant de la dernière guerre.

Dans la 6ᵉ division qui consomma le même riz, le nombre des cas
fut beaucoup plus faible (12ᵉ division : 1227 cas; 6ᵉ division :
16 cas).

K. Sato a remarqué qu'en 1906 le béribéri était commun parmi
les soldats de la ville de Nagoya, ce qu'il attribue à ce que beaucoup
de soldats revenaient de Formose; parmi les habitants de la ville, au
contraire, les cas étaient très rares.

A. Yamagata vient de communiquer à la commission japonaise
du béribéri la relation d'une épidémie qui éclata, en février 1889,
dans une mine du district de Higashimuro (préfecture de Wakayama).
Sur 500 ouvriers, 64 furent atteints du kakké et 8 succombèrent.
Cette maladie fut importée par un mineur de Shingu, situé dans le
même district, qui avait de l'œdème généralisé, de la paralysie des
extenseurs et de l'anesthésie cutanée. Quelques jours après l'admission de ce mineur dans le baraquement occupé par les autres
ouvriers, le béribéri éclata parmi eux. Yamagata fit isoler les
malades et l'épidémie s'éteignit.

Le béribéri dans ses migrations suit les courants humains. Il se
propage suivant les principales voies de trafic. « Dans le district de
Yamagata (Japon), dit Scheube, le béribéri n'était pas autochtone
jusqu'en 1878, époque à laquelle il devient endémique. Or la création de ce nouveau foyer suivit de près l'arrivée dans cette région
de trois béribériques, l'un en 1876, les deux autres en 1877. »

Au Japon, disent Baelz et K. Miura, il y a quelques dizaines
d'années, le béribéri était cantonné dans les deux plus grandes villes
de l'empire, situées sur la mer ou non loin d'elle. Après l'ouverture

de bonnes routes, la maladie pénétra, grâce à l'accélération des moyens de transport, dans l'intérieur des terres.

De son habitat, qui est la plaine, la maladie est parvenue récemment dans la haute région et jusque sur le plateau de Shinano, situé à 600-900 mètres d'altitude, où elle a été apportée par les agents de police et les disciplinaires.

Depuis que la navigation à vapeur est devenue très active sur les côtes du Japon, la plupart des ports sont devenus des foyers de béribéri. La construction de voies ferrées a, pour une large part, contribué à étendre l'aire du béribéri.

L'exemple suivant montre bien comment s'effectue la dissémination. Dans la ville d'Oita, voisine de la mer, cinq agents de police souffraient du béribéri. On les envoya, pour se guérir, dans un poste situé dans l'intérieur du pays, où la maladie était encore tout à fait inconnue. Quelques mois plus tard, plusieurs cas se déclaraient dans le voisinage de la station de police, et la maladie commença à gagner la population.

Les émigrants jaunes et noirs ont disséminé le béribéri dans tout le Pacifique. Les Chinois l'auraient importé en Australie, les Japonais aux Fidji et à Diego-Garcia, îlot situé près de Maurice. Cette dernière épidémie fut bien observée. Il n'est pas douteux que ce furent des coolies japonais qui communiquèrent la maladie aux indigènes. Lorsque les derniers de ces coolies eurent quitté l'île et que leurs paillotes eurent été brûlées, le kakké s'éteignit.

En Nouvelle-Calédonie, le béribéri fut importé par des Tonkinois et des Annamites. Huit cents coolies, provenant d'Indo-Chine, furent débarqués sur l'îlot de quarantaine Freycinet. Peu après, le béribéri éclata parmi eux et causa 28 décès. L'îlot fut évacué et 400 de ces immigrants furent dispersés à Koutio-Koueta, à 15 kilomètres de Nouméa. Le béribéri les y suivit : 40 sur 400 succombèrent, et la maladie, gagnant la région voisine, fit 10 victimes parmi les travailleurs qui vivaient là avant l'arrivée des immigrants infectés. Ces victimes furent des indigènes, originaires de la Nouvelle-Calédonie, des îles Salomon et des Nouvelles-Hébrides.

Bien que le béribéri puisse être transporté à grande distance par voie maritime, ses foyers ont habituellement un faible pouvoir diffusif. Aussi a-t-on pu émettre l'hypothèse que l'agent pathogène, au sortir d'un béribérique, doit retourner au sol, ou, d'une façon générale, dans les circumfusa, pour récupérer son pouvoir nocif. Baelz et. K. Miura fournissent un exemple en faveur de l'origine tellurique du béribéri. En 1892, on entreprit la construction d'une nouvelle prison, dans une région basse récemment convertie en rizière. Les ouvriers provenaient d'une prison indemne du béribéri ; 15 p. 100 de ceux-ci furent atteints. Fait digne de remarque, seuls furent frappés, parmi les manœuvres, ceux qui creusèrent le sol marécageux.

Les charpentiers travaillant sur terrain sec, à 100 mètres de là, furent épargnés. La maladie s'éteignit d'elle-même quand la température devint plus fraîche. La nourriture et les conditions d'existence avaient été uniformément les mêmes pendant toute l'année.

Il y a une dizaine d'années, Patrick Manson a développé une ingénieuse hypothèse qui attribue la polynévrite béribérique à une intoxication. D'après cette théorie, le saprophyte béribérigène se comporterait, vis-à-vis du sol, comme la levure vis-à-vis d'une solution sucrée. Le poison produit exercerait son action sur les nerfs, comme le fait l'alcool. Le béribérique serait donc intoxiqué mais non pas infesté. De même que la levure peut être absorbée sans danger, mais non son dérivé, l'alcool, de même le saprophyte du béribéri ne serait pas nuisible par lui-même, mais par son produit de sécrétion.

La théorie toxi-infectieuse est aujourd'hui acceptée par beaucoup d'observateurs qui ne voient dans l'alimentation par le riz décortiqué qu'une cause adjuvante. Toutefois les recherches entreprises par des bactériologistes consommés ont été complètement négatives. Arthur Stanley a ensemencé 150 tubes de bouillon peptonisé, de gélatine, d'agar, de sérum sanguin avec du sang de béribériques; ces tubes sont restés stériles.

Les recherches de Simond, faites à l'Institut Pasteur de Saïgon, celles des médecins japonais contemporains, placés en plein foyer béribérique, enfin celles de Koch qui, pendant son séjour à la Nouvelle-Guinée, eut l'occasion d'examiner le sang d'une série de béribériques, n'ont abouti à aucun résultat (1).

Les tentatives d'inoculation ont également échoué. Cependant Salanoue-Ipin, en injectant à des pigeons, sous la dure-mère ou dans le muscle pectoral, l'émulsion d'un fragment du nerf pneumogastrique, provenant d'un sujet ayant succombé à la forme pernicieuse aiguë, obtint une paralysie progressive des pattes et des ailes.

De ces animaux, Salanoue-Ipin a isolé un diplocoque qui est pathogène, pour le lapin, la souris, le cobaye, le pigeon, la poule et le singe, quand on l'injecte par voie péritonéale, trachéale ou cranienne. Les animaux succombent rapidement. Le microbe, à l'état pur, se retrouve dans le sang du cœur, chez la souris en particulier.

La poule et le singe inoculés prennent une maladie retardée, chronique, qui, chez ce dernier animal, rappelle beaucoup la forme sèche du béribéri humain.

A l'appui de ses recherches, Salanoue-Ipin a présenté à la Société de biologie (séance du 30 juin 1906) un singe, inoculé au Tonkin

(1) Je crois inutile de mentionner ici les microbes qui ont été considérés par Pekelharing et Winkler, par Durham, par Okata et Kokubo, par Salanoue-Ipin, comme agents pathogènes du béribéri. Aucun n'a résisté à l'épreuve du temps. Le lecteur en trouvera la description dans la monographie que j'ai publiée sur le béribéri, Paris, 1906.

en octobre 1905. Cet animal, bien qu'amélioré, montrait encore tous les signes d'une polynévrite, une paralysie typique des muscles extenseurs des extrémités, un amaigrissement très prononcé et de l'atrophie musculaire.

Un certain nombre de recherches tendent à établir que l'agent pathogène s'introduit dans l'organisme par les voies digestives.

Durham a constaté, chez les béribériques, une rougeur accusée de la gorge. Cette remarque a été le point de départ d'une série d'expériences sur des macaques qui n'ont donné aucun résultat (1).

Van Gorkom pense que le premier stade du béribéri est une lésion locale de la muqueuse gastro-intestinale (2).

Hamilton Wright, directeur du laboratoire fondé dans les États malais pour étudier l'étiologie du béribéri, conclut, après une observation prolongée, que cette maladie est une suite d'une *gastro-duodénite spécifique*, dont l'évolution s'accomplirait en trois semaines environ. Il considère les excréments des malades comme l'agent, par excellence, de la dissémination du béribéri. Les Chinois, dit-il, ont l'habitude de fumer leur potager avec de l'engrais humain. On peut donc supposer que les légumes peuvent introduire dans l'organisme le germe du béribéri.

La gastro-duodénite a été constatée dans quelques autopsies faites à Londres sur des Chinois et des Indiens ayant succombé à des formes aiguës du béribéri.

On a essayé, sans succès d'ailleurs, d'établir que le béribéri est inoculé par un ectoparasite : moustique, punaise, etc.

En somme, les partisans de la théorie infectieuse considèrent comme acquises les notions étiologiques suivantes :

1° Le béribéri est une maladie infectieuse ;

2° Le microbe pathogène, encore inconnu, cultive de préférence sur les organismes débilités. Tout ce qui tend à accroître la résistance du terrain le rend réfractaire à cette infection, ou lui permet de lutter victorieusement contre elle ;

3° L'évolution du béribéri se fait en deux actes : l'un qui passe inaperçu, car il ne se traduit que par un léger mouvement fébrile, l'autre, seul évident, la polynévrite ;

4° L'agent pathogène, comme celui de la diphtérie, ne pénètre pas dans l'organisme. Il se greffe probablement sur un point de la muqueuse digestive (gorge ou intestin) où il distille sa toxine, qui provoque la névrite (3).

(1) H. E. DURHAM, Notes on Beriberi in the Malay Peninsula and on Christmas (Indian Ocean). Beriberi Commission of the London School of Tropical Medicine (*The Journ. of Hygiene*, vol. IV, 1904, n° 1, p. 112-155).
(2) VAN GORKOM, *Geneeskund tijdschr. voor nederl. Indië*, D. XLIV, Alf. 6, 1904, p. 606.
(3) Je ne fais que signaler certaines hypothèses étiologiques qui sont manifestement controuvées :

IV. — PROPHYLAXIE.

Quelle que soit la cause réelle du béribéri, il est certain que l'alimentation est un facteur étiologique important. En foyer d'endémie, ceux dont la ration journalière est insuffisante sont des victimes toutes désignées pour le fléau.

Le riz, surtout quand il est décortiqué, est pauvre en azote et en phosphore. Les anciens médecins japonais, pour enrayer l'expansion du béribéri dans une agglomération, recommandaient de substituer l'orge au riz. Depuis que la ration officielle allouée aux détenus consiste en 6 parties d'orge et 4 parties de riz, la morbidité et la mortalité dans les prisons du Japon ont considérablement diminué.

Les consommateurs de riz rouge, encore pourvu de son périsperme riche en principes azotés et en phosphore, seraient, d'après des expériences dont la valeur a été contestée, à l'abri du béribéri.

On peut, dit L. Braddon, faire rétrocéder le béribéri dans une collectivité où il est endémique en ne distribuant que du riz bouilli avant d'être décortiqué. Le riz ainsi préparé devrait son pouvoir prophylactique à la conservation de la pellicule argentée.

On peut, disent H. Fraser et A. T. Stanton, prévenir le béribéri en remplaçant le riz blanc par du riz incomplètement décortiqué, ou encore en ajoutant, dans des proportions déterminées, au riz blanc du son provenant de son polissage.

Ce moyen, à la fois prophylactique et curatif, a été mis à l'épreuve dans divers hôpitaux et prisons d'Extrême-Orient. Les expériences de Bréaudat ont porté sur un bataillon de tirailleurs annamites et deux batteries d'artillerie casernés au cap Saint-Jacques (près de Saïgon). Chaque soldat recevait, aux trois repas, 20 grammes de son (soit 60 grammes par jour) (1) sous forme de boulettes préparées de la façon suivante :

Max Glogner (de Samarang) considère le béribéri comme une séquelle de la dysenterie, de la fièvre typhoïde, de la diphtérie.

Ch. Firket fait du béribéri l'aboutissant des maladies infectieuses et toxiques, telles que la fièvre typhoïde et l'alcoolisme. Mais comment expliquer que le béribéri s'attaque surtout aux indigènes qui sont abstinents, et qu'il épargne presque toujours les Européens qui font abus de spiritueux ?

Bourguignon se demande si le paludisme et le béribéri ne sont pas deux manifestations objectivement différentes d'une même maladie.

D'après F. Noc, l'*Uncinaria americana* Stiles jouerait un rôle capital dans l'étiologie du béribéri, ce qui revient à le confondre avec l'ankylostomiase.

Ross, après avoir observé une épidémie de névrite arsenicale, consécutive à l'ingestion de bière falsifiée, a émis l'opinion que l'arsenic interviendrait peut-être dans la production du béribéri.

Les échantillons de farine de riz qui ont été prélevés à la prison de Pulu et analysés par la *Royal Commission on Arsenical Poisoning* ne contenaient que des quantités infinitésimales d'arsenic.

(1) On a pu porter la dose de son à 300 grammes par jour sans provoquer de troubles gastriques.

Son de riz du commerce, frais, passé au tamis
n° 60.............................. 100 grammes.
Sirop de sucre............................ 60 —
Alcool d'essence de menthe du *Codex*........ 1 cent. cube.

Le résultat fut très satisfaisant.

Il y a plusieurs siècles, les Japonais vantaient déjà les vertus du *katjang idjo*, sorte de fève ou de haricot (*Phaseolus radiatus*).

Gryns établit expérimentalement à Java le pouvoir prophylactique et curateur du katjang idjo sur les poules atteintes de la polynévrite découverte par Eykman. Il constata, en outre, que d'autres légumineuses tropicales possédaient ce même pouvoir, par exemple : le katjang iris, semence du *Cajanus indicus*, le katjang bogor (*Voandzeia subterranea*), le katjang tjina (*Arachis hypogea*), le katjang pandjang (*Vigna sinensis*). Mais les haricots importés de Hollande restaient inefficaces.

Roelfsema, au cours d'une épidémie observée à Sabang, prescrivit le katjang idjo aux béribériques et obtint des résultats très satisfaisants.

P. van Andel a toujours employé avec succès le katjang idjo, aussi bien pour prévenir que pour guérir le béribéri.

Hushoff Pol a repris ces expériences et leur a donné une grande extension. On peut prévenir et guérir, dit-il, le vrai béribéri en faisant absorber aux sujets à préserver ou à traiter 150 grammes par jour de fèves cuites de katjang idjo additionnées de sucre. Les fèves peuvent être données en dehors de la ration alimentaire ou, au contraire, y être incorporées. Le katjang idjo n'a qu'une action très limitée sur les cas anciens de béribéri, car il ne paraît pas avoir d'action directe, spécifique, sur le système nerveux. On peut aussi guérir l'affection en administrant chaque jour aux malades 500 gr. de décoction de katjang idjo, ce qui prouve que le principe actif est soluble dans l'eau (1).

Cette décoction, privée de ses nucléines, de ses substances végétales muqueuses, se montre aussi active que la décoction brute. Lorsqu'on évapore la décoction épurée chimiquement, on obtient un composé cristallisé que Hushoff Pol considère comme un acide végétal et désigne provisoirement sous le nom de « X-acide ».

Les recherches de Kiewiet de Jonge sur l'action du katjang idjo furent faites comme celles de H. Pol à la maison de santé de Buitenzorg (près de Batavia), à la section des hommes indigènes, et porta sur huit pavillons isolés.

Dans la première expérience, Kiewiet de Jonge fit servir aux malades des pavillons 2, 4, 6 et 8, un nombre de 100, 200 grammes de

---

(1) Pour préparer cette macération : faire bouillir très prudemment et sans les briser 1 kilogramme de katjang idjo dans 2 litres d'eau pendant une heure et demie ; puis décanter le liquide, auquel on ajoute 1 litre d'eau.

katjang idjo par jour, déduction faite d'une quantité égale du riz de la ration journalière.

Voici les résultats :

I. — Malades affectés de béribéri avant le traitement.

	Avec katjang idjo. p. 100.	Sans katjang idjo. p. 100.
Atteints de béribéri au début et restés stationnaires.	23	8
Entrés en convalescence	59	0
Ont empiré (décès compris)	18	92
Morts de béribéri	(4)	(67)

II. — Malades qui n'étaient pas affectés de béribéri avant le traitement.

N'étaient pas atteints de béribéri et ne le contractèrent pas	96	72
Le contractèrent (décès compris)	4	28
Morts de béribéri	(0)	(12)

La deuxième expérience consista à servir du katjang idjo aux malades des pavillons 1, 3, 5 et 7, tandis qu'on le supprimait dans les pavillons 2, 4, 6 et 8. Pendant deux mois, on ne releva rien de particulier. Les malades qui avaient le béribéri dans les pavillons impairs entrèrent en convalescence. Ceux des pavillons pairs n'empirèrent pas, et il n'y eut pas de nouveaux cas. Mais, ces deux mois passés, la situation changea. De nouveaux cas se montrèrent dans les pavillons pairs, et il y eut 2 décès, tandis que dans les pavillons impairs aucun cas ne s'était déclaré. Pour enrayer l'extension du béribéri, on servit une décoction de katjang idjo aux malades qui avaient contracté cette maladie, ce qui donna l'occasion de vérifier l'effet curatif de cette décoction.

« Il ressort de ces expériences, ajoute Kiewiet de Jonge, que l'effet prophylactique et thérapeutique du katjang idjo est indéniable. L'expérience curative compte 40 cas de béribéri, traités par le katjang idjo, et 30 non traités. Dans le premier groupe, il mourut un malade, soit 2,5 p. 100; dans le second groupe, il y eut 9 décès de béribéri, soit 30 p. 100. Des béribériques qui mangèrent le katjang idjo, 75 p. 100 s'améliorèrent; dans l'autre groupe, 63 p. 100 virent leur état s'aggraver.

« L'effet prophylactique est incontestable aussi. Sur 142 personnes indemnes de béribéri et qui mangèrent le katjang idjo, 2,8 p. 100 seulement prirent la maladie, tandis que, parmi les personnes indemnes qui ne mangèrent pas la fève (au nombre de 172), 23,8 p. 100 contractèrent le béribéri, c'est-à-dire que, dans le dernier groupe, la morbidité fut huit fois plus grande que dans le premier.

« La mortalité dans le dernier groupe (16 décès sur 41 cas de béribéri) est de 39 p. 100. »

Il s'en faut cependant que tous les observateurs soient convaincus de l'action prophylactique et curative du katjang idjo et du riz décortiqué sur le béribéri.

Gr. Shibayama, S. Miyamoto et J. Tsuzuki font remarquer qu'une grande épidémie a éclaté, en 1909, à Blingoe, quoique les mineurs reçoivent depuis longtemps le katjang idjo. De même, ils consomment, comme principal aliment, du riz non poli (*unpolierter Reis*), souvent frais.

Quant à Manson, Daniels et Wright, ils soutiennent qu'il n'y a aucune relation à établir entre le béribéri et l'alimentation par le riz.

Pour ma part, sans admettre l'origine alimentaire du béribéri, je crois qu'un régime peu varié et peu substantiel entretient un état de moindre résistance, très favorable au développement de cette maladie.

L'abus des boissons alcooliques, en rendant les nerfs plus vulnérables, prédispose certainement au béribéri. Dans toutes les collectivités où cette maladie règne endémiquement, il faut donc proscrire l'alcool. D'après l'observation de Schilling, parmi les travailleurs qui construisirent la ligne de Maladi à Léopoldville, l'association de l'alcoolisme au béribéri paraît avoir eu des effets très nuisibles.

Bien d'autres causes ont une influence béribérigène manifeste et doivent être écartées dans la mesure du possible. Tels sont le surmenage, l'exposition à l'humidité, l'absence d'air et de lumière, le surpeuplement.

De la connaissance de ces causes on peut déduire les règles de la prophylaxie.

A. — PROPHYLAXIE INDIVIDUELLE (1).

Elle se réduit à la stricte observance des règles de l'hygiène. Éviter tout excès et tout écart, surtout pendant l'été, saison favorable à l'éclosion du béribéri; se nourrir d'aliments variés et substantiels, habiter une demeure spacieuse, bien aérée et bien ensoleillée, telles sont les précautions qui mettent à peu près sûrement à l'abri du béribéri (2).

L'unique moyen de préserver les nouveau-nés de cette maladie est d'interdire l'allaitement aux mères et aux nourrices atteintes de béribéri.

B. — PROPHYLAXIE COLLECTIVE.

Quand le béribéri éclate dans une agglomération quelconque : prison, caserne, école, hôpital, asile d'aliénés, tout un ensemble de

---

(1) Ce chapitre est la reproduction presque littérale du chapitre *Prophylaxie* de ma monographie sur le béribéri.

(2) Hébrard, au Congrès de Bruxelles, 1903, conseille comme mesure prophylactique d'exclure le riz de l'alimentation. Comme Gryns l'a justement fait remarquer, à Java, sur 24 millions d'habitants, 80 p. 100 au moins se nourrissent de riz et, chez les Javanais libres, le béribéri est très rare. J'en dirai autant pour l'Indo-Chine française, le Siam et la Birmanie. Supprimer le riz de l'alimentation, en Extrême-Orient, est donc impossible, et d'ailleurs inutile.

dispositions est à prendre immédiatement pour enrayer l'épidémie.

L'alimentation devra être de bonne qualité; des vivres frais seront introduits dans la ration quotidienne plus largement calculée.

Les locaux seront évacués et les indigènes, sains ou malades, devront être dispersés en plein air, dans des cases. Ils seront astreints à faire chaque jour des exercices musculaires, car le mouvement corporel est l'un des meilleurs préservatifs contre le béribéri.

Les vêtements des malades seront étuvés ; les nattes et objets de literie seront exposés au soleil.

Les bâtiments seront asséchés par le drainage, s'il y a lieu, et arrosés d'un lait de chaux. Ils seront largement ventilés et désinfectés et, au besoin, on rasera les pavillons où le béribéri a élu domicile.

Lors de l'épidémie qui, en 1898, a décimé le pénitencier de Poulo-Condor, l'application de ces mesures a donné les meilleurs résultats. La mortalité moyenne était de 10 p. 1 000 et par mois. L'épidémie, pendant les quatorze mois qu'elle a durés, a donné une mortalité de 39 p. 1 000 en novembre 1897, de 58 p. 1 000 en décembre ; en janvier et en février 1898, elle atteignit la proportion énorme de 130 et 148 p. 1 000. Au cours de ces deux derniers mois, le béribéri avait à lui seul causé 72 décès sur 767 prisonniers et 67 décès sur 499.

Le 16 novembre 1898, un arrêté prescrivit l'évacuation provisoire des locaux, la diminution des travaux pénibles, l'obligation des soins de propreté, l'amélioration de la ration alimentaire. Il fut alloué, chaque jour, à chaque prisonnier, 250 grammes de porc frais, remplacé deux fois par semaine par 350 grammes de poisson frais et 50 grammes de graisse de porc. En outre, on distribua des légumes frais et secs et les condiments habituels. Quelques jours après la mise en vigueur de cet arrêté, aucun nouveau cas ne fut signalé. En quatorze mois, sur une population de 972 hommes, on avait compté 480 cas de béribéri, dont 405 mortels.

A Pudoh-Gaol, en novembre 1897, 50 prisonniers étaient atteints du béribéri, parmi lesquels 16 succombèrent. L'effectif de la prison était alors de 349 détenus.

Une commission composée de trois « government surgeons » conclut que le régime alimentaire des prisonniers ne pouvait pas être incriminé, et elle admit que, selon toutes probabilités, la cause de l'épidémie était un germe ou une toxine existant dans la prison.

Sur l'avis de la commission, les bâtiments furent désinfectés avec une solution de sublimé au millième, et tous les prisonniers en état de travailler furent envoyés à l'hôpital du district pour aplanir les jardins et combler les marais. Les détenus, au nombre de 200 à 310, furent occupés à ce travail jusqu'au 14 janvier 1899.

De juin à novembre 1897 inclusivement, alors que les détenus travaillaient à l'intérieur de la prison, on comptait 192 cas de béribéri, dont 34 mortels. De décembre 1897 à juin 1898 inclusivement, laps de temps pendant lequel les prisonniers travaillèrent à l'hôpital du district, le nombre des béribériques fut seulement de 35, dont pas un seul ne mourut.

En janvier 1899, les travaux à l'hôpital du district étant achevés, les prisonniers furent employés, partie dans l'intérieur de la prison, partie à des travaux publics divers en dehors de l'enceinte.

Le travail *intra muros* fut suivi d'une augmentation des cas de béribéri.

En janvier 1902, le nombre des cas de béribéri s'accrut considérablement. L'épidémie se maintint très sévère et, pendant cette année, on reçut à l'infirmerie 470 nouveaux cas, dont 55 furent mortels.

Travers, à qui l'on doit la relation de cette épidémie, fit construire, à 100 yards environ des murs de la prison, sur un espace découvert, de grands ateliers où les prisonniers furent envoyés à partir du 26 septembre. Dès le 20 octobre, l'état des prisonniers s'était déjà très sensiblement amélioré. Tandis que l'on avait enregistré 280 cas de béribéri avec 31 morts pendant les six mois de travail *intra muros*, on ne compta plus que 72 cas avec 4 morts pendant la période de travail *extra muros*. Or, ajoute Travers, le nombre des cas de béribéri admis chaque mois, à l'hôpital du district, durant toute l'année, resta à peu près le même. Il ne faiblit pas pendant le dernier semestre, ce qui démontre bien que l'amélioration de l'état sanitaire de Pudoh-Gaol était due au travail en plein air.

Travers fait encore plusieurs remarques intéressantes au point de vue prophylactique. Un grand nombre de Chinois, dit-il, admis dans les hôpitaux de Selangor pour béribéri, sont des coolies travaillant aux mines d'étain. Ces hommes vivent en commun dans de longs hangars ou *kongsi* qui sont soigneusement fermés la nuit; aussi l'atmosphère de ces salles est-elle extrêmement confinée et fétide. Quand le béribéri fait son apparition dans l'un de ces hangars, ce qui est fréquent, presque tous les coolies qui y habitent sont atteints. Au contraire, les ouvriers agricoles, qui sont, pour la plupart, des jardiniers indépendants, logés dans de petites huttes particulières, sont presque toujours épargnés.

Autre remarque faite par Travers, qui montre bien le rôle néfaste des privations et de l'immobilité. Les prisonniers convalescents de béribéri sont presque tous atteints d'une rechute sévère, et souvent mortelle, lorsqu'ils sont soumis au régime du pain et de l'eau et mis en cellule, par mesure disciplinaire.

C. — ORGANISATION DU SERVICE SANITAIRE DANS UNE AGGLO-MÉRATION OU LE BÉRIBÉRI EST ENDÉMIQUE (1).

La tâche du médecin qui est chargé du service sanitaire d'une grosse agglomération, telle qu'une exploitation de mines ou une prison, ne doit pas se borner à l'examen des individus portés malades. Il doit faire œuvre d'hygiéniste, et sa constante préoccupation doit être de dépister le béribéri à son début.

A époques fixes, il fera peser indistinctement tous les travailleurs ou détenus, comme cela se pratique chaque semaine à la prison d'Insein (Basse-Birmanie). Tout écart considérable, soit en moins, soit en plus, par rapport au poids antérieur, doit éveiller l'attention du médecin, car si, dans la forme sèche, le poids du corps diminue, il augmente considérablement dans la forme humide du fait de l'œdème, et cela bien avant que celui-ci soit apparent.

Toujours en vue d'éteindre une épidémie dès son origine, le médecin doit faire une enquête sur chaque cas de mort subite. Elle est, en effet, une terminaison fréquente du béribéri. Elle peut être la conclusion d'une longue maladie; mais elle peut aussi frapper à l'improviste, sans avertissement préalable.

Ayant appris que cet accident soudain était fréquent dans plusieurs prisons de l'Indo-Chine, je cherchai la raison d'être de ce fait. Chaque fois que cet accident m'était signalé, je trouvais en coïncidence avec lui des cas avérés ou latents de béribéri. Poursuivant mes recherches, je suis arrivé à cette conviction que ces cas de mort subite relèvent de la forme foudroyante du béribéri, de celle qui intéresse d'emblée le pneumogastrique ou le phrénique.

Le choix de l'emplacement du bivouac pour le cantonnement des troupes est d'une très grande importance. Depuis que les Hollandais ne logent plus leurs troupes à Atjeh sur un terrain exigu et dans de vieilles casernes infestées par le béribéri, depuis qu'ils ont drainé et macadamisé le sol sur lequel s'élèvent les barraquements des indigènes, la maladie qui, autrefois, décimait les troupes, a presque entièrement disparu.

Chaque fois que cela est possible, les casernes seront établies hors ville, et de préférence sur des hauteurs, les altitudes étant défavorables à l'éclosion du béribéri. Les règles à suivre pour éviter les vices de construction se résument en ceci : pas de bâtiments agglomérés, pas d'étages superposés, pas de cours encaissées où stagne un air dormant, un air mort, partout de l'air courant. L'indication dominante est de rafraîchir l'atmosphère et d'assécher les pavillons. Donc, si des bâtiments encadrent une cour, il faut ménager entre eux des coupures pour faciliter la ventilation. Quand cela est pos-

(1) Résumé de mon rapport à la VIIe section du *Congrès colonial de Paris*, 1904, sur « les principaux facteurs de morbidité et de mortalité en Indo-Chine ».

sible, il est bon d'adopter la disposition rayonnante ou en ordre dispersé qui permet d'orienter les façades selon la direction habituelle des vents régnants.

Chaque bâtiment doit être établi sur une plate-forme de béton, soutenue par des arcades surbaissées afin que l'air circule librement dans les substructions. Le toit à double versant, prolongé au delà des façades de manière à protéger l'intérieur contre la pluie et le soleil, sera percé de lacunes, ou muni d'un lanterneau, pour laisser échapper l'air chaud. L'espace compris entre les piliers en maçonnerie sera comblé soit par de minces parois filtrantes, en bambou tressé, soit par des cloisons plus épaisses.

Les mesures de désinfection doivent être rigoureusement prises, bien que tous les observateurs ne soient pas d'accord sur leur utilité. A la prison de Pulu, où le béribéri a fait de grands ravages, on pratiquait le balayage à sec. A la prison de Taï-Ping, à Pérak, il n'y a pas eu d'épidémie récente. Dans cet établissement, il y a une buanderie où les vêtements sont soumis à l'ébullition ou étuvés à la vapeur. Au lieu de nattes de lit, les prisonniers sont pourvus de couvertures qui sont lavées de temps à autre. Tout poisson sec est étuvé avant d'être livré à la consommation. Augier se loue beaucoup de faire stériliser les ustensiles culinaires, tels que les bols et les baguettes qui servent à manger le riz ; il croit, grâce à cette mesure, avoir diminué la fréquence des cas intérieurs de béribéri à l'hôpital de Choquan.

Mais, trop souvent, la désinfection ne donne que de piètres résultats. « Les bâtiments qui sont habités par des coolies à l'île Christmas, dit Durham, furent, pendant une période d'une année environ, lavés une fois par semaine avec du sublimé à 1 p. 4000 ; plus tard ce nettoyage antiseptique n'eut lieu qu'une fois par quinzaine, parce que les malades se plaignaient de l'humidité que causaient ces lavages trop souvent réitérés. Quoique la désinfection ait été bien exécutée et que les planchers et plates-formes des lits aient été soigneusement écouvillonnés, les coolies continuèrent à être atteints comme par le passé (1). » Or les artisans qui habitaient des maisons similaires où aucune précaution antiseptique ne fut prise échappèrent à la maladie. Durham conclut de ces faits que, si l'agent causal se cache dans les nattes des lits, les vêtements, etc., la désinfection ne peut pas rendre beaucoup de services.

Travers, dans sa relation de l'épidémie de Pudoh-Gaol, dit que la désinfection et l'amélioration de la ventilation restèrent sans effet.

G. Ellis croit au contraire que la désinfection a un rôle prophylactique considérable.

Malgré l'aménagement le plus rationnel, le béribéri survit et se

---

(1) *Bed platform* : cube de maçonnerie sur lequel est établie la natte de repos.

propage dans les agglomérations compactes. A l'île Christmas, les coolies gravement malades occupent, à Loading-Point, des bâtiments bien aménagés et largement ventilés. La jungle a été défrichée ; les constructions s'élèvent au bord de la falaise sur un fond de corail fissuré, incomplètement couvert de terre. Le drainage naturel est bon, et il n'y a jamais d'eau stagnante aux alentours. Il y a trente-huit bâtiments alignés face à la mer. Ils sont élevés sur pilotis ; les planchers sont à claire-voie ; entre ceux-ci et les parois règne tout autour une lacune de neuf pouces de hauteur, laissant entrer l'air frais. La nuit, les contrevents sont fermés, mais la ventilation n'est pas entravée, car le toit, couvert de chaume, est perméable à l'air ; les murs sont goudronnés ou couverts de poix à l'extérieur ; ils sont blanchis à la chaux à l'intérieur. Quand éclate une épidémie de béribéri, aucune mesure ne saurait donc remplacer la dispersion des individus, sains ou malades, dans des paillotes. Un hôpital pour béribéri ne devrait donc pas être construit sur le plan des établissements hospitaliers en général. On devrait tendre le plus possible à lui donner le caractère d'une colonie agricole.

Hoffmann, directeur de l'asile des aliénés de Buitenzorg (Java), a transformé progressivement cet établissement en une vaste entreprise de culture. Les aliénés sont groupés en véritables villages. Les cases sont en nattes. L'une d'elles sert d'infirmerie, une autre reçoit les agités. Hoffmann insiste sur ce fait que le béribéri n'apparaît que dans les pavillons en maçonnerie.

Les convalescents devraient être tenus aussi éloignés que possible des malades, afin d'éviter les réinfections successives. Il est à peine besoin de dire qu'on ne devrait jamais recevoir un cas de béribéri dans un hôpital qui n'est pas destiné exclusivement au traitement de cette maladie, et que, par réciprocité, un malade atteint d'une affection quelconque ne devrait pas être admis dans un établissement où règne le béribéri. D.-B. Simmonds va jusqu'à dire que c'est un crime d'établir un hôpital général dans une localité où le kakké est endémique.

Afin d'éviter les épidémies de navires, il faut soumettre, avant l'embarquement, l'équipage à une visite sanitaire, pour écarter tous les cas suspects. Si le béribéri éclate à bord, on isolera les malades dans des cabines bien ventilées, ou, ce qui est préférable, on les fera coucher sur le pont. A l'arrivée, le navire sera lessivé, désinfecté et recouvert d'une nouvelle couche de peinture.

La guerre russo-japonaise (1904-1905) a montré dans quelle proportion le béribéri peut affaiblir l'effort militaire d'une nation. Malgré l'excellente organisation du corps de santé japonais, attesté par tous ceux qui ont suivi la campagne, on ne peut pas estimer à moins de 75 000 à 80 000 le nombre des soldats japonais rendus indisponibles par le béribéri.

Les opérations militaires, en effet, exigeaient la concentration des troupes, surmenées et insuffisamment nourries, sur un espace circonscrit, ensemble de conditions très favorables à l'éclosion d'une épidémie de kakké.

Tous les hommes atteints de forme subaiguë ou chronique et capables de supporter le voyage furent évacués sur le Japon. A Hicroshima, non loin de la mer intérieure, où l'on avait créé un groupe d'hôpitaux, pouvant contenir environ 12 000 malades ou blessés, un hôpital spécial de 1 000 lits avec laboratoire bien outillé pour les recherches bactériologiques fut réservé aux malades atteints de kakké.

Durant la guerre, cinq grands hôpitaux furent ouverts à Tokio, dont deux, le *Shibuya* et le *Toyama Hospital*, reçurent de 700 à 800 béribériques.

Si l'épidémie de kakké a pris des proportions telles parmi les Japonais, que 1 soldat sur 10 fut immobilisé du chef de cette maladie, elle n'a causé, grâce aux soins éclairés et surtout à la prompte évacuation sur le Japon, qu'un nombre de décès relativement très faible. Le pourcentage de la mortalité fut de 1,98, soit moins de 2 p. 100.

V. — POLYNÉVRITES ÉPIDÉMIQUES OBSERVÉES
A BORD DES VOILIERS.

Sur les voiliers qui effectuent de très longues traversées sans pouvoir se réapprovisionner en vivres frais, se déclarent, après plusieurs mois de navigation, des épidémies caractérisées par de l'asthénie, des paralysies, des troubles sensitifs, de l'anasarque, des troubles cardiaques. A ces symptômes, s'associent souvent des manifestations qui rappellent le scorbut.

Ce complexus était désigné autrefois par les médecins de la marine française sous le nom d'*hydrémie scorbutique*.

Le Dantec appelle *béribéri nautique* un syndrome analogue qu'il a observé à Bordeaux sur des navires venant de Terre-Neuve (1). D'après cet auteur, ce serait le véritable béribéri, évoluant souvent côte à côte avec le scorbut.

Cruchet a publié en 1900 la relation d'une épidémie, cliniquement semblable au béribéri, qu'il observa sur le trois-mâts *la Mathilde*, de retour à Bordeaux, après une saison de pêche sur les bancs de Terre-Neuve. Ce navire n'avait fait aucune relâche pendant six mois. Les principaux symptômes étaient des troubles digestifs, de l'asthénie et de l'engourdissement des membres inférieurs, de l'anasarque sans albuminurie. Des sept hommes d'équipages qui furent

(1) LE DANTEC, Précis de pathologie exotique, Paris, 1905, et *Congrès colonial de Paris* : Sect. d'hyg. et de méd. col., 1906.

atteints, l'un succomba à Bordeaux, les six autres se rétablirent promptement peu après leur débarquement. Le régime alimentaire à bord avait été le suivant : morue fraîche, biscuit, beurre en petite quantité, lard ou jambon plusieurs fois par semaine, des pois, des haricots, du choux salé, de loin en loin une boîte de corn-beef en conserve, tous les mois environ. Comme boisson, de l'eau douce conservée dans de grands fûts, du cidre et de l'eau-de-vie (1).

Des épidémies analogues ont été observées à bord du *Tarapaca* (1901-1902) par Barthélemy, à bord du *Raphaël* et du *Cordoba* (1904) par Borel (2).

Pour Bonain, qui a vécu parmi les pêcheurs de Terre-Neuve, scorbut, purpura apyrétique, béribéri nautique, etc., appartiennent à un même groupe morbide qui relève de causes multiples, parmi lesquelles il compte la misère physiologique, l'alimentation et les logements défectueux, l'absence de protection contre le froid et l'abus de l'alcool (3).

Nocht, médecin en chef du port de Hambourg, a réuni une statistique portant sur 34 navires à voile qui sont arrivés dans ce port avec le *béribéri des voiliers* (4).

De l'étude qu'il a faite de cette maladie, Nocht tire les conclusions suivantes :

1° Le diagnostic de béribéri asiatique est inexact ;

2° Les cas signalés sont voisins du scorbut ;

3° L'interdiction faite aux armateurs de prendre des vivres et de faire de l'eau dans certains ports infectés de béribéri asiatique est inutile :

4° Cette affection est due au manque de viande et de légumes frais pendant les longues traversées qu'effectuent les voiliers.

Bullmore, qui a observé des cas semblables à l'hôpital de Falmouth, les attribue à une intoxication consécutive à des troubles digestifs survenant, au cours de longues navigations, par une alimentation défectueuse (5).

La marine scandinave (Norvège, Suède, Danemark, Finlande), en majeure partie composée de bateaux à voile, est incomparablement plus éprouvée que la marine d'Angleterre. Une commission norvégienne fut instituée en 1902 pour étudier la question. Malgré des divergences d'opinion, elle conclut que le béribéri observé à bord des navires norvégiens est vraisemblablement une intoxication d'origine alimentaire. Elle distingue, au point de vue nosographique, une

(1) Cruchet, Relation d'une épidémie ressemblant cliniquement au béribéri (*Gaz. hebd. des sciences méd. de Bordeaux*, févr. 1900).

(2) Borel, Le béribéri nautique d'après les travaux les plus récents (*Normandie méd.*, n° 8, 15 avril 1905).

(3) Bonain, *Arch. de méd. nav.*, oct.-nov. 1904.

(4) Nocht, *Festschrift du 60ᵉ anniversaire de Robert Koch*.

(5) Bullmore, *Lancet*, 22 sept. 1902.

forme d'origine végétale, due surtout à l'usage du riz altéré, qui correspondait au béribéri asiatique, et une forme d'origine animale, causée par l'ingestion de viande ou de poisson de conserve avariés, laquelle correspondait au béribéri observé sur des matelots européens (1).

L'abandon du milieu « culinaire » est très efficace, car l'un des traits les plus caractéristiques de cette affection, c'est de se manifester comme *husholdingsepidemi*, comme épidémie « ménagère ».

Comme mesures prophylactiques, la commission conseille :

1° L'inspection régulière des vivres fournis à la marine marchande, comme on le fait avec succès en Angleterre;

2° La limitation à un maximum, variable suivant la durée de la traversée, de la quantité de vivres emportés par les navires, afin d'obliger les capitaines à des réapprovisionnements plus fréquents.

Tout récemment, Schubert, chargé par les autorités du port de Hambourg de vérifier si le béribéri existait à Punta-Arenas, dans l'État de Costa-Rica, affirme que, dans cette ville, pas plus que dans le reste de l'Amérique centrale, il n'existe aucun foyer de cette maladie, si ce n'est à Panama, où travaillent des coolies chinois.

Dans le port de Punta-Arenas, Schubert a visité un bateau danois, sur lequel il y avait quatre malades, dont deux offraient les signes typiques du scorbut, un autre un état de faiblesse général, un quatrième enfin cumulait les signes d'une polynévrite et du scorbut.

Or tout l'équipage et même le capitaine se plaignaient de la mauvaise qualité de la viande fraîche vendue par un commerçant allemand de Punta-Arenas. Les matelots préféraient encore la viande salée, qui était pourtant, d'après l'enquête de Schubert, de qualité très inférieure (2).

Cette association du scorbut et des polynévrites a du reste été observée, sur terre, en particulier dans les villes assiégées et réduites à la famine.

En 1870, au cours d'une épidémie de scorbut qui sévit sur la garnison de Paris, Dechambre releva des signes semblables à ceux du béribéri (3).

Baelz et K. Miura affirment que les prétendus cas de béribéri observés sur les prisonniers russes de Port-Arthur doivent être attribués au scorbut (4).

---

(1) *Indstilling fra Beri-Beri Komiteen*, Kristiana, Marius Stamnes' Bogtrykkeri, 1902.

(2) Max Schubert, Béribéri et scorbut (*Deutsches Archiv f. klin. Med.*, vol. LXXXVI, fasc. 1 et 3 ; *Festschrift* du Pr Lichtheim, p. 79-91).

(3) Dechambre, D'après les *Arch. de méd. nav.*, t. XV.

(4) E. Baelz et K. Miura, Handb. der Tropenkrankheiten, Bd. II, Leipzig 1905.

VI. — POLYNÉVRITES ÉPIDÉMIQUES OBSERVÉES EN EUROPE DANS LES ASILES D'ALIÉNÉS.

Le béribéri, qui est endémique dans les asiles d'aliénés de l'Extrême-Orient, peut-il s'acclimater en Europe et constituer de véritables foyers parmi les fous, qui sont particulièrement prédisposés à cette maladie? La question est encore très controversée.

De 1894 à 1898, dans l'asile du district de Richmond (Dublin), qui était alors surpeuplé, éclatèrent quatre épidémies de polynévrite, de gravité très variable. Les principaux symptômes étaient des paralysies, de l'anasarque et de l'insuffisance cardiaque.

Norman, Stoker, Smith, P. Manson et Scheube portèrent le diagnostic de béribéri asiatique (1). Pour expliquer sa présence en Irlande, on supposa qu'il avait été probablement apporté par un vaisseau dans le port de Dublin. Cependant, deux enquêteurs hollandais, Verschnur et Van Ijsselsteijn, dont le rapport très complet donne des détails sur l'installation et l'hygiène de l'asile, se prononcèrent en sens opposé (2).

Dans le même temps, des épidémies analogues étaient signalées dans plusieurs établissements d'aliénés en Angleterre et en Amérique. Ce furent d'abord, dans les hivers de 1894-1895 et 1896-1897, l'épidémie de l'asile du comté de Suffolk, à Melton ; celle de l'asile de l'État d'Arkansas à Little-Rock en 1895 et celle de l'asile de l'État d'Alabama, à Tuscaloosa, rapporté par Bondurant. Dans cet établissement, on compta 71 cas, dont 21 mortels.

En 1897, une épidémie sévère décimait les aliénés de l'asile de Sainte-Gemmes-sur-Loire (3).

De mai à octobre, le nombre des malades fut de 150 et celui des décès de 40. Dès le début, malgré l'absence de fièvre, le pouls était rapide et désordonné (100 à 140 par minute). Le hoquet, les nausées, les vomissements coïncidant avec une certaine avidité pour la nourriture, étaient fréquents. L'œdème apparaissait d'abord aux parties déclives, puis il remontait jusqu'aux cuisses, jusqu'aux lombes, et infiltrait le scrotum. L'anasarque pouvait se compliquer d'épanchements dans les séreuses et même d'œdème de la glotte. Chantemesse et Ramond signalent comme particularité remarquable que le gonflement était dur et ne gardait pas l'empreinte du doigt.

Sur les 150 malades atteints, les symptômes paralytiques ont été observés dans un tiers des cas. Ils prédominaient sur les membres inférieurs et se localisaient plus spécialement sur les extenseurs. Les

(1) Norman, On beriberi occuring in temperates climates (*Brit. med. Journ.*, 24 sept. 1893, p. 872).

(2) A. Verschnur et G. van Ijsselsteijn, *Nederlansche Tijdschrift voor Geneeskunde*, n° 24, 11 déc. 1897, p. 1006.

(3) Chantemesse et Ramond, Une épidémie de paralysie ascendante chez les aliénés rappelant le béribéri (*Ann. de l'Inst. Pasteur*, sept. 1898, n° 9, p. 574).

réflexes rotuliens étaient abolis et les masses musculaires, doulou-
reuses à la pression, ne tardaient pas à s'atrophier. La peau, au
niveau des extrémités, était le siège d'hyperesthésie, d'anesthésie et
de troubles vaso-moteurs.

La mort avait pour cause l'insuffisance cardiaque ou l'asphyxie.
La paralysie du diaphragme est spécialement mentionnée. C'est bien
là le tableau symptomatique du béribéri.

Toutefois, il est fait mention de signes qui sont tout à fait insolites
dans le béribéri asiatique. Ainsi la paralysie s'étendait parfois au
rectum, à la vessie, et le cathétérisme devenait nécessaire. Dès le
début, « bon nombre de malades présentaient, dans les parties
découvertes de la peau, à la face et sur le dos des mains, une teinte
brunâtre absolument semblable à celle qu'on voit sur la peau des
hommes astreints aux travaux des champs ». Et plus loin, il est dit :
« A cette période de troubles trophiques musculaires, certaines
régions de la peau étaient profondément touchées et montraient des
lésions qui se rapprochaient beaucoup de celles de la pellagre. Sur
le dos des mains, des plaques d'érythème, roses d'abord, rouges
ensuite, apparaissent. Très irrégulières de forme et d'étendue, elles
pouvaient envahir toute la face dorsale des mains et des poignets ;
à ce niveau, les malades accusaient une sensation de démangeaison,
puis de brûlure. Sur ces plaques érythémateuses, des phlyctènes
s'élevaient, se desséchaient rapidement, laissant de larges squames
fendillées, très adhérentes à la peau. Leur desquamation mettait à
jour une peau rouge par endroits, blanche dans d'autres, comme
cicatricielle.

« Les troubles trophiques ne se limitaient point là ; il y avait fréquemment des escarres du sacrum, du purpura et des ecchymoses.
Trois malades ont été pris, sans traces de rougeur ni d'empâtement
articulaire, d'une lésion des jointures, deux fois au genou, une fois
à l'épaule. Le début s'est fait progressivement par des douleurs
vives dans les articulations atteintes. La palpation très douloureuse
permettait de reconnaître un épanchement considérable. On ne per-
cevait pas de froissement articulaire. »

Cet érythème bronzé ressemble quelque peu à celui de la pellagre.
Mais est-il besoin de rappeler que cette maladie a des allures lentes,
tandis que l'épidémie de Sainte-Gemmes a frappé vite et tué quelquefois en peu de jours, que la pellagre s'accompagne de phénomènes spasmodiques avec exagération des réflexes et ne produit pas
d'amyotrophies.

Les plaques érythémateuses associées à des bulles, le purpura, les
ecchymoses, les signes de pseudo-rhumatisme mentionnés dans
l'épidémie de Sainte-Gemmes, pourraient bien être, à mon avis, les
manifestations d'un érythème polymorphe qui relèverait de la même
cause, infectieuse ou toxique, que la polynévrite.

Deux autopsies furent faites. La dégénération des filets nerveux se rendant aux muscles paralysés des membres, du tronc du pneumogastrique et du cordon cervical du sympathique fut constatée. Mais des lésions importantes de l'axe spinal s'associaient à la polynévrite. Bon nombre des grandes cellules motrices des cornes antérieures étaient tuméfiées, en état de chromatolyse; leur protoplasma était rempli de vacuoles et le noyau situé excentriquement.

Des organes, surtout du foie, de la rate et du liquide céphalorachidien, fut isolé un bâtonnet ressemblant un peu au *Proteus vulgaris*, se décolorant par le Gram, liquéfiant la gélatine, coagulant le lait et faisant fermenter les milieux lactosés. Sur pomme de terre, la culture, après quelques jours, prenait une teinte brunâtre. Ce bacille se trouvait dans les organes, tantôt à l'état de pureté, tantôt associé à un coccus du genre streptocoque ou bien au colibacille.

Les cultures de ce microbe et la toxine qu'il sécrète injectées aux lapins leur donnent une paralysie ascendante. A l'autopsie de ces animaux, on ne trouve pas trace de névrite dans les nerfs se rendant aux muscles atrophiés. Les altérations de l'axe spinal sont, au contraire, très accusées.

Chantemesse et Ramond pensent que le microbe décrit par eux est peut-être, mais non sûrement, la cause de l'épidémie.

Bien des caractères, tant anatomiques que cliniques, séparent la maladie de Sainte-Gemmes du béribéri asiatique; aussi ne peut-on qu'approuver la prudente réserve de Chantemesse et de Ramond qui ont publié leur travail sous le titre : *Une épidémie de paralysie ascendante chez les aliénés rappelant le béribéri.*

Pour que ces épidémies s'éteignent, il suffit de distribuer aux aliénés une alimentation meilleure et de désencombrer les salles surpeuplées.

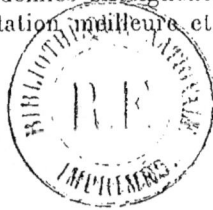

TABLE DES MATIÈRES

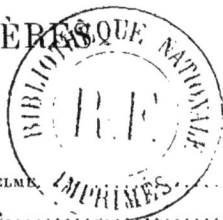

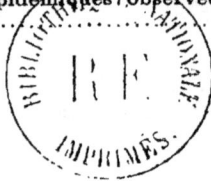

2678-08. — Corbeil. Imprimerie Crété.

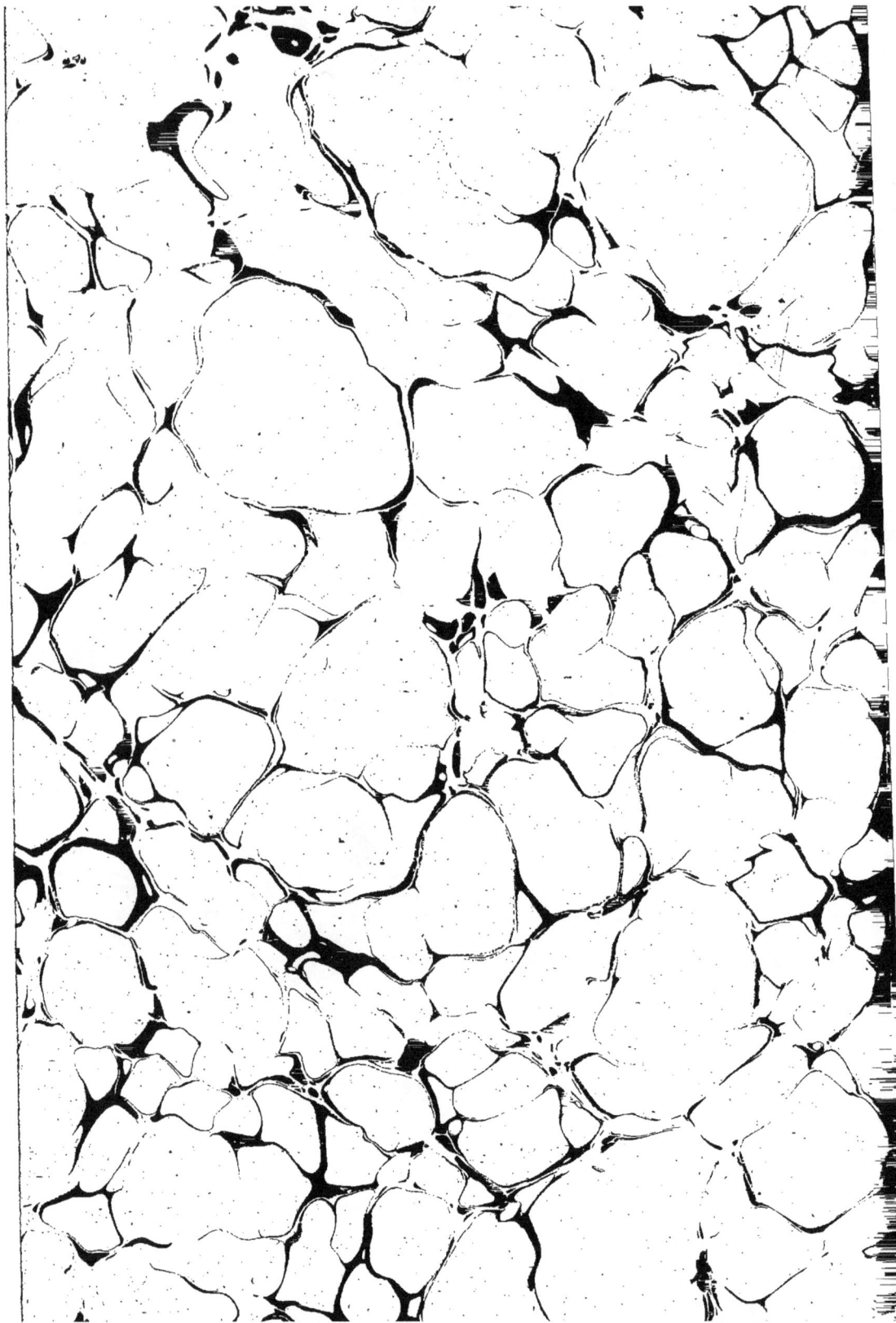

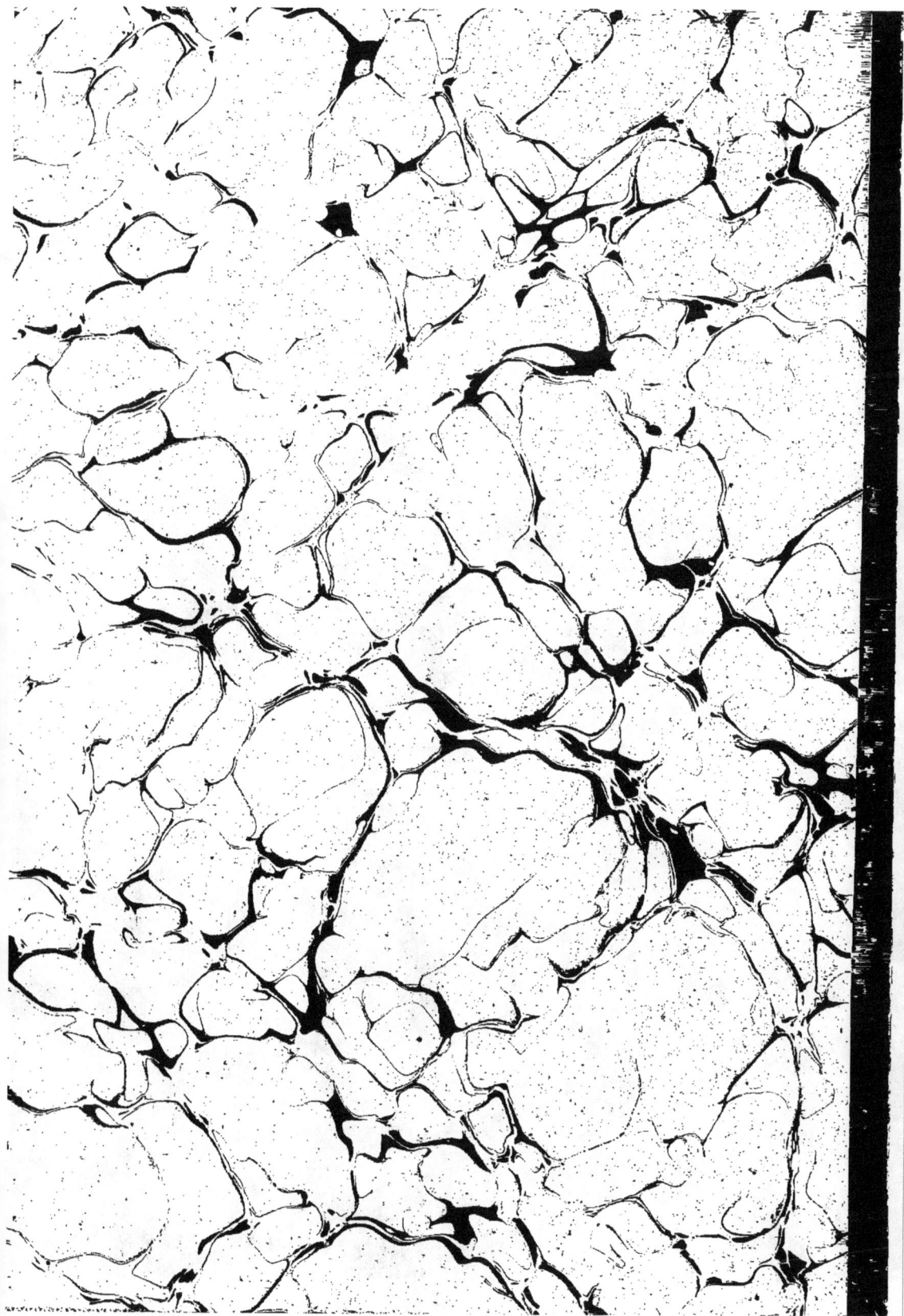

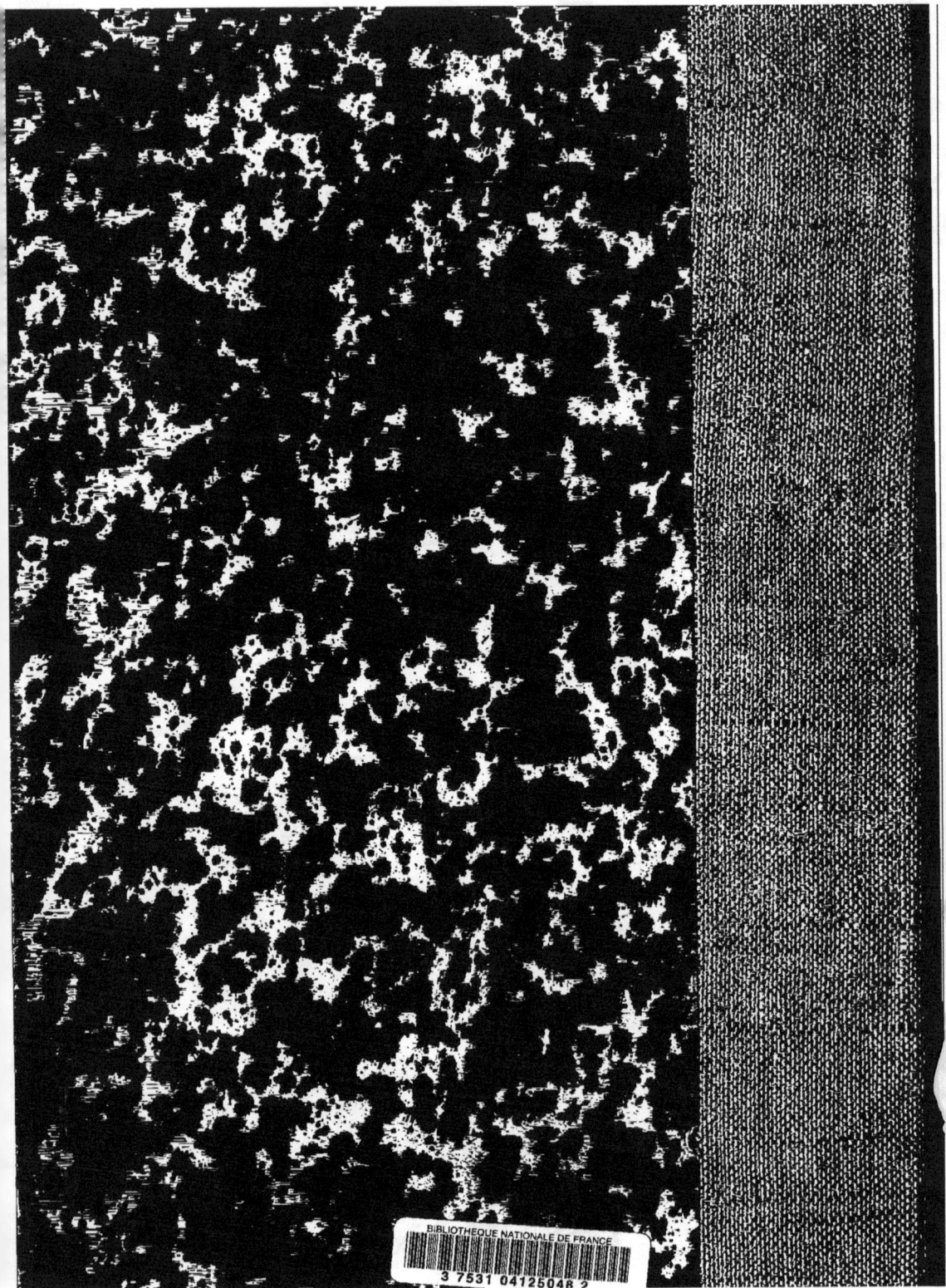